Lloyd M. Reedy · William H. Miller · Ton Willemse
Allergische Hauterkrankungen bei Hund und Katze

Lloyd M. Reedy · William H. Miller · Ton Willemse

Allergische Hauterkrankungen bei Hund und Katze

LLOYD M. REEDY, DVM, †
Animal Dermatology Referral Clinic
Dallas, Texas
USA

WILLIAM H. MILLER JR., VMD
New York State College of Veterinary Medicine
Cornell University, New York
USA

TON WILLEMSE, DVM, PhD
Faculteit Diergeneeskunde
Universiteit Utrecht
Niederlande

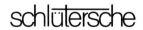

Die Deutsche Bibliothek – CIP-Einheitsaufnahme

Reedy, Lloyd M.: Allergische Hauterkrankungen bei Hund und Katze / Lloyd M. Reedy ; William H. Miller ; Ton Willemse. – Hannover : Schlütersche, 2002
Einheitssacht.: Allergic skin diseases of dogs and cats ‹dt.›

ISBN 3-87706-589-9

Ins Deutsche übertragen:
Dr. Dirk Ratzke, Stuttgart
Claudia Ade, Stuttgart

Redaktionelle Bearbeitung:
Dr. John Terrill Eckert, Weilburg
Dr. Bärbel Löblich Beardi, Hannover
Dr. Ulrike Runge-Harms, †
Dr. Jens-Uwe Voss, Müllheim (botanische Tabellen)

Klinische und wissenschaftliche Erkenntnisse in der Medizin unterliegen einem ständigen Wandel. Die redaktionelle Bearbeitung der Übersetzung bezieht sich auf den Wissensstand zum Zeitpunkt der Originalausgabe.

© 2002, Schlütersche GmbH & Co. KG, Verlag und Druckerei, Hans-Böckler-Allee 7, 30173 Hannover

Titel der Originalausgabe: Allergic Diseases of Dogs and Cats, 2nd ed.
W. B. Saunders Company Limited
24–28 Oval Road
London, NW1 7 DX, UK

Alle Rechte vorbehalten. Das Werk ist urheberrechtlich geschützt. Jede Verwertung außerhalb der gesetzlich geregelten Fälle muss vom Verlag schriftlich genehmigt werden.

Die beschriebenen Eigenschaften und Wirkungsweisen der genannten pharmakologischen Präparate basieren auf den Erfahrungen der Autoren, die größte Sorgfalt darauf verwendet haben, dass alle therapeutischen Angaben dem derzeitigen Wissens- und Forschungsstand entsprechen. Darüber hinaus sind die den Produkten beigefügten Informationen in jedem Fall zu beachten. Der Verlag und die Autoren übernehmen keine Haftung für Produkteigenschaften, Lieferhindernisse, fehlerhafte Anwendung oder bei eventuell auftretenden Unfällen und Schadensfällen. Die den Produkten beigepackten Informationen sind unbedingt zu beachten. Jeder Benutzer ist zur sorgfältigen Prüfung der durchzuführenden Medikation verpflichtet. Jede Dosierung oder Applikation erfolgt auf eigene Gefahr.

Gesamtherstellung: Schlütersche GmbH & Co. KG, Verlag und Druckerei, Hannover
Satz: Die Feder, Konzeption vor dem Druck GmbH, Wetzlar
Druck und Bindung: Meinders & Elstermann GmbH & Co. KG, Belm bei Osnabrück

Inhalt

Vorwort		9

1	**Einführung in die Allergien**	**11**
1.1	Die Geschichte der Allergien	11
1.2	Die Geschichte der Allergien bei Kleintieren	12
1.3	Definitionen	12
1.4	Das Immunsystem der Haut	14
1.4.1	Zelluläre Komponenten des Immunsystems	15
1.4.1.1	Die Antigen-präsentierenden Zellen (APC)	15
1.4.1.2	Der Monozyt – Makrophage	17
1.4.1.3	Der Lymphozyt	17
1.4.1.4	Die NK-Zellen (natürliche Killerzellen)	19
1.4.1.5	Die polymorphkernigen Leukozyten	19
1.4.1.6	Die Mastzelle	20
1.4.2	Chemische Komponenten des Immunsystems	22
1.4.2.1	Die Antikörper	22
1.4.2.2	Zytokine und Chemokine	25
1.4.2.3	Arachidonsäurekaskade	25
1.4.2.4	Humorale Verstärkersysteme	29
1.5	Adhäsionsmoleküle	30
1.6	Hypersensibilitätsreaktionen	30
1.6.1	Typ I: Anaphylaktische Reaktionen	31
1.6.2	Typ IV: Zellvermittelte Reaktionen	32
1.7	Literatur	32

2	**Urtikaria, Angioödem und Atopie**	**35**
2.1	Pathomechanismen	35
2.2	Urtikaria – Angioödem – Anaphylaxie	39
2.3	Atopische Erkrankungen	42
2.3.1	Kanine Atopie	43
2.3.1.1	Soziologische Daten	43
2.3.1.2	Schwellenwert-Theorie	44
2.3.1.3	Anamnese	44
2.3.1.4	Kriterien für die AD-Diagnose	48
2.3.1.5	Differentialdiagnose	53
2.3.1.6	Diagnostische Tests	53
2.3.2	Feline Atopie	55
2.3.2.1	Diagnose	56
2.4	Literatur	56

3	**Aeroallergene und Aerobiologie**	**61**
3.1	Aerobiologie	61
3.2	Pollen-Aeroallergene	62
3.3	Gräser	64
3.4	Wildkräuter	65
3.5	Bäume	66
3.6	Pilz- (Schimmelpilz-) Allergien	67
3.7	Umweltallergene	70
3.7.1	Hausstaub	70
3.7.2	Epidermale Allergene	72
3.7.3	Katzenallergene	72
3.7.4	Hundeallergene	73
3.7.5	Menschliche Allergene	73
3.7.6	Weitere epidermale Allergene	73
3.7.7	Schafwolle	73
3.7.8	Federallergene	74
3.7.9	Kapok	74
3.7.10	Baumwoll- und Leinsamen	74
3.7.11	Pyrethrum	74
3.7.12	Tabak	74
3.7.13	Insektenallergene	75
3.7.14	Weitere Allergene	75
3.8	Herstellung von Allergenen	75
3.9	Haltbarkeit allergener Extrakte	76
3.10	Standardisierung allergener Extrakte	77
3.11	Einzel- bzw. Gruppenallergene	77
3.12	Veterinärmedizinisch signifikante Allergene	80
3.13	Literatur	90

4	**Allergietests**	**93**
4.1	Erwerb von Allergenen	93
4.2	Auswahl der Testantigene	94
4.3	Konzentration der Testantigene	97
4.4	Stabilität von Testantigenen	102
4.5	Hauttests beeinflussende Faktoren	103
4.6	Wahl der Körperregion und Vorbereitung von Hauttests	106
4.7	Hauttest-Verfahren	106
4.7.1	Techniken	107
4.8	Interpretation von Hauttestergebnissen	108

Inhalt

4.8.1	Falsch-positive Reaktionen	110
4.8.2	Falsch-negative Reaktionen	111
4.9	Weitere Testmethoden	112
4.9.1	Provokationstests	112
4.9.2	Serologische Tests	113
4.10	Literatur	117

5	**Immuntherapie**	**119**
5.1	Geschichte der Immuntherapie	119
5.2	Definition	120
5.3	Wirkungsweise	120
5.4	Auswahl von Kandidaten für die Immuntherapie	123
5.5	Kontraindikationen	124
5.6	Praktische Aspekte der Immuntherapie	124
5.6.1	Auswahl der Allergene	124
5.6.2	Extrakte in der Immuntherapie	126
5.6.3	Die Konzentration allergener Extrakte	127
5.6.4	Art der Allergenapplikation	130
5.6.5	Therapieprotokolle bei der Immuntherapie	131
5.6.5.1	Immuntherapie mit verkürzter Einleitungsphase	132
5.6.6	Erhaltungsdosis	133
5.6.7	Zeitliche Abstimmung der Immuntherapie	133
5.6.8	Verabreichung der Injektionen	134
5.6.9	Probleme bei der Verabreichung	135
5.6.10	Reaktionen auf Injektionen während der Immuntherapie	136
5.6.10.1	Lokale Reaktionen	136
5.6.10.2	Systemische Reaktionen	136
5.6.11	Einsetzen einer Verbesserung	138
5.6.12	Begleitende Therapiemaßnahmen	138
5.6.13	Änderungen des Therapieplans	139
5.6.14	Krankheitsausbrüche während der Immuntherapie	140
5.7	Wirksamkeit der Therapie	140
5.7.1.	Vergleich der Ergebnisse der Immuntherapie auf der Basis von Haut- und Serumtests	143
5.8	Langzeit-Immuntherapie	144
5.9	Zusammenarbeit mit dem Besitzer	145
5.10	Fehlschlagen der Immuntherapie	146
5.11	Literatur	146
5.12	Anhang A: Informationen zur Verabreichung von Allergenextrakten	149
5.12.1	Aufbewahrung und Verwendung der Extrakte	149
5.12.2	Immuntherapieprotokoll	149
5.12.3	Verabreichung der Allergene	150
5.12.4	Nebenwirkungen	150
5.12.5	Allgemeine Informationen	151
5.13	Anhang B: Therapieplan für die Immuntherapie mit wässrigen Extrakten	151
5.14	Anhang C: Hyposensibilisierungs-Plan	152
5.15	Anhang D: Immuntherapie-Plan	152

6	**Medikamentöse Behandlung allergischer Erkrankungen**	**153**
6.1	Faktoren, die den Behandlungserfolg beeinflussen	153
6.2	Topische Behandlung	154
6.3	Antiphlogistika	155
6.3.1	Nichtsteroidale Wirkstoffe	155
6.3.2	Antihistaminika	158
6.3.3	Antidepressiva	160
6.3.4	Fettsäurenzusätze	161
6.3.5	Kortikosteroide	164
6.3.5.1	Topische Glukokortikoide	166
6.3.5.2	Orale Glukokortikoide	167
6.3.5.3	Injizierbare Glukokortikoide	169
6.4	Kombinationstherapien	170
6.5	Nichtsteroidale Antiphlogistika	172
6.6	Antioxidanzien	172
6.7	Mastzellstabilisatoren	173
6.8	Sonstige Wirkstoffe	173
6.8.1	Zytotoxische Wirkstoffe	173
6.8.2	Chrysotherapie	174
6.8.3	Tetracyclin und Nicotinamid	174
6.9	Literatur	175

7	**Futtermittelallergie**	**177**
7.1	Pathogenese	177
7.2	Prävalenz	178
7.3	Futtermittelallergene	179
7.4	Klinisches Erscheinungsbild	181
7.5	Diagnostische Vorgehensweise	184
7.5.1	Eliminationsdiät	184
7.5.1.1	Selbstzubereitete Eliminationsdiäten	185

7.5.1.2	Kommerzielles »hypoallergenes« Futter ... 186		9.1.3.2	Klinisches Erscheinungsbild ... 231	
7.5.1.3	Reaktionszeit ... 186		9.1.3.3	Diagnose ... 231	
7.5.1.4	Provokation ... 186		9.1.3.4	Therapie ... 231	
7.5.2	*In-vivo-* und *In-vitro*-Tests ... 187		9.1.4	Weitere Erkrankungen ... 232	
7.5.3	Sonstige Diagnostikmethoden ... 188		9.2	Hypersensibilität gegen Arachniden ... 233	
7.6	Therapie ... 188		9.2.1	Zeckenallergie ... 233	
7.7	Literatur ... 189		9.2.2	Ohrmilbenallergie ... 233	
			9.2.3	Räudemilbenallergie ... 234	
8	**Allergische Kontaktdermatitis ... 191**		9.2.4	Weitere Erkrankungen ... 234	
8.1	Pathogenese ... 192		9.3	Literatur ... 235	
8.2	Prävalenz ... 193				
8.3	Ätiologische Wirkstoffe ... 194		**10**	**Verschiedene allergische Erkrankungen ... 237**	
8.4	Klinisches Erscheinungsbild ... 195		10.1	Bakterielle Hypersensibilität ... 237	
8.5	Diagnostische Vorgehensweise ... 196		10.1.1	Pathogenese ... 237	
8.5.1	Isolationstechniken ... 197		10.1.2	Klinisches Erscheinungsbild ... 238	
8.5.2	Epikutantest ... 198		10.1.3	Diagnose ... 240	
8.5.2.1	Offener Epikutantest ... 199		10.1.4	Behandlung ... 240	
8.5.2.2	Geschlossener Epikutantest ... 199		10.2	Arzneimittelallergie ... 242	
8.5.2.3	Interpretation der Ergebnisse von Epikutantests ... 200		10.2.1	Pathogenese ... 243	
8.6	Therapie ... 200		10.2.2	Klinisches Erscheinungsbild ... 244	
8.7	Literatur ... 202		10.2.3	Diagnose ... 245	
			10.2.4	Behandlung ... 247	
9	**Hypersensibilität gegen Arthropoden ... 205**		10.3	Pilzallergien ... 248	
9.1	Hypersensibilität gegen Insekten ... 205		10.3.1	Dermatophytose ... 248	
9.1.1	Flohspeichelallergie ... 205		10.3.1.1	Klinisches Erscheinungsbild ... 249	
9.1.1.1	Anatomie und Lebenszyklus ... 205		10.3.1.2	Behandlung ... 249	
9.1.1.2	Wirtsdistribution ... 208		10.3.2	*Malassezia*-Dermatitis ... 249	
9.1.1.3	Klinische Erkrankungen ... 208		10.3.2.1	Pathogenese ... 250	
9.1.1.4	Pathogenese ... 209		10.3.2.2	Klinisches Erscheinungsbild ... 251	
9.1.1.5	Klinisches Erscheinungsbild ... 211		10.3.2.3	Diagnose ... 252	
9.1.1.6	Diagnose ... 212		10.3.2.4	Therapie ... 253	
9.1.1.7	Therapie ... 214		10.4	Helminthen-Hypersensibilität ... 254	
9.1.1.8	Behandlung von Kontakttieren ... 222		10.4.1	Hypersensibilität gegen Darmparasiten ... 254	
9.1.1.9	Behandlung der Umgebung ... 222		10.4.1.1	Klinisches Erscheinungsbild ... 254	
9.1.1.10	Immuntherapie ... 228		10.4.1.2	Diagnose ... 254	
9.1.2	Mückenstichallergie ... 229		10.4.2	Hypersensibilität gegen Filarien ... 255	
9.1.2.1	Pathogenese ... 229		10.4.2.1	Klinisches Erscheinungsbild ... 255	
9.1.2.2	Klinisches Erscheinungsbild ... 229		10.4.2.2	Diagnose ... 256	
9.1.2.3	Diagnose ... 230		10.4.2.3	Therapie ... 256	
9.1.2.4	Therapie ... 230		10.5	Hormonelle Hypersensibilität ... 256	
9.1.3	Eosinophile Gesichtsfurunkulose des Hundes ... 230		10.5.1	Klinisches Erscheinungsbild ... 256	
9.1.3.1	Pathogenese ... 230		10.5.2	Diagnose ... 257	
			10.5.3	Therapie ... 258	
			10.6	Literatur ... 258	

Abkürzungsverzeichnis

ACTH	Adrenokortikotropes Hormon	IL	Interleukin
AD	Atopische Dermatitis	kDa	Kilo Dalton
Ag	Antigen	L	Lipoxin
Ak	Antikörper	LAK	Lymphokin-aktivierte Killerzellen
APC	Antigen-präsentierende Zellen	LGL	Große granuläre Lymphozyten
AU	Allergeneinheit	LPR	late-phase response (verzögerte Reaktion)
BAU	Bioäquivalente Allergeneinheit		
C	Komplement	LT	Leukotrien
CD	Cluster of Differentiation	MCP	Monozyten-chemotaktischer Faktor
CF	Chemotaktischer Faktor	MHC	Haupthistokompatibilitätskomplex
CTL	zytotoxische T-Lymphozyten	MIF	Migrationsinhibitionsfaktor
ECF	Eosinophiler chemotaktischer Faktor	NCF	Neutrophiler chemotaktischer Faktor
ELISA	Heterologer Enzym-Immunoassay	NE	Noon-Einheit
FDA	Food and Drug Administration (Bundesgesundheitsamt der USA)	PAF	Plättchen-aktivierender Faktor
		PG	Prostaglandin
GM-CSF	Granulozyten-Makrophagen-kolonie-stimulierender Faktor	PMN	Polymorphkernige Leukozyten
		PNU	Protein-Stickstoff-Einheit
HETE	Hydroxyeikosatetraensäure	PPL	Periphere Blutlymphozyten
HPAA	Hypophysen-Nebennieren-Achse	PPS	Pluripotente Stammzellen
HPETE	Hydroperoxyeikosatetraensäure	RAST	Radio-Allergo-Sorbent-Test
hpf	High Power Field (Gesichtsfeld)	SRS-A	langsam reagierende Anaphylaxie-Substanz
HRF	Histamin-freisetzender Faktor		
ICAM	Intrazelluläres Adhäsionsmolekül	TNF	Tumor-Nekrose-Faktor
IFN	Interferon	TXA	Thromboxan
Ig	Immunglobulin	VCAM	Vaskuläres Zelladhäsionsmolekül

Vorwort

Die positive Resonanz, die wir, Dr. Reedy und Dr. Miller, Verfasser der ersten Ausgabe »Allergische Hauterkrankungen bei Hunden und Katzen« erhielten, hat uns hoch erfreut. Der enorme Arbeitsaufwand der ersten Auflage war vergessen, wir entschlossen uns zur Bearbeitung einer verbesserten und internationaler gestalteten zweiten Ausgabe. Herr Dr. Ton Willemse, ein bekannter, geschätzter Dozent und Wissenschaftler an der Universität Utrecht, machte uns die Freude, als dritter Autor an der neuen Auflage mitzuwirken. Wir drei waren uns bewusst, welche anspruchsvolle Aufgabe uns erwarten würde.

Jedes Kapitel wurde komplett umgeschrieben, aktualisiert und recherchiert, um nicht nur die neuesten wissenschaftlichen Erkenntnisse, sondern auch die Standpunkte der drei Autoren zum Ausdruck zu bringen. Wir sind überzeugt, dass durch das Einbeziehen ausgewählter großformatiger Farbfotos dem Leser zusätzliche Information geliefert werden. Wir hoffen mit dem vorliegenden Werk ein nützliches Handbuch über allergische Hauterkrankungen, die Hunde und Katzen ungemein plagen können, geschaffen zu haben. Unser besonderer Dank gilt all denjenigen Forschern und Klinikmitarbeitern, deren Arbeiten wir zitieren durften. Darüber hinaus möchten wir der W. B. Saunders Company Limited für die Unterstützung und Fachkenntnis in diesem Vorhaben unseren Dank aussprechen. Unser persönlicher Dank gilt unseren Ehefrauen Juanita, Kathy und Marlies für die Unterstützung, Geduld und ihr Verständnis.

Lloyd M. Reedy, DVM
William H. Miller Jr., VMD
Ton Willemse, DVM, PhD

1 Einführung in die Allergien

Unter Allergie versteht man einen veränderten Zustand der Immunantwort. Eine der grundlegenden Funktionen des Immunsystems ist die Unterscheidung körpereigener von körperfremden Stoffen, wobei Letztere eliminiert werden. Funktioniert diese Kontrollfunktion nicht mehr, besteht die Möglichkeit, dass das Immunsystem nicht ausschließlich schädliche Substanzen, sondern auch harmlose Substanzen – wie z. B. Pollen – für Fremdstoffe hält oder körpereigene Zellen als körperfremd ansieht. Die Allergie ist als eine spezifische Hypersensibilität zu definieren, die komplexe biochemische und entzündliche Folgereaktionen auslöst, die Gewebeschäden hervorrufen kann oder die physiologischen Vorgänge im Wirt unterbricht. Die Symptome sind abhängig vom Reaktionsgrad der Effektorzellen bzw. von Wechselwirkungen zwischen anderen biochemischen Stoffen. Vereinfacht könnte die Allergie als eine Immunität auf Abwegen definiert werden.

Mit wachsendem Verständnis der Pathogenese allergischer Erkrankungen haben wir ein erweitertes Verständnis für die Komplexität allergischer Reaktionen und die des Immunsystems bekommen. Das Immunsystem ist außerordentlich komplex, und täglich kommen neue Informationen über dessen Funktionsweise und Regulation hinzu. Ein Großteil der heutigen Erkenntnis hinsichtlich der Pathogenese allergischer Erkrankungen basiert auf der detaillierten Darstellung des komplizierten Wechselspiels zwischen den Zellen des Immunsystems und der Fülle chemischer Substanzen (Entzündungsmediatoren und Zytokine), die diese Zellen ausschütten können. Eine allergische Sensibilisierung kann jedes Körpergewebe betreffen und eine Vielzahl klinischer Erkrankungen hervorrufen, die sich hinsichtlich Pathogenese, Immunologie und Pathologie unterscheiden. Demzufolge gibt es kaum ein Fachgebiet in der Veterinärmedizin, in dem nicht die Kenntnisse über Allergien und allergische Reaktionen erforderlich wären. Die korrekte Diagnose und der richtige Umgang mit den allergischen Erkrankungen erfordern ein fundiertes Wissen der immunologischen Grundprinzipien.

Im ersten Kapitel werden einige Hintergrundinformationen sowie die notwendige Terminologie zum Verständnis der nachfolgenden Kapitel vorgestellt. Zusätzlich wird ein kurzer Grundriss der Immunantwort und deren Auswirkung auf Allergien beschrieben. In diesem Kapitel wird reines Grundwissen vermittelt. Für weitergehende Informationen verweisen wir den Leser auf die Literaturangaben oder immunologische Fachtexte.

1.1 Die Geschichte der Allergien

Die überwiegende Anzahl der aktuellen Erkenntnisse über Allergien (Coca und Cooke, 1925) basieren auf den Beobachtungen, die anhand experimentell erzeugter Anaphylaxie bei Tieren gewonnen wurden. Im Jahr 1902 demonstrierte Richet (siehe Richet, 1913), dass wiederholte Injektionen toxischer Extrakte der Seeanemone (*Actinaria*) bei Hunden zunehmend starke Reaktionen hervorriefen. Die erwarteten Schutzreaktionen blieben jedoch aus. Dieses Phänomen wurde als Anaphylaxie (»Schutzlosigkeit«) bezeichnet. Richet vertrat die Theorie, dass durch die Erstinjektion die natürliche Resistenz der Tiere dem Toxin gegenüber zerstört würde. Statt einer Immunität wurde eine erhöhte Empfindlichkeit beobachtet. Ähnliche Reaktionen konnten nach wiederholten Injektionen von relativ harmlosen Substanzen, wie z. B. Milch, beobachtet werden. Die Anaphylaxie konnte durch die Injektion von Serum eines sensibilisierten Tieres auf normale Tiere übertragen werden. Dies deutete eindeutig darauf hin, dass ein bestimmter, im Blut zirkulierender Faktor, eine spezifische, anaphylaktische Überempfindlichkeit übertragen konnte. Da diese Überempfindlichkeit künstlich hervorgerufen worden war, bestanden einige

◀◀ Immunität auf Abwegen

◀ Anaphylaxie

Einführung in die Allergien

Zweifel, ob die Tiere – ebenso wie die Menschen – spontan Allergien entwickeln könnten. Die fälschliche Annahme, dass der Heuschnupfen des Menschen durch »Pollentoxine« verursacht wurde, veranlasste die damaligen Forscher zu dem Versuch, einen Schutz durch Immunisierung herzustellen. Eine klinische Besserung deutete die Wirksamkeit dieser Behandlungsmethode an (Noon, 1911). Durch die Entdeckung »blockierender Antikörper« im Serum der Patienten wurde der Nutzen einer Immunisierung untermauert. Prausnitz und Küstner (1921) demonstrierten das Vorhandensein eines die Haut sensibilisierenden Antikörpers (Reagin) im Serum allergischer Patienten, indem sie diesen durch Injektion auf gesunde Patienten übertrugen. Diese bedeutende Entdeckung – beschrieben als Prausnitz-Küstner (P-K)-Test – schuf die Basis für die Identifizierung von IgE als Reagin, dem allergischem Antikörper.

1.2 Die Geschichte der Allergien bei Kleintieren

Wie beim Menschen bezogen sich die ersten veröffentlichten Fallberichte über Allergien beim Hund auf jene, die durch Nahrungsmittel ausgelöst wurden (Burns, 1933; Pomeroy, 1934). Im Jahr 1941 berichtete Wittich über einen Hund, der an rezidivierendem saisonalen Pruritus litt; dieser trat saisonal zur Kreuzkrautblütezeit auf. Haut- und P-K-Tests zeigten für das Kreuzkraut und andere Herbstpollen positive Reaktionen. Der Hund konnte mit Erfolg gegen diese Allergene hyposensibilisiert werden.

Der Zusammenhang zwischen IgE-Antikörpern und kaninen Mastzellen wurde von Halliwell im Jahre 1973 demonstriert.

Menschen und Hunde sind nicht die einzigen Spezies, die spontan Allergien gegenüber Aeroallergenen entwickeln können. Allergische Erkrankungen mit einer klinischen Symptomatik wurden auch bei Katzen, Pferden, Schafen, Kühen und einer Reihe von Labortieren nachgewiesen (Halliwell et al., 1979; Halliwell und Gorman 1989). Demnach treten Allergien zweifellos bei allen Tierarten auf.

1.3 Definitionen

Adhäsionsmoleküle: Zelloberflächenmoleküle, die die Zell-zu-Zell- oder die Zell-zu-extrazellulärer-Matrix-Verknüpfung regulieren.

Adjuvans: Eine Substanz, die die Immunreaktion auf ein Antigen unspezifisch verstärkt.

Allergen: Ein Antigen, das eine allergische Reaktion hervorruft.

Allergenität: Die Eigenschaft einer Substanz eine Immunreaktion auszulösen.

Anamnestisch: »Gedächtnisfähigkeit«, die Fähigkeit einer Zelle sich an ein Antigen zu erinnern.

Anaphylaktoide Reaktionen: Reaktionen, die klinisch wie eine anaphylaktische Reaktion erscheinen, aber nicht immunvermittelt sind.

Anaphylaxie: Eine allergische Reaktion vom Soforttyp als Folge der Degranulation sensibilisierter Mastzellen nach erneutem Kontakt mit einem Allergen. Die Anaphylaxie tritt typischerweise als eine systemische Hypersensibilität auf, die zu einem schockähnlichen Zustand führt Sie kann jedoch auch auf ein spezifisches Organsystem, wie z. B. auf den Gastrointestinaltrakt, die Nasenschleimhaut oder die Haut begrenzt sein.

Anergie: Ausbleibende Reaktion auf eine Antigen-Injektion; Anti-Anaphylaxie.

Antikörper: Ein komplexes Protein, das als Reaktion auf ein Antigen produziert wird und die Fähigkeit besitzt, sich speziell mit diesem Anti-

Definitionen

gen zu verbinden. Der Begriff Immunglobulin wird ebenfalls verwendet.

Antigen: Ein Molekül, das die Bildung von Antikörpern veranlasst.

Antigen-Präsentation: Der Vorgang, bei dem bestimmte Körperzellen – die Antigen-präsentierenden Zellen (APC) – auf ihrer Zelloberfläche Antigene in einer Form präsentieren, die von Lymphozyten erkannt wird.

Antigen-präsentierende Zellen (APC): Zellen, gewöhnlich Monozyten, Makrophagen oder dendritische Zellen, wie z. B. die Langerhans-Zellen, die mit Hilfe ihres Haupthistokompatibilitätskomplexes (major histocompatibility complex = MHC) Antigene aufarbeiten und präsentieren.

Antigenprocessing / Antigenaufarbeitung: Die Aufarbeitung eines Antigens in eine für Lymphozyten erkennbare Form.

Atopie: Eine genetisch determinierte, immunologische Reaktion (familiäre Prädisposition), bei der IgE (oder IgGd)- Antikörper als Reaktion auf eine normale Exposition gegenüber Umweltallergenen produziert werden. Beim Menschen umfasst die Atopie den Heuschnupfen, das Asthma und die atopische Dermatitis, während sich der Begriff bei Tieren nur auf die atopische Dermatitis bezieht.

Autoimmunität: Ein Zustand, bei dem die Toleranz gegenüber körpereigenen Antigenen (Autoantigenen) verloren gegangen ist.

Chemokine: Moleküle, die als chemische Lockstoffe die Leukozytenverteilung und -wanderung regulieren.

Cluster Differentiation (CD) Marker: Zelloberflächenmoleküle der Leukozyten, Histiozyten und Thrombozyten, die durch monoklonalen Antikörpern erkannt und zur Differenzierung verschiedener Zellpopulationen eingesetzt werden können.

Kreuzreaktion: Die Reaktion eines Antikörpers mit einem Antigen, das nicht für seine Produktion verantwortlich war. Kreuzreagierende Antigene weisen gemeinsame Determinantengruppen auf. Einige Graspollen besitzen ähnliche Determinantengruppen, so dass ein Lebewesen, das auf eine Grassorte allergisch reagiert, auch auf gewisse andere Graspollen positiv antworten kann.

Zytokine: Oberbegriff für lösliche Moleküle, die Wechselwirkungen zwischen Zellen vermitteln.

Zytotroper Antikörper: Ein Antikörper, der sich an Zellen anhängen oder diese sensibilisieren kann. Homozytotrope Antikörper binden sich an Gewebe von Tieren der gleichen Spezies, heterozytotrope Antikörper dagegen an Gewebe einer anderen Spezies.

Determinantengruppen: Einzelne, chemische Strukturen auf dem Antigen, die die Antigenspezifität festlegen. Anzahl, Typ und Beschaffenheit der Determinantengruppen bestimmen die immunologische Eigenart eines Antigens. Zwei oder mehr Antigendeterminanten sind notwendig, um eine Immunreaktion hervorzurufen. Antigene, die gemeinsame Determinantengruppen aufweisen, können als immunologisch ähnlich angesehen werden und kreuzreagieren.

Epitop: Eine einzige Antigendeterminante. Funktionell betrachtet, ist sie die Bindungsstelle eines Antigens, die sich mit dem Antikörperparatop (s. u.) verbindet.

Hapten: Ein kleines Molekül (molekulare Masse unter 1000 Da), das selbst nicht in der Lage ist eine Antikörper-Reaktion hervorzurufen, jedoch als Epitop fungieren kann. Damit ein Hapten

1 Einführung in die Allergien

eine Immunreaktion auslösen kann, muss es an ein größeres Trägermolekül gebunden werden, das selbst aber keine antigenen Eigenschaften aufweisen muss.

Immunogenität: Die Eigenschaft einer Substanz eine Immunreaktion hervorzurufen. Die Immunogenität eines Antigens hängt von der molekularen Größe, Löslichkeit, Form, elektrischen Ladung und Zugänglichkeit seiner Determinantengruppen ab.

Immuntherapie: Vorgang zur Vermeidung bzw. Verringerung allergischer Symptome durch Veränderung der Immunreaktion. Dieser Vorgang wurde früher als Desensibilisierung oder Hyposensibilisierung bezeichnet.

Interleukine: Eine Gruppe von Molekülen, die an der Signalvermittlung zwischen den Zellen des Immunsystems beteiligt ist.

Intoleranz: Eine übertriebene, nicht immunologisch bedingte, physiologische Reaktion auf eine Substanz. Dieser Begriff wird verwendet, um zwischen Symptomen zu unterscheiden, die durch Idiosynkrasie oder Irritation einer Substanz hervorgerufen werden und jenen, die durch Allergie verursacht werden. Ein Beispiel für Medikamentenintoleranz ist durch Erythromycin hervorgerufenes Erbrechen

Haupthistokompatibilitätskomplex (major histocompatibility complex, MHC): Ein bei allen Säugetieren vorhandener genetischer Bereich, dessen Aufgabe es ist, Signale zwischen Lymphozyten und Antigen-präsentierenden Zellen zu vermitteln. Zunächst bei der Transplantatabstoßung identifiziert, wurde inzwischen erkannt, dass die Proteine, die in dieser Region kodiert werden, an vielen Aspekten der immunologischen Erkennung beteiligt sind. So z. B. an den Interaktionen verschiedener lymphoider Zellen und an solchen zwischen den Lymphozyten und APC.

Paratop: Der Teil des Antikörpermoleküls, der mit der Antigendeterminanten (Epitop) in Kontakt tritt.

Rezeptor: Zelloberflächenmolekül, an das sich Antikörper, Zytokine usw. binden, um einen zellulären Vorgang auszulösen. Die Affinität von Rezeptormolekülen kann von Zelle zu Zelle variieren.

1.4 Das Immunsystem der Haut

Vor nicht allzu langer Zeit war man noch der Meinung, dass die Schutzmechanismen der Haut und das Immunsystem unabhängig voneinander arbeiten. Die Haut schien mechanisch das Eindringen fremder Antigene in den Körper zu blockieren; das Immunsystem kümmerte sich um diejenigen Antigene, die dennoch in den Körper hineingelangten. Heute ist bekannt, dass die Haut ein aktives, immunologisch geprägtes Organ darstellt, welches an der immunologischen Überwachung und Reaktivität beteiligt ist. Diese Erkenntnisse führten dazu, dass die Haut heute als Teil des Immunsystems verstanden wird; man spricht von dem Hautimmunsystem (Bos, 1989).

Nach alter Tradition wird das Immunsystem in drei separate Bereiche unterteilt, nämlich in das humorale, das zelluläre und in das unspezifische System. Die vier Typen der Hypersensibilitätsreaktionen, wie sie von Gell und Coombs definiert wurden, beruhen auf dieser Unterteilung (siehe allgemeine, immunologische Texte – Halliwell und Gorman, 1989; Roitt et al., 1989; Tizard, 1996). Diese Konzeptionen sind allzu vereinfacht dargestellt. Es ist unmöglich, zellvermittelte und Antikörper-vermittelte Reaktionen getrennt zu betrachten. Die an der Entstehung einer Antikörperreaktion beteiligten Zellen und daraus entstehenden Antikörper, stellen bei einigen zellvermittelten Reaktionen ein wesentliches Bindeglied dar. Außerdem scheint bei vollständiger Abwesenheit eines

▶▶ Hautimmunsystem

Das Immunsystem der Haut

Antikörpers keine zellvermittelte Reaktion zu erfolgen. Die Entzündung – der Kernpunkt allergischer Reaktionen – ist ein komplexer Vorgang, an dem Elemente unspezifischer und spezifischer, zellulärer und humoraler Immunität, sowie eine Kaskade untereinander reagierender, löslicher Mediatoren – Zytokinen und Interleukine – beteiligt sind. Im Folgenden werden die einzelnen Komponenten des Immunsystems der Haut dargestellt, aber aufgrund der komplexen Wechselwirkungen innerhalb des Immunsystem muss diese Einteilung theoretisch bleiben. Der Leser sei sich überdies der Tatsache bewusst, dass die folgende kurze Übersicht nur zum besseren Verständnis der nachfolgenden Thematik dienen soll. Weiterführende Literatur entnehmen Sie bitte den neuesten Fachbüchern der Immunologie.

1.4.1 Zelluläre Komponenten des Immunsystems

Alle Zellen des Immunsystems und der untergeordneten Netzwerke, welche in Verbindung mit den Zellen des Immunsystems stehen, stammen aus pluripotenten Stammzellen (PPS) des Knochenmarkes. Aus diesen PPS-Zellen entstehen lymphoide und myeloische Stammzellen (Shearer und Huston, 1993). Der lymphoide Zellanteil entwickelt sich zu drei Zelltypen: 1. T-Lymphozyten, 2. B-Lymphozyten 3. großen, granulären Lymphozyten, die weder den T- noch den B-Lymphozyten zuzuordnen sind. Aus der myeloischen Stammzellenpopulation entwickeln sich Megakaryozyten, Erythrozyten, neutrophile Granulozyten, Mastzellen, basophile Granulozyten, eosinophile Granulozyten, Monozyten, Makrophagen und Histiozyten. Die Differenzierung dieser Zellformen ist abhängig von der Wirkungsweise einer Vielzahl von Zytokinen und den Wechselwirkungen innerhalb der einzelnen Zellen.

Alle Zellen des Hautimmunsystems zeigen auf ihrer Oberfläche eine große Anzahl unterschiedlicher Moleküle. Einige davon sind nur für kurze Zeit und nur während eines bestimmten Stadiums der Zelldifferenzierung bzw. -aktivierung sichtbar, andere Strukturen wiederum sind ständig präsent. Moleküle, die zur Unterscheidung von Zellpopulationen dienen können, nennt man Zellmarker: Die meisten dieser Marker können durch spezifische, monoklonale Antikörper identifiziert werden. Für diese Oberflächenstrukturen wurde eine systematische Nomenklatur entwickelt und der Begriff »Cluster of Differentiation« (CD) geprägt. 130 dieser Zelloberflächenmoleküle wurden bisher gefunden und aufgelistet: CD1, CD2, usw. (Tizard, 1996).

1.4.1.1 Die Antigen-präsentierenden Zellen (APC)

Allergene sind große Proteine oder Glykoproteine, die in den meisten Fällen phagozytiert, metabolisiert und in kleinere Untereinheiten zerlegt werden müssen, bevor eine immunologische Reaktion auftreten kann (Abb. 1.1). Die traditionellen APC des Immunsystems umfassen mononukleäre Phagozyten (Monozyten, Makrophagen), dendritische Zellen und B-Lymphozyten (Bos, 1989; Nickoloff, 1993; Tizard, 1996). Die Verarbeitung von Antigenen kann sich je nach Art der jeweiligen APC unterscheiden, der grundlegende Vorgang ist jedoch ähnlich. Das Allergen wird in das Zellinnere aufgenommen und in seine Peptidfragmente zerlegt, diese reagieren mit dem Haupthistokompatibilitätskomplex (MHC) Klasse II. Der Peptid-MHC-Komplex wandert zur Oberfläche der APC, wo er mit den T-Zellen reagiert. Die trimolekulare Wechselwirkung von APC, Peptid-MHC-Komplex und T-Zelle löst eine spezifische Immunreaktion gegen das betreffende Allergen aus. Die Art der Reaktion – d. h. humoral oder zellvermittelt – hängt von den zur Verfügung stehenden Zytokinen ab. Zellvermittelte Vorgänge resultieren aus der Produktion von Interleukin (IL)-2, Interferon (IFN)-γ und dem Tumor-Nekrose-Faktor (TNF-α). Eine humorale Antwort wird durch die Bildung von

◀◀ Komponenten

◀ Antigen-präsentierende Zellen (APC)

1 Einführung in die Allergien

▶ Keratinozyten

▶ dendritische Zellpopulation

IL-6, IL-7, IL-10, IL-11, IL-14 und dem transformierendem Wachstumsfaktor (transforming growth factor, TGF-β) gefördert (Fishman et al., 1996).

Keratinozyten können u. a. den Haupthistokompatibilitätskomplex Klasse II (MHC II) der APC exprimieren, ihre Bedeutung bei der Antigenpräsentation ist allerdings noch nicht schlüssig bewiesen. Da die Keratinozyten sowohl eine Vielzahl von Zytokinen (IL-1, IL-6, IL-8 und TNF-α), koloniestimulierende Faktoren produzieren als auch Adhäsionsmoleküle exprimieren, spielen sie zweifelsohne eine Schlüsselrolle bei den allergischen Reaktionen (Bos, 1989; Suter, 1995).

Die dendritische Zellpopulation der Haut setzt sich aus Langerhans-Zellen und dermalen Dendrozyten zusammen. Die bekanntesten sind die Langerhans-Zellen, die von Knochenmarkszellen abstammen und in der sechsten Schwangerschaftswoche zur suprabasalen Epidermis wandern (Hogan und Burks, 1995), wo sie drei bis vier Prozent der Zellpopulation der Epidermiszellen darstellen. Man findet sie jedoch auch in der Dermis, den Lymphknoten, dem Thymus und in den Schleimhäuten. Das klassische, ultrastrukturelle Merkmal der Langerhans-Zelle sind die Birbeck-Granula, ein stabförmiger, in der Mitte gestreifter Körper, gelegentlich mit einem sackförmig zulaufenden Ende. Die Funktion dieser Birbeck-Granula ist unbekannt, sie stellen jedoch wahrscheinlich die Endozytose von Rezeptor-Liganden-Komplexen dar. Birbeck-Granula wurden in den Dendritenzellen von Rindern, Pferden, Ziegen und Schafen identifiziert, fehlen jedoch normalerweise bei Hunden (Goodell et al. 1985; Schroeder et al., 1994). Der spezifischste immunhistochemische Marker für Langerhans-Zellen ist derzeit der CD1a. Langerhans-Zellen weisen sowohl den MHC II-Komplex von Antigen-präsentierenden Zellen als auch die Rezeptoren für bestimmte Komplementfaktoren (C3b) und den Fc-Bereich von IgG und IgE auf. Ihre Hauptfunktion besteht in der Verarbeitung und Präsentation von Antigen. IgE und Langerhans-Zellen finden sich in erhöhter Zahl in den Hautläsionen atopischer Hunde. Dies lässt darauf schließen, dass die transdermale Allergen-Exposition sowohl bei der Sensibilisierung als auch bei den klinischen Erkrankungen der Tiere eine wichtige Rolle spielen könnte (Olivry et al., 1995).

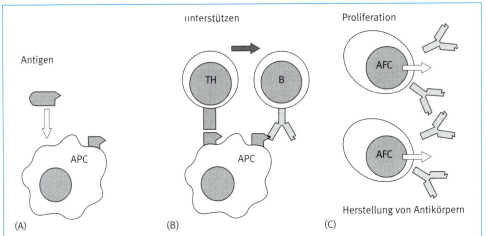

Abb. 1.1:
Vereinfachte Darstellung einer Immunantwort.

(A) Das auf das Immunsystem treffende Antigen wird von den Antigen-präsentierenden Zellen (APCs) verarbeitet, die Fragmente des Antigens auf ihrer Oberfläche zurückbehalten.
(B) T-Helferzellen (TH) erkennen das Antigen mit Hilfe ihrer Oberflächenrezeptoren und unterstützen die B-Zellen, die das Antigen ebenfalls durch ihre Oberflächenrezeptoren erkennen (Immunglobulin).
(C) Die B-Zellen werden zur Proliferation stimuliert und teilen sich in Antikörper-bildende Zellen (AFCs), die Antikörper herstellen. (Mit freundlicher Genehmigung von Roitt et al., 1989.)

Das Immunsystem der Haut

Weitere dendritische Zellen finden sich in der Dermis und anderen Körperbereichen (Anttila et al., 1994); Nickoloff, 1993). Immunhistochemische Studien haben gezeigt, dass diese Zellen keine antigene Verwandtschaft zu den Langerhans-Zellen aufweisen. Trotz aller Unterschiede der Oberflächenmarker funktionieren wahrscheinlich alle immunkompetenten dendritischen Zellen in ähnlicher Weise, wobei die Verarbeitung und die Präsentation des Antigens im Vordergrund steht.

1.4.1.2 Der Monozyt – Makrophage

Monozyten entstehen aus Stammzellen des Knochenmarks, der größte Teil ihrer funktionellen Entwicklung findet jedoch außerhalb des Knochenmarks statt. Die Zellen wandern in die Gewebe, wo sie sich zu langlebigen Makrophagen entwickeln. Diese mononukleären Zellen üben eine wichtige phagozytäre Funktion aus: als Phagozyten beseitigen sie Zelldetritus und anorganisches Material und sind darüber hinaus in der Lage, infektiöse Stoffe zu phagozytieren. Die Funktion als Phagozyt ähnelt der des neutrophilen Granulozyten, aber im Gegensatz zu diesem können Makrophagen bei Bedarf neue Enzyme synthetisieren und somit die phagozytäre Reaktion aufrecht erhalten (Reedy und Miller, 1989).

Obwohl Makrophagen eine bedeutende Rolle als Phagozyten spielen, sind sie darüber hinaus zwingend an der Immunregulation mittels Antigenverarbeitung und Zytokinproduktion beteiligt. Aktivierte Makrophagen produzieren IL-1. Dieses aktiviert Lymphozyten und wirkt chemotaktisch auf neutrophile Granulozyten. In Verbindung mit IL-6 und TNF-β aktiviert es außerdem die Leber zur Produktion von Komplementkomponenten, Gerinnungsfaktoren, Proteaseinhibitoren, metallbindenden Proteinen und Akute-Phase-Proteinen, C-reaktives Protein (CRP), Serumamyloid P (SAP) und Serumamyloid A (SAA) (Tizard, 1996). Makrophagen sind zusätzlich in der Lage IFN herzustellen, können als Killerzellen fungieren und zur Regulation der natürlichen Killerzellen (NK) beitragen (Reedy und Miller, 1989).

1.4.1.3 Der Lymphozyt

Populationen von Lymphozyten sind das Rückgrat des Immunsystems und werden in B-Zellen, T-Zellen und Nullzellen unterteilt.

Nullzellen sind Killerzellen mit Fc-Rezeptoren auf ihrer Oberfläche, die für die Antikörperabhängige, zellvermittelte Zytotoxizität verantwortlich sind. Die Klassen und Unterklassen der Lymphozyten werden aufgrund ihrer Oberflächenmarker, der produzierten Zytokine und anderer Charakteristika, definiert. B- und T-Zellen werden aktiviert, wenn sie ihr spezifisches Antigen in Gegenwart akzessorischer Zellen binden. Sobald sie aktiviert sind, produzieren sie Zytokine sowie Zelloberflächenrezeptoren für diese und andere Zytokine. Diese Zytokine regen den Zellzyklus an, so dass sich die Zellen zu aktiven Effektorzellen und Gedächtniszellen entwickeln. Gedächtniszellen sind langlebige, Antigen-spezifische Verstärkerzellen, die bei einer Sekundärantwort oder anamnestischen Reaktionen agieren. Bei der ersten Exposition einem Antigen gegenüber können nur einige B-Zellen das Antigen erkennen und darauf reagieren. Bei der Erzeugung aktiver Effektorzellen werden zahlreiche Gedächtniszellen produziert. Während einer nachfolgenden, erneuten Exposition dem Antigen gegenüber, werden diese Zellen aktiviert und zeigen eine schnellere und intensivere Reaktion auf das Antigen.

B-Zellen sind die Antikörper sezernierenden Zellen des Immunsystems. Sie produzieren die Immunglobuline der Klasse IgG, IgA, IgM und IgE (Reedy und Miller, 1989). Eine fünfte Klasse von Immunglobulinen – IgD – wird als Zelloberflächenmolekül produziert. B-Zellen reifen im Knochenmark bzw. teilweise in der fetalen Leber. Vermutlich existiert ein spezifischer Klon

◀ Nullzellen

◀◀ mononukleäre Zellen

◀ B-Zellen

Einführung in die Allergien

von B-Zellen, der in der Lage ist, jedes einzelne Antigen zu erkennen. B-Zellen besitzen Zelloberflächenrezeptoren für Immunglobuline, Komplement, Zytokine und für das spezifische, von ihnen erkannte, Antigen. Der Antigenrezeptor (BCR) ist 200 000 – 500 000-mal je Zelle vorhanden (Tizard, 1996). Diese Rezeptoren sind Immunglobuline, die an ein intaktes Allergen binden können, während Antigene, die eine T-Zellen-Reaktion auslösen, zuvor von den APC verarbeitet werden müssen.

Bei den meisten Antigenen ist für eine humorale Reaktion eine interkurrente T-Zellen-Wechselwirkung erforderlich. Bindet die B-Zelle ein Antigen, werden T-Helferzellen (TH) aktiviert, so dass das IgD-Oberflächenmolekül der B-Zelle verloren geht und durch ein Antigenspezifisches IgM-Molekül ersetzt wird. Bei fortschreitender Proliferation und Aktivierung werden Gedächtniszellen und Antikörper produzierende Plasmazellen erzeugt. Die produzierten Zytokine bestimmen die Art der Plasmazellreaktion. Bei allergischen Erkrankungen wechselt die Antikörperproduktion von IgM zu IgE, wobei die IgE-Produktion vorwiegend von IL-4, IL-13 und IFN-γ reguliert wird (Fishman et al., 1996; Kapsenberg et al., 1996). Bei IL-4 und IL-13 handelt es sich um Stimulatoren, die die IgE-Produktion auslösen. Eine Co-Stimulation mit IL-2, Il-5, IL-6 und IL-14 führt zu einer ausgeprägteren IgE-Reaktion. IFN-γ hemmt die Entwicklung der IgE-Zelloberflächenrezeptoren bzw. die IgE-Produktion und fördert die IgG-Produktion. Die tatsächliche Herkunft des IL-4, das sich für die IgE-Produktion verantwortlich zeigt, ist unbekannt; es wird spekuliert, dass es aus Nullzellen stammen könnte (Tizard, 1996).

▶▶ **TH-Zellen**

▶▶ **Ts-Zellen**

▶ **T-Zellen**

T-Zellen stellen einen Großteil (60–80 %) der mononukleären Zellen des peripheren Kreislaufs und 90 % der Lymphozyten in den Lymphkanälen dar (Tizard, 1996). Sie entwickeln sich aus Stammzellen, die im Thymus zu reifen T-Zellen mit einem deutlich erkennbaren Genom heranreifen und jetzt die Oberflächenantigene und die funktionalen Charakteristika bilden (Shearer und Huston, 1993). Wie bei den B-Zellen, gibt es auch hier einen T-Zellklon für jedes einzelne Antigen. Alle peripheren T-Zellen tragen den T-Zell-Antigen-Rezeptorkomplex (TCR), so dass CD3 als Gesamt-T-Zellenmarker gilt. Zusätzlich verfügen T-Zellen über spezifische Zelloberflächenrezeptoren für Histamin, Immunglobuline, Zytokine, MHC und Komplement. Üblicherweise werden die T-Zell-Unterpopulationen in folgende Kategorien eingeteilt: 1. Helferzellen (TH) 2. Suppressorzellen (Ts) 3. Killerzellen (Tc). Über die Existenz der Suppressorzellen wird heftig diskutiert. Es liegen eindeutige Beweise dafür vor, dass die Suppression durch hemmende Interaktionen der TH-Populationen erfolgt (Tizard, 1996).

TH-Zellen (CD4$^+$) sind zur Auslösung bzw. Aufrechterhaltung der meisten immunologischen Reaktionen notwendig. Anhand ihrer Oberflächenmarker und Zytokine konnten drei Untergruppen (TH0, TH1 und TH2) charakterisiert werden. TH1-Zellen interagieren am besten mit einem Antigen, das von B-Zellen verarbeitet wurde, TH2-Zellen mit einem Antigen, das von Makrophagen bzw. Langerhans-Zellen verarbeitet wurde, usw. (Tizard, 1996). TH1-Zellen produzieren IL-2, IFN-γ und TNF-β, TH2-Zellen produzieren IL-4, IL-5, IL-10 und IL-13 (Fishman et al., 1996; Tizard, 1996). TH0-Zellen sezernieren eine Mischung von Zytokinen, TH1- und TH2-Zellen und können somit als Vorläufer der TH1- bzw. TH2-Zellen fungieren oder eine Übergangsphase darstellen, in der sich eine TH1-Zelle in eine TH2-Zelle – oder umgekehrt – transformiert.

CD8$^+$-T-Zellen werden als Ts-Zellen bezeichnet; diese Zellen dämpfen oder supprimieren eine immunologische Reaktion. Sie fungieren darüber hinaus als Effektorzellen bei verzögerten Hypersensibilitätsreaktionen, Transplantatabstoßungsreaktionen und bei der direkten Vernichtung von Zellen. Wie bereits erwähnt, können die suppressorischen Eigenschaften, dieser Zellen auf die Interaktion der von TH1- und TH2-Zellen produzierten Zytokine zurückgeführt werden. Als Killerzellen bzw. Modulatoren können Tc-Zellen – bei verzögerten Hypersensibilitätsreaktionen – von IL-2 aktiviert werden; IL-2 wird von TH1-Zellen produziert oder entsteht durch direkte Interaktion mit dem verarbeiteten Antigen am MHC-II-Rezeptor.

1.4.1.4 Die NK-Zellen (natürliche Killerzellen)

NK-Zellen sind mononukleäre Zellen ungewisser Herkunft, die spontane Zytotoxizität hervorrufen können (Reedy und Miller, 1989). Der Killereffekt ist unabhängig vom Antikörper und erfordert keine vorherige Sensibilisierung. Virus-infizierte Zellen oder Tumorzellen sind bevorzugte Ziele der NK-Zellen. NK-Zellen werden durch IFN-γ aktiviert.

1.4.1.5 Die polymorphkernigen Leukozyten

Neutrophiler Granulozyt. Dieser ist eine aus dem Knochenmark stammende Zelle, die in das Gewebe wandert; dort spielt sie eine Schlüsselrolle in der körpereigenen Abwehr von Infektionen. Der Neutrophile entfaltet seine Wirksamkeit besonders bei denjenigen Infektionen, die durch sich rasch teilende Organismen wie z. B. *Staphylococcus* spp., verursacht werden; aber auch bei anderen immunologischen Reaktionen spielt er eine Rolle. Die Wanderung der Neutrophilen wird durch eine Vielzahl chemotaktischer Faktoren stimuliert:

- Histamin, eosinophiler chemotaktischer Faktor der Anaphylaxie (ECF-A), neutrophiler chemotaktischer Faktor (NCF), Plättchen-aktivierender Faktor (PAF) und Lipid-chemotaktische Faktoren (z. B. Leukotrien [LT] B4) aus Mastzellen,
- Prostaglandine (PGs) und LTs aus einer Vielzahl von Zellen,
- C3a, C5a und C567 aus der Komplementkaskade,
- Kallikrein aus dem Kinin-System,
- Plasminogen-Aktivator, Fibrinopeptide und aus Fibrin entstandene Umbauprodukte des Koagulationssystems,
- Lymphokine,
- Stoffe, die von Bakterien produziert werden,
- Immunkomplexe (Reedy und Miller, 1989).

Neutrophile zeigen auf ihrer Oberfläche Komplement- und IgG-Rezeptoren, die die Bindung opsonisierter (mit Antikörper und/oder Komplement markierte) Partikel an die Zellmembran vermitteln. Die Phagozytose kleiner Partikel oder deren Oberflächenadhärenz aktivieren die Zelle zur Produktion bzw. Freisetzung reaktiver Sauerstoffprodukte, LT, PG und verschiedener Enzyme. Wird ein aktivierter Neutrophiler beschädigt oder haftet ein Partikel der Zelloberfläche an, werden jene Stoffe in die Umgebung freigesetzt; dort zerstören sie Gewebe, aktivieren weitere Zellen und können humorale bzw. zellvermittelte Vorgänge supprimieren.

Eeosinophiler Granulozyt. Der Eosinophile ist ebenfalls ein phagozytierender Granulozyt, der eine bedeutende Rolle bei allergischen und parasitär bedingten Vorgängen spielt (Martin et al., 1996). Eosinophile besitzen auf ihrer Oberfläche Rezeptoren für Komplement, Histamin (H1 und H2) und IgG. Weiterhin enthalten sie Granula aus toxischen kationischen Proteinen – das major basic protein (MBP) und das eosinophile kationische Protein (ECP – eosinophilic cationic protein) – Lipid-Mediatoren (LTC4, LTD4, PAF), Sauerstoffmetaboliten und verschiedene Enzyme, wie z. B. die eosinophile Peroxidase (EPO), die Histaminase und die Kinase. Die Degranulation wird von zahlreichen Faktoren einschließlich der Immunglobuline (IgG, IgA), Lipidmediatoren, Zytokine (IL-5) und Adhäsionsmoleküle gesteuert.

Obwohl die Eosinophilen phagozytäre Zellen darstellen (Immunkomplexe, Immunglobuline usw.), besteht ihre Hauptaufgabe im Verlauf allergischer Erkrankungen in der Modulation der allergischen Reaktion. Eosinophile können

Einführung in die Allergien

die Reaktion sowohl verstärken als auch abschwächen. Sie produzieren IL-3, IL-5 und den Granulozyten-Makrophagen-koloniestimulierenden Faktor (GM-CSF). Diese Zytokine sind zur Aktivierung, Differenzierung und zum Überleben der Eosinophilen notwendig (Martin et al., 1996). Die Zerstörung von Histamin, Kinin und PAF durch Histaminase, Kinase und Phospholipase reduziert die allergische Entzündung. Die Freisetzung von LT und PG durch die Eosinophilen verlängert oder intensiviert die Entzündungsvorgänge.

Basophiler Granulozyt. Sowohl Mastzellen als auch Basophile stammen von hämatopoetischen Stammzellen ab; beide weisen Oberflächenrezeptoren für IgE- und IgG-Moleküle auf (Sainte-Laudy und Prost, 1996). Die Affinität der IgGd-Rezeptoren scheint bei Hunden niedrig zu sein. Wie bei den Mastzellen kann die Brückenbildung zwischen zwei angrenzenden Antikörpermolekülen zur Degranulation des Basophilen führen, die mit einer Freisetzung verschiedener, chemotaktischer Faktoren und vasoaktiver Substanzen einhergeht. Früher betrachtete man die Basophilen als zirkulierende Mastzellen oder Vorläufer von Gewebsmastzellen. Neuere Studien haben jedoch gezeigt, dass Basophile und Mastzellen völlig verschiedene Funktionen aufweisen (Schroeder et al., 1995). Es scheint, dass basophile Granulozyten reaktiver als Mastzellen sind (Schroeder et al., 1994). Die Basophilen werden von weitaus mehr Zytokinen und Chemokinen aktiviert und sie produzieren eine größere Anzahl proinflammatorischer Zytokine als Mastzellen. Wie bereits erwähnt, spielt IL-4 bei der Produktion des IgE eine bedeutende Rolle; die Basophilen sind eine wichtige Quelle dieser Zytokine. Basophile infiltrieren das Gewebe noch viele Stunden nach der Sofortreaktion auf ein verabreichtes Antigen und sie veranlassen bei der verzögerten Reaktion (LPR – late-phase response) die Freisetzung von Mediatoren. Ein klinisch bedeutendes Modell stellt die chronische allergische Entzündung dar. Basophile Granulozyten spielen weiterhin eine große Rolle bei einigen verzögerten Hypersensibilitätsreaktionen und der basophilen Hypersensibilität.

1.4.1.6 Die Mastzelle

Mastzellen sind ovale bis spindelförmige Zellen mit zahlreichen großen, intrazytoplasmatischen, basophilen, metachromatischen Granula, die als Quelle bzw. als Produzent zahlreicher entzündungsfördernder Substanzen gelten (Abb. 1.2). Unter dem Einfluss von IL-3, einem Wachstumsfaktor der T-Lymphozyten, wachsen pluripotente Stammzellen heran und differenzieren sich zu Mastzellen (Siraganian, 1993). Obwohl die Mastzellen vor allem mit allergischen Erkrankungen in Verbindung gebracht werden, sind sie drüber hinaus an den unterschiedlichsten biologischen Reaktionen beteiligt. Zu nennen sind z. B. die Angiogenese, die Wundheilung, die Knochenremodellation, Reaktionen auf Neoplasien und viele chronische Entzündungszustände (Galli, 1993). Mastzellen befinden sich weit verbreitet im Bindegewebe und liegen deutlich erkennbar perivaskulär, besonders im Bereich der Hautgefäße. Mastzellen aus unterschiedlichen oder sogar dem gleichen anatomischem Bereich können sich in Hinblick auf den Gehalt an Mediatoren, der Sensibilität Stoffen gegenüber, die eine Aktivierung bzw. die Freisetzung von Mediatoren auslösen, und der Reaktion auf pharmakologische Stoffe, grundlegend voneinander unterscheiden (Galli, 1993). Eine derartige Heterogenität wird durch viele Faktoren gesteuert. Vor allem durch Zytokine, die das Reifungsstadium der Zelle, ihre Differenzierung, Proliferation und andere charakteristische Eigenschaften beeinflussen.

Beide Mastzelltypen – Typ I und Typ II – finden sich in der Haut von Hunde (Scott et al., 1995). Mikroskopisch werden beim Hund vier bis zwölf Mastzellen in der großen Vergrößerung pro Gesichtsfeld (High Power Field = hpf),

▶▶ Mastzelltypen

Das Immunsystem der Haut

bei der Katze werden 20 Mastzellen/hpf als physiologisch angesehen. Obwohl die Anzahl der Mastzellen in der Haut von Hunden um 20 % niedriger ist als beim Menschen, enthalten die Mastzellen des Hundes etwa 50 % mehr Histamin (De Boer, 1994).

Die Mastzellen besitzen eine Vielzahl von Oberflächenrezeptoren, einschließlich der Rezeptoren für Immunglobuline (IgE oder IgGd), Histamin (H2), die Zytokine, Komplement und das eosinophile MBP. Mastzellen können auf immunologische und nicht-immunologische Art aktiviert werden (Abb. 1.2). Der zuletzt genannte Vorgang ist bei allergischen Patienten von großer Bedeutung. Vernetzt ein Antigen zwei IgE- (oder IgGd-) Moleküle, die an die Oberflächen-Rezeptoren der Mastzelle gebunden sind, dann durchläuft die Zelle eine charakteristische Abfolge biochemischer und morphologischer Veränderungen, die unter dem Sammelbegriff anaphylaktische Degranulation zusammengefaßt werden. Diese führt zur Freisetzung einer Reihe

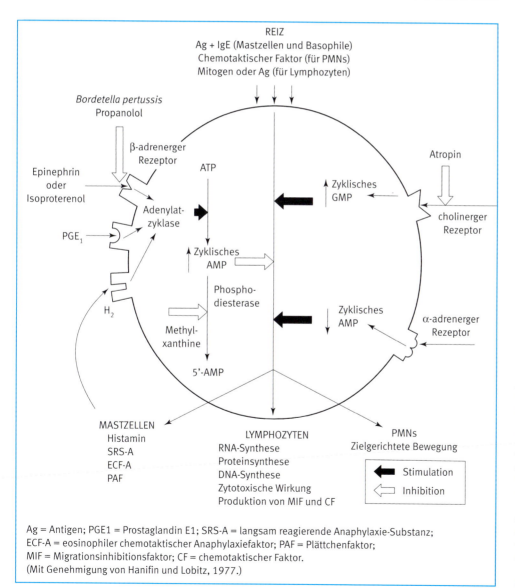

Abb. 1.2: Schematische Darstellung der Wege, über die pharmakologische Mediatoren auf Mastzellen, Lymphozyten und polymorphkernige (PMN) Leukozytenmembranrezeptoren einwirken können, um die intrazellulären zyklischen Nukleotide zu verändern, die ihrerseits die Funktion dieser Zellen verstärken oder hemmen können.

Ag = Antigen; PGE1 = Prostaglandin E1; SRS-A = langsam reagierende Anaphylaxie-Substanz; ECF-A = eosinophiler chemotaktischer Anaphylaxiefaktor; PAF = Plättchenfaktor; MIF = Migrationsinhibitionsfaktor; CF = chemotaktischer Faktor.
(Mit Genehmigung von Hanifin und Lobitz, 1977.)

Einführung in die Allergien

von biologisch aktiven Mediatoren. Im Anschluss an die Stimulation wird die Adenylatzyklase aktiviert, die verschiedene Proteine phosphoryliert (Reedy und Miller, 1989). Es kommt zu einem vorübergehenden Kalziumeinstrom durch die Zellmembran, dieser bedingt das Anschwellen der zytoplasmatischen Granula, welche daraufhin zur Zellmembran wandern. Die Granula drücken von innen gegen die Zellmembran, so dass auf der Zelloberfläche viele Vorwölbungen entstehen. Die perigranuläre Membran verschmilzt mit der Zellmembran und die Granula werden in den extrazellulären Raum abgegeben. Nach der Aktivierung wird der Mediator sehr schnell freigesetzt, das Histamin ist innerhalb von 15 Sekunden im extrazellulären Raum nachweisbar (Reedy und Miller, 1989). Bei der Aktivierung der Mastzellen werden Phospholipasen – vor allem Phospholipase A_2 – mobilisiert, wodurch Arachidonsäure freigesetzt wird; dieser Vorgang führt zur Bildung verschiedener Lipidmediatoren. Während des Aktivierungsprozesses produzieren die Mastzellen zusätzlich Zytokine und Chemokine, darunter IL-3, IL-4, IL-5, IL-6, IL-13, ECF-A, NCF, GM-CSF und TNF-α (Burd et al., 1995; Tizard, 1996).

Mastzellen modulieren die allergische Reaktion durch ihre Zytokine und ihre aus den Granula, bzw. aus der Membran freigesetzten Mediatoren. Als Mediatoren die aus den Granula stammen, werden das Histamin, das Heparin, das Chondroitinsulfat und verschiedene Proteasen genannt. Die neu gebildeten Mediatoren umfassen PAF, PG, Thromboxane, LT, Hydroperoxyeikosatetraensäuren (HPETE) und Hydroxyeikosatetraensäuren (HETE). Histamin ist der primäre vasoaktive Mediator, dessen Wirkung in der Interaktion mit H1- oder H2-Rezeptoren besteht. In der Haut bewirkt die Aktivierung von H1:

- das Entstehen und die Verstärkung der Quaddel-Erythem-Reaktion,
- die Zunahme der vaskulären Permeabilität durch vermehrte Durchlässigkeit des Venolenendothels,
- die Stimulation für die Produktion von PG,
- die Stimulation zur gezielten bzw. willkürlichen Wanderung der Neutrophilen und Eosinophilen,
- die Entstehung des Pruritus (Reedy und Miller, 1989).

Die Stimulation der H2-Rezeptoren unterdrückt allergische Reaktionen durch:
- die Hemmung der Lymphozytotoxizität, der willkürlichen und gezielten Wanderung der Granulozyten und der Vasoaktivität,
- die Stimulation der Suppressor-Wirkung der T-Zellen,
- die Hemmung weiterer Mastzellendegranulation (Reedy und Miller, 1989).

Die Wirkung der Lipid-Mediatoren wird zusammen mit den Eikosanoiden erläutert.

1.4.2 Chemische Komponenten des Immunsystems

1.4.2.1 Die Antikörper

Antikörper oder Immunglobuline sind Protein- (vorwiegend Glykoprotein-) Moleküle, die von Lymphozyten synthetisiert werden. Es werden fünf Hauptklassen unterschieden: IgG, IgM, IgA, IgE und IgD.

IgD ist ein nicht-zirkulierender Antikörper, der sich in großer Zahl auf der Membran vieler B-Lymphozyten befindet. Seine genaue biologische Funktion ist noch nicht geklärt. Er könnte eine Rolle bei der von einem Antigen ausgelösten Lymphozytendifferenzierung spielen (Roitt et al., 1989). Die übrigen Klassen befinden sich im Gewebe oder dem Blutkreislauf.

Plasmazellen produzieren die zirkulierenden Antikörper; diese weisen die gleiche Antigen-Spezifität auf, wie die ursprünglich die Immunantwort auslösende B-Zelle. Plasmazellen

Antikörper/Immunglobuline

IgD

Das Immunsystem der Haut

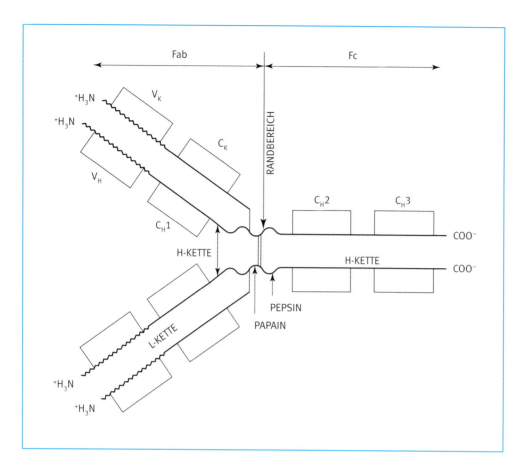

Abb. 1.3:
Vereinfachtes Modell eines menschlichen IgG1 (k)-Antikörpermoleküls mit der Vier-Ketten-Grundstruktur und den Bereichen.
V bedeutet variabler Bereich; C steht für den konstanten Bereich, der senkrechte Pfeil für den Randbereich. Die dicken Linien bezeichnen die H- und L-Ketten, die dünnen die Disulfid-Bindungen. (Mit Genehmigung von Goodman und Wang, 1987.)

sind aktive Antikörper-Produzenten. Den Schätzungen zufolge kann jede Zelle 10^6 Immunglobulin-Moleküle pro Stunde produzieren (Tizard, 1996).

Alle Immunglobuline weisen die gleiche Struktur auf, nämlich vier Polypeptidketten, die sich aus zwei leichten und zwei schweren Ketten zusammensetzen (Abb. 1.3). Jede dieser Ketten besitzt einen konstanten und einen variablen Bereich, auf dem die Aminosäurensequenz entweder konstant oder variabel angeordnet ist. Die Aminosäurensequenz im konstanten Bereich der schweren Kette bestimmt die Klasse des Antikörpers. So besitzt z. B. IgG zwei γ schwere Ketten, während IgE zwei ε schwere Ketten aufweist. Diese Ketten sind gefaltet, so dass das Molekül aussieht, als bestünde es aus sechs kugelförmige Einheiten.

Alle Immunglobulinmoleküle sind in den Fab-Bereich – hier findet die Antigen-Bindung statt – und den Fc-Bereich – hier findet die Zellbindung statt – unterteilt. Der Fc-Bereich des IgE-Moleküls besitzt ein spezielles Segment, das die Bindung an die Mastzellen vereinfacht (Reedy und Miller, 1989). IgG und IgM binden auch das Komplement im Fc-Bereich. Die Antigenbindung findet in der variablen Zone des Fab-Bereichs statt. Obwohl schwere und leichte Ketten individuelle Bindungsaktivitäten aufweisen, bezieht die natürliche Bindungsstelle für ein Antigen beide Ketten mit ein. Besitzt ein Molekül zwei Fab-Einheiten, so kann das Immunglobulin zwei Antigene binden.

Antikörper verfügen in ihrem variablen Bereich über eine spezifische Aminosäurensequenz, mit deren Hilfe sie ein spezifisches Antigen bzw. ein weitgehend ähnlich aufgebautes

1 Einführung in die Allergien

IgE

IgG

IgA

Antigen erkennen können (Kreuzreaktion). Plasmazellen können entweder eine Klasse von Antikörpern produzieren oder über die Produktion von IgM zur Produktion von IgG, IgA oder IgE wechseln und dabei dieselbe Antigenspezifität beibehalten. Der Wechsel unterliegt einer genetischen Kontrolle. Die Gene, die die Aminosäurensequenz im variablen Bereich kodieren, bleiben unverändert, während diejenigen, die die konstante Zone der schweren Kette kodieren, ersetzt werden (Reedy und Miller, 1989). Das, bzw. die Signale, die den Wechsel auslösen, sind noch nicht vollständig bekannt: Zytokine übernehmen in jedem Fall eine Schlüsselfunktion. Für den Wechsel zur IgE-Produktion sind IL-4, IL-13 und IFN-γ am wichtigsten (Fishman et al., 1996). IFN-γ hemmt die allergische Reaktion, während IL-4 und IL-13 diese verstärken.

IgG ist die treibende Kraft des Immunsystems und umfasst 70–75 % des gesamten Immunglobulinbestandes. Für den Hund wurden vier Unterklassen charakterisiert, von denen eines, nämlich das IgG4 oder IgGd, zytotrop ist und an sofortigen Hypersensibilitätsreaktionen beteiligt sein kann (Tizard, 1996). Bei der Katze wurden drei Unterklassen von IgG identifiziert – und wahrscheinlich existiert noch eine vierte. Die Rollen, die die einzelnen Unterklassen des IgG bei den allergischen Erkrankungen der Katze spielen, ist bisher unbekannt.

IgA ist ein Antikörper der »Grenzflächen«. Es stellt das primär schützende Immunglobulin in seromukösen Sekreten, wie z. B. dem Speichel, dem Kolostrum, der Milch, dem Tracheobronchialsekret und den urogenitalen Sekrete dar. IgA befindet sich ebenfalls in der Haut. Hunde mit selektivem IgA-Mangel können rezidivierende Pyodermien entwickeln (Scott et al., 1995). Bei einigen atopischen Hunden kann der IgA-Serumspiegel normal sein, atopische Hunde tendieren jedoch normalerweise dazu, einen niedrigeren mittleren Serumspiegel als gesunde Hunde zu zeigen (Hall und Campbell, 1993; Hill et al., 1993). Die Bedeutung dieses IgA-Mangels bleibt unklar. Da Umweltallergene durch die Haut und den Respirationstrakt in den Körper eindringen, kann der IgA-Mangel eine atopische Sensibilisierung auslösen. Nach Auffassung eines Autors (WHM) weisen atopische Hunde mit einem zusätzlichem IgA-Mangel deutlichere klinische Symptome auf, als atopische Hunde mit einem normalem IgA-Serumspiegel. Es bleibt ungewiss, ob diese Symptomatik speziell auf den IgA-Mangel oder auf eine grundlegende Anomalie in der Immunregulation zurückzuführen ist.

IgE ist der Antikörper, der als Reaktion auf parasitäre Infektionen oder eine Allergenkonfrontation hin erzeugt wird. Wie zuvor bereits beschrieben, wird bei allergischen Patienten der Wechsel der B-Zellen zur Produktion von IgE von IL-4 und IL-13 unterstützt, bzw. von IFN-γ gehemmt. Alle immunologisch intakten Individuen können IgE produzieren und dessen Titer steigen bzw. fallen mit der Antigenexposition. Bei nicht-allergischen Lebewesen wird die Antikörperproduktion bei Entfernung des Antigens gestoppt, die Titer fallen innerhalb eines Zeitraums von 60 Tagen auf nicht messbare Werte (Miller et al., 1992). Atopische Individuen produzieren jedoch – aufgrund verschiedener genetischer Faktoren – nach Entfernung des Antigens weiterhin Antikörper (Miller et al., 1992: Blumenthal und Blumenthal, 1996). Auf welche Weise diese genetischen Faktoren das Immunsystem allergisch reagierender Individuen beeinflussen, ist nicht vollständig geklärt; es wird eine, durch IgE verstärkte, persistierende Wirkung von APC an deren IgE-Rezeptoren innerhalb eines Zeitraums von 60 Tagen postuliert (Mudde et al., 1996).

IgE ist ein homozytotroper Antikörper mit einem Molekulargewicht von ca. 190.000 und einem Sedimentationskoeffizienten von 8S. IgE, das man im schnellen γ-Bereich der Proteinelektrophorese findet, ist Hitze- und Säureempfindlich. Erhitzt man IgE auf 56 °C über einen Zeitraum von fünf bis sechs Stunden

Das Immunsystem der Haut

(Sainte-Laudy und Prost, 1996), ändert sich der Fc-Anteil des Moleküls; seine Reaktivität wird zerstört. Die beiden Fc-Antigendeterminanten für kanines IgE weisen einen unterschiedlichen Grad an Hitzeempfindlichkeit auf (Reedy und Miller, 1989): die eine Determinante ist sehr empfindlich und kann bereits nach 30 Minuten zerstört sein, während die andere erst nach ausgedehnter Hitzeeinwirkung vernichtet wird. Kanines und menschliches IgE besitzen einige gemeinsame Antigendeterminanten in ihrer schweren Ketten; Antikörper des Hundes gehen eine Bindung mit Basophilen und Mastzellen des Menschen ein (Sainte-Laudy und Prost, 1996). Felines IgE existiert ohne Zweifel, seine Charakterisierung ist jedoch nicht vollständig.

Da IgE die höchste Umsatzrate, die kürzeste Halbwertszeit und die niedrigste Syntheserate besitzt, weist es von allen Immunglobulinen des Menschen die niedrigste Serumkonzentration auf. Metabolische Umsatzstudien beim Menschen haben ergeben, dass IgE im Körper eine Gesamtmenge von 0,01 mg/kg (1030 für IgG), eine Syntheserate von 0,004 mg/kg pro Tag (36 für IgG), eine Plasmahalbwertszeit von 2,7 Tagen (21 für IgG) und einen anteiligen Umsatz von 94,3 % pro Tag (6,9 für IgG) hat. Die Serum IgE-Werte des Hundes sind weitaus höher als die des Menschen, dennoch zeigt die IgE-Fraktion die geringste Konzentration aller Immunglobuline im Blut. Halliwell konnte nachweisen, dass beim IgE vermutlich kein Zusammenhang zwischen dem Serumspiegel und der zellgebundenen Menge besteht (Halliwell, 1973). Es gibt keine Angaben über metabolische Umsatzstudien für das IgE beim Hund, da aber die P-K-Reaktivität des Menschen und des Hundes gleich ist, können die, für den Menschen nachgewiesenen Ergebnisse möglicherweise auch auf den Hund übertragen werden.

1.4.2.2 Zytokine und Chemokine

Zytokine sind Glykoproteine mit einem niedrigem Molekulargewicht, die als interzelluläre Signalübermittler fungieren. Sie regulieren ihre eigene Produktion und die Aktivitäten anderer Zellen in unmittelbarer Umgebung (Tabelle 1.1). Obwohl in einigen Büchern den verschiedenen Zytokinen spezifische Funktionen zugeschrieben werden, ist ihre Funktionsweise noch längst nicht vollständig bekannt, denn die von den Zytokinen hervorgerufene Reaktion hängt von der untersuchten Spezies, dem Zelltyp und seiner Lokation, dem Entwicklungszustand der Zielzellen und den anderen, am Reaktionsort vorhandenen Zytokinen, ab (Fishman et al., 1996). Chemokine sind chemotaktische Zytokine. Die meisten Histamin-freisetzenden Faktoren (HRF = histamine-releasing factors) gehören zu den Chemokinen (Alan und Grant, 1995).

◄ **Zytokine**

◄ **Chemokine**

1.4.2.3 Arachidonsäurekaskade

Essentielle Fettsäuren, das sind langkettige Kohlenstoffmoleküle der Omega-6- (n-6) und Omega-3- (n-3) Familien, sind für die normale Funktion der Haut notwendig. Hunde und Katzen beziehen Linolsäure (18:2n-6) und Linolensäure (18:3n-3) aus der Nahrung, die Katze benötigt zusätzlich Arachidonsäure (20:4n-6) (Scott et al., 1995). Durch verschiedene Elongasen und Desaturasen können aus den essentiellen Fettsäuren weitere Fettsäuren produziert werden (Abb. 1.4). Die Omega-3- und die Omega-6-Säuren verwenden für ihren Metabolismus die gleichen Enzymsysteme. Die Akkumulation bzw. Entfernung von Substrat an einem bestimmten Punkt im Metabolismus, entweder der Omega-3- oder der Omega-6-Säuren, beeinflusst den Metabolismus der jeweils anderen Kaskade, da die Aktivität des Enzymsystems geändert wird. Diese Steuerung des Metabolismus stellt die Basis für die klinischen

◄ **Essentielle Fettsäuren**

Einführung in die Allergien

Tabelle 1.1: Immunologische Eigenschaften der Zytokine

Zytokin	Zelluläre Hauptquellen	Aktionsweise	Wirkungsweise
IL-1	Makrophagen und andere	Immunsteigerung; fördert die Aktivität der B-Zellen	Inflammatorisch und hämatopoetisch
IL-2	T-Lymphozyten	Wachstum der T- und B-Zellen	Aktiviert T- und NK-Zellen; fördert B-Zellenwachstum und Ig-Produktion
IL-3	T-Lymphozyten	Hämatopoetisches Wachstum	Fördert das Wachstum der frühen myeloischen Vorläufer-Zellen, Eosinophilen, Mastzellen und Basophilen
IL-4	T-Lymphozyten	B- und T-Zellwachstum; fördert IgE-switch; Wachstumsfaktor für Mastzellen*	Fördert Aktivierung der B-Zellen und IgE-switch; und fördert Wachstum der T-Zellen; wirkt mit IL-3 zusammen beim Mastzellenwachstum mit*
IL-5	T-Lymphozyten	Wachstum der Eosinophilen; Wachstum der B-Zellen*; Wachstum der T-Zellen*	Fördert das Wachstum der Eosinophilen; entscheidender Differenzierungsfaktor für die B-Zellen-Ig-Produktion*; Co-Stimulant für T-Zellen-Proliferation*
IL-6	Fibroblasten und andere	Hybridomwachstum; verstärkt Entzündungen	Terminaler Differenzierungsfaktor für B-Zellen und polyklonale Ig-Produktion; verstärkt die durch IL-4 induzierte IgE-Produktion
IL-7	Stromazellen	Lymphopoetin	Fördert Wachstum der Prä-B- und Prä-T-Zellen
IL-8	Makrophagen und andere	Chemokine für Neutrophile und T-Lymphozyten	Regelt Lymphozytenwanderung und Neutrophilen-Infiltration
IL-9	T-Lymphozyten	Erythroider Vorläufer; T-Zellentumor; Wachstum von Makrophagen und Mastzellen	Reifung der erythroiden Vorläufer-Zellen; Tumorwachstum bei T-Zellen; wirkt zusammen mit IL-3 beim Mastzellwachstum mit
IL-10	B-Lymphozyten T-Lymphozyten	Thymozyten-Proliferation; CTL-Differenzierung; B-Zellenwachstum und Differenzierung	Wirkt mit IL-2 und IL-4 zusammen beim Thymozytenwachstum mit; steigert das Vorkommen des CTL-Vorläufers und die Funktion des CTL-Effektors; verstärkt die B-Zellen-Proliferation und Ig-Produktion
IL-11	Stromazellen	Wachstum von Megakaryozyten und Plasmazellen	Verstärkt die Wirkung von IL-3 auf Megakaryozyten; Mitogen für Plasmazellen
IL-12	B-Lymphozyten	Zytotoxische Lymphozytenreifung	Wirkt mit IL-2 bei der Erzeugung von CTL und LAK mit
G-CSF	Monozyten u. a.	Neutrophilenwachstum	Neutrophilen-Proliferation
M-CSF	Monozyten u. a.	Monozytenwachstum	Makrophagen-Proliferation

* Bei menschlichen Zellen nicht nachgewiesen.

Das Immunsystem der Haut

Zytokin	Zelluläre Hauptquellen	Aktionsweise	Wirkungsweise
GM-CSF	T-Lymphozyten und andere	Monomyelozytisches Wachstum	Myelopoese
IFN-α	Leukozyten	Antiviral; antiproliferativ; immundämpfend	Hemmt die virale Replikation; stimuliert Makrophagen und NK-Zellen
IFN-β	Fibroblasten	Antiviral; antiproliferativ; immundämpfend	Hemmt die virale Replikation; stimuliert Makrophagen und NK-Zellen
IFN-γ	T-Lymphozyten und LGL	Immundämpfend; antiproliferativ; antiviral	Induziert Zellmembran-Antigene (z. B. MHC, FcR); verstärkt die Wirkung von IL-2; IL-4-Antagonist; verstärkt die Funktion von Makrophagen, CTL und LGL-Effektoren
TNF-α	Makrophagen und andere	Inflammatorisch, immunverstärkend und tumorzerstörend	Vaskuläre Thrombosen und Tumornekrose
TNF-β	T-Lymphozyten	Inflammatorisch, immunverstärkend und tumorzerstörend	Vaskuläre Thrombosen und Tumornekrose
TGF-$\beta_{1,2,3}$	T- und B-Lymphozyten, Makrophagen, Blutplättchen und andere	Fibroplasie und Immunsuppression	Wundheilung und Gewebsumbau; weitgehend immunsuppressiv, steigert jedoch die IgA-Produktion

Mit Änderungen aus: Oppenheim JJ et al. »Cytokines, basic and clinical immunology«, 7. Ausgabe. Stites DP, Terr AI, Herausgeber, Norwalk, CT, 1991, Appleton und Lange, Seite 78–100 (mit Genehmigung).

Reaktionen dar, die bei der Ergänzung durch spezifische Fettsäuren zu beobachten sind (siehe Kapitel 6).

Die bedeutendste Fettsäure ist die Arachidonsäure, deren Metaboliten erheblichen Einfluss auf die Immunregulation und Entzündungsreaktionen nehmen. Die Metaboliten der Arachidonsäure sind in allen an Hypersensibilitätsreaktionen beteiligten Zelltypen vorhanden. Arachidonsäure wird in verestertem Zustand in der Zellmembran gespeichert, hier entzieht sie sich dem Metabolismus. Werden die Zellen aktiviert, setzen Phospholipasen – vor allem Phospholipase A_2 – die Arachidonsäure aus der Zellmembran frei. Diese Freisetzung führt zur Produktion von PAF, Prostanoiden und LT, die unter der Bezeichnung Eikosanoide zusammengefasst werden (Campbell, 1993; Horrobin, 1993; Triggiani et al., 1995; Scott et al., 1995). Die Prostanoide – Thromboxane und PG – werden unter Mithilfe der Cyclooxygenase-Enzyme produziert, während die LT und Lipoxine durch Lipoxygenase-Enzyme entstehen. Zur LT-Gruppe gehören: 15-HPETEs, 12-HETE, 15-HETE und fünf LT, nämlich LTA_4, LTB_4, LTD_4 und LTE_4. LTA_4 ist instabil und wird zu LTB_4 hydrolisiert oder – assoziert mit Glutathion – zu LTC_4, LTD_4 und LTE_4 (früher als SRS-A bekannt). Die Lipoxine L_{xa} und L_{xb} werden mit Hilfe von 5- und 15-Lipoxygenasen gebildet, wobei die Charakterisierung ihrer Funktionsweise noch aussteht.

Als Gruppe bewirkt die Zweier-Serie der PG (z. B. PGE_2):
- die Änderung der vaskulären Permeabilität,
- die Stimulation der Zellproliferation,
- die Supprimierung der Leukozytenfunktion,

◂◂ Arachidonsäure

◂◂ Eikosanoide

Einführung in die Allergien

Abb. 1.4: Schematische Darstellung des Fettsäuren-Metabolismus.

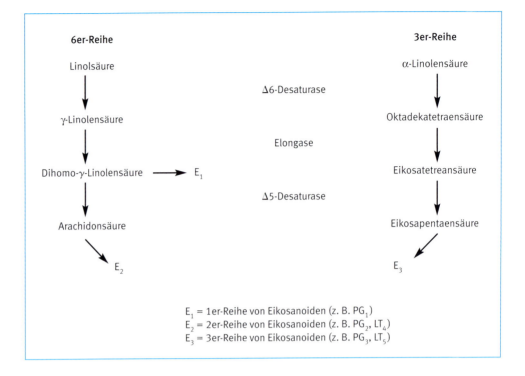

E_1 = 1er-Reihe von Eikosanoiden (z. B. PG_1)
E_2 = 2er-Reihe von Eikosanoiden (z. B. PG_2, LT_4)
E_3 = 3er-Reihe von Eikosanoiden (z. B. PG_3, LT_5)

- die Verstärkung von Schmerz- und Juckreizempfinden (Campbell, 1993; Horrobin, 1993).

Die Vierer-Serie der LT – besonders LTB_4 – übt eine bedeutende entzündungsfördernde Wirkung aus. LTC_4, LTD_4 und LTE_4 (SRS-A) erhöhen die vaskuläre Permeabilität und fördern die PG-Produktion.

LTB_4:
- wirkt chemotaktisch auf Eosinophile und Neutrophile,
- erhöht die Anzahl der Endotheladhäsionsmoleküle,
- induziert die DNA-Synthese,
- löst Schmerzreaktionen aus.

PAF (prostatic antibacterial factor) wird von allen Zelltypen produziert, die an allergischen Reaktionen beteiligt sind. PAF besitzt ein breites Wirkungsspektrum, das weit über die Wundheilung hinaus reicht (Triggiani et al., 1995).

PAF:
- fördert seine eigene Produktion durch die Verstärkung des Arachidonsäuremetabolismus,
- stellt einen Stimulus zur Chemotaxis und zur Aktivierung von Blutplättchen, Neutrophilen und Eosinophilen dar,
- induziert die Histamin- und LTC_4-Freisetzung aus den Basophilen,
- löst die Zytokin- (IL-1, IL-4) und TNF-α-Produktion durch Monozyten und Makrophagen aus,
- steuert die Immunglobulin-Synthese.

PG und LT, die nicht von der Arachidonsäure sondern von anderen Fettsäuren abstammen, besitzen entweder nur eine minimale Entzündungswirkung oder wirken entzündungshemmend. Aus diesem Grund hat sich der therapeutische Einsatz von Fettsäuren bei entzündlichen Erkrankungen bewährt. Ist z. B. der Fettsäure-Metabolismus mit aus dem Futter stammenden Eikosapentaensäure überladen, produzieren die Lipoxygenasen die Fünfer-Serie der LT und 15-HETE, die unter anderem die Produktion von LTB_4 hemmen (Campbell, 1993).

1.4.2.4 Humorale Verstärkersysteme

Vier separate, aber integrierte Serumproteinsysteme – das Komplementsystem, das Gerinnungssystem, das Kininsystem und das fibrinolytische System – beeinflussen die immunologische Reaktionsfähigkeit eines Tieres. Jedes einzelne setzt sich aus Proteinen, Substraten, Inhibitoren und Enzymen zusammen, die eine spezifische Reaktion bewirken. Die Produkte eines Systems können ein anderes System aktivieren oder hemmen. Diese Systeme sind dynamisch und die Proteine müssen in der richtigen Reihenfolge aktiviert werden. Eine ungehemmte Aktivierung wird durch verschiedene Inhibitoren verhindert.

Das Komplementsystem. Die Komplementkaskade setzt sich aus mindestens 20 Proteinen zusammen, die sich chemisch und immunologisch voneinander unterscheiden und die untereinander, mit Antikörpern und mit Zellmembranen interagieren. Die Komplementkaskade ist der primäre humorale Vermittler von Antigen-Antikörper-Reaktionen und bewirkt die Bildung von Produkten, die
- die vaskuläre Permeabilität erhöhen,
- die Freisetzung von Histamin aus Mastzellen und Basophilen induzieren,
- chemotaktisch auf Granulozyten wirken,
- zytotoxisch sind (Reedy und Miller, 1989).

Die Kaskade kann auf dem klassischen oder dem alternativen Weg aktiviert werden. Der alternative Weg trifft auf dem C5-Level mit dem klassischen Weg zusammen.

Die immunologische Aktivierung des klassischen Weges findet statt, wenn sich C1 an den Fc-Bereich von IgG- oder IgM- Molekülen bindet, die man in Immunkomplexen oder Aggregationen von Immunglobulinen findet.

Die Aktivierung des alternativen Weges ist Antikörper-unabhängig und wird z. B. durch mikrobielle Polysaccharide, Lipopolysaccharide und bestimmte Zellmembranen ausgelöst. Bei der Komplementaktivierung werden Anaphylatoxine (C3a, C5a und möglicherweise C4a) erzeugt, die sowohl die Immunregulation als auch die Degranulation von Mastzellen und von Basophilen beeinflussen.

Das Gerinnungssystem. Die Blutgerinnung beinhaltet die Bildung eines Plättchenthrombus und die Aktivierung der Gerinnungskaskade. Diese Gerinnungskaskade besteht aus einer Reihe von Faktoren, die nacheinander, entweder auf endogenem oder exogenem Weg (intrinsic/extrinsic method), aktiviert werden können. Die aktivierte Kaskade produziert nicht nur verschiedene, für die Hämostase notwendige Faktoren, sondern auch Kinine. Der aktivierte Faktor X produziert Thrombin, das unter anderem C3 zu C3a spaltet und C5 aktiviert (Reedy und Miller, 1989). Die Aggregation und Aktivierung der Blutplättchen wird von den Produkten des Cyclooxygenase-Metabolismus der Arachidonsäure gesteuert, die in den Endothelzellen der Gefäßwände erzeugt werden. PAF und Thromboxane (TXA_2) verstärken die Aggregation, während Prostazykline (PGI_2) diese hemmen (Reedy und Miller, 1989). TXA_2 und PGI_2 besitzen zudem eine antagonistische Wirkung auf die örtlichen Blutgefäße: TXA_2 wirkt vasokonstriktiv, PGI_2 vasodilatatorisch.

◀ Gerinnungssystem

◀◀ Komplementsystem

Das Kininsystem. Kinine (z. B. Bradykinin) sind basische Polypeptide, die aus Serum-Kininogenen produziert und von Kallikreinen gespalten werden. Sie bewirken eine Vasodilatation, erhöhen die Gefäßpermeabilität und wirken chemotaktisch auf Granulozyten (Reedy und Miller, 1989). Kallikreine werden von Mastzellen, Basophilen und Blutplättchen gebildet (Tizard, 1996).

◀ Kininsystem

Einführung in die Allergien

▶ fibrinolytisches System

▶▶ Selektine

▶ Integrine

▶ Immunglobulin-Superfamilie

Das fibrinolytische System. Das fibrinolytische System bewirkt den Abbau des Fibrins in dem zur Blutstillung gebildetem Thrombus, so dass das Gewebe repariert werden kann. Zur Bildung von Plasmin, eines wichtiger Schritt innerhalb der Fibrinolyse, kann es während der Komplement-, Blutgerinnungs- und Kininkaskade kommen oder es entsteht durch die Produktion von Plasminogenaktivatoren aus Lymphozyten, Makrophagen oder Basophilen (Reedy und Miller, 1989). Abgesehen von den Wirkungen, die Plasmin auf den Gerinnungsthrombus ausübt, kann es Entzündungsreaktionen beeinflussen, indem es bei der Komplementkaskade C1 aktiviert und C3 bzw. C5 spaltet.

1.5 Adhäsionsmoleküle

Da Zytokine und andere Zellprodukte nur in unmittelbarer Nähe der Zelle aus der sie hervorgingen wirken, müssen Leukozyten in ein Gebiet transportiert werden, damit die Entzündungsreaktion weiter bestehen kann. Bei ihrer Wanderung spielen chemotaktische Faktoren (z. B. LTB_4) und Adhäsionsmoleküle eine Schlüsselrolle. Es gibt drei Familien von Adhäsionsmolekülen: Integrine, die Immunglobulin-Superfamilie und die Selektine. Diese haben erhebliche Auswirkungen auf die Immunreaktion. Die Moleküle spielen eine bedeutende Rolle bei der Steuerung der Wanderung und Akkumulation von Leukozyten, beeinflussen die Zellaktivierung, die zellvermittelte Zytotoxizität, die Antigenpräsentation und die Antikörperproduktion (Schroth, 1996).

Integrine finden sich auf den Lymphozyten, den Eosinophilen und den Basophilen. Ferner werden sie auf verschiedenen anderen Zellen gefunden, wo sie die Adhäsion von Zelle zu extrazellulärer Matrix und die Adhäsion von Zelle zu Zelle vermitteln.

Die Immunglobulin-Superfamilie besteht aus dem intrazellulären Adhäsionsmolekül-1 (ICAM-1), ICAM-2 und dem vaskulären Zelladhäsionsmolekül-1 (VCAM-1). ICAM-1 ist an der Neutrophilen-, Eosinophilen-, Lymphozyten- und Monozytenwanderung zum Entzündungsort hin beteiligt. VCAM-1 besitzt ähnliche Funktionen, findet sich jedoch nicht auf Neutrophilen und hat somit keinen Einfluss auf diese Zellen. Die Rolle von ICAM-2 ist ungewiss.

Bisher wurden drei Familien von Selektinen identifiziert, die in Verbindung mit den Integrinen und der Immunglobulin-Superfamilie wirken.

Die Kontrollmechanismen für die Expression von Adhäsionsmolekülen sind komplex und werden von der jeweiligen Art der Immunreaktion beeinflusst. So fördert z. B. IL-4, das Zytokin, das die IgE-Produktion beeinflusst, die Expression von VCAM-1 und ermöglicht dadurch, dass Basophile und Eosinophile in das Gebiet eindringen und sich dort konzentrieren.

1.6 Hypersensibilitätsreaktionen

Im Jahr 1963 definierten Gell und Coombs vier Typen von Hypersensibilitätsreaktionen zum besseren Verständnis der immunologischen Vorgänge bei den Allergien (Typ I und IV) und den immunvermittelten Erkrankungen (Typ II und III) (Coombs und Gell, 1963). In den vergangenen 30 Jahren wurden seitdem in der Immunologie derart viele Fortschritte erzielt, so dass die Typisierungen beträchtlich erweitert und verbessert werden konnten. Da die ursprüngliche Beschreibung der Reaktionen des Typs I und IV immer noch die Grundlage unseres heutigen Verständnisses der meisten allergischen Erkrankungen bildet, werden diese Reaktionstypen hier beschrieben (Abb. 1.5). Um mehr über Reaktionen des Typs II und III zu erfahren, wird der Leser an Fachbücher der Immunologie verwiesen.

Hypersensibilitätsreaktionen

1.6.1 Typ I: Anaphylaktische Reaktionen

Reaktionen vom Typ I werden von Antigen-spezifischen IgE- (oder IgGd-) Molekülen vermittelt, die an Rezeptoren mit hoher Affinität gebunden werden. Diese Rezeptoren befinden sich auf Mastzellen. Sobald die sensibilisierte Mastzelle mit dem Allergen in Kontakt tritt, wird die Zelle aktiviert. Sie degranuliert und setzt verschiedene Entzündungsmediatoren frei, die daraufhin eine sofort einsetzende, kurzfristige Hypersensibilitätsreaktion hervorrufen. Die klinischen Symptome mögen sichtbar sein (z. B. Urtikaria) oder sind nur mikroskopisch nachzuweisen (z. B. bei der kaninen Atopie).

Spätphasen-Reaktionen werden als Untergruppe der Reaktionen des Typs I eingestuft und spielen eine bedeutende Rolle bei der atopischen Dermatitis, dem Asthma und der allergischen Rhinitis des Menschen (Massey, 1993;

Typ-I-Reaktionen

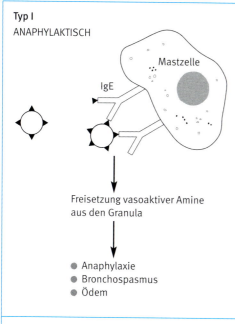

Abb. 1.5: Schematische Darstellung der vier Typen immunologischer Mechanismen, die Gewebsschädigungen bewirken können. C = Komplement; ▲ = Antigen; U und V = spezifische Rezeptoren für Antigene. (Reproduktion aus Wells, 1980, mit Genehmigung.)

Einführung in die Allergien

Charlesworth, 1995). Spätphasen-Reaktionen treten als Folge von immunologischen bzw. nicht-immunologischen Mastzelldegranulationen auf und erreichen ihren Höhepunkt acht bis zwölf Stunden nach Allergenkontakt. Sie können auch in Abwesenheit eines Allergens auftreten und nicht durch Mastzellen vermittelt werden. Während der ersten Mastzelldegranulation aktivieren LTC_4, PAF und verschiedene Zytokine die Adhäsionsmoleküle und locken Lymphozyten – vor allem $CD4^+$ Zellen – Eosinophile, Neutrophile und Basophile in das betreffende Gebiet. Während der initialen Reaktion produzieren Monozyten, B-Zellen, T-Zellen, Thrombozyten und Neutrophile verschiedene Chemokine, wie z. B. das Monozyten-chemotaktische Protein-1 (MCP-1) – die zu den HRF zählen (Alan und Grant, 1995). Die HRF-Moleküle veranlassen die IgE-besetzten Basophilen zur Degranulation (in geringerem Maße auch Mastzellen) mit nachfolgender Freisetzung von Histamin und anderen Mediatoren. Obwohl Spätphasen-Reaktionen beim Hund beschrieben wurden (Scott et al., 1995), ist die Rolle, die sie in der Immunologie und der klinischen Symptomatik allergischer Hauterkrankungen bei Tieren spielen, bisher unbekannt. Da jedoch die klinische Symptomatik lange Zeit bestehen bleiben kann und ein Anstieg von $CD4^+$-Zellen in atopischen Hautläsionen beim Hund und der Katze zu beobachten ist (Roosje et al., 1996; Sinke und Thepen, 1996), könnte die Spätphasen-Reaktion von großer Bedeutung sein.

1.6.2 Typ IV: Zellvermittelte Reaktionen

▶ Typ-IV-Reaktionen

In der ursprünglichen Beschreibung von Gell und Coombs wurden Typ-IV-Reaktionen als ausschließlich von Lymphozyten vermittelt angesehen. Diese sollten das angreifende Antigen durch Sekretion verschiedener Lymphokine oder durch direkte Zytotoxizität eliminieren. In der Haut spielen allergische Reaktionen des Typs IV eine zentrale Rolle im Rahmen der Kontakt-Dermatitis. Zwar spielen Lymphozyten eine zentrale Rolle bei Reaktionen des Typs IV, es sind jedoch auch einige Komponenten der Reaktionen des Typs I (z. B. IgE, Basophile und Mastzellen) hier aktiv, dies läßt vermuten, dass große Überschneidungen bei allen allergischen Reaktionen vorhanden sind (Tizard, 1996). Bei Reaktionen des Typs IV wird von den APC der Th1-Zellen fremdes Antigen präsentiert, welches dann zum regionalen Lymphknoten zieht. Nach der Sensibilisierung im Lymphknoten wandern γ/δ-T-Zellen in den Bereich, in dem sich das Antigen befindet, dort sezernieren sie verschiedene Zytokine und Chemokine, die Killer-T-Zellen und andere Zelltypen – einschließlich der Basophilen anlocken. Wenn Basophile bei der Antigenexposition oder unter dem Einfluss von HRF degranulieren, wird die Entzündung durch das Histamin verstärkt, und es folgt eine noch größere Zellinfiltration. Schätzungen zufolge reagieren nicht mehr als fünf Prozent der Lymphozyten in diesem Bereich spezifisch auf das Antigen, das die Reaktion induziert (Tizard, 1996). Da γ/δ-T-Zellen in der Haut gesunder Hunde sehr selten sind, bei Atopikern jedoch in erhöhter Zahl vorkommen, könnten die Typ-IV-Reaktionen in der Veterinärmedizin eine wichtigere Rolle spielen als bisher angenommen (Cannon et al., 1996).

1.7 Literatur

ALAN R, GRANT A. The chemokines and histamine-releasing factors: Modulation of function of basophils, mast cells, and eosinophils. Chem. Immunol. 61: 148, 1995.

ATTILA M, SMITH C, SUTER, M. Dermal dendrocytes and T cells in inflammatory dermatoses in dogs and cats. Proc. Annu. Memb. Meet. Am. Acad. Vet. Dermatol. Am. Coll. Vet. Dermatol. 10: 43, 1994.

BLUMENTHAL JB, BLUMENTHAL MN. Immunogenetics of allergy and asthma. Immunol. Allergy. Clin. N. Am. 16: 517, 1996 BOS JD. Skin Immune System. Boca Raton: CRC Press, 1989.

Literatur

BURD PR, THOMPSON WC, MAX EE, et al. Activated mast cells produce interleukin 13, J. Exp. Med. 181: 1373, 1995.

BURNS PW. Allergic reactions in dogs. J. Am. Vet. Med. Assoc. 83: 627, 1933.

CAMPBELL KL. Clinical use of fatty acid supplements in dogs. Vet. Dermatol. 4: 167, 1993.

CANNON AG, OLIVRY T, IHRKE PJ, et al. Gamma/delta T-cells in normal and diseaded canine skin. Proc. Third World Congress Vet. Dermatol., Edinburgh, 1996, p. 20.

CHARLESWORTH EN. Role of basophils and mast cells in acute and late reactions in the skin. Chem. Immunol. 62: 84, 1995.

COCA AF, COOKE RA. On the classification of phenomenon of hypersensitivities. J. Immunol. 8: 163, 1925.

COOMBS RRA, GELL PGH. Classification of allergic reactions. In Gell PGH, Coombs RRA (eds) Clinical Aspects of Immunology. 2nd edition. Blackwell Scientific Publications Ltd, Oxford, 1963.

DEBOER DJ. Enzymatically dispersed canine cutaneous mast cells characterization and response to secretagogues. Proc. Am. Acad. Vet. Dermatol./Am. Coll. Vet. Dermatol. 10: 10, 1994.

FISHMAN S, HOBBS K, BORISH L. Molecular biology of cytokines in allergic diseases and asthma. Immunol. Allergy. Clin. N. Am. 16: 613, 1996.

GALLI SJ. New concepts about the mast cell. N. Engl. J. Med. 328 (4): 257–265, 1993.

GOODELL EM, BLUMMENSTOCK DA, BOWER WE. Canine dendritic cells from peripheral blood and lymph nodes. Vet. Immunol. Immunopathol. 8: 301, 1985.

GOODMAN JD, WELLS JV (eds). Basic and Clinical Immunology, 6th edition. Appletion & Lange, 1987, p. 28.

HALL IA, CAMPBELL KL. Serum immunoglobulins in normal dogs and dogs with skin disease. Proc. Annu. Memb. Meet. Am Acad. Vet. Dermatol. Am. Coll. Vet. Dermatol. 9: 45, 1993.

HALLIWELL REW. The localization of IgE in canine skin: An immunofluorescent study. J. Immunol. 110: 422–430, 1973.

HALLIWELL REW, FLEISCHMANN JB, MACKAY-SMITH, et al. The role of allergy in chronic pulmonary disease in horses. J. Am. Vet. Med. Assoc. 174: 277–281, 1979.

HALLIWELL REW, GORMAN NT, Veterinary Clinical Immunology. W.B. Saunders Co, Philadelphia, 1989.

HANIFIN JM, LOBITZ WC. Newer concepts of atopic dermatitis. Arch Dermatol. 113: 663, 1977.

HILL, PB, DEBOER DJ, MORIELLO KA. Levels of total serum IgE, IgA, and IgG in atopic, normal, and parasitized dogs. Proc. Annu. Memb. Meet. Am. Acad. Vet. Dermatol. Am Coll. Vet. Dermatol. 9: 32, 1993.

HOGAN AD, BURKS AW. Epidermal Langerhans' cells and their function in the skin immune system. Ann. Allergy, Asthma Immunol. 75: 5–10, 1995.

HORROBIN DF. Medical uses of essential fatty acids (EFAs). Vet. Dermatol. 4: 161, 1993.

KAPSENBERG, ML, HILKENS CMU, JANSEN HM, et al. Production and modulation of T-cell cytokines in atopic allergy. Int. Arch. Allergy Immunol. 110: 107, 1996.

MARTIN LB, KITA H, LEIFERMAN KM, et al. Eosinophils in allergy: role in disease, degranulation, and cytokines. Int. Arch. Allergy Immunol. 109: 207, 1996.

MASSEY, WA. Pathogenesis and pharmacologic modulation of the cutaneous latephase reaction. Ann. Allergy 71: 578, 1993.

MILLER WH Jr, SCOTT DW, CAYATTE SM, et al. The influence of oral corticosteroids or declining allergen exposure on serologic allergy test results. Vet. Dermatol. 3: 237, 1992.

MUDDE GC, REISHI IG, CORRAIA N, et al. Antigen presentation in allergic sensitization. Immunol. Cell Biol. 74: 167, 1996.

NICKOLOFF BJ. Dermal Immune System. Boca Raton, CRC Press, 1993.

NOON L. Prophylactic inoculation against hay fever. Lancet 1: 1572, 1911.

OLIVRY T, MOORE PF, AFFOLTER VK, et al. Langerhans's cell hyperplasia and surface IgE expression in canine atopic cermatitis. Proc. Annu. Memb. Meet. Am. Acad. Vet. Dermatol. Am. Coll. Vet. Dermatol. 11: 36, 1995.

POMEROY BS. Allergy and allergic skin reactions in the dog. Cornell Vet 24: 335, 1934.

PRAUSNITZ C, KUSTNER N. Studien über die Überempfindlichkeit Zbl. Bakt. 68: 160, 1921.

Einführung in die Allergien

REEDY LM, MILLER WH Jr. Allergic Skin Diseases of Dogs and Cats. W.B. Saunders Co., Philadelpia, 1989.

RICHET C. Anaphylaxis. Translated by JM Bligh. Constable, London, Liverpool University Press, 1913.

ROITT I, BROSTOFF J, MALE D. Immunology, 5th edition. CV MOSBY Co., St Louis, 1998.

ROOSJE PJ, WHITAJER-MENEZES D, GOLDSCHMIDT M, et al. MHC Class II + and D1a+ cells in lesional skin of cats with allergic dermatitis. Proc. Third World Congress Vet. Dermatol. Edinburgh, 1996, p. 59.

SAINTE-LAUDY J, PROST C. Binding of canine anaphylactic antibodies ond human basophils: application to canine allergy diagnosis. Vet. Dermatol. 7: 185, 1996.

SCHROEDER JT, KAGEY-SABOTKA A, MACGLASHAN DW. The interaction of cytokines with human basophils and mast cells. Int. Arch. Allergy Immunol. 107: 79–81, 1994.

SCHROEDER JT, KAGEY-SABOTKA A, LICHTENSTEIN LM. The role of the basophil in allergic inflammation. Allergy 50: 463–472, 1995.

SCHROTH MK. Adhesion molecules in asthma and allergy. Immunol. Allergy Clin. N. Am 16: 643, 1996.

SCOTT DW, MILLER WH, GRIFFIN CE. Muller and Kirk's Small Animal Dermatology, 5th edition. W.B. Saunders Co., Philadelphia, 1995, p. 59.

SHEARER WT, HUSTON DP. The immune system: An overview. In Middleton E Jr, Reed CE, Ellis EF (ed.). Allergy: Principles and Practice, 4th edition. Mosby, St Louis, 1993, pp. 3–21.

SINKE JD, THEPEN T. Immunophenotyping of skin-infiltrating T-cell subsets in dogs with atopic dermatitis. Proc. Third World Congress Vet. Dermatol. Edinburgh, 1996, p. 46.

SIRAGANIAN RP. Mechanisms of IgE-mediated hypersensitivity. In Middleton E Jr, Reed CE, Ellis EF (ed.) Allergy: Principles and Practice, 4th edition. Mosby, St Louis, 1993, pp. 105–34.

SUTER MM. The skin as an immunologic organ. Proc. Eur. Soc. Vet. Dermatol. 12: 70, 1995.

TIZARD I. Veterinary Immunology, 5th edition. W. B. Saunders, Co., Philadelphia, 1996.

TRIGGIANI M, ORIENTE A, CRESCENZO G, et al. Metabolism of lipid mediators in human basophils and mast cells. Chem. Immunol. 61: 135, 1995.

WELLS JV. Immune mechanisms in tissue damage. In Fundenberg HH, Stites DP, Caldwell JL, WELLS JV (ed.) Basic and Clinical Immunology, 3rd edition. Large Medical Publications, Los Altos, 1980, p. 193.

WITTICH FW. Spontaneous allergy (atopy) in the lower animal: Seasonal hay fever (fall type) in a dog. J. Allergy 12: 247–251, 1941.

2 Urtikaria, Angioödem und Atopie

Bei Überempfindlichkeitsreaktionen vom Typ I finden bestimmte Reaktionen im Gewebe statt: nach der Antigenexposition werden anaphylaktische Antikörper gebildet, daraufhin laufen enzymatische Reaktionen an der Oberfläche von Mastzellen und Basophilen ab, die zur Freisetzung verschiedener Entzündungsmediatoren führen. Anaphylaktoide und anaphylaktische Reaktionen sind klinisch nicht zu unterscheiden, Erstere besitzen jedoch keine immunologische Grundlage für die Zelldegranulation. Anaphylaktische Reaktionen können lokal oder systemisch auftreten. Die Urtikaria, das Angioödem, die Anaphylaxie und die Atopie sind bei Tieren Beispiele für Störungen innerhalb der Überempfindlichkeitsreaktionen vom Typ I. Futtermittel- und Flohbissallergien schließen Reaktionen vom Typ I ein, wobei darüber hinaus auch andere immunologische Mechanismen auftreten können, welche gesondert abgehandelt werden.

2.1 Pathomechanismen

Die Atopie der Hunde (atopische Dermatitis [AD], allergische Inhalationsdermatitis) weist viele Gemeinsamkeiten mit ihrem Gegenstück beim Menschen auf:
- familiäre Disposition,
- Auftreten im Jugendalter,
- chronischer Pruritus,
- typische Hautveränderungen an den Beuge- bzw. Streckseiten der Extremitäten,
- Sofortreaktion im Hauttest (Helton Rhodes et al., 1987; Rhodes et al., 1987).

Sowohl beim Menschen (Van der Heyden et al., 1991; Zachary et al., 1995) als auch beim Hund (Nimmo Wilkie et al., 1991, 1992) wurden bei atopischen Patienten Veränderungen der zellvermittelten Immunität beobachtet. Außerdem weisen sowohl Hunde (Willemse et al., 1985b; Kleinbeck et al., 1989) als auch Menschen (Parish, 1981; Uehara, 1986) erhöhte Serumkonzentrationen von Allergen-spezifischem IgE und einigen Untergruppen von IgG auf. Beim Menschen wird die IgE-Synthese vorwiegend von zwei Zytokinen gesteuert, die von T-Helferzellen (TH) produziert werden. Interleukin-4 (IL-4) leitet (in Verbindung mit IL-2) die Synthese von IgE ein, Interferon- (IFN) γ hemmt die, durch IL-4 ausgelöste Produktion (Pène et al., 1988). Die Mehrzahl der Lymphozyten, die die Haut infiltrieren und der Allergen-spezifischen peripheren Blutlymphozyten von Atopikern weisen das für die TH2-Untergruppe typische Zytokin-Profil auf. Bei der Stimulation setzen die T-Zellen IL-4 und den Tumor-Nekrosefaktor (TNF)-α frei, es fehlt ihnen jedoch an IFN-γ. Bei Menschen mit atopischer Dermatitis konnte ein definitiver Zusammenhang zwischen diesen Zytokinen beobachtet werden: Allergen-spezifische T-Lymphozytenklone aus dem peripheren Blut atopischer Spender produzieren vorwiegend IL-4, aber kein IFN-γ. Im Gegensatz dazu produzieren die nicht Allergen-spezifischen T-Lymphozytenklone derselben Spender sowie die Allergen-spezifischen T-Lymphozytenklone nichtatopischer Spender, zwar IFN-γ aber nur wenig oder gar kein IL-4 (Wierenga et al., 1990).

Beim Menschen mit AD enthält die Haut ein Infiltrat, das sich vorwiegend aus CD4$^+$-T-Zellen (TH-Zellen) und einer kleinen Anzahl von CD8$^+$-T-Zellen zusammensetzt, die vermutlich über eine zytotoxische und suppressive Wirkung verfügen (Leung et al., 1981; Lever et al., 1987). Seit einigen Jahren stehen Informationen über Antigen-präsentierende Zellen (APC), die Existenz von IgE-Oberflächenrezeptoren, Haut-infiltrierende T-Zellen und Zytokine zur Verfügung, die bei atopischen Hunden produziert werden. Die Entwicklung monoklonaler Antikörper, die spezifisch auf Antigene reagieren, die von kaninen T-Zellen exprimiert werden, hat die Forschung auf diesem Gebiet einen großen Schritt

◀ Veränderungen der zellvermittelten Immunität

2 Urtikaria, Angioödem und Atopie

APC

vorwärts gebracht (Moore et al., 1992). APC wurden als Zellen des CD1a⁺ / Haupthistokompatibilitätskomplexes (MHC) Klasse II⁺ charakterisiert, die auf ihrer Oberfläche IgE-Rezeptoren (CD23) mit niedriger Affinität aufweisen (Olivry et al., 1995a). Diese Zellen spielen vermutlich eine Rolle bei der Antigen-Präsentation, sobald das Antigen in die Haut eindringt (Bruijnzeel-Koomen et al., 1988; Bruijnzeel-Koomen et al., 1991; Mudde et al., 1995). Untersuchungen zeigen, dass sich das Hautinfiltrat atopischer Hunde vorwiegend aus Mastzellen, dendritischen APC (die wahrscheinlich von Langerhans-Zellen abstammen) und Memory-TH-Zellen zusammensetzt. Eosinophile und degranulierte Eosinophile wurden nur in der Epidermis veränderter atopischer Haut nachgewiesen. Ebenso wurden T-Lymphozyten, die den $\gamma\delta$-T-Zellenrezeptor exprimieren, in der Epidermis bzw. Dermis aller atopischen Hunde, jedoch nur selten bei gesunden Tieren beobachtet (Olivry et al., 1995b). Diese Beobachtungen stehen im Gegensatz zu Ergebnissen beim Menschen, wo eine reduzierte Anzahl dieser T-Zellen im peripheren Blut nachgewiesen wurde. Da die $\gamma\delta$-T-Zellen IFN-γ sezernieren, könnte ihre Reduzierung die IgE-Produktion potenzieren. Sinke et al. (1996) berichteten, dass besonders in veränderter atopischer Epidermis ein Anstieg von CD4⁺-T-Zellen zu beobachten war. In unveränderter atopischer Haut dagegen infiltrieren sowohl CD4⁺- als auch CD8⁺-T-Zellen die Epidermis, ohne erkennbare Bevorzugung der CD4⁺-T-Zellen. In der Dermis atopischer Hunde war lediglich die Anzahl der CD8⁺-T-Zellen erhöht. Daraus wurde geschlossen, dass CD8⁺-T-Zellen wahrscheinlich wichtige Regulatoren bei der AD von Hunden sind.

IgE

IgE ist der klassische Reagin-Antikörper, doch – wie wir später noch sehen werden – können auch andere Immunglobuline von Bedeutung sein. Alle immunologisch intakten Individuen können IgE-Antikörper produzieren. Allergische Lebewesen haben jedoch eine gesteigerte Neigung, dieses auch normalerweise harmlosen Substanzen gegenüber zu tun. Beim Menschen tendieren allergische Patienten zu hohen IgE-Serumkonzentrationen, während nicht allergische Patienten eine niedrige Konzentration aufweisen: Diese Tatsache erklärt sich durch die verminderte allergen-spezifische $\gamma\delta$-T-Zellaktivität bei Atopikern.

Bei gesunden Hunden schwankt die IgE-Serumkonzentration zwischen 30 und 350 µg/ml (Mittelwert 198 µg/ml) (Rockey und Schwartzman, 1967; Schwartzman et al., 1971). Vriesendorp et al. (1975) stellten bei gesunden Hunden eine mittlere IgE-Serumkonzentration von 198,8 µg/ml fest, im Vergleich zu einer Konzentration von 180,4 µg/ml bei atopischen Hunden. Schwartzman (1984) und Schwartzman et al. (1971) untersuchten die IgE-Serumkonzentrationen von 70 Hunden, die von atopischen Elterntieren abstammten: Betroffene Nachkommen wiesen eine mittlere Konzentration von 125,4 µg/ml auf; klinisch gesunde Hunde mit positivem Hauttest wiesen eine Konzentration von 130,0 µg/ml, und klinisch gesunde Hunde mit negativem Hauttest wiesen eine Konzentration von 100,6 µg/ml auf. Die IgE-Serumkonzentrationen sanken mit zunehmendem Alter, wodurch die Annahme von Halliwell (1975) erhärtet wurde, dass die Anzahl der IgE-produzierenden Zellen im Alter abnehmen kann.

Die plausibelste Erklärung für die hohe IgE-Konzentrationen bei gesunden Hunden ist das häufige Vorkommen von Ekto- oder Endoparasiten. Bei atopischen Hunden würden Parasiten-induzierte Erhöhungen der IgE-Konzentration einen durch Umweltallergene verursachten Anstieg verbergen, so dass Messungen des Gesamt-IgE im Serum nur von geringer diagnostischer Bedeutung sind. Die Messung des Antigen-spezifischen IgE kann hilfreich sein und stellt die Grundlage für den Radio-Allergo-Sorbent-Test (RAST) und den heterologen Enzym-Immunoassay (ELISA) dar (siehe Kapitel 4).

In der Haut des Hundes bindet sich das IgE fest an die Mastzellen und nur mit geringer Affinität an die Langerhans-Zellen (Olivry et al., 1995a). Die Bindung des IgE an die Zelloberflächen-Rezeptoren ist reversibel. Beim Menschen ist die Affinitätskonstante von IgE sehr hoch, so dass es vorwiegend an die Zelle gebunden bleibt. Aufgrund der hohen Affinitätskonstante liegt die Halbwertzeit von IgE bei der menschlichen Haut bei 8–14 Tagen, verglichen mit einer Serumhalbwertszeit von 2,7 Tagen. Der Prausnitz-Küstner (P-K)-Test zeigt auch bei Hunden eine hohe Affinitätskonstante (Rockey und Schwartzman, 1967).

IgE-Moleküle binden an Mastzellen mit Oberflächenrezeptoren für den Fc-Anteil des Moleküls. Beim Menschen können sich schätzungsweise 100.000–500.000 IgE-Moleküle an eine einzige Zelle binden. Für eine optimale Mediatorenfreisetzung muss anscheinend eine bestimmte Anzahl Antigen-spezifischer IgE-Moleküle an eine Zelle gebunden sein. Beim Menschen geht man davon aus, dass mindestens 2500 Moleküle von Antigen-spezifischem IgE für eine optimale Mediatorenfreisetzung nötig sind. Für den Hund liegen bisher keine Daten vor.

Damit die Degranulation der Mastzellen stattfinden kann, ist eine Brückenbildung der IgE-Moleküle notwendig. Dementsprechend muss das Allergen mehrwertig sein und eine stabile Antigenkonfiguration aufweisen. Einwertige Allergene können sich an einzelne IgE-Moleküle binden, lösen jedoch keine Aktivierung der Mastzellen aus. Nach der Brückenbildung der IgE-Moleküle wird die Mastzelle sehr schnell aktiviert und setzt vorgebildete Mediatoren frei bzw. synthetisiert neue Komponenten. Es ist nicht genau bekannt, welches Signal durch die Verbindung der IgE-Moleküle ausgelöst wird. Vermutlich kommt es zu einer Aktivierung der Adenylatzyklase, einer Steigerung des Phospholipidmetabolismus und der Methylierung von Phospholipiden.

Der erste Bericht über die Existenz von nicht-IgE Antikörpern, die anaphylaktische Reaktionen bei Hunden auslösen, stammte aus Untersuchungen von Willemse et al. (1985a). Sie immunisierten Hunde mit Eiern von *Toxocara canis* oder mit *Ortho*-Dinitrochlorophenol-bovinem Serumalbumin-Antigenen (o-DNCP-BSA), die bei Hunden beträchtliche Mengen an IgE induzieren (Rockey und Schwartzman, 1967; Schwartzman et al., 1971). Bei allen Hunden zeigte sich eine sofortige Hauttest-Reaktion, die der Serum-P-K- und PCA-Reaktivität vorausging oder sich gleichzeitig entwickelte. Eine P-K- und PCA-Reaktion konnte erst vier Stunden nach der Sensibilisierung der Empfängerhaut beobachtet werden. Außerdem wurden die Ergebnisse des P-K-Testes und der PCA nicht beeinflusst, wenn die Seren zwei Stunden lang bei 56 °C erhitzt oder mit 2-Mercaptoethanol reduziert wurden. Bei den induzierten, nicht-IgE anaphylaktisch reagierenden Antikörpern handelte es sich mit großer Wahrscheinlichkeit um IgGd, eine Unterklasse des IgG. Die Referenzwerte von Serum-IgGd bei gesunden Hunden schwankten zwischen 1,6–17,8 mg/ml.

◀ IgG

Bei Hunden mit klinischen Symptomen der Atopie und einer sofortigen Hauttestreaktion, wiesen 89 % Allergen-spezifische IgGd-Antikörper gegen ein, bzw. mehrere Allergene auf. Antikörper gegen Hausstaub, menschliche Haarschuppen, Gräserpollen und Pollen im Frühjahr blühender Bäume wurden am häufigsten gefunden. 55 % der Hunde mit klinischen Anzeichen einer Atopie, jedoch ohne sofortige Hauttest-Reaktion zeigten ebenfalls erhöhte IgGd-Titer (Willemse et al., 1995b).

Die Unterklassen von IgG sind homozytotrop, Mastzellen besitzen jedoch weniger IgG- als IgE-Rezeptoren. Die Affinitätskonstante für die Bindung von IgG ist sehr niedrig, so dass der Antikörper schnell in die Umgebung diffundiert. Die Sensibilisierung hält Stunden bis Tage an – aber keine Wochen, wie es bei dem IgE der Fall ist. Dementsprechend werden die IgG-Moleküle als sensibilisierende Kurzzeit-Antikörper bezeichnet. Sensibilisierende Kurzzeit-Antikörper finden sich auch bei einigen Menschen mit allergischen Erkrankungen.

Urtikaria, Angioödem und Atopie

▶ β-adrenerge Asthmatheorie

Weitere Faktoren können die Mastzelle beeinflussen, so dass sie mehr oder weniger empfindlich gegenüber immunologischen Reizen wird. Szentivanyi (1968) stellte die β-adrenerge Asthmatheorie auf. Diese besagte, dass es sich bei dem gemeinsamen Faktor, der bei Asthmatikern für die Überempfindlichkeit der Atemwege verantwortlich ist, um eine β-adrenerge Rezeptorblockade handeln könne. Das vegetative Nervensystem ist für die viszerale Körperkontrolle verantwortlich. Es besteht aus dem parasympathischen und dem sympathischen oder adrenergem Nervensystem. Die adrenerg reagierenden Gewebe enthalten Mastzellen, Lymphozyten und polymorphkernige Leukozyten, die auf ihrer Zelloberfläche α- und β-Rezeptoren besitzen. Abgesehen von einigen Ausnahmen vermitteln die α-Rezeptoren die zelluläre Stimulierung, während die β-Rezeptoren inhibitorisch wirken. Diese Rezeptoren arbeiten mit Hilfe eines gegenseitigen Kontroll- und Gleichgewichtssystems. Eine verringerte β-Reaktivität bzw. eine β-Blockade würde eine entsprechende α-Hyperreaktivität zur Folge haben.

Zyklische Nukleotide spielen eine Schlüsselrolle innerhalb der Zellfunktion. Reaktionen, bei denen der intrazelluläre cAMP-Spiegel erhöht bzw. der intrazelluläre cGMP-Spiegel gesenkt wird, stabilisieren die Zellen, während reverse Reaktionen das Gegenteil bewirken. Typischerweise vermitteln die α-Rezeptoren eine Abnahme des cAMP, während der Stimulation der β-Rezeptoren ein Anstieg folgt. Szentivanyis Theorie beruhte auf der Beobachtung, dass seine asthmatischen Versuchstiere eine Hypersensibilität gegenüber Histamin und anderen vasoaktiven Substanzen und eine eingeschränkte Reaktion auf β-adrenerge Katecholamine zeigten.

Man untersuchte eine Gruppe von Hunden – eine Kreuzung aus Basenji und Greyhound –, die von Natur aus allergisch reagierten oder für das *Ascaris*-Antigen sensibilisiert werden konnten (Peters et al., 1982; Butler et al., 1983). Diese Hunde zeigten sowohl eine unspezifische als auch eine Allergen-spezifische Überempfindlichkeit der Atemwege, die typisch für das Asthma ist. Zusätzlich entwickelten die Hunde eine Atopie-ähnliche Dermatitis, die nach jeder Reizung durch das Allergen aufflammte und nach Entfernung des Antigens ohne Behandlung verschwand. Bei der Antigen-Reizung setzten diese Hunde Histamin und Leukotriene (LT) frei; sie wiesen einen erhöhten Lungenwiderstand und eine verringerte dynamische Compliance auf. Die Lungenreaktion auf die Antigen-Reizung wird potenziert durch Propanolol, einen β-adrenergen Antagonisten. Die Hunde zeigen ebenfalls einen deutlichen Anstieg des intrazellulärem cAMP, wenn ihnen Isoproterenol, ein β-adrenerges Stimulans, verabreicht wurde. Diese Tatsachen deuten darauf hin, dass die β-adrenerge Reaktion der Hunde nicht physiologisch ist und die β-adrenerge Theorie von Szentivanyi auf atopische Hunde teilweise angewendet werden kann. Man sollte sich aber darüber im Klaren sein, dass es beim Menschen einige Hinweise gibt, dass die β-adrenerge Theorie nicht alle Gesichtspunkte der Atopie abdecken kann.

Nachdem die Mastzelldegranulation ausgelöst ist, werden vasoaktive Substanzen, chemotaktische Faktoren und Enzyme frei gesetzt und die Synthese reaktiver Lipide, von Plättchenfaktoren (PAF), LT und Prostaglandinen beginnt (Thomsen et al., 1993; Yager, 1993). Die vasoaktiven Substanzen bewirken eine sofortige Vasodilatation und eine gesteigerte Gefäßpermeabilität es zeigt sich das klinische Bild einer Quaddel. Je nach Sensibilität des Patienten, der Antigenbelastung und der Persistenz des Allergens, kann die Reaktion zeitlich begrenzt sein oder andauern. Die Vasodilatation und die gesteigerte Gefäßpermeabilität verursachen ein lokales Gewebsödem, das die vasoaktiven Substanzen vom Reaktionsort wegspült. Durch die Bindung von Histamin und PG an die Rezeptoren der Mastzelle wird diese stabilisiert, eine weitere Freisetzung von Mediatoren wird verhindert. Die durch die Wirkung des eosinophilen chemotaktischen Faktors (ECF-A) in den betroffenen Bereich gezogenen Eosinophilen, LT, Histamine, Bradykinin und PAF unterbinden eine weitere Schädigung des Gewebes. Bei besonders empfindlichen Patienten oder bei hoher persistierender Antigen-Belastung kann das humorale Verstärkungssystem aktiviert werden. Neutrophile werden durch ECF-A, PAF, den neutrophilen chemotaktischem Faktor (NCF) und LTB 4 aus den Mastzellen angezogen. Diese und die chemotaktisch wirksamen Faktoren aus dem Verstärkungssystem können zu einer Schädigung des Gewebes führen und die Entzündungsreaktion aufrechterhalten.

Bei Katzen, die mit *Otodectes cynotis* infiziert waren, wurde eine durch Reagin – vermutlich IgE – erzeugte Hypersensibilität durch passive Anaphylaxie-Hauttests demonstriert (Powell et al., 1980). Neuere Publikationen zeigen, dass Katzen möglicherweise felines IgE bilden. Beweise hierfür liegen durch ein Experiment vor, bei dem Katzen mit *Brugia pahangi* infiziert wurden (Baldwin et al., 1993; Foster et al., 1994). De Boer et al. (1993) wiesen eine Kreuz-Reaktivität zwischen antikaninem IgE und dem fraglichen felinen IgE im Serum von Katzen nach, die experimentell mit *Toxocara canis* infiziert wurden. Katzen, die an einer miliaren Dermatitis oder einem eosinophilen Plaque litten, lieferten den Beweis für die Existenz eines hitzebeständigen, zytophilen Antikörpers (Roosje und Willemse, 1995). Unlängst wurde eine erhöhte Anzahl von CD1a$^+$/MHC-Klasse II$^+$-Langerhans-Zellen in den Hautläsionen von Katzen, die an einer AD litten, gefunden (Roosje et al., 1996). Darüber hinaus enthält die Haut von Katzen mit AD im Vergleich zur Haut gesunder Versuchstiere eine erheblich höhere Anzahl von T-Zellen in den Hautläsionen. Gesunde Versuchskatzen weisen nur wenige CD4$^+$-Zellen und keine CD8$^+$-Zellen auf. In den Hautläsionen von zehn Katzen mit einer AD wurde eine mittlere Standardabweichung im CD4$^+$/CD8$^+$-Verhältnis von 3,9 ± 2,0 gefunden. Das CD4$^+$/CD8$^+$-Zellverhältnis konnte bei gesunden Kontrolltieren wegen der fehlenden CD8$^+$-Zellen nicht ermittelt werden. Das CD4$^+$/CD8$^+$-Verhältnis im peripheren Blut der zehn Katzen mit einer AD betrug 1,9 ± 0,4; es unterschied sich nicht wesentlich von dem der Kontrolltiere (2,2 ± 0,4). Das CD4$^+$/CD8$^+$-Zellverhältnis, die übermäßige Zahl von CD4$^+$-T-Zellen in den Hautläsionen und der Anstieg der absoluten Anzahl von CD4$^+$-T-Zellen in unverletzter Haut von Katzen mit einer AD, sind mit den Befunden der AD beim Menschen vergleichbar (Roosje et al., 1995). Mit Hilfe immunhistochemischer Untersuchungsmethoden konnte gezeigt werden, dass feline CD4$^+$-T-Zellen in den Hautläsionen IL-4 produzieren können. Eine Doppelfärbung wies nach, dass alle IL-4$^+$-Zellen den pan-T oder CD4-Marker exprimierten. Zudem induzierte die Kombination aus rekombinantem menschlichen IL-2 (rhIL-2) und rekombinantem menschlichem IL-4 (rhIL-4) eine höhere Proliferation der peripheren Blutlymphozyten (PBL) als rhIL-2 oder rhIL-4 alleine (Roosje et al., 1995b). Obwohl es sich bei diesen T-Zellen um TH0 oder TH2 handeln könnte, gibt es hinreichende Beweise dafür, dass die Immunpathogenese der Atopie der Katze eine starke Ähnlichkeit mit der des Menschen und des Hundes aufweist.

2.2 Urtikaria – Angioödem – Anaphylaxie

Die immunologisch vermittelte Urtikaria, das Angioödem und die Anaphylaxie zählen zu den Überempfindlichkeitsreaktionen vom Typ I und können als eine Erkrankung – mit geringen Schwankungen bezüglich des Schweregrades und des Zielorgans – angesehen werden. Nicht immunologische Mechanismen können diese Erkrankungen ebenfalls hervorrufen. Die auftretenden Symptome sind in diesem Fall klinisch nicht von einer allergischen Reaktion zu unterscheiden.

Unter Urtikaria versteht man fokale, oberflächliche anaphylaktische Reaktionen, bei denen es zu einer Quaddelbildung auf der Haut kommt. Die Läsionen können einzeln oder sehr zahlreich auftreten, und den ganzen Körper betreffen.

◄ Überempfindlichkeitsreaktionen vom Typ I

◄ Urtikaria

Urtikaria, Angioödem und Atopie

▶ **Angioödem**

▶ **Anaphylaxie**

Als Angioödem werden tief gelegene Quaddeln bezeichnet. Betroffen sind die in der Tiefe gelegenen Blutgefäße; das Ödem verursacht diffuse Schwellungen, vorzugsweise in bestimmten Körperregionen, wie z. B. dem Kopf.

Anaphylaxie ist eine schwere, systemische allergische Reaktion. Bei Haustieren gilt der Gastrointestinaltrakt als das typische Schockorgan. Die anaphylaktischen Reaktionen führen zu einer Kontraktion der glatten Darmmuskulatur und zu einer lokalen Vasodilatation mit Blutansammlungen in den Eingeweiden. Wenn vasoaktive Substanzen in den Blutkreislauf abgegeben werden, kann eine allgemeine Vasodilatation zu Hypotonie und Schock führen. Je nach Schweregrad der Reaktion, kann eine unbehandelte Anaphylaxie tödlich verlaufen.

Diese Anaphylaxie-ähnlichen Reaktionen kommen bei Hunden weniger häufig vor, bei Katzen sind sie sehr selten. Die häufigsten Ursachen für diese Reaktionen sind Bestandteile der Nahrung (Futter, Zierpflanzen, Insekten) und von Arzneimitteln sowie Impfstoffe und Gifte von stechenden bzw. beißenden Insekten. In Europa (Italien, Frankreich, Belgien und den Niederlanden) ist die Raupe des Eichenprozessionsspinners (*Thaumatopoea processionea*) immer häufiger die Ursache für Urtikaria, Angioödeme oder sogar für anaphylaktische Reaktionen. Die Raupen entwickeln sich zu kleinen

Tabelle 2.1: Wichtigste Ursachen für Urtikaria und angioneurotisches Ödem

Ursache	Symptom
Medikamente	
Nahrungsmittel	
Inhalationsallergene	
Infektionen	
Bisse und Stiche von Insekten und Arthropoden	
Penetriermittel und Kontaktallergene	
Innere Erkrankungen	
Komplement-Aktivierungsprozesse	Urtikariavaskulitis
Genetische Faktoren	Erbliches angioneurotisches Ödem Familiär bedingte Kälteurtikaria Angioneurotisches Vibrationsödem Familiär bedingte, lokale Wärmeurtikaria Syndrom von Urtikaria, Taubheit und Amyloidose Erythropoetische Protoporphyrie C3b-Defizienz
Physikalische Faktoren	Dermographie Verzögerte Druckurtikaria Kälteurtikaria Lokale Wärmeurtikaria Cholinerge Urtikaria Kälteinduzierte, cholinerge Urtikaria Lichturtikaria Physikalische Urtikaria Bewegungsinduzierte Anaphylaxie
Psychogene Faktoren	

Urtikaria – Angioödem – Anaphylaxie

Schmetterlingen, die im August ihre Eier auf Eichen ablegen. Daraus schlüpfen im darauf folgenden April neue Raupen. Ihre Abfallprodukte, die sie auf den Ästen der Eichen hinterlassen, können über 1 m Länge erreichen und setzen sich aus dichten Gespinsten von Faeces, abgelösten Hautstreifen und Raupenhaaren zusammen. Jede Raupe besitzt zwischen 700 000 und 1 Million dieser Haare, die Substanzen enthalten, die für akute Kontaktreaktionen auf einer sensiblen Haut verantwortlich sind. Die Aufnahme dieser Haare kann tödlich sein. Beim Menschen kann der Kontakt zu schmerzhaften Ausschlägen, Pusteln oder Urtikaria führen.

Die für den Menschen wichtigen Ursachen für Urtikaria und Angioödeme sind in Tabelle 2.1 aufgeführt. Bei Haustieren wurden Reaktionen auf Inhalationsallergene, Hyposensibilisierungslösungen, Infektionen und physikalische Reize (einschließlich übermäßiger Hitze, Kälte, Sonneneinstrahlung und sogar Stress) beobachtet. Überempfindlichkeitsreaktionen vom Typ I können bereits wenige Minuten nachdem sich der Antikörper mit dem Antigen verbunden hat auftreten. Werden die Allergene injiziert (Medikamente, Impfstoffe, Gifte), dann setzen die Reaktionen beim sensibilisierten Patienten beinahe sofort ein. Bei über den Verdauungstrakt aufgenommenen Allergenen (z. B. Futtermittel, Medikamente) kann die Reaktion mehrere Stunden später auftreten und dann lange Zeit anhalten, bis das Allergen vollständig absorbiert oder aus dem Darm ausgeschieden ist. Der Pruritus kann geringgradig bis intensiv sein, und das Tier kann – je nach der Schwere der Reaktion – lethargisch werden.

Im Falle der Urtikaria (Abb. 2.1) sind weit verbreitete, asymptomatische Quaddeln typisch. Diese treten plötzlich auf (im Allgemeinen innerhalb von 30 Minuten) und bilden sich spontan zurück (normalerweise innerhalb von 24 – 48 Stunden), vorausgesetzt die Exposition gegenüber dem Allergen dauert nicht mehr an. Bei langhaarigen Tieren kann die Reaktion unter Umständen nicht beobachtet werden, bei kurz-

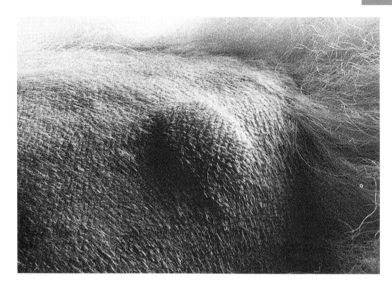

Abb. 2.1: Quaddelbildung nach intradermaler Injektion von Flohantigen bei einem hypersensiblen Patienten.

haarigen Haustieren sind die Läsionen jedoch gut sichtbar (Abb. 2.2). Die papulösen Veränderungen, wie man sie bei der Follikulitis beobachtet, werden manchmal mit einer Urtikaria verwechselt. Die Läsionen der Urtikaria sind im allgemeinen jedoch nicht nässend, und die Haare können nicht leicht entfernt werden, während die Follikulitis beide Merkmale aufweist. Das Angioödem zeigt ödematöse Schwellungen über größere Körperbereiche mit spontaner Remission. Tiere, bei denen Kopf oder Hals betroffen sind (Abb. 2.3), sollten sorgfältig überwacht werden, da die Atemwege durch

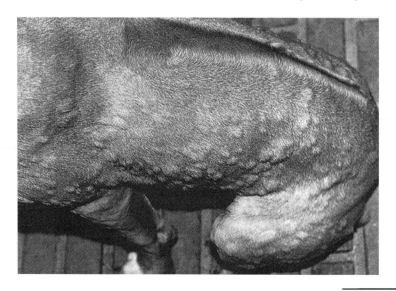

Abb. 2.2: Großflächige Urtikaria bei einem Rhodesian Ridgeback mit Nahrungsmittelallergie.

2 Urtikaria, Angioödem und Atopie

▶▶
Atopie

Schwellungen im Kehlkopfbereich verlegt werden können. Anaphylaktische Reaktionen führen zum Schock und sind somit als echte medizinische Notfälle einzustufen.

Bei jeder dieser Erkrankungen sollte die auslösende Substanz identifiziert werden, da nachfolgende Expositionen noch heftigere Reaktionen hervorrufen können. Milde Reaktionen (die asymptomatische Urtikaria, das Angioödem an nicht lebenswichtigen Körperbereichen) erfordern keine Behandlung. Antihistaminika zeigen keinerlei Wirkung auf bereits vorhandenen Läsionen, können jedoch die Entstehung neuer verhindern. Glukokortikoide sind sehr hilfreich, in akuten Fällen sollte eine intravenöse Verabreichung erfolgen. Bei schweren Reaktionen (Anaphylaxie, Angioödem des Kehlkopfes) kann begleitend eine Dosis von 0,1–0,5 ml Epinephrin (1:1000) subkutan oder intramuskulär injiziert werden, wenn nötig verbunden mit einer Schocktherapie. Nach dem Abklingen der Reaktion sollte die das Krankheitsbild auslösende Substanz gemieden werden. Reagiert das Tier sensibel auf Medikamente, z. B. auf Penicillin, dann sollte dieses Medikament und alle verwandten Substrate (halbsynthetisches Penicillin und Zephalosporine) gemieden, bzw. nur mit Vorsicht angewendet werden, da eine Kreuz-Reaktivität auftreten kann.

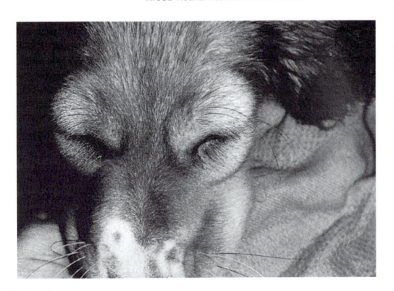

*Abb. 2.3:
Angioneurotisches Gesichtsödem aufgrund einer allergischen Reaktion auf einen Tollwut-/Hepatitis-Impfstoff.*

2.3 Atopische Erkrankungen

Unter dem Begriff Atopie versteht man eine genetisch bedingte Disposition zur spontanen Entwicklung einer Typ-I-Überempfindlichkeitsreaktion gegenüber Inhalations- oder perkutan aufgenommenen Allergenen, die normalerweise harmlose Substanzen sind. Die allergische Prädisposition wird von den Eltern auf die Nachkommen vererbt, diese müssen jedoch nicht unbedingt auf die gleichen Allergene reagieren. Die Anlage zur Überempfindlichkeit wird genetisch weitergegeben, jedoch bestimmt die Umweltexposition, welche Allergene wirksam werden. Beim Menschen versteht man unter Atopie die Trias aus Asthma, Heuschnupfen und AD. Bei Haustieren stellt sich die Atopie als eine juckende Dermatitis dar, die durch die Inhalation oder perkutane Aufnahme von Pollen-, Schimmelpilz oder Umweltallergenen hervorgerufen wird. Gegenstand der Untersuchungen war bisher die Allergenaufnahme über den Atmungstrakt. Bei Menschen mit AD gibt es jedoch Hinweise auf eine transkutane Antigen-Exposition (Bruijnzeel-Koomen et al., 1988; Frank und McEntee, 1995; Mudde et al., 1995). Bei atopischen Hunden ist eine solche Kontaktmöglichkeit durchaus plausibel, da die am häufigsten betroffenen Stellen (Schnauze, Pfoten, Flexor- und Extensorflächen) mit großer Wahrscheinlichkeit Kontakt mit Umweltallergenen haben und ständig kleine Verletzungen aufweisen.

Klinische und immunologische Daten bestätigen die Auffassung, dass es sich bei der kaninen Atopie um eine vererbte, immunologisch beeinflusste Erkrankung handelt. Einige Autoren (Peters et al., 1982; Schwartzman et al., 1983; Willemse et al., 1985b) sehen die IgE-Mastzell-Theorie als zu einfach an. Da virale Erkrankungen oder Impfungen (Frick und Brooks, 1983) das zellvermittelte Immunsystem – und somit indirekt auch die IgE-Produktion – beeinflussen, könnten Umweltfaktoren ebenfalls von Bedeutung sein. Zuchtversuche haben deutlich

Atopische Erkrankungen

gezeigt, dass die IgE-Antwort genetisch gesteuert wird und die Nachkommen in solche mit starker bzw. schwacher Immunantwort eingeteilt werden können (DeWeck et al., 1997).

2.3.1 Kanine Atopie

Atopie ist die zweithäufigste allergische Hauterkrankung des Hundes. Zwar ist die Häufigkeitsrate dieser Erkrankung bei Hunden unbekannt, man geht jedoch von 3–15 % aus. Eine höhere Häufigkeitsrate (30 %) wird aus Überweisungspraxen berichtet, was auf die Problematik der Erkrankung hindeutet. Die Erkrankung ist weltweit verbreitet.

2.3.1.1 Soziologische Daten

Atopische Erkrankungen können bei jedem Hund, gleich welcher Rasse, auftreten. Aufgrund der genetischen Prädisposition tritt die Erkrankung jedoch bei bestimmten Rassen bzw. Familien gehäuft auf. Viele Untersuchungen versäumen es, das Auftreten der Erkrankungen innerhalb einer Rasse mit der Verbreitung dieser Rasse in der allgemeinen Population zu vergleichen, so dass die tatsächliche Häufigkeitsrate schwer zu ermitteln ist. In den achtziger Jahren war in den USA bei folgenden Rassen eine Prädisposition festzustellen: Boston Terrier, Cairn Terrier, Dalmatiner, Englische Bulldogge, Englischer Setter, Irischer Setter, Lhasa Apso, Zwergschnauzer, Mops, Sealyham Terrier, Scotch Terrier, West Highland White Terrier, Drahthaarfoxterrier und Golden Retriever (Scott, 1981; Schick und Fadok, 1986; Scott et al., 1995). In Europa wurde zur gleichen Zeit beim Deutschen Schäferhund, Pudel und Boxer eine Prädisposition beobachtet (Willemse und Van den Brom, 1983). Aktuelle Daten aus verschiedenen Ländern deuten bei folgenden Rassen auf eine Prädisposition hin: Labrador, West Highland White Terrier und Boxer (Großbritannien) (Sture et al., 1995); Bullterrier, Chow-Chow, West Highland White Terrier und Boxer (Deutschland) (Koch und Peters, 1994); Labrador, Tervueren, Pyrenäen-Hirtenhund, alle Setterarten sowie Foxterriern (Südwesten Frankreichs) (Carlotti und Costargent, 1994); Labrador, Golden Retriever, Deutscher Schäferhund und West Highland White Terrier (Niederlande) (Willemse, 1996); West Highland White Terrier, Boxer, Foxterrier, Deutscher Schäferhund, Labrador, Golden Retriever und Cairn Terrier (Schweden) (Ohlén, 1992) sowie beim Labrador Retriever und Cocker Spaniel (Wisconsin und Norden von Illinois) (DeBoer, 1993). Auch Mischlinge können betroffen sein.

◀◀ Häufigkeitsrate

Begrenzte Zuchtstudien haben gezeigt, dass die Nachkommen atopischer Hunde mit größerer Wahrscheinlichkeit Anzeichen für eine Atopie entwickeln, der Erbgang ist jedoch unklar. Wenn verantwortungsvolle Züchter einer betroffenen Hunderasse sich der vererbten Prädisposition für Atopie bewusst sind, dann können sorgfältig ausgearbeitete Zuchtprogramme die Häufigkeitsrate der Erkrankung im Einzugsgebiet einer Praxis senken. Umgekehrt können natürlich skrupellose Hundezüchter selbige erhöhen. Der wachsende Beliebtheitsgrad einer bestimmten Rasse steigert auch die Häufigkeitsrate der Atopie, weil die Populationsbasis anwächst und finanzielle Beweggründe die uneingeschränkte Zucht mit ungeeigneten Hunde begünstigen. Die steigende Frequenz der Atopie beim Shar Pei zeugt von den schädlichen Auswirkungen, die die wachsende Beliebtheit oder Ausgefallenheit einer Rasse mit sich bringen.

◀◀ genetische Prädisposition

Atopie kann bei jedem Hund, gleich welcher Rasse, und selbst bei Mischlingen auftreten. Spontan auftretende Anzeichen einer Atopie können auch bei mehreren, nicht miteinander verwandten Hunden verschiedener Rassen, die im selben Haushalt leben, beobachtet werden. Aus dieser Beobachtung kann man schließen, dass außer der genetischen Veranlagung noch andere Faktoren eine Rolle spielen könnten. Bei

2 Urtikaria, Angioödem und Atopie

weiblichen Tieren wurde ein erhöhtes Auftreten der Atopie festgestellt (Scott et al., 1995). Diese Befunde wurden durch andere Studien jedoch widerlegt (Carlotti und Costargent, 1994; Sture et al., 1995). Da Östrogene den intrazellulären cGMP-Level steigern und folglich Zellen destabilisieren können, wäre eine erhöhte Häufigkeitsrate bei weiblichen Tieren durchaus plausibel.

2.3.1.2 Schwellenwert-Theorie

Katz (1978) erklärte die Pathogenese von IgE-vermittelten, allergischen Erkrankungen mit Hilfe des »allergischen Ausbruchs« und einem Ungleichgewicht der normalen »Dämpfung« von IgE. Man geht davon aus, dass die normale Dämpfung durch T-Zell-Untergruppen, IL-Spiegel und unspezifischen Suppressorfaktoren von Allergien gesteuert wird. Wenn die Schwelle der Dämpfungsmechanismen so gesenkt wird, dass die Synthese von IgE-Antikörpern nicht mehr kontrolliert werden kann, dann führt die Allergen-Exposition zu einem so genannten »allergischen Ausbruch«. Sobald die Immunantwort in den Bereich klinisch manifester Allergie gelangt, bleibt sie dort so lange, bis der Dämpfungsmechanismus sich wieder normalisiert hat, wobei die IgE-Antikörper-Antwort auf einen nichtallergischen Level zurückkehrt. An diesem Punkt ist das normale Gleichgewicht zwischen Schwellenaktivität des Dämpfungsmechanismus und IgE-Antikörper-Synthese wieder hergestellt. Experimente haben ein vergleichbares Phänomen beim Hund bewiesen (Frick und Brooks, 1983): Vakzine aus attenuierten, lebenden Viren können die Suppressor-T-Lymphozyten selektiv dezimieren und somit einen natürlich auftretenden »allergischen Ausbruch« bewirken.

Jedes Tier toleriert ein gewisses Maß an pruritischem Stimulus, ohne sich zu kratzen. Überschreitet der Reiz jedoch den Schwellenwert des Tieres, reagiert dieses mit Juckreiz. Der Schwellenwert für Pruritus ist individuell sehr unterschiedlich und kann durch psychologische, aber auch physiologische Veränderungen, wie z. B. Ernährung, systemische Erkrankungen, Umwelteinflüsse oder gleichzeitig bestehende Allergien (z. B. Atopie, Futtermittelallergie oder Flohbissallergie) gesteigert bzw. gesenkt werden. Nervöse oder reizbare Tiere empfinden den Juckreiz eher oder intensiver als ausgeglichene Hunde. Ein subklinischer atopischer Pruritus kann klinisch manifest werden, wenn das Tier eine Sekundärerkrankung wie z. B. Seborrhö, bakterielle Follikulitis, bakterielle Hypersensibilität oder *Malassezia*-Dermatitis entwickelt. Stress kann die Ursache für eine klinische Potenzierung sein – selbst bei Hunden, deren Zustand mit einer Hyposensibilisierung stabil gehalten werden kann.

2.3.1.3 Anamnese

Eine detaillierte Anamnese ist wohl der wichtigste Beitrag zur Diagnose und nachfolgenden Behandlung atopischer Erkrankungen. Sie liefert die Schlüsselinformationen darüber, ob die Symptome, die das Tier zeigt, allergischen Ursprungs sind und, wenn ja, welche Allergene hierfür verantwortlich sind. Es gibt keine ideale Methode für das Erfassen der Anamnese. Wertvolle Informationen erhält man von den Aussagen des Tierhalters, den tierärztlichen Unterlagen des Tieres sowie den vom Tierarzt selbst gestellten Fragen. Viele Tierärzte bitten den Tierhalter, vor der Konsultation einen Fragebogen auszufüllen. Ein Musterfragebogen ist in Tabelle 2.2 abgebildet. Zu den wichtigen Punkten, die mit dem Besitzer des Tieres besprochen werden sollten, zählen:

- Dauer der Erkrankung,
- Beginn des Auftretens,
- Krankheitsverlauf,
- saisonales Auftreten,
- Informationen über die Wurfgeschwister,
- Art und Verteilung der Veränderungen,
- Reaktion des Tieres auf eine Vorbehandlung.

▶▶ **Fragebogen**

Atopische Erkrankungen

Weiterhin sollte erfragt werden, welche Tiere sich im Haushalt befinden, welches Futter verabreicht wird, wo das Tier seinen Auslauf hat, wie die Umgebung innerhalb des Hauses und sein Schlafplatz beschaffen sind, ob und wie Flohbekämpfungsmaßnahmen durchgeführt werden und ob frühere Therapien Erfolge zeigten. Bisweilen kann es auch erforderlich sein, das Tier von seinem Besitzer zu trennen, damit sich dieser besser auf die Krankengeschichte konzentrieren kann. Ist der Patient überwiesen oder bereits von anderen Tierärzten vorbehandelt, sollte der Halter eine Kopie der Untersuchungsbefunde vorlegen. Wenn der Patientenbesitzer die nötigen Informationen geliefert hat, sollte vom Tierarzt vor der eigentlichen Untersuchung geprüft werden, ob diese den Tatsachen entsprechen und eventuelle Unstimmigkeiten klären. Nur so kann die Untersuchung zusätzlich notwendige Informationen erbringen. Es ist sehr hilfreich, die vom Tierhalter beschriebenen Symptome und Beobachtungen chronologisch aufzulisten, um daraus Gesetzmäßigkeiten zu erkennen.

Es wird allgemein angenommen, dass die Atopie bei Hunden schon im Jugendalter auftritt. Bei 75 % aller Hunde werden die ersten Symptome bereits vor dem dritten Lebensjahr beobachtet (Scott, 1981; Willemse und Van den Brom, 1983). Im ersten Lebensjahr können die Symptome so mild verlaufen, dass der Hund nicht behandelt werden muss und sein Besitzer die Vorkommnisse wieder vergisst. Der Hundehalter sollte über diese frühen, mild verlaufenden Anzeichen befragt werden. Saisonale bzw. ganzjährig vorhandene Atopien verstärken sich normalerweise während bestimmter Zeiten, dies sollte in der Krankengeschichte vermerkt werden. Laut Willemse und Van den Brom (1983) entwickeln annähernd 27 % der Patienten ihre Symptome bis zum ersten Lebensjahr, während Scott von 64 % spricht. Es kommt selten vor, jedoch zeigen einige stark ingezüchtete atopische Hunde deutliche Symptome schon während der ersten sechs Lebensmonate (LMR / WHM). Nach dem dritten Lebensjahr sinkt die Häufigkeit des Beginns atopischer Erkrankungen, und bei Hunden, die älter als sechs Jahre sind, bricht die Atopie nur noch selten aus. Hunde, die in ihrer Jugend viel umgezogen sind, zeigen deutliche klinische Symptome eventuell erst in späteren Jahren. Treten bei einem älteren Hund, der sein ganzes Leben in der gleichen Umgebung verbrachte, plötzlich Anzeichen einer Atopie auf, dann liegt die Ursache hierfür wahrscheinlich in einer Veränderung oder Schädigung seines Immunsystems.

Wie beim Menschen, so begünstigt auch die Atopie beim Hund eine chronische bzw. chronisch-rezidivierende Dermatitis (Willemse und Van den Brom, 1983; Scott et al., 1995). Letztere Studie zeigte, dass die Erkrankung bei ca. 80 % der Tiere über ein Jahr andauerte, während 33 % der Hunde länger als drei Jahre davon betroffen waren. Bei 30–40 % der atopischen Hunde waren saisonale Verschlechterungen zu beobachten. Der Übergang von einer saisonalen zu einer nicht-saisonalen Erkrankung findet bei 15 % der Hunden statt (Scott et al., 1995). Van Stee (1983) machte die interessante Entdeckung, dass ein höherer Prozentsatz atopischer Hunde in den Monaten Mai, August und Dezember geboren wurde. Diese statistisch signifikante Steigerung der Häufigkeitsrate von Atopie bei Hunden, die während der Hauptpollenzeit geboren wurden, lässt die Annahme zu, dass Hunde während der ersten vier Lebensmonate besonders empfänglich für eine Primärsensibilisierung sind. Geburten außerhalb der Hauptblütezeit würden demnach die Entwicklung einer Sensibilisierung hemmen, während eine Geburt in der Hauptpollenzeit die Häufigkeit einer Sensibilisierung begünstigt. Dieser Punkt könnte dann auch Auswirkungen auf Zuchtprogramme haben. Inhalationsallergene treten sowohl in der häuslichen Umgebung als auch draußen auf, allerdings ist die Anzahl der Pollenallergene draußen weitaus höher als die der innen vorkommenden Inhalationsallergene.

Urtikaria, Angioödem und Atopie

Tabelle 2.2: Fragebogen bezüglich der allergischen Krankengeschichte

Name des Besitzers: _____

_____

Datum: _____

Name des Tieres: _____ Rasse: _____

Alter: _____ Geschlecht: _____

Aufgetretene Beschwerden: _____

Falls Juckreiz auftrat (Kratzen, Reiben, Kauen, Beißen, Lecken), wo? _____

Gesicht _____ Pfoten _____ Achselhöhlen _____

Hinterteil _____ Allgemein _____ _____

_____

Atemwege (Pfeifen, Niesen, Husten)? _____

_____

Datum bzw. Alter des ersten Auftretens: _____

_____

Wann verschlimmern sich die Symptome?

Frühling _____ Sommer _____ Herbst _____ Winter _____ Ganzjährig _____

Wurden die Symptome stärker? Ja _____ Nein _____

Was führt zu einer Verschlimmerung? _____

_____

Wodurch werden die Symptome schwächer? _____

_____

Welche der folgenden Symptome treten auf? Wunden _____ Schorf _____ Abschuppung _____

Haarausfall _____ Geruch _____ Rötung _____ Wässrige Augen _____ Ohrprobleme _____

Schwitzen _____ Hautausschlag _____ Zuckungen _____ Übermäßiges Durstgefühl _____

Abnormaler Appetit _____ Erbrechen _____ Durchfälle _____ Gewichtsverlust _____

Gewichtszunahme _____

Wann bemerkten Sie das letzte Mal einen Floh auf Ihrem Tier? _____

Was füttern Sie Ihrem Tier (Art und Marke)? _____

_____

Reagiert Ihr Tier allergisch auf Nahrungsmittel? Ja _____ Nein _____ Auf welche? _____

_____

Allergien gegen Medikamente? Ja _____ Nein _____ Gegen welche? _____

_____

Besitzen Sie noch weitere Tiere? Ja _____ Nein _____ Katzen _____ Hunde _____ Vögel _____

Sonstige _____

Atopische Erkrankungen

Traten in der Verwandtschaft Ihres Tieres Hautprobleme auf? _____
_____

Traten bei einer in Ihrem Haushalt lebenden Person Hautprobleme auf? Ja _____ Nein _____
_____

Wo befindet sich der Schlafplatz des Tieres? _____
_____

Sonstige Erkrankungen (mit Datum): _____
_____

Verschlimmern sich die Symptome beim Baden oder werden sie schwächer? _____
_____

Bisherige Medikamente (Marke):
Shampoos _____
Desinfektionslösungen _____
Sprays _____
Puder _____
Salben _____
Tabletten oder Kapseln _____
Zuletzt verabreichte Dosis _____
Reaktion _____
Injektion _____ Datum _____
Reaktion _____
Frühere(r) Tierärzte(Tierarzt) _____
_____
_____

Bisherige Tests/Hautabschabungen _____
_____

Kulturen _____
_____

Blut _____
_____

Sonstige _____
_____

Frühere Diagnose: _____
_____

Wo liegt Ihrer Meinung nach die Ursache für das Problem? _____
_____
_____

2 Urtikaria, Angioödem und Atopie

▶ **Vorgeschichte**

Folglich müsste man annehmen, dass atopische Hunde die ersten Krankheitssymptome während der Pollensaison zeigen. Scott (1981) berichtete, dass 78 % seiner atopischen Patienten die ersten Anzeichen einer Erkrankung in der Zeit zwischen Frühling und Herbst und nur 22 % im Winter aufwiesen.

Eine individuelle bzw. familiäre Vorgeschichte atopischer Erkrankungen könnte ebenfalls hilfreich für die Diagnose sein (Schwartzman, 1984). Unter den Nachkommen von Geschwisterpaarungen atopischer Hunden entwickelten 30 von 56 Tieren eine sofortige Hauttest-Reaktivität auf Inhalationsallergene, und 13 Hunde zeigten klinische Anzeichen einer atopischen Erkrankung. Interessanterweise entwickelte sich die Hauttest-Reaktivität bei allen Hunden vor dem Auftreten der klinischen Symptome. Letztere traten nicht vor dem 13. Lebensmonat auf. Obwohl die familiäre Prädisposition für diese Erkrankung bekannt ist, bleibt doch der Erbgang bei Mensch und Hund gleichermaßen unklar (Vriesendorp et al., 1975; Hanifin, 1982). Vriesendorp et al. (1975) konnte keinen Zusammenhang zwischen serologisch erkannten HLA-Gruppen (bei Hunden der genetische Bereich der Haupthistokompatibilität) und Atopie feststellen. Obwohl die Hypothese aufgestellt wurde, dass der HLA-Haplotyp 9,4 einen Schutz gegen die Erkrankung bieten könnte und der Haplotyp 3,R15 mit höherer Empfänglichkeit in Verbindung stehen könnte, wurde diese Behauptung nie bestätigt.

▶▶ **Hauptsymptome**

Glukokortikoide sind im frühen Stadium kaniner Atopie so wirksam, dass ein Ausbleiben der Verbesserung bei adäquater Steroidtherapie die Diagnose einer Atopie in Frage stellt. Sekundäre Pyodermien und *Malassezia*-Infektionen (White et al., 1997) kommen bei atopischen Hunden häufig vor, die infizierten Tiere sprechen auf eine Steroidtherapie oft nur unzureichend an. Beim Verdacht auf Atopie sollten die Halter von Hunden, die nicht auf Steroide ansprechen, genau über die verabreichten Medikamente und den Zustand der Haut vor Einsatz der Steroide befragt werden. Plötzliche Verschlechterungen des klinischen Bildes des Tieres sollten vom Besitzer erfragt werden. Die Allergenbelastung kann von einem Tag zum anderen schwanken und somit auch der Juckreiz. Veränderungen in der Intensität des Pruritus, verbunden mit einer schwankenden Belastung durch Inhalationsallergene, treten innerhalb eines Zeitraums von drei bis sieben Tagen – und nicht plötzlich – auf. Verschlechtert sich das Allgemeinbefinden eines Hundes plötzlich, hat dieser wahrscheinlich eine sekundäre Pyodermie, *Malassezia*-Dermatitis, oder er hat sich mit Flöhen bzw. anderen Parasiten infiziert.

Bei manchen Hunden mit Verdacht auf Atopie lässt der Juckreiz nach, wenn sie in eine Klinik eingeliefert oder in einem Zwinger untergebracht werden. Das Nachlassen des Pruritus könnte damit zusammenhängen, dass das Allergen dort nicht existent ist, das Tier nicht intensiv genug beobachtet wird, oder die Allergieschwelle des Tieres stressbedingt erhöht ist. Bessert sich der Zustand des Patienten, wenn er sich außerhalb seiner gewohnten Umgebung befindet, kann eine Atopie jedoch weder bewiesen noch ausgeschlossen werden.

2.3.1.4 Kriterien für die AD-Diagnose

Bei einem Versuch, die Diagnose der AD beim Menschen zu vereinheitlichen, wurde das Konzept von diagnostischen Haupt- und Nebensymptomen eingeführt (Hanifin und Lobitz, 1977; Hanifin und Rajka, 1980). Nach den aufgestellten Kriterien müssen mindestens drei der folgenden Hauptsymptome vorliegen:

- Pruritus,
- eine typische Morphologie und Verteilung, einschließlich Lichenifikation im Bereich der Gelenkbeugen bei Erwachsenen, bzw. Beteiligung von Gesicht und Streckseiten der Gelenke bei Säuglingen und Kindern,

Atopische Erkrankungen

- eine Veranlagung zu chronischer Dermatitis bzw. chronisch-rezidivierender Dermatitis,
- eine individuelle bzw. familiäre Vorgeschichte der Atopie (Asthma, allergische Rhinitis, AD).

Zusätzlich dazu müssen drei oder mehr der folgenden Nebensymptome vorliegen:
- Auftreten der Erkrankung in jugendlichem Alter,
- sofortige Hauttest-Reaktivität,
- erhöhte IgE-Serumkonzentrationen,
- Xerose,
- Veranlagung zu Hautinfektionen,
- verminderte zellvermittelte Immunität,
- rezidivierende Konjunktivitis,
- Cheilitis,
- eine Veranlagung zu unspezifischer Hand- oder Fußdermatitis,
- Gesichtsblässe, Gesichtsrötungen und Augenschatten,
- Lebensmittel-Unverträglichkeit oder Unverträglichkeit gegenüber Wolle und Fettlösern,
- Juckreiz beim Schwitzen,
- durch Umwelt- bzw. emotionale Faktoren beeinflusster Verlauf,
- weiße Dermographie und verzögertes Erbleichen.

Bei Hunden wird Pruritus als das Merkmal der AD gesehen, das sich typischerweise in Form von Pfotenlecken und Nase- bzw. Kopfreiben äußert (Scott et al., 1995). Da das Auftreten primärer Hautläsionen weder beim Hund noch beim Menschen jemals sicher nachgewiesen werden konnte (Hanifin und Rajka, 1980), ist anzunehmen, dass alle Hautveränderungen sekundär zu dem durch Juckreiz induzierten Kratzen auftreten. Diese Hypothese wird auch von Willemse und Van den Brom (1983) vertreten, die beobachteten, dass zwar alle Hunde Anzeichen von Kopfreiben und Pfotenlecken zeigten, aber nur 67 % von ihnen Hautläsionen im Bereich von Gesicht und Pfoten aufwiesen. Bei mildem Verlauf der Erkrankung entdeckt man eventuell nur abgebrochene Haare oder Speichelverfärbungen (rostfarben) im Fell. Chronisch erkrankte Haut ist unbehaart oder ausgedünnt, lichenifiziert und hyperpigmentiert. Die am häufigsten beobachtete Hautmorphologie umfasst Erythem, papulöse Reaktionen, Krusten und Lichenifikation. Obwohl lichenifizierte Haut bei über 80 % der Tiere mit AD vorkommt, scheint sie nicht in Zusammenhang mit einer sofortigen Hautreaktion zu stehen. Es gibt keinen altersabhängigen Unterschied in der Verteilung bzw. Morphologie.

◄◄ **Nebensymptome**

Einige Tierhalter bestreiten vorhandenen Pruritus so lange, bis man ihnen klarmacht, dass Lecken oder Reiben ebenso Anzeichen für Juckreiz seien. Manche Tierhalter – vor allem Menschen, die zum ersten Mal einen Hund besitzen – sind sich nicht bewusst, dass geringgradiger Pruritus normal sein kann (physiologischer Pruritus). Unter physiologischem Pruritus versteht man eine deutlich wahrnehmbare Juckreizempfindung, die häufig, aber intermittierend, über den Tag verteilt, auftritt. Ein normaler Hund kratzt sich gelegentlich, doch sollte dieses jeweils nur für kurze Zeit und ohne Unterbrechung der normalen Aktivität geschehen. Ein Hund, der sich häufig kratzt, sich dabei auf einen Punkt konzentriert, seinen Besitzer vom Schlafen abhält und zu fressen oder zu spielen aufhört, um zu kratzen, leidet an pathologischem Pruritus.

◄ **physiologischer Pruritus**

Ein Hund, der nur gelegentlich unter seinen Allergien leidet, wird mit dem Vorbericht eines Juckreizes wechselnder Intensität, aber ohne Hautveränderungen, vorgestellt. Wenn man sicher ist, dass der Hundehalter physiologischen Pruritus deuten kann, sollten alle Fälle von Juckreiz ohne Hautveränderungen auf das Vorliegen einer Allergie hin getestet werden, bevor man die Sache als psychologisches Problem des Hundehalters *ad acta* legt.

◄ **pathologischer Pruritus**

Der klassische atopische Hund kratzt sich im Gesicht, an den Ohren, Pfoten und im Axillarbereich, wobei jedoch ein breites Spektrum von Symptomen beobachtet werden kann (Abb. 2.4

2 Urtikaria, Angioödem und Atopie

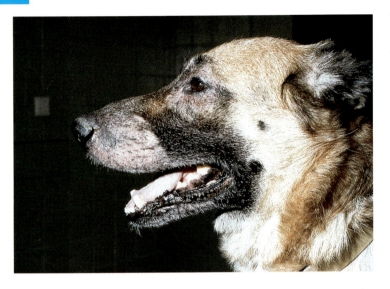

Abb. 2.4:
Deutscher Schäferhund mit atopischer Dermatitis im Bereich der Periokularregion und der Schnauze.

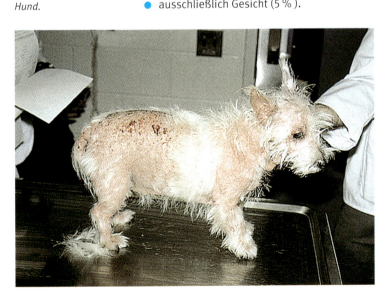

Abb. 2.5:
Generalisiertes Selbsttrauma bei einem chronisch-atopischen Hund.

und 2.5). Die meisten Berichte liefern keine detaillierte Beschreibung über das Verteilungsmuster, so dass ein Vergleich schwierig ist. In einer Studie mit 100 atopischen Hunden (Scott, 1981) wurden die zu Krankheitsbeginn am häufigsten von Juckreiz betroffenen Körperteile ermittelt:

- ausschließlich Unterbauchbereich (35 %),
- Gesicht, Pfoten und Unterbauch (22 %),
- Gesicht und Unterbauch (12 %),
- Gesicht und Pfoten (10 %),
- Pfoten (10 %),
- ausschließlich Gesicht (5 %).

Wurde die Erkrankung chronisch, wiesen 42 % der Hunde einen generalisierten Pruritus auf, während der Prozentsatz der Hunde, die sich im Gesicht, an den Pfoten und am Unterbauch kratzten, auf 31 % anstieg. Tabelle 2.3 zeigt eine detaillierte Häufigkeitsverteilung des topografischen Verteilungsmusters, die auf der Auswertung von 208 Hunden mit AD basiert (Willemse und Van den Brom, 1983). Hier sind ähnliche Tendenzen zu erkennen. Was die Verteilung anbelangt, so waren vor allem Schnauze und periokulärer Bereich (60 %), Pfoten (70 %), etwas weniger häufig die Achselhöhlen (35 %), die Streckseiten der Karpalgelenke (40 %) und die Beugeseiten der Tarsalgelenke (30 %) betroffen. Die Beteiligung von Beuge- und Streckseiten wurde nur bei Hunden beobachtet, deren atopische Symptome in Verbindung mit einer Sofortreaktivität im Hauttest auftraten.

Obwohl nicht-kutane Anzeichen bei atopischen Hunden selten sind, können doch Konjunktivitis, Niesen, Rhinitis und Asthma-ähnliche Symptome auftreten. In der Praxis eines der Autoren (LMR) wurde bei zahlreichen Hunden mit Keratoconjunctivitis sicca ein Hauttest durchgeführt: die Tiere reagierten positiv und sprachen auf eine Hyposensibilisierung an. Weitere diagnostische Nebenmerkmale der AD beim Menschen treten auch bei Hunden mit Atopie auf. Nach der klinischen Erfahrung des Autors tragen Stress und Schwitzen erheblich zum Grad des Juckreizes bei atopischen Hunden bei. Übermäßiges Schwitzen (Hyperhidrose) wurde bei 10 % der atopischen Hunde beobachtet (Scott, 1981; Willemse und Van den Brom, 1983). Ob es sich bei diesem Schwitzen um eine Folge von emotionalem Stress handelt oder ob es als separates Phänomen gewertet werden soll, wurde nicht untersucht.

Xerose oder generalisierte Trockenheit der Haut wird häufig bei Tieren mit AD beobachtet und mit dem Auftreten von Staphylokokken-Hautinfektionen in Zusammenhang gebracht (Scott, 1981; Willemse und Van den Brom, 1983). Darüber hinaus lag die Häufigkeitsrate

Atopische Erkrankungen

von oberflächlicher Pyodermie bei Hunden mit atopischen Symptomen und sofortiger Hauttest-Reaktivität bedeutend höher als bei Hunden mit klinischen Manifestationen, aber ohne positive Hauttest-Reaktivität. Obwohl beim Menschen eine bestehende Pyodermie in Verbindung mit AD in manchen Fällen als Folge einer verminderten, zellvermittelten Immunität mit eingeschränkter Chemotaxis angesehen wird (Hanifin, 1982), konnte dieses bei Hunden nicht bestätigt werden.

Eine rezidivierende Konjunktivitis wird bei atopischen Hunden häufig beobachtet (Scott, 1981; Willemse und Van den Brom, 1983). Es ist unklar, ob es sich dabei um ein Heuschnupfen-ähnliches Phänomen handelt. Die klinisch zu beobachtende Besserung vieler Tiere nach topischer Anwendung von Cromoglykat unterstützt allerdings diese Vorstellung. Cheilitis, Gesichtserythem und Ränder um die Augen werden gelegentlich festgestellt, kommen jedoch auch bei anderen Erkrankungen vor.

Tabelle 2.3: Häufigkeit von Anzeichen und Symptomen bei 208 Hunden mit atopischer Dermatitis (Willemse und Van den Brom, 1983)

Symptome	Anzahl der Hunde mit sofortiger Hauttest-Reaktivität (n = 170)	%	Anzahl der Hunde ohne sofortige Hauttest-Reaktivität (n = 38)	%
Pruritus, Reiben des Gesichts, Lecken von Pfoten und Füßen	170	100,0	38	100,0
Bilaterale Konjunktivitis	51	30,0	11	28,9
Schwitzen	41	24,1	9	23,7
Niesen	38	22,4	9	23,7
Fellverfärbung	13	7,6	3	7,9
Beteiligung der Haut	161	94,7	37	97,4
Lichenifizierung	143	84,1	33	86,8
Oberflächliche Pyodermie	45	26,5	4	10,5
Seborrhö	39	22,9	9	23,7
Betroffene Hautbereiche				
Zehen	124	72,9	28	73,7
Kopf	101	59,4	24	63,2
Karpalgelenk Extensorbereich	70	41,2	0	0
Achselhöhlen	60	35,3	7	18,4
Tarsalgelenk Flexorbereich	52	30,6	0	0
Leistengegend	31	18,2	7	18,4
Ohren	29	17,1	6	15,8
Abdomen	27	15,9	6	15,8
Ellbogengelenk Flexorbereich	12	7,1	2	5,3

2 Urtikaria, Angioödem und Atopie

Kriterien zur Diagnose

Besonders erwähnenswert sind Otitis externa, Pododermatitis, akute nässende Dermatitis (Hot Spots) und akrale Leckgranulome. Eine Otitis externa wird häufig bei atopischen Hunden diagnostiziert, sie tritt bei bis zu 80 % der Fälle auf und wird bei 45 % der Hunde als Erstleiden angegeben (Griffin 1993; Scott et al., 1995; Muse et al., 1996). Die Ohren sind erythematös, wachsartig, ödematös und zeigen Juckreiz. Solange sich keine Sekundärinfektion der allergischen Otitis zugesellt hat, ist die Erkrankung nur minimal exsudativ. Eine bakterielle Infektion oder eine *Malassezia*-Besiedelung. kommen sehr häufig vor und verschlimmern die Symptomatologie des Ohres. Die Behandlung der Sekundärinfektion verringert zwar die Exsudation, jedoch nicht den Pruritus – es sei denn, das Ohrpräparat enthält Glukokortikoide. Juckreiz an den Pfoten mit daraus resultierender Pododermatitis tritt bei 30–40 % der Hunde mit AD auf (Scott, 1981; Willemse und Van den Brom, 1983). Die meisten atopischen Hunde traumatisieren ganze Körperbereiche und konzentrieren sich nicht auf eine bestimmte Stelle. Einige atopische Hunde zeigen rezidivierende Schübe akuter nässender Dermatitis oder eines akralen Leckgranuloms. Bei kritischer Betrachtung von Vorbericht und Klinik wird sich jedoch oft herausstellen, dass der Hund auch an anderen Stellen Juckreiz empfindet, der jedoch so geringfügig ist, dass es der Tierhalter nicht bemerkt oder nicht für ein Problem hält. Hunde mit echten rezidivierenden Schüben von akuter nässender Dermatitis sind mit großer Wahrscheinlichkeit nicht atopisch. Eher steht die Erkrankung in Zusammenhang mit Flohbefall, Flohbissallergie oder juckender Follikulitis.

Das akrale Leckgranulom stellt einen fokalen Krankheitsherd auf einer oder mehreren Extremitäten dar und kann die verschiedensten Ursachen haben. Atopische Hunde kratzen sich normalerweise nicht nur an einem Bein, aber viele kratzen sich auf einer Körperseite intensiver als auf der anderen. Ist der Hund auf eine bestimmte Stelle fixiert – z. B. auf die Streckseite des Karpalgelenks – dann kann sich dort ein akrales Leckgranulom entwickeln. Ist der Hund Atopiker, müssten jedoch noch weitere Symptome erkennbar sein.

Es ist offensichtlich, dass die Mehrzahl der diagnostischen Kriterien, die Hanifin und Rajka (1980) für den Menschen zusammenstellten, auch auf den Hund Anwendung finden können. Dementsprechend wurde eine Modifikation der Kriterien zur Diagnose von kaniner, atopischer Dermatitis ausgearbeitet (Willemse, 1986).

Die Hauptmerkmale sind:
- Pruritus,
- Beteiligung von Gesicht oder Zehen,
- Lichenifikation der Beugefläche des Tarsalgelenks bzw. der Streckseite des Karpalgelenks,
- chronische bzw. chronisch-rezidivierende Dermatitis,
- individuelle oder familiäre Vorgeschichte von Atopie,
- Rassedisposition.

Die Nebenmerkmale sind:
- Auftreten der Symptome vor dem dritten Lebensjahr,
- Sofortreaktion im Hauttest auf Inhalationsallergene,
- erhöhte Serumkonzentrationen von Allergen-spezifischem IgGd,
- erhöhte Serumkonzentrationen von Allergen-spezifischem IgE,
- Xerose,
- rezidivierende, oberflächliche Staphylokokken-Pyodermie,
- rezidivierende *Malassezia*-Infektion (White et al., 1997),
- rezidivierende, beidseitige Otitis externa (Muse et al., 1996),
- beidseitige, rezidivierende Konjunktivitis,
- Gesichtserythem und Cheilitis,
- Schwitzen.

Atopische Erkrankungen

Zwar werden diese Kriterien nicht von allen Hautspezialisten verwendet, die Tendenz ist jedoch steigend. Hunde werden als Atopiker bezeichnet, wenn sie mindestens drei der Haupt- und drei der Nebenmerkmale aufweisen. Die Hauptmerkmale können dazu verwendet werden, die Auswahl der Tiere für *In-vivo-* und *In-vitro*-Tests zu standardisieren.

2.3.1.5 Differentialdiagnose

Die Liste der Differentialdiagnosen kann kurz oder umfassend sein, je nach Vorgeschichte und klinischen Befunden. In Tabelle 2.4 findet sich eine Liste der Erkrankungen des Hundes, die häufig mit Juckreiz einhergehen. Hunde mit läsionsfreiem Juckreiz sind Kandidaten für Atopie, Futtermittel- oder beginnende Flohbissallergie, Überempfindlichkeit gegenüber Darmparasiten, Hakenwurmdermatitis oder *Pelodera*-Dermatitis. Eine vollständige Beschreibung der allergischen Erkrankungen finden Sie in den entsprechenden Kapiteln.

Treten Läsionen auf, dann kann man die Liste der Differentialdiagnosen noch um Räude, Flohbissallergie, bakterielle Follikulitis mit oder ohne Hypersensibilitätskomponente, Seborrhö, *Malassezia*-Infektion und die verschiedenen immunvermittelten Erkrankungen erweitern. Ein gleichzeitiges Auftreten von Futtermittelallergie oder Kontaktallergie ist bei Hunden mit AD eher ungewöhnlich. Es besteht die Möglichkeit, dass eine Futtermittelallergie oder -unverträglichkeit bei einigen Hunden Bestandteil des atopischen Komplexes ist oder diese einen auslösenden Faktor für Atopie darstellt. Ein Argument, das für diese Hypothese spricht, ist die Tatsache, dass Futtermittelallergien oft vor dem ersten Lebensjahr auftreten, die AD aber erst später. Außerdem ist interessant, dass bei atopischen Hunden eine Sofortreaktion gegenüber Vorratsmilbenextrakten zu beobachten ist (Vollset, 1986).

2.3.1.6 Diagnostische Tests

Die Diagnose der Atopie basiert auf Vorbericht und klinischer Untersuchung, der Eliminierung entsprechender Differentialdiagnosen und auf Allergietests, die mit dem Vorbericht im Einklang stehen. Kann ein Allergietest nicht durchgeführt werden, dann sollten andere diagnostische Schritte eingesetzt werden, um die vorläufige Diagnose so sicher wie möglich zu stellen. Patienten, die zu einem Allergietest überwiesen werden, sollten vorher auf weitere mögliche allergische und nichtallergische Ursachen für den Juckreiz untersucht werden.

Hautgeschabsel sollten in jedem Fall gewonnen werden. Blutuntersuchungen sind normalerweise nicht sehr vielversprechend, da eine Eosinophilie bei Hunden selten vorkommt. Messungen des Gesamt-Serum-IgE sind von geringem Wert, da sich die Konzentrationen bei gesunden und atopischen Hunden oft überlappen. Hautbioptate zeigen eine oberflächliche, perivaskuläre Dermatitis, die nicht spezifisch für Atopie ist, die aber die Diagnose untermauert.

Hunde mit Pyodermie oder einer *Malassezia*-Infektion sollten dementsprechend behandelt werden, um die Signifikanz der Infektion bestimmen zu können. Atopische Hunde leiden oft an einer Sekundärinfektion, und diese verstärkt oder verdeckt die klinischen Zeichen der Grunderkrankung. Die Behandlung der Sekundärinfektion sollte den Pruritus bei atopischen Hunden lindern, aber nicht völlig eliminieren. Wird der Pruritus durch die Behandlung vollständig beseitigt, dann handelt es sich wahrscheinlich nicht um eine Atopie. Den Autoren (LMR, WHM) wurden Hunde vorgestellt, die außer einer rezidivierenden, allgemeinen, pruritischen Pyodermie keine Anzeichen einer atopischen Erkrankung aufwiesen. Durch antibiotische Behandlung verschwanden sowohl die Pyodermie als auch der Pruritus, das Problem trat jedoch immer wieder auf. Beim Hauttest zeigten sich beträchtliche Reaktionen, und eine

◀◀ Liste der Differentialdiagnosen
◀ Hautgeschabsel

2 Urtikaria, Angioödem und Atopie

Tabelle 2.4: Mit Pruritus einhergehende Erkrankungen des Hundes

Erkrankung	Primärläsionen	Grad des Pruritus	Reaktion auf Glukokortikoid	Bevorzugte Körperstellen
Atopie	Nein	Mild bis intensiv	Ausgezeichnet	Gesicht, Ohren, Pfoten, Achselhöhlen usw.
Flohbiss-Hypersensibilität	Ja	Mäßig bis intensiv	Gut bis ausgezeichnet	Unterer Bereich des Rückens Schenkel, Bauch
Nahrungsmittel-Hypersensibilität	Nein	Mäßig bis intensiv	Unterschiedlich	Wie bei Flohbiss-Hypersensibilität oder Atopie
Hormonelle Hypersensibilität	Nein	Intensiv	Schwach	Unterer Bereich des Rückens, Perineum, Bauch
Kontaktdermatitis	Nein	Mäßig	Schlecht bis gut	Pfoten, Bauch, Perineum
Hypersensibilität gegen Endoparasiten	Nein?	Mäßig bis intensiv	Schlecht bis gut	Flanken, unterer Bereich des Rückens, Perineum
Medikamenten-Hypersensibilität	Ja	Unterschiedlich	Schlecht	Überall
Pychogener Pruritus	Nein	Mild bis intensiv	Schlecht	Pfoten, Kniefalte, Perineum, Schwanz
Räude	Ja	Intensiv	Schlecht	Ohren, Ellbogen, Sprunggelenk, Bauch
Cheyletiella-Dermatitis	Unterschiedlich	Keiner bis intensiv	Gut	Rücken
Ohrmilben (Otodectis cynotis)	Nein	Mild bis mäßig	Gut bis ausgezeichnet	Ohren, Rumpf
Demodikose	Ja	Unterschiedlich	Schlecht bis gut	Gesicht, Pfoten, sonstiger Körper
Pelodera-Dermatitis	Nein	Mäßig bis intensiv	Gut	Pfoten, Bauch, Perineum
Hakenwurm-Dermatitis	Ja	Mäßig bis intensiv	Schlecht bis gut	Pfoten, Bauch, Perineum
Bakterielle Follikulitis	Ja	Keiner bis mäßig	Schlecht bis gut	Überall
Bakterielle Hypersensibilität	Ja	Mäßig bis intensiv	Schlecht	Überall
Seborrhö-Komplex	Unterschiedlich	Mild bis intensiv	Gut	Gesicht, Ohren, intertriginöse Bereiche, überall
Immunvermittelte Krankheiten	Ja	Mild bis intensiv	Schlecht bis gut	Kopf, Pfoten, Bauch, überall
Subcorneale pustuläre Dermatose	Ja	Mild bis intensiv	Schlecht	Gesicht, Rumpf
Hautlymphome	Unterschiedlich	Mäßig bis intensiv	Schlecht bis gut	Gesicht, überall

Atopische Erkrankungen

Immuntherapie konnte das Problem beheben. In diesen Fällen lagen die Hunde unterhalb ihres Schwellenwertes, bis die Pyodermie in Erscheinung trat.

Da ein und derselbe Patienten verschiedene Allergieformen ausbilden kann, sollte man diese alle untersuchen. Jeder Patient mit Verdacht auf eine nicht-saisonale Atopie sollten vor dem Hauttest auf eine Futtermittelallergie überprüft werden. Wie bereits erwähnt, kann die definitive Diagnose einer Atopie durch einen Allergietest gestellt werden, der mit der Krankheitsgeschichte übereinstimmt. Annähernd 80 % der Hunde mit AD zeigen eine Sofortreaktion im Hauttest (innerhalb von 20 Minuten) gegenüber Aeroallergenen (Scott, 1981; Willemse und Van den Brom, 1983; Carlotti und Costargent, 1994; Koch und Peters, 1994; Sture et al., 1995). Gelegentlich werden zwei bis acht Stunden nach der Injektion Spätphasen-IgE / IgGd-ähnliche Reaktionen beobachtet (Kristensen, 1994; Mason und Lloyd, 1996). Die Sensibilität gegenüber einem Allergen ist ungewöhnlich; eine Mehrfach-Sensibilität die Regel. Letztere tritt bei annähernd 60 % der Tiere auf. Die am häufigsten beteiligten Allergene sind Graspollen, Bäume und Kräuter (5–30 %), Schuppenextrakte von Hunden, Katzen und Geflügel, menschliche Schuppen, Schimmelpilze, Hausstaub, Hausstaubmilben (20–80 %) sowie Futtermilben, wie z. B. *Acarus siro* (20–75 %) und *Tyrophagus putrescentiae* (24–75 %) (Vollset, 1986; DeBoer, 1993; Carlotti und Costargent, 1994; Koch und Peters, 1994; Sture et al., 1995; Willemse, 1996). Willemse und Van den Brom (1983) bemerkten bei Hunden nach dem sechsten Lebensjahr eine niedrigere Anzahl positiver Hauttest-Reaktionen auf viele Allergene ($P < 0{,}001$).

Obwohl normalerweise die Diagnose der AD durch einen Allergietest bestätigt wird, liegt sein wirklicher Sinn darin, ein Immuntherapie-Protokoll anzulegen. Wenn eine Immuntherapie nicht infrage kommt, sind Allergietests nur von geringem Nutzen. Allerdings könnte der Test den Tierhalter davon überzeugen, dass der Hund an einer Atopie leidet und nach einer Bestätigung der Diagnose wäre er wahrscheinlich eher bereit, den therapeutischen Empfehlungen Folge zu leisten.

2.3.2 Feline Atopie

Es gibt zwar immer mehr Berichte über AD-ähnliche Probleme bei Katzen (Reedy, 1982; Willemse, 1992; Anderson, 1993; Scott, 1986; Codner, 1986), doch es ist bisher unklar, was genau unter feliner Atopie zu verstehen ist. Katzen mit verschiedenen Hauterkrankungen zeigten eine Hauttestreaktion gegenüber Aeroallergenen, am häufigsten gegen Hausstaubmilben. Nähere Informationen über den Stand der Immunpathogenese feliner Atopie erhalten Sie in der Einleitung zu diesem Kapitel (Powell et al., 1980; DeBoer et al., 1993; Foster et al., 1994; Roosje und Willemse, 1995; Roosje et al., 1995a; Roosje et al., 1995b; Roosje et al., 1996).

◄◄ Allergietest

Die klinische Ausprägung der Atopie der Katze ist nicht so klar umrissen wie die des Hundes. Atopische Katzen können einen Pruritus mit oder ohne Läsionen aufweisen. Abgesehen von der miliaren Dermatitis, kann die AD mit Juckreiz an Kopf und Hals mit oder ohne Rhinitis bzw. Konjunktivitis, traumatischer Alopezie – ähnlich der psychogenen Alopezie –, allgemeinem Pruritus, Läsionen des eosinophilen Granulomkomplexes, Gesichtsabschürfungen und generalisierter exfoliativer Dermatitis einhergehen (Reedy, 1982; Anderson, 1993; Roosje und Willemse, 1995; Scott et al., 1995). Läsionen des eosinophilen Granulomkomplexes treten oft in Verbindung mit anderen Hautveränderungen, insbesondere einer miliaren Dermatitis auf. Ein Großteil der über vermeintlich atopische Katzen verfügbaren Daten beschäftigt sich mit der miliaren Dermatitis oder einer Alopezie als Folge übermäßiger Fellpflege.

◄ klinische Ausprägung

◄◄ Immuntherapie-Protokoll

2 Urtikaria, Angioödem und Atopie

▶ **Auftreten**

Das Alter des ersten Auftretens schwankt zwischen sechs Monaten und 8,5 Jahren, liegt aber meist unter zwei Jahren. Es gibt keine Geschlechtsdisposition. Wie bei Hunden, so scheint auch bei den Atopie-ähnlichen Problemen bei Katzen der Pruritus ein charakteristisches Merkmal zu sein. Atopische Katzen zeigen ihre Symptome entweder saisonal oder ganzjährig. Da stark pruritische Katzen ihren Körper gewissermaßen verstümmeln, werden sie oft schon sehr früh einem Hautspezialisten vorgestellt, so dass schwer zu bestimmen ist, ob der Krankheitsverlauf wirklich saisonal verläuft.

2.3.2.1 Diagnose

Die Diagnose der felinen AD basiert normalerweise auf den übereinstimmenden Ergebnissen von Vorbericht, klinischer Untersuchung, Hauttests, der Reaktion auf Glukokortikoide, der Histopathologie und dem Ausschluss anderer Hauterkrankungen wie Futtermittelallergie, Dermatophytose, parasitäre Erkrankungen und Flohbissallergie (Reedy, 1982; Willemse, 1992; Scott et al., 1995). Ähnlich wie beim Menschen (Soter, 1989) zeigt die dermatohistopathologische Hautuntersuchung »atopischer« Katzenhaut perivaskuläre Hautinfiltrate, die sich aus Mastzellen, Eosinophilen, Lymphozyten und Makrophagen (Gross et al., 1992) zusammensetzen. In der Histopathologie gibt es keine zuverlässigen Unterschiede zwischen den Läsionen einer Flohbissallergie, einer Atopie und einer Futtermittelallergie (Gross et al., 1992). Es wurde die Hypothese aufgestellt, dass die verschiedenen Hautmanifestationen (einschließlich indolenter Geschwüre und eosinophiler Plaques) unterschiedliche Stadien der Erkrankung darstellen (Willemse, 1992). Der diagnostische Ansatz hängt von der klinischen Präsentation ab. Hautgeschabsel, Kotuntersuchungen und Pilzkulturen sollten immer durchgeführt werden. Der nächste Schritt richtet sich nach den klinischen Symptomen und dem Vorbericht. Wo es angemessen erscheint, sollte eine Flohbissallergie durch ein umfassendes Flohbekämpfungsprogramm bzw. eine Futtermittelallergie mit Hilfe einer Eliminationsdiät ausgeschlossen werden.

Hauttests werden bei Katzen zwar häufig durchgeführt (Moriello und McMurdy, 1989; Bevier, 1990; Anderson, 1993; Codner, 1996), doch treten dabei verschiedene Probleme auf. Die Hautreaktionen sind schwierig zu interpretieren und nicht immer deutlich, und Stress übt einen beträchtlichen Einfluss auf die Hauttestreaktion aus (Willemse et al., 1993). Serologische Tests wurden bei dieser Spezies noch nicht ausreichend untersucht, ihr diagnostischer Wert ist daher sehr fraglich.

2.4 Literatur

ANDERSON RK. In vitro testing for feline atopic disease. Proc. 10th Ann. Congress Eur. Soc. Vet. Derm. Congress Organisation, Aalborg (Denmark), p. 72, 1993.

BALDWIN CI, DE MEDEIROS F, DENHAM DA. IgE responses in cats infected with Brugia pahangi. Parasite Immunol. 15: 291–296, 1993.

BEVIER DE. The reaction of feline skin to the intradermal injection of allergenic extracts and passive cutaneous anaphylaxis using serum from skin test positive cats. In Von Tscharner C, Halliwell REW (eds) Advances in Veterinary Dermatology. Baillière Tindall, London, pp. 126–136, 1990.

BRUIJNZEEL-KOOMEN CAFM, VAN WICHEN DF, SPRY DJF, et al. Active participation of eosinophils in patch test reactions to inhalant allergens in patients with atopic dermatitis. Br. J. Dermatol. 118: 229–238, 1988.

BRUIJNZEEL-KOOMEN C, MUDDE G, BRUIJNZEEL P, et al. IgE receptors on Langerhans' cells: their significance in the pathophysiology of atopic eczema. In Ruzicka T, Ring J, Przybilla B (eds) Handbook of Atopic Eczema. Springer Verlag, Berlin, pp. 154–165, 1991.

BUTLER JM, PETERS JE, HIRSHMAN CA, et al. Pruritic dermatitis in asthmatic basenjigrey-hound dogs: a model for human atopic dermatitis. J. Am. Acad. Dermatol. 8: 33–38, 1983.

Literatur

CARLOTTI DN, COSTARGENT F. Analysis of positive skin tests in 449 dogs with allergic dermatitis. Eur. J. Comp. Anim. Pract. 4: 42–59, 1994.

CODNER EC. Reactivity to intradermal injections of being allergic. 12th Proc. Ann., Meeting AAVD/ACVD. Congress Organisation, Las Vegas, Nevada, pp. 26–27, 1996.

DEBOER DJ. Intradermal skin testing and response to hyposensitization in atopic dogs from the north central United States. Proc. 10th Ann. Congress Eur. Soc. Vet. Derm. Congress Organisation, Aalborg (Denmark), p. 267, 1993.

DEBOER DJ, SABAN R, SCHULTZ KT et al. Feline IgE: Preliminary evidence of ist existence and cross-reactivity with canine IgE. In Ihrke PJ, Mason SI, White SD (eds) Advances in Veterinary Dermatology, Volume 2. Pergamon Press, Oxford, pp. 51–62, 1993.

DEWECK AL, MAYER P, SCHIESSL B, et al. Genetics and regulation of the IgE response leading to experimentally induced atopic-like dermatitis in beagle dogs. Proc. Ann. Meeting AAVD/ACVD. Nashville (USA), pp. 76–77, 1997.

FRANK LA, MCENTEE MF. Demonstration of aeroallergen contact sensitivity in dogs. J. Vet. Allergy Clin. Immunol. 3: 75–80, 1995.

FRICK OL, BROOKS DL. Immunoglobulin E. antibodies to pollens augmented in dogs by virus vaccines. Am. J. Vet. Res. 44: 440–445, 1983.

FOSTER AP; DUFFUS WPH, SHAW SE, et al. Studies on the isolation and characterization of a cat reaginic antibody. 10th Proc. Ann. Meeting AAVD/ACVD. Congress Organisation, Charleston (USA), p. 62, 1994.

GRIFFIN CE. Otitis externa and otitis media. In Current Veterinary Therapy Mosby-Yearbook, St Louis, pp. 245–262, 1993.

GROSS TL, IHRKE PJ, WALDER EJ. Veterinary Dermatopathology. Mosby Yearbook, St. Louis, pp. 122–123, 1992.

HALLIWELL REW. The sites of production and localization of IgE in canine tissues. Ann. NY Acad. Sci., 254: 476–488, 1975.

HANIFIN JM. Atopic dermatitis. J. Am. Acad. Dermatol. 6: 1–13, 1982.

HANIFIN JM, LOBITZ WC. Newer concepts of atopic dermatitis. Arch. Dermatol. 113: 663–670, 1977.

HANIFIN JM, RAJKA G. Diagnostic features of atopic dermatitis. Derm. Venereol. (Stockholm) 92: 44–47, 1980.

HELTON RHODES K, KERDEL F, SOTER NA. Investigation into the immunopathogenesis of canine atopy. Sem. Vet. Med. Surg. (Small Anim.) 2: 199–201, 1987.

KATZ DH. The allergic phenotype: manifestation of ›allergic breakthough‹ and imbalance in normal ›damping‹ of IgE antibody production. Immunol. Rev. 41: 77–108, 1978.

KLEINBECK ML, HITES MJ, LOKER JL, et al. Enzyme linked immunosorbent assay for measurement of allergen-specific IgE antibodies in canine serum. Am. J. Vet. Res. 50: 1831–1839, 1989.

KOCH HJ, PETERS S. 207 Intrakutantests bei Hunden mit Verdacht auf atopische Dermatitis. Kleintierpraxis 39: 25–36, 1994.

KRISTENSEN F. Der allergische Hund Inhalations und Kontaktallergene. Proc. 40. Jahrestagung Fachgruppe Kleintierkrankheiten der Deutschen Veterinärmedizinischen Gesellschaft. Congress Organisation, Dresden (Germany), pp. 27–36, 1994.

LEUNG DYM, RHODES AR, GEHA RS. Enumeration of T-cell subsets in atopic dermatitis using monoclonal antibodies. J. Allergy Clin. Immunol. 67 (6): 450–455, 1981.

LEVER R, TURBITT M, SANDERSON A, et al. Immunopenotyping of the cutaneous infiltrate and of the mononuclear cells in the peripheral blood in patients with atioic dermatitis. J. Invest. Derm. 89: 4, 1987.

MASON IS, LLOYD DH. Evaluation of compound 48/80 as a model of immediate hypersensitivity in the skin of dogs. Vet. Derm. 7: 81–83, 1996.

MOORE PF, ROSSITO PV, DANILENKO DM, et al. Monoclonal antibodies specific for canine CD4 and CD8 define functional T-lymphocyte subsets and high-density expression of CD4 by canine neutrophils. Tissue Antigens 40: 75–85, 1992.

MORIELLO KA, MCMURDY MA. The prevalence of positive intradermal skin test reactions to flea extract in clinically normal cats. Comp. Anim. Pract. 19: 298–302, 1989.

MUDDE GC, BHEEKHA R, BRUIJNZEEL-KOOMEN CAFM. IgE-mediated antigen presentation. Allergy, 50: 193–199, 1995.

MUSE R, GRIFFIN C, ROSENKRANTZ WS. The prevalance of otic manifestations and otitis Organisation, Las Vegas, Nevada pp. 33–36, 1996.

Urtikaria, Angioödem und Atopie

NIMMO WILKIE JS, YAGER JA, WILKIE BN, et al. Abnormal cutaneous responses to mitogens and a contact antigen in dogs with atopic dermatitis. Vet. Immunol. Immunopathol. 28: 97–106, 1991.

NIMMO WILKIW JS, YAGER JA, WILKIE BN, et al. Changes in cell-mediated immune response after experimentally-induced anaphylaxis in dogs. Vet. Immunol. Immunolopathol. 32: 325–338, 1992.

OHLÈN BM. Projekt allergitester i Sverige. Svensk. Veter. Tidning. 1992; 44: 365–371.

OLIVRY T, MOORE PF, AFFOLTER VK, et al. Langerhans' cell hyperplasia and surface IgE Congress Organisation, Santa Fe (New Mexico), pp. 36–37, 1995.

OLIVRY T, MOORE PF, NAYDAN DK. Characterization of the inflammatory infiltrate in canine atopic dermatitis. 11th Proc Ann Meeting AAVD/ACVD. Congress Organisation, Santa Fe (New Mexico), p. 3, 1995b.

PARISH WE. The clinical relevance of heat-stable, short-term sensitizing anaphylactic IgG antibodies (IgG S-TS) and of related activities of IgG4 and IgG2. Br. J. Dermatol. 105: 223, 1981.

PÈNE J, ROUSSET F, BRIÈRE F, et al. IgE production by normal human B-cells induced by alloreactive T cell clones is mediated by IL-4 and suppressed by IFN-y J. Immunol. 1988; 141: 1218–1224.

PETERS JE, HIRSHMAN CA, MALLEY A. The basenji-greyhound dog model of asthma: leukocyte histamine release, serum IgE, and airway response to inhaled antigen. J. Immunol. 129: 1245–1249, 1982.

POWELL MB, WEISBROTH SH, ROTH L, et al. Reaginic hypersensitivity in Otodectes cynotis infestation of cats and mode of mite feeding. Am J. Vet. Res. 41: 877–882, 1980.

REEDY L. Results of allergy testing and hyposensitization in selected feline skin diseases. J. Am. Anim. Hosp. Assoc. 18: 618, 1982.

RHODES KH, KERDEL F, SOTER NA. Comparative aspects of canine and human atopic dermatits. Sem. Vet. Med. Surg. (Small Anim.) 2: 166–172, 1987.

ROCKEY JH, SCHWARTZMAN RM. Skin sensitizing antibodies: a comparative study of canine and human PK and PCA antibodies and a canine myeloma protein. J. Immunol. 98: 1143–1151, 1967.

ROOSJE PJ, WILLEMSE T. Cytophilic antibodies in cats with miliary dermatitis and eosinophilic plaques: passive transfer of immediate-type hypersensitivity. Vet. Quart. 17: 66–68, 1995.

ROOSJE PJ. THEPEN T, VAN KOOTEN PJS, et al. Investigations on the CD4/CD8 ratio and cytokine production in lesional skin and peripheral blood of cats with allergic dermatitis. Abstract 4th International Vet. Immunol. Symp. Davis (USA), p. 166, 1995a.

ROOSJE PJ, VAN KOOTEN PJS, THEPEN T, et al. A role of Th2 cells in the pathogenesis of allergic dermatitis in cats? Abstracts of Joint Congress of the British and Netherlands Society for Immunology, Brighton (UK), December 6-8 1995. Immunology 86 (Suppl. 1): 98–W3.3, 1995b.

ROOSJE PJ, WITHAKER-MENEZES D, GOLDSCHMIDT MH, et al. MHC Class II+ and CD1A + cells in lesional skin of cats with allergic dermatitis. Book of Abstracts, 3rd World Congress on Veterinary Dermatology. Congress Organisation, Edinburgh (UK), p. 59, 1996.

SCHICK RO, FADOK VA. Response of atopic dogs to regional allergens: 268 cases (1981-1984). J. Am Vet. Med. Assoc. 189: 1493–1496, 1986.

SCHWARTZMANN RM. Immunologie studies of progeny of atopic dogs. Am. J. Vet. Res. 45: 375–378, 1984.

SCHWARTZMANN RM, ROCKEY JH, HALLIWELL REW. Canine reaginic antibody. Characterization of the spontaneous anti-ragweed and induced anti-dinitrophenyl reaginic antibodies of the atopic. Clin. Exp. Immunol. 9: 549–569, 1971.

SCHWARTZMANN RM, MASSICOT JG, SOGN DD, et al. The atopic dog model: report of an attemp to establish a colony. Int. Archs. Allergy Appl. Immunol. 72: 97–101, 1983.

SCOTT DW. Observations on canine atopy. J. Am. Hosp.l Assoc. 1981; 17: 91–100.

SCOTT DW, MILLER WH, GRIFFIN CG. Small Animal Dermatology. W.B. Saunders, Philadelphia, pp. 518–523, 1995.

SINKE JD, THEPEN T, BIHARI IC, et al. Immunophenotyping of skin-infiltrating T-cell subsets in dogs with atopic dermatitis. Book of Abstracts 3rd World Congress on Veterinary Dermatology. Congress Organisation, Edinburgh (UK), p. 46, 1996.

SOTER NA. Morphology of atopic eczema. Allergy 44: 16–19, 1989.

STURE GH, HALLIWELL REW, THODAY KL, et al. Canine atopic disease: the prevalence of Positive intradermal skin tests at two sites in the north and south of Great Britain. Vet. Immunol. Immunopathol. 44: 293–308, 1995.

Literatur

SZENTIVANYI A. Beta-adrenergic theory of the atopic abnormality in bronchial asthma. J. Allergy Clin. Immunol. 42: 203–232, 1968.

THOMSEN MK, KRISTENSEN F, ELLING F. Species specificity in the generation of eicosanoids: emphasis on leukocyte-activating factors in the skin of allergic dogs and humans. In Ihrke PJ, Mason IS, White SD (eds) Advances in Veterinary Dermatology, Volume 2. Pergamon Press, Oxford, pp. 63–78, 1993.

UEHARA M. Heterogeneity of serum IgE levels in atopic dermatitis. Acta. Derm. Venereol. (Stockholm) 66: 404–408, 1986.

VAN DER HEYDEN FL, WIERENGA EL, BOS JD, et al. High frequency of Il4-producing CD4+ allergen-specific T lymphocytes in atopic dermatitis lesional skin. J. Invest. Dermatol. 389: 394. 1991.

VAN STEE EW. Risk factors in canine atopy. Calif. Vet. 4: 8–10, 1983.

VOLLSET I. Immediate type hypersensitivity in dogs induced by storage mites. Res. Vet. Sci. 40: 123–127, 1986.

VRIESENDORP HM, SMID.MERCX BMJ, VISSER TP, et al. Serological DL-A typing of normal and atopic dogs. Transpl. Proc. 7: 375–377, 1975.

WHITE SD, BOURDEAU P, BLUMSTEIN P, et al. Comparison via cytology and culture of carriage of *MALASSEZIA PACHYDERMATIS* in atopic and healthy dogs. In Kwochka K, von Tscharner C, Willemse T (eds) Advances in Veterinary Dermatology, Volume 3. Butterworth Heinemann, 1997.

WIERENGA EA, SNOEK M, JANSEN HM, et al. Human atopen-specific Types 1 and 2 helper T cell clones. J. Immunol. 144: 4651–4656, 1990.

WILLEMSE A. Atopic skin disease: a review and a reconsideration of diagnostic criteria. J. Small Anim. Pract. 27: 771–778, 1986.

WILLEMSE T. Feline Atopie. Sinn oder Unsinn? Kleintierpraxis 37: 129–132, 1992.

WILLEMSE T. Canine atopic dermatitis. Proc 3rd World Congress Vet. Derm. Congress Organisation, Edinburgh (UK), 44–48, 1996.

WILLEMSE A, VAN DEN BROM WE. Investigations of the symptomatology and the significance of immediate skin test reactivity in canine atopic dermatitis. Res. Vet. Sci. 34: 261–265, 1983.

WILLEMSE A, NOORDZIJ A, RUTTEN VPMG, et al. Induction of non-IgE anaphylactic antibodies in dogs. Clin. Exp. Immunol. 59: 351–358, 1985.

WILLEMSE A, NOORDZIJ A, VAN DEN BROM WE, et al. Allergen specific IgGd antibodies in dogs with atopic dermatitis as determined by the enzyme linked immunosorbent assay (ELISA). Clin. Exp. Immunol. 59: 359–363, 1985.

WILLEMSE T, VROOM MW, MOL JA, et al. Changes in plasma cortisol, corticotropin, and melanocyte-stimulating hormone concentrations in cats before and after physical restraint and intradermal testing. Am. J. Vet. Res. 54: 69–72, 1993.

YAGER JA. The skin as an immune organ. In: Ihrke PJ, Mason IS, White SD (eds) Advances in Veterinary Dermatology, Volume 2. Pergamon Press, Oxford, pp. 3–2, 1993.

ZACHARY CB, ALLEN MH, MAC DONALD DM. In situ qualification of T-lymphocyte subsets and Langerhans' cells in the inflammatory infiltrate of atopic eczema. Br. J. Dermatol. 112: 149–56, 1995.

3 Aeroallergene und Aerobiologie

Unter Aeroallergenen versteht man Luftpartikel wie Pollen, Hausstaub, Schimmelpilzsporen und Tierhaarschuppen, die in der Lage sind, bei einem empfindlichen Individuum eine allergische Reaktion hervorzurufen. Es handelt sich um komplexe Partikel, die zahlreiche, molekulare Komponenten enthalten, von denen nur einige allergen sind. Die meisten Allergene besitzen zwei oder mehr Antigendeterminanten. Bei ihnen handelt es sich um wasserlösliche Proteine oder Glykoproteine mit einem Molekulargewicht von 10–70 kDa (kDa ist eine Maßeinheit = kilo Dalton, Angabe des Molekulargewichtes) und einer Größe zwischen 2–60 μm. Partikel mit einem größeren Durchmesser sind meist nicht in der Lage zu den terminalen Bronchiolen zu gelangen und die Schleimhäute zu penetrieren. Um bei einem Partikel von einem potenten Aeroallergen zu sprechen, muss er antigen wirksam, in ausreichender Menge vorhanden und dispersibel sein.

3.1 Aerobiologie

Aerobiologie ist die Wissenschaft, die sich mit dem Ursprung, der Freisetzung, dem Transport und den Auswirkungen biologischer, in der Luft befindlicher Partikel auf Körperoberflächen beschäftigt. Es werden vor allem Pollen und Schimmelpilzsporen untersucht, darüber hinaus auch weitere Aeroallergene, wie z. B. Tierschuppen. Die Freisetzung von Pollen oder Schimmelpilzsporen wird von Klima (Wind, Feuchtigkeit, Temperatur), geographischer Lage und Vegetation beeinflusst. In der Luft wird die Ausbreitung der Partikel dann von Windgeschwindigkeit, Turbulenzen, Regen, Schwerkraft und atmosphärischem Druck beeinflusst. Trockene, warme Wetterbedingungen mit kräftigem Wind begünstigen den Pollentransport, so dass die Pollen mehrere hundert Kilometer fliegen können. In unmittelbarer Nähe der betreffenden Pflanze ist die Pollendichte viel höher und bedeutsamer. Regenfälle sollen bekanntlich die Luft reinigen, aber der Reinigungseffekt hängt von Regendauer und Tropfengröße ab. Bei einem Gewitter sind die Tropfen normalerweise groß und können nur wenige Pollen beseitigen. Bei andauernden Regenfällen ist die Tropfengröße üblicherweise kleiner, und die Luft wird effektiv gereinigt. Bei einem Sturm – gleich ob von kurzer oder langer Dauer – werden die Pollen daran gehindert, in große Höhen zu gelangen, so dass sich die Allergene dichter am Boden konzentrieren.

Pollen und Schimmelpilzsporen können elektronenmikroskopisch identifiziert und mit Hilfe unterschiedlicher Methoden gesammelt und gezählt werden. Die meisten der vom Wind verteilten Pollen sind gelbliche, leicht kugelförmige Körper mit einem durchschnittlichen Durchmesser von 14–60 μm, deren Oberflächenlipide globuläre Strukturen ausbilden. Die äußere Hülle der Pollen ist spezifisch geformt und kann runde Öffnungen, längliche Furchen oder beides aufweisen.

Pollenflugvorhersagen von lokalen Wetterstationen, Gesundheitsämtern oder niedergelassenen Human-Allergologen dienen zur Abschätzung der Dichte von Pollen und Schimmelpilzsporen in einem bestimmten geographischen Gebiet. Die Konzentration der unterschiedlichen Aeroallergene kann auch mit quantitativen Methoden ermittelt werden. Gravitationsmethoden sind am einfachsten, bieten jedoch viele Nachteile. Ein Objektträger, der mit weichem Glyzerin-Gel beschichtet ist, wird 24 Stunden lang der Luft ausgesetzt. Danach werden die Pollen anhand ihrer Morphologie identifiziert und ausgezählt. Da Windgeschwindigkeit und -richtung darüber bestimmen, welche Pollen sich in einem bestimmten Gebiet befinden, ist auf die Platzierung des Objektträgers zu achten. Diese Methode eignet

Pollenflugvorhersagen

Aeroallergene und Aerobiologie

sich eher zum Sammeln großer Partikel, da kleine Teile von der Schwerkraft weniger betroffen sind. Ebenso ist der Luftstrom nicht vorhersehbar, so dass Zählungen mit Hilfe der Gravitationsmethode nicht verlässlich sind. Bei volumetrischen Methoden werden Geräte eingesetzt, die Luftproben festgelegter Volumina untersuchen. Mit Hilfe dieser Methoden können kleinere Pollen gesammelt werden; diese Zählungen sind daher zuverlässiger. Pollenzählungen sind vor allem sehr hilfreich, um die Pollenarten in einem geographischen Gebiet zu bestimmen. Sind diese Pollenzählungen niedrig, treten die Symptome bei vielen Allergikern in abgeschwächter Form auf. Dennoch steht die Symptomatologie in keinem direkten Zusammenhang mit der Pollenzählung. Die individuelle Empfindlichkeit in Verbindung mit der lokalen Pollenkonzentration ist entscheidend.

Die meisten Pollen gelangen nicht in die Luft, sondern fallen in der Nähe der Pflanze auf den Boden. Da Hunde und Katzen sich näher am Boden bewegen und dort ständig schnüffeln, sind sie weitaus mehr Pollen ausgesetzt als der Mensch. Erste Untersuchungen lassen erkennen, dass eine transkutane Sensibilisierung auf Pollen eine möglich Art der Allergenexposition ist (Frank und McEntee, 1995).

3.2 Pollen-Aeroallergene

Pollen sind für die Vermehrung der Samenpflanzen unerlässlich. Die Pollenübertragung erfolgt entweder durch Insekten (entomophile Bestäubung), den Wind (anemophile Bestäubung) oder durch eine Kombination aus beiden.

Die entomophile Bestäubung ist typisch für Pflanzen mit einzelstehenden, auffälligen, farbenprächtigen und duftenden Blüten. Diese Pflanzen haben ein allergenes Potential für die Menschen und Tiere, die sich in deren unmittelbarer Nähe aufhalten. Befinden sie sich in größerer Entfernung, sind sie bedeutungslos, weil ihre Pollen groß und schwer sind, eine klebrigen Oberfläche besitzen und nur in kleinen Mengen produziert werden. Anemophile Pflanzen besitzen gewöhnlich zahlreiche, kleine, unscheinbare und duftlose Blüten. Da die Bestäubung durch den Wind relativ ineffizient ist, setzen diese Pflanzen Millionen von Pollen frei.

Die Dichte der Pollen in der Luft hängt von der Anzahl der Pflanzen in dem Gebiet sowie von der Effizienz der Pollenfreisetzung ab. Obwohl es einige Pflanzen gibt, die ihre Pollen aktiv in die Luft schleudern, lässt doch der Großteil die Pollen einfach fallen. Die Pollen befinden sich dann entweder auf Blättern oder auf der Erde. Fallen sie auf Pflanzenteile, sind sie auf die Verteilung durch den Wind angewiesen, während die Pollen, die auf die Erde fallen, durch den Wind nicht weiter verbreitet werden. Hunde oder Katzen, die durch diese Gebiete laufen, sind einer massiven Pollenbelastung auf dem Boden ausgesetzt.

Um bei Pollen von Hauptallergenen sprechen zu können, sollten mehrere Voraussetzungen erfüllt werden:
- allergene Wirksamkeit,
- Verbreitung über weite Strecken,
- Verteilung durch den Wind,
- zahlreiches Vorkommen der produzierenden Pflanzen sowie deren weite Verbreitung.

Das Traubenkraut ist das beste Beispiel für eine Pollenart, die alle fünf Kriterien erfüllt. Beim Menschen spielt Löwenzahnpollen keine bedeutende Rolle, weil er – trotz seiner Allergenität und seines häufigen Vorkommens – nur selten in der Luft zu finden ist.

Die Pollenbelastung ist nicht gleichmäßig über den Tag verteilt, sondern ist abhängig von Lufttemperatur, Feuchtigkeit und Windgeschwindigkeit. Eine starke Luftbewegung bei niedriger Feuchtigkeit begünstigt den Pollen-

Pollen-Aeroallergene 3

flug. Die besten Bedingungen für den Pollenflug herrschen normalerweise am Mittag und Nachmittag, wenn die Luft warm und trocken ist. Zahlreiche Pflanzen verfügen über Mechanismen, die einen Pollenflug bei hoher Luftfeuchtigkeit verhindern. Der kurze Pollenflug des Traubenkrautes hängt von der Tageslänge, nächtlichen Regenfällen und der Temperatur ab. Wenn die nächtliche Temperatur steigt und die Feuchtigkeit sinkt, dann findet die Pollenabgabe ein bis drei Stunden nach Sonnenaufgang statt. Die Pollendichte in der Luft steigt zwei bis vier Stunden später an, da die Pollen auf den Pflanzenblättern austrocknen und sich in der Luft verteilt werden. Aufgrund ihrer Beweglichkeit können die sich in der Luft befindlichen Pollen über Hunderte von Kilometern verteilen. Die Pollen des Traubenkrautes wurden in einer Höhe von 5400 m und bis zu ca. 700 km vom Land entfernt nachgewiesen. Wiederum gilt, dass die lokalen Konzentrationen von entscheidend größerer Bedeutung sind.

Das Pflanzenwachstum beeinflusst die Pollenproduktion. Unter trockenen und kühlen Bedingungen ist das Pflanzenwachstum geringer als unter warmen und feuchten. In allen Vegetationszonen der USA gibt es z. B. für die einzelnen Pflanzen eine bestimmte Wachstumsperiode. Allgemein gilt, dass die Pollenflugzeit der Bäume im Frühling die erste ist, gefolgt von den Gräsern und Wildpflanzen. Bei Schimmelpilzen hängt der Pollenflug von der Art und Weise ab, wie die Sporen abgegeben werden. Spitzenbereiche sind während der feuchten Witterungsbedingungen im Frühling und Herbst zu verzeichnen. In der frühen Wachstumssaison ist die Pollenproduktion sehr dürftig. Die Pollendichte in der Luft erreicht ihren Höhepunkt in der Mitte der Wachstumsphase und fällt dann allmählich wieder ab. Die Pollenkörner sind zwar nur für einige Stunden in der Lage anzuwachsen, doch ihre Allergenität hält länger an. (Anmerkung: logischerweise hat die Allergenität nichts damit zu tun, ob die Sub-

stanz noch lebt oder nicht, Schnittblumen können ja auch noch allergische Reaktionen auslösen, obwohl sie ja eigentlich schon tot sind.) Die Frostperiode beendet die Pollensaison, weil die Pflanzen absterben; bereits ausgestoßene Pollen verbleiben jedoch auf abgestorbenen Pflanzenteilen und auf der Erde. In wärmeren Klimazonen gibt es Pflanzen mit ganzjähriger Pollenproduktion, doch schwankt die Pollendichte je nach Jahreszeit und lokalen Wetterbedingungen.

Die geographische Verbreitung und das Vorkommen der Ursprungspflanze hat einen erheblichen Einfluss auf deren allergene Bedeutung. Zahlreiche Gräser, wie z. B. *Phleum pratense* (Wiesenlieschgras) und *Lolium perenne* (Deutsches Weidelgras), sowie einige Wildpflanzen, darunter *Artemisia* spp. (Gemeiner Beifuß), kommen weltweit vor, was ihre Bedeutung als Allergene teilweise erklärt. Andere Pflanzen haben spezifische, aber geographisch ausgedehnte Verbreitungsgebiete, in denen sie Allergien verursachen können; ein Beispiel ist *Betula verucosa* (Birke) in den gemäßigten Zonen der nördlichen Hemisphäre, *Parietaria* spp. im trockeneren Südeuropa und *Ambrosia* spp. (Traubenkraut) in der Mitte Nordamerikas. Massiver Pollenflug von regional vorkommenden Pflanzen kann bei Bewohnern in der unmittelbaren Umgebung ebenfalls allergische Reaktionen hervorrufen, z. B. in der Nähe von Roggenfeldern (*Secale cereale*). Einige Pflanzen – z. B. *Fagus* spp. (Buche) – geben nicht jedes Jahr Pollen ab (D'Ammato et al., 1991).

Die botanische Klassifizierung einer Pflanze kann für die Bestimmung ihres allergenen Potentials bedeutsam sein. Pflanzen werden nach Ordnung, Familie, Gattung und Art eingeteilt. Bei manchen Pflanzen gibt es noch Unterarten oder Variationen. In großen Familien können verwandte Gattungen unter der Bezeichnung Klasse zusammengefasst werden. Nahe verwandte Pflanzen können gemeinsame Antigene aufweisen und zu Kreuzreaktionen führen.

◂◂ Pollenflug

◂◂ Pollenproduktion

◂ allergenes Potential

3 Aeroallergene und Aerobiologie

3.3 Gräser

Gräser machen annähernd 20 % der Vegetation unserer Erde aus. Es gibt ca. 400 Gattungen von Gräsern und mindestens 4500 Spezies. Von diesen 4500 Spezies werden mehrere Hundert vom Menschen kultiviert und sind von größter allergener Bedeutung. Während der Vegetationsperiode sind Graspollen weltweit in allen Klimazonen anzutreffen und sind für 10 bis 30 Prozent aller IgE-vermittelten Allergien beim Menschen verantwortlich.

▶ Europa

Zu den – in Europa – am weitesten verbreiteten Gräsern, die mit Graspollen-Allergie in Verbindung gebracht werden, gehören: *Poa pratensis* (Wiesenrispe), *Festuca eliator* (Wiesenschwingel), *Dactylis glomerata* (Knäuelgras), *Lolium perenne* (Deutsches Weidelgras), und *Phleum pratense* (Wiesenlieschgras).

▶ Frankreich, Mittelmeerraum

In der Mitte und im Süden Frankreichs, sowie im Mittelmeerraum kommt außerdem *Agropyron repens* (Gemeine Quecke) häufig vor.

▶ Mitteleuropa

In Mitteleuropa (Deutschland, Großbritannien, Nordfrankreich, den Beneluxstaaten und Skandinavien) können zusätzlich folgende Gräser für die Pollenbelastung verantwortlich sein: *Anthoxantum odoratum* (Ruchgras), *Holcus lanatus* (Wolliges Honiggras), und *Agrostis alba* (Weißes Straußgras). In den von mildem Mittelmeerklima geprägten Teilen Europas liegt die Hauptflugzeit der Pollen zwischen April und September. In gemäßigten Klimazonen liegt sie zwischen Mai bis Juni und August. Menschen, die auf mehrere Grassorten reagieren, zeigen positive Ergebnisse sowohl im Hauttest als auch im Radio-Allergo-Sorbent-Test (RAST) für *Lolium perenne* (Deutsches Weidelgras) und *Dactylus glomerata* (Knäuelgras) (Ree et al., 1992, 1994; Roberts et al., 1994).

Die meisten Gräser der gemäßigten Zonen – abgesehen vom Bermudagras – weisen eine Kreuzreaktivität auf. Graspollen enthalten mindestens zwei, meistens jedoch mehr Antigene. Einige davon sind spezifisch für eine bestimmte Pollenart, während andere in der gesamten Familie vorkommen. Rispengräser besitzen vier Gruppenantigene, wovon eines jedoch nicht bzw. nur schwach allergen ist. Das Gruppenantigen I – oder ein diesem Antigen sehr ähnliches – findet sich, mit Ausnahme des Bermudagrases, in den meisten, wenn nicht sogar in allen Gräsern. Das Gruppenantigen II kommt vor allem in Wiesenrispe, Wiesenschwingel, Knäuelgras und Wolligem Honiggras vor, während es bei Wiesenlieschgras und Ruchgras praktisch fehlt.

Mit Hilfe chemischer und molekularbiologischer Verfahren wurden in den vergangenen Jahren erhebliche Fortschritte im Rahmen der Allergen-Charakterisierung und Sequenzbestimmung erzielt. Ein Allergen aus derselben Spezies kann aus mehreren, sehr ähnlichen Molekülen zusammengesetzt sein. Diese Allergene werden als Isoallergene bezeichnet, sofern sie die folgenden, gemeinsamen biochemischen Eigenschaften aufweisen: 1. ähnliche Molekülgröße 2. identische biologische Funktion, falls bekannt (z. B. Enzyme) 3. eine Übereinstimmung der Aminosäurensequenz von mindestens 67 %. Die prozentuale Angabe der Sequenzidentität ist nur als Richtlinie gedacht. Es gibt sicherlich Grenzfälle. So weisen z. B. die Allergene des Traubenkrautes, *Amb a 1* und *2*, eine 65 % ige Übereinstimmung bei den Aminosäurensequenz auf. Bevor ihre Sequenzen bekannt waren, wurden diese Allergene aufgrund ihrer unterschiedlichen immunochemischen Eigenschaften verschiedenen Gruppen zugeordnet. Allergene von unterschiedlichen Spezies derselben bzw. einer anderen Gattung, die die oben erwähnten – gemeinsamen – biochemischen Eigenschaften aufweisen, werden auch denselben Gruppen zugeordnet. Die Sequenzübereinstimmung kann bei Allergenen der gleichen Spezies unter 67 % liegen. So weisen z. B. *Amb a 5* und *Amb t 5, die Allergene* zweier Traubenkrautarten, eine Sequenzübereinstimmung von 45 % bei ähnlicher Tertiärstruktur auf. Weitere Beispiele sind die unbedeutenderen Pol-

Wildkräuter

lenallergene *Amb a 10*, *Poa p 10* und *Lol p 10* von Ambrosie, Wiesenrispe und Weidelgras. Obwohl ihre Sequenzen unbekannt sind, werden sie derselben Allergengruppe zugeordnet, da sie eindeutig die gleiche biologische Funktion, die des Cytochroms c, aufweisen (Weltgesundheitsorganisation, 1995).

3.4 Wildkräuter

Wildkräuter sind Pflanzen, die eine geringe oder gar keine Bedeutung in der Landwirtschaft oder als Zierpflanzen besitzen. Die wichtigste Allergie-erzeugende Gruppe ist die Familie der Compositae, der über 20 000 Arten angehören und die in 14 Klassen unterteilt ist. Die wichtigste Klasse ist die der Ambrosien *(Ambrosia, ragweed, Traubenkraut)*, welche in den USA als Hauptverursacher für Heuschnupfen beim Menschen gilt.

Die Rolle der Ambrosien als Allergene nimmt auch in Europa ständig zu, vor allem im östlichen Teil Mitteleuropas: Ungarn, das ehemalige Jugoslawien, die Tschechische Republik, die Slowakei und der Osten Österreichs sind davon betroffen. Gelegentlich wird auch von Ambrosienpollen in der Schweiz und in Frankreich berichtet. Andere Teile der Eurasischen Landmasse, Australiens, Afrikas und Großbritanniens sind praktisch als »ambrosienfrei« zu bezeichnen. *Ambrosia artemisiifolia* und *A. eliator* sind die häufigsten Spezies in Europa, danach kommen *A. trifida*, *A. maritima* und *A. psilostachya* (D'Ammato et al., 1991).

Die Pollen des Traubenkrautes enthalten annähernd 14 lösliche Proteine und Polypeptide als Antigene, von denen nicht alle als bedeutende Allergene anzusehen sind. Für *Ambrosia artemisiifolia* wurden mindestens fünf eigenständige Allergene identifiziert. Die Allergene unterscheiden sich aufgrund ihres Molekulargewichtes, ihrer physikalischen und chemischen Eigenschaften, ihrer Extrahierbarkeit ihrer und Hitzebeständigkeit. Die einzelnen Patienten reagieren auf unterschiedliche Antigene. Der Großteil des allergenen Potentials wird einem einfachen, globulären Protein, dem Antigen E, zugeschrieben. Das Antigen E ist 200-mal aktiver als der reine Ambrosia-Extrakt.

Die Pollen der Spezies *Iva* ähneln den Ambrosien in Erscheinung und allergener Aktivität. *Iva ciliata*, *Iva xanthifolia* und *Iva axillaris* können bei Patienten, die auf Ambrosien allergisch sind, Kreuzreaktionen hervorrufen. Dasselbe gilt für die Spitzklette.

Zur Rainfarn-Klasse gehören Salbei, Beifuß und Wermut. Die in Europa am weitesten verbreiteten Arten sind *Artemisia vulgaris* (Fliegenkraut), das auf dem gesamten Kontinent vorkommt, sowie *A. verlotorum* und *A. annua*, welche vorwiegend in der Südhälfte Europas anzutreffen sind (D'Ammato et al., 1991).

◀◀ USA

Zur Klasse der Löwenzahnartigen zählen Löwenzahn, Astern, Goldrute, Sonnenbraut und Stinkende Hundskamille. Die Zierpflanzen unter Ihnen sind Chrysanthemen, Dahlien und Ringelblumen. Diese Wild- und Gartenpflanzen werden normalerweise von Insekten bestäubt und ihre Pollen sind, außer in unmittelbare Umgebung, kaum in der Luft zu finden. Patienten, die auf Ambrosien empfindlich reagieren, können ebenfalls eine Sensitivität gegenüber Löwenzahnartigen zeigen.

◀◀ Europa

Die Gänsefuß-Familie (Chenopodiaceae) umfasst Salzkraut, Spindelstrauch (*Kochia*), Gartenmelde, *Bassia hyssopifolia*, *Sarcobatus vermiculatus*, Weißer Gänsefuß und Mexikanisches Teekraut. Diese Familie spielt vor allem im Mittelmeerraum eine Rolle, wobei *Chenopodium album* (Weißer Gänsefuß) jedoch auch in Nordfrankreich, den Beneluxstaaten, Großbritannien und Skandinavien anzutreffen ist (D'Ammato et al., 1991).

Die Amarant-Familie (Amaranthaceae) umfasst Unkräuter die Gattungen Chenopodium und Alopecurus (Amerik.: pigweeds) sowie den Gemeinen Wasserdost. Die genannten Familien produzieren ähnliche Pollen und Untersuchun-

3 Aeroallergene und Aerobiologie

gen ergaben starke inter- bzw. intrafamiliäre Ähnlichkeiten der Allergene. Ampfer und Sauerampfer zählen zur Familie der Polygonaceae und scheinen Kreuzreaktionen auszulösen.

▶ Küstenregionen des Mittelmeeres

Parietaria-Pflanzen hat man zwar schon in Kalifornien gefunden, doch sie gehören zu den typischen Allergie-verursachenden Pflanzen der Küstenregionen des Mittelmeeres. In Süditalien und Spanien sind sie die bedeutendsten allergenen Pflanzen überhaupt. Die Gattung *Parietaria* (Glaskraut) gehört zur Familie der Urticaceae, zu der auch die allergen unbedeutende *Urtica dioica* (Brennnessel) zählt. Die häufigsten Arten sind *Parietaria officinalis* und *P. judaica*. *P. officinalis* wächst hauptsächlich in den Hügel- und Gebirgsregionen (unterhalb 1000 m) Spaniens, Frankreichs, Norditaliens, Österreichs, Bulgariens, der Tschechischen Republik, der Slowakei, Rumäniens und Russlands. *P. judaica* findet man in den Küstengebieten des Mittelmeerraums. Dort wächst sie vor allem auf Mauern in Ortschaften Spaniens, Südfrankreichs, Italiens, des ehemaligen Jugoslawiens, Albaniens und Griechenlands. *P. judaica* ist durchaus auch in anderen Teilen Europas – wie z. B. in Großbritannien, wo sie im Mittelalter von Mönchen ins Land gebracht wurde – anzutreffen (D'Ammato et al., 1991).

▶▶ Gymnospermae

Es stehen bisher über 90 Pollenextrakte von Wild- und Gartenkräutern zur Verfügung, doch die Zusammensetzung dieser Allergene ist bisher nicht genau definiert. Wirkungen des Ambrosien-Antigens E wurden in den verschiedenen Ambrosienarten, in *Iva*-Arten und in Rainfarnen nachgewiesen, so dass bei diesen Pollen mit Kreuzreaktionen zu rechnen ist. Auch unter den Pflanzen derselben Klasse können Kreuzreaktionen auftreten.

3.5 Bäume

Im Allgemeinen ist die Pollenflugzeit bei Laubbäumen kurz und findet vor, während oder kurz nach der Laubbildung statt. In den eher gemäßigten Klimazonen ist die Bestäubung der Bäume bis zum Spätfrühling abgeschlossen, bei Birken- und Weidenarten schon früher. In wärmeren Gebieten kann dieser Zeitraum länger andauern. In manchen Regionen findet bei Nadelbäumen – besonders bei Zedern – der Pollenflug im Winter statt. Baumpollen sind als Allergene meist von geringerer Bedeutung als Pollen von Wildkräutern oder Gräsern.

Die Bäume werden in zwei Klassen von allergener Bedeutung unterteilt: die Gymnospermae und die Angiospermae. Zu den Gymnospermae zählen die Koniferen, welche riesige Mengen an Pollen produzieren. Diese Klasse bringt im Wesentlichen zwei Haupt-Pollentypen hervor. Kiefern, Fichten, Tannen, Zedern, Hemlocktannen und Goldlärchen produzieren große (50–90 µm) Pollenkörner mit rauher Oberfläche, während die Vertreter der Zypressen-Wacholder-Familie, der Eibenfamilie und der Sumpfzypressen-Sequoia-Familie kugelförmige Pollen mit einem Durchmesser von 20–35 µm freisetzen. Für den Menschen besitzen die Koniferen, die große Pollen produzieren, eine unbekannte, sicherlich jedoch begrenzte allergene Bedeutung. Von größerer Bedeutung sind die Mitglieder von Familien, die kleinere Pollen produzieren.

Zu den Koniferen, die in den USA eine wichtige Rolle spielen, gehören: Bergwacholder, Rotzederwacholder, Ziereibe und andere.

Die allergene Bedeutung der Cupressaceae-Pollen ist in Europa auf Frankreich und Italien beschränkt. Zur Familie der Cupressaceae gehören: *Cupressus sempervirens* (Echte Zypresse), *C. arizona* (Arizona-Zypresse) und *C. glabra*. Weitere Arten, die vor allem in Südfrankreich eine Rolle spielen, sind *Juniperus occidentalis* (Westamerikanischer Wacholder) und *Thuja orientalis* (Thuja). Beim Menschen fielen in 80 % der Fälle die Hauttests für *J. com-*

munis ähnlich aus wie die für *C. sempervirens*. Bei *T. orientalis* lag die Übereinstimmung bei 60 %. Der Pollenflug der Cupressaceae beginnt in Europa im Januar und dauert bis Mitte / Ende März (D'Ammato et al., 1991).

Zu den Angiospermae gehören die blühenden Bäume mit zahlreichen Familien und Arten. Die Salicaceae-Familie umfasst zwei Gattungen: die Weiden (*Salix*) sowie die Pappeln und Zitterpappeln (*Populus*). Die Pollen beider Gattungen unterscheiden sich sowohl morphologisch als auch durch ihre allergene Bedeutung. Zur Gattung *Populus* gehören die Pappeln, Zitterpappeln und der Wollige Schneeball.

Die Familie der Juglandaceae schließt die Gattungen *Carya* und *Juglans* ein. Zur Gattung *Carya* zählen der Hickorybaum und der Pekannussbaum, die Gattung *Juglans* umfasst den Wal- und Butternussbaum.

Die Betulaceae beinhalten die Haselnuss und die Langbartshasel (*Corylus*) sowie Birken (*Betula*) und Holunder (*Alnus*). In ganz Europa gelten die Pollen von *Corylus* spp., *Betula* spp. und *Alnus* spp. zusammen mit den *Quercus* spp. als wichtige Allergene. Durch klinische- und Laboruntersuchungen konnten allergene Kreuz-Reaktivitäten zwischen *Betula* spp. und zahlreichen Baumpollen nachgewiesen werden. Beim Menschen reagieren Patienten mit einer Baumpollenallergie und einer positiven, klinischen Krankengeschichte zu über 90 % positiv auf Birkenpollen im Prick- und RAST-Test (D'Ammato et al., 1991).

Die Eichen (*Quercus*), Buchen (*Fagus*) und Kastanien (*Castanea*) gehören zur Familie der Fagaceae. Ihre Pollen sind morphologisch einander sehr ähnlich.

Zu den Ulmaceae zählen die Ulmen (*Ulmus*) und Zürgelbäume (*Celtis*).

Mitglieder der Oleaceae sind die Eschen (*Fraxinus*) und der Olivenbaum (*Olea*). Im europäischen Mittelmeerraum gilt der Pollen des Olivenbaumes (*Olea europaea*) als eines der bedeutendsten Allergene. Die Pollenflugsaison dauert dort nur kurze Zeit, nämlich gerade 40 Tage (von Mai bis Juni), ist aber dafür sehr intensiv.

Den Aceraceae gehören Ahorn und Eschenahorn an. In dieser Familie tritt verstärkt Insektenbestäubung auf.

Zur Maulbeerbaumfamilie (Moraceae) gehören: Maulbeere (*Morus* und *Broussonetia*), Hanf (*Cannabis*), Hopfen (*Humulus*) und Osagedorn (*Maclura*).

In Japan spielt der Pollen der Japanischen Zeder (*Cryptomecia japonica*), die mit der Sumpfzypresse verwandt ist, eine wichtige Rolle.

Gegenwärtig geht man davon aus, dass sich Baumpollen in ihren Antigenen unterscheiden. Beim Einsatz von Baummischungen für Tests oder Immuntherapien, sollten die Arten einer Familie zusammenfasst werden.

◀◀ **Angiospermae**

3.6 Pilz- (Schimmelpilz-) Allergien

Pilze sind ubiquitär verbreitet, ihre Sporen können in einem bestimmten Gebiet den Großteil der allergenen Schwebepartikel ausmachen – je nach Witterungsbedingungen und Nutzung der Landfläche. Bei den meisten allergisch signifikanten Pilzen handelt es sich um apathogene Saprophyten. Pilze können sich auf geschlechtliche und / oder ungeschlechtliche Weise vermehren. Viele der häufig vorkommenden, allergenen Pilze pflanzen sich ungeschlechtlich fort. Alle Pilze benötigen Sauerstoff für ihr Wachstum und gedeihen am besten unter warmen und feuchten Bedingungen. Die Mehrzahl der Pilze legt bei Temperaturen unter dem Gefrierpunkt eine Ruhepause ein, ihre Sporen können jedoch auch längere Frostperioden überstehen. Die Luftfeuchtigkeit wirkt sich nicht nur auf das Pilzwachstum und die Sporenbildung aus, sondern auch auf die Sporenverteilung. Selbst wenn die Luftfeuchtigkeit sehr niedrig ist, finden Pilze in Feuchtgebieten noch genügend freies Wasser für Wachstum und Sporenbildung und sind daher beinahe überall anzutreffen.

3 Aeroallergene und Aerobiologie

▶▶ Aspergillus

▶▶ Aureobasidium

▶▶ Cladosporium

▶▶ Curvularia

▶▶ Epicoccum

▶ Alternaria
▶▶ Fusarium

Manche Pilze schießen ihre Sporen in die Umgebung und benötigen für diesen Vorgang freies Wasser. In diesem Fall liegen hohe Sporenkonzentrationen in der Luft bei Regen, Nebel oder nachts vor, wenn die Luftfeuchtigkeit ansteigt. Bei Niederschlag sind für *Fusarium*-, *Phoma*- und *Cephalosporium*-Sporen Spitzenkonzentrationen zu verzeichnen.

Die meisten Pilze von allergischer Signifikanz entlassen ihre Sporen jedoch bei trockenen Witterungsbedingungen. Die Verbreitung der Sporen nimmt zu, wenn die Luftbewegung steigt und die Feuchtigkeit sinkt. Maximale Konzentrationen findet man an sonnigen Nachmittagen. Die Arten *Cladosporium* (früher: *Hormodendrum*), *Alternaria, Aspergillus, Epicoccum, Helminthosporium, Penicillium* und *Rhizopus* verbreiten ihre Sporen unter trockenen Bedingungen. Sobald sich die Sporen in der Luft befinden, sind sie denselben atmosphärischen Einflüssen unterworfen wie die Pollen.

Pilze sind sowohl in Gebäuden als auch im Freien zu finden. Gewisse Arten wachsen ausschließlich in freier Natur, während andere sowohl in Innenräumen als auch im Freien anzutreffen sind. Dementsprechend kann auch die klinische Symptomatik allergisch reagierender Individuen entweder saisonal oder ganzjährig sein. Saisonal bedingte Symptome erreichen ihren Höhepunkt vorzugsweise im Hochsommer und halten bis weit nach dem ersten Frost an. Da in den meisten Häusern Pilze wachsen, besonders in feuchten Räumen, kommt es zur Ausbildung einer ganzjährigen Symptomatik. *Penicillium, Aspergillus, Rhizopus* und *Mucor* sind typische ›Schimmel‹-Isolate aus Innenräumen. Der folgende Abschnitt behandelt einige wichtige Merkmale einzelner Pilzarten.

Alternaria wächst auf organischem Debris auf dem Boden und befällt als Parasit die Blätter, Stengel, Blüten und Früchte vieler Gemüse-, Getreide- und Zierpflanzenarten. Seine Sporen finden sich vom späten Frühjahr bis zum Herbst in großer Zahl in der Luft – besonders im Zeitraum zwischen 12.00 und 15.00 Uhr nachmittags. Vor allem in den trockenen, warmen Klimazonen gilt *Alternaria* als der Pilz in der Luft, dessen Sporen die meisten klinischen Reaktionen auslöst.

Aspergillus ist ein häufig anzutreffender Bodenpilz, der auch auf Nahrungsvorräten bzw. feuchten Oberflächen in Badezimmern, Kellerräumen und Auffangschalen von Kühlschränke gedeiht.

Ein anderer Bodensaprophyt, *Aureobasidium* (*Pullaria*), wächst auf abgestorbenen Pflanzenteilen. Die Sporenkonzentration ist nachmittags am höchsten. Dieser Pilz gedeiht auch auf Materialien, die zum Fugen verwendet werden, so dass man ihn auch in Badezimmern finden kann; außerdem ist er auf Papier, Holz und Farben anzutreffen.

Cladosporium wächst auf organischen Abfällen im Erdreich und welkem Laub, kann aber auch auf Leder, Gummi, Textilien, Papier und Holzerzeugnissen gefunden werden. Seine Sporen sind häufig in der Luft zu finden, und zwar besonders in gemäßigten Klimazonen, wo vom Hochsommer bis zum Dezember Spitzenkonzentrationen in der Luft vorliegen.

Die Hauptallergene von *Alternaria (Alt a I), Cladosporium* und *Aspergillus* wurden inzwischen identifiziert (Bessot et al., 1994). Am Tage treten Höchstkonzentrationen zwischen 11.00 Uhr vormittags und 15.00 Uhr nachmittags auf.

Curvularia ist häufig auf Gräsern zu finden und die Sporen werden durch das Rasenmähen verbreitet.

Epicoccum ist in gemäßigten Gebieten weit verbreitet, vor allem auf Weideflächen und landwirtschaftlichen Anbaugebieten. Er gedeiht auf abgestorbenen Pflanzenteilen, Blättern, rohen Früchten und Textilien. Spitzenkonzentrationen treten im Hochsommer bzw. Herbst auf.

Fusarium lebt auf Gemüse und Feldfrüchten, so dass er auf gelagertem Obst und Gemüsen, wie z. B. Gurken, Tomaten und Kartoffeln, gefunden wird. Zur Verbreitung der Sporen ist Regen erforderlich, deshalb liegen nach Nieder-

Pilz- (Schimmelpilz-) Allergien

schlägen hohe Sporenkonzentrationen in der Luft vor.

Helminthosporium ist ein weit verbreiteter Pilz, der im Freien auf Gräsern und Getreide wächst. Beim Dreschen werden große Mengen seiner Sporen freigesetzt. Die Sporenkonzentration erreicht ihren Höhepunkt gegen 14.00 Uhr nachmittags.

Mucor ist ein Bodensaprophyt, den man vorwiegend auf Laubabfällen und organischem Debris, aber auch auf Tierexkrementen findet. Die Sporenkonzentrationen in der Luft sind normalerweise niedrig.

Penicillium ist ein Pilz, den man auf dem Boden, auf Obst, Brot, Käse und anderen Lebensmitteln antrifft. Im Freien sind die Sporenkonzentrationen in der Luft sehr niedrig, in Innenräumen sind sie während des Winters sehr hoch. Eine Exposition kann auch durch den Verzehr von Edelschimmelkäse erfolgen. Patienten, die auf diesen Schimmelpilz allergisch reagieren, müssen nicht unbedingt eine erhöhte Sensibilität gegenüber Penicillin aufweisen.

Phoma wächst auf bestimmten Grünpflanzen und auf Papierprodukten wie z. B. Büchern und Zeitschriften.

Rhizopus ist im Freien als Saprophyt auf Humus zu finden, in Innenräumen wächst er auf Rauchfleisch, Wurzelgemüse und Bäckereierzeugnissen.

Stemphyllium lebt parasitär auf Blättern und Stengeln von Feldfrüchten, aber auch auf verfaulenden Pflanzenteilen, feuchtem Papier und Textilien aus Segeltuch und Baumwolle. Bei Hauttests wurde eine Kreuzreaktivität mit *Alternaria* festgestellt. Die Sporen, die in den Sommermonaten tagsüber anzutreffen sind, treten in geringerer Konzentration auf als die von *Alternaria*.

Es gibt natürlich noch viel mehr Pilze als die oben aufgeführten, mit ebenfalls antigener Bedeutung. Pilze enthalten schwache Antigene, die – mit wenigen Ausnahmen – keine Kreuzreaktionen hervorzurufen scheinen. Schimmelpilzallergene werden auf verschiedene Arten hergestellt: die aus dem pulverisierten Sporenmaterial hergestellten sind antigener, als die aus dem Myzel hergestellten. Die einzelnen Chargen der Schimmelpilzallergene können sich erheblich voneinander unterscheiden. So wird es schwierig, das wirkliche Vorkommen und die Bedeutung der Schimmelpilzallergie bei Tieren zu evaluieren.

Einer der Autoren (TW) hat die Erfahrung gemacht, dass Schimmelpilze bei Hunden mit atopischer Dermatitis keine Rolle spielen. Die Schwellenwert-Konzentrationen der Haut wurden mit einer 1%igen (w/v) Konzentration bei 95% Konfidenzintervallen zwischen 0,1 und 12% ermittelt (Willemse und Van den Brom, 1983). Getestet wurden folgende Schimmelpilze: *Alternaria tenuis, Cladosporium fulvum, C. herbarum, Mucor mucedo, Rhizopus nigricans, Pullaria pullulans, Penicillium notatum* und *Aspergillus fumigatus*. In den frühen achtziger Jahren wurden gelegentlich noch Reaktionen beobachtet, in den darauf folgenden zehn Jahren berichtete Willemse jedoch von keiner einzigen positiven Hauttest-Reaktion bei atopischen Hunden. Daher sind diese Allergene nicht mehr Bestandteil seines Hauttest-Sets.

Die beiden anderen Autoren stimmen ihm in Bezug auf die untergeordnete Bedeutung der Schimmelpilze nicht zu. Die Gründe für diese fehlende Übereinstimmung sind nicht bekannt, könnten jedoch in der unterschiedlichen Hundepopulation Europas und Amerikas, den verwendeten Allergenen oder unterschiedlichen Umwelteinflüssen zu sehen sein. Sowohl Reedy als auch Miller beobachten bei ihren atopischen Patienten häufig signifikante, intradermale und serologische Reaktionen auf unterschiedliche Pilzallergene. Da in den USA die meisten kommerziellen serologischen Allergietests eine hohe Häufigkeitsrate an Pilzreaktionen aufweisen, ist die wirkliche Bedeutung dieser serologischen Ergebnisse unklar. Die intradermalen Resultate wirken überzeugender. Ihre Reaktionen treten mit einer bestimmten Regel-

◄◄ Helminthosporium

◄◄ Mucor

◄◄ Penicillium

◄◄ Phoma

◄◄ Rhizopus

◄◄ Stemphyllium

3 Aeroallergene und Aerobiologie

▶▶ heterogenes Aeroallergen

mäßigkeit auf und korrelieren auch zumeist mit der Anamnese. Da jedoch Schimmelpilze ubiquitär verbreitet sind und sie ihre allergenen Sporen zu einer Zeit entlassen, zu der auch andere Aeroallergene vorherrschen, bleibt die Frage offen, ob die Schimmelpilzreaktionen klinisch signifikant sind oder nicht. Immuntherapie-Studien könnten diese Frage beantworten. Dazu wären zwei Gruppen von Hunden notwendig. Die erste Gruppe würde Hunde umfassen, die ausschließlich auf Schimmelpilze allergisch sind, während die zweite Gruppe aus Hunden bestünde, die sowohl auf Schimmelpilze als auch auf andere Aeroallergene reagieren. Die Hyposensibilisierungslösung für die – nur auf Schimmelpilze – allergischen Hunde enthielte alle entsprechenden Schimmelpilze. Bei der zweiten Gruppe würden die Schimmelpilze in der Lösung fehlen. In einer Doppelblind-Plazebo-Studie mit einer großen Anzahl von Probanden in jeder Gruppe, könnte die Bedeutung der Pilzantigene bei der kaninen Atopie bestimmt werden. Leider stehen keinem der Autoren ausreichend Hunde zur Verfügung, die ausschließlich auf Schimmelpilze allergisch sind, so dass eine solche Studie nicht durchgeführt werden kann.

3.7 Umweltallergene

Zu dieser Allergengruppe gehören Staub, Schuppen, Federn, Füllmaterial für Polstermöbel und eine Vielzahl anderer Allergene. Diese Allergene verursachen normalerweise klinische Symptome in Innenräumen. Je nachdem, wie sensibel das Tier reagiert, können die Anzeichen saisonal oder ganzjährig auftreten. Zwar sind die Allergene das ganze Jahr über in Innenräumen vorhanden, ihre relativen Konzentrationen sind jedoch im Frühjahr und Sommer niedriger, weil die Wohnungen stärker durchlüftet sind. Im Winter bleiben Fenster und Türen geschlossen, so dass die Allergen-Konzentrationen wieder ansteigen.

3.7.1 Hausstaub

Hausstaub ist ein wichtiges und häufiges, überall anzutreffendes und umstrittenes Aeroallergen, das eigentlich eine heterogene, schlecht definierte Substanz darstellt. Im Hausstaub findet man Hausstaubmilben, Vorratsmilben, Tierschuppen, Schimmelpilze, Insektenteile, Bakterien, fibröses Material pflanzlichen und tierischen Ursprungs, Nahrungsmittelreste sowie zahlreiche andere Substanzen. Mit seinen vielfältigen Bestandteilen kann man Hausstaub kaum als klar definiertes Allergen betrachten. Aufgrund dieser Heterogenität wurde seine Verwendung bei Allergietests und Immuntherapien in Frage gestellt. Stäube aus unterschiedlichen Teilen der Erde besitzen eine ähnliche Antigenität. Hausstaubextrakte lösen des öfteren Irritationen aus, so dass man sie vorsichtig einsetzen sollte, um falsch positive Reaktionen zu vermeiden. Der Mensch reagiert auf den Hausstaub offensichtlich in besonderer Weise, was nicht nur auf die verschiedenen, schlecht definierten Bestandteile zurückzuführen sein kann.

▶▶ Hausstaubmilben

Hausstaubmilben sind frei lebende Arachnoide, die anscheinend eine wichtige allergene Komponente des Hausstaubs darstellen. Diese Milbenart lebt von epidermalem Debris menschlichen und tierischen Ursprungs, von Hefen, Schimmelpilzen und Lebensmittelresten. Man unterscheidet über 36 Milbenarten im Hausstaub, wobei *Dermatophagoides farinae* und *D. pteronyssinus* die bedeutendste Rolle spielen. Allgemein ist zu sagen, dass *D. farinae* in den USA, und *D. pteronyssinus* in Europa, Asien und Afrika vorherrscht. Die beiden Arten scheinen sich nicht zu kreuzen und besitzen beide sowohl gemeinsame als auch eigene antigene Determinanten. Hausstaubmilben gedeihen am besten in Häusern mit Teppichboden, hoher Feuchtigkeit und Temperaturen zwischen 17 und 24 °C. In feuchten Wohnungen findet man mehr Milben als in trockenen, da die relative Luftfeuchtigkeit mehr als 60 % betragen muss, damit sich die Milben vermehren

Umweltallergene

können. Die Anzahl der in einer Wohnung lebenden Milben steigt von August bis November an. Auf den Oberflächen von Matratzen finden sich mehr Milben als auf dem Boden, da sich die Epidermiszellen auf den Matratzen ansammeln. Die Allergenität der Milben hängt nicht von deren Lebensfähigkeit ab, denn Milbenexkrete und toten Milben wirken ebenfalls allergieauslösend. Der Sauberkeitsgrad einer Wohnung bzw. die Vernichtung von Milben scheint ihre Vermehrungsrate nicht zu beeinflussen. Bisher konnten zwei Hauptgruppen von Milbenallergenen identifiziert werden. Die Allergene der Gruppe I haben ein Molekulargewicht von 25 kDa und sind vorwiegend im Milbenkot zu finden. Die Allergenität des Kotes scheint unabhängig von der Nahrungsquelle der Milben zu sein. Die Allergene der Gruppe II sind im Wesentlichen somatischen Ursprungs und besitzen ein Molekulargewicht von 15 kDa. Das Verhältnis der Allergene von Gruppe I zu Gruppe II im Kot schwankt zwischen 20 und 33. Bei beiden Allergengruppen handelt es sich um proteolytische Enzyme. Biochemische Studien haben gezeigt, dass es sich bei *Der p I* um eine Cystein-Protease und bei *Der p II* um ein Lysozym handelt. Sowohl für *D. pteronyssinus* als auch für *D. farinae* wurden Allergengruppen identifiziert. In der Luft befinden sich die Allergene der Gruppe I und II hauptsächlich auf Partikeln, die größer als zehn µm sind und die nur bei Störungen (z. B. durch Staub saugen) in die Luft gelangen (Bessot et al., 1994).

Noli et al. (1996) untersuchten die Reaktionen von Hunden mit klinisch manifester Atopie auf ungereinigte Extrakte im Vergleich zu gereinigten Auszügen der Hausstaubmilbenarten *D. pteronyssinus* (*Der p I* und *Der p II*) und *D. farinae* (*Der f I* und *Der f II*). Bei 13 gesunden Versuchshunden und acht Hunden mit atopischer Dermatitis wurde die Sofortreaktion im Hauttest auf Serienverdünnungen von *Der p I, Der p II, Der f I* und *Der f II* ermittelt. Außerdem wurden die Allergen-spezifischen IgGd-Antikörper mit Hilfe eines Enzym-Immunassays (ELISA) und eines Western-Blots ermittelt. Die Ergebnisse zeigten, dass im Gegensatz zu den Befunden beim Menschen und trotz einer Sofortreaktion im Hauttest bei einigen Hunden *Der p I, Der p II, Der f I* und *Der f II* nicht als Hauptallergene bei Hunden mit atopischer Dermatitis fungieren. Nur das Serum atopischer Hunde geht eine feste Bindung mit einem 90 kDa-Polypeptid von *D. farinae* ein, wie die Western-Blot Analyse zeigte.

Die Allergenität von Hausstaub erhöht sich, wenn man ihn vor der Extrahierung mehrere Monate lang lagert. Die Inokulation steriler Staubproben mit lebenden Hausstaubmilben erhöht die Hauttestreaktivität des Extraktes. Die Reaktivität erhöht sich parallel zur Anzahl der Milben in dem Präparat. Beim Menschen reagieren die meisten Patienten, die auf Staubantigene allergisch sind, auch auf Milbenantigene, jedoch schon bei weitaus geringeren Konzentrationen. Auch in der Veterinärmedizin wird von einer Reaktion auf Hausstaubmilben berichtet, doch ist hier die Rate niedriger als beim Menschen. Sowohl bei Tieren als auch beim Menschen stellen Hausstaubmilben eine Hauptquelle für Hausstauballergene dar, aber nicht die einzige.

Je nach Exposition des Tieres können auch andere Stäube, wie z. B. Scheunen- und Holzstaub, eine Rolle spielen. Zusätzlich zu den Hausstaubmilben gibt es noch eine Vielzahl anatomisch unterschiedlicher Milben aus der Familie der Tyroglyphiden (Vorratsmilben), die in großer Zahl in gelagertem Heu, Getreideprodukten und Hausstaub vorkommen. Zu den häufigsten Arten gehören *Acarus siro, Glyciphagus destructor* und *Tyrophagus putrescentiae* (Platts-Mills und Chapman, 1987). Vorratsmilben gelten als Auslöser von Asthma, allergischer Rhinitis und Atopie bei Landwirten, Bäckern (Tee, 1994) und Stadtbewohnern (Wraith et al., 1979; Luczynska et al., 1990; Tee, 1994). Aus dem Staub von Häusern mit hoher Feuchtigkeit wurden Milben isoliert, und die Bewohner dieser Häuser reagierten in Haut-

◀ Vorratsmilben

3 Aeroallergene und Aerobiologie

tests auf Vorratsmilben mit einer stärkeren Quaddelbildung als bei *D. pteronyssinus* (Wraith et al., 1979). Eine dieser Vorratsmilben – *Tyrophagus putrescentiae* – spielt anscheinend sowohl beim Menschen (Green and Woolcock, 1978; Luczynska et al., 1990; Tee, 1994) als auch beim Hund (Vollset, 1986; Koch und Peters, 1994) eine bedeutende Rolle als Antigen. Bis zu 80 % der menschlichen Asthmatiker (Green und Woolcock, 1978) und 23,7 % der atopischen Hunde (Koch und Peters, 1994) zeigten positive Hauttestreaktionen auf diese Milbenart. Bei Hunden mit klinischen, Atopiekompatiblen Symptomen wurden häufig IgGd-Antikörper gegen den Reinextrakt von *T. putrescentiae* beobachtet (Willemse, 1994).

Anders als bei *Dermatophagoides* spp., wo die Antigenfraktionen und DNA-Sequenzen bestimmt werden konnten, liegen über *T. putrescentiae* nur begrenzt Informationen vor (Arlian et al., 1984; Johansson et al., 1994). Arlian et al. (1984) bewiesen, dass Extrakte von *T. putrescentiae* und der Kot von *T. putrescentiae* mehrere gemeinsame Antigene besitzen. Eine weitere Identifizierung der allergenen Komponenten in den *T. putrescentiae*-Extrakten wurde mittels Natrium-Dodecyl-Sulfat-Polyacrylamid-Gel-Elektrophorese (SDS-PAGE) und Immunblotting durchgeführt (Johansson et al., 1994). Die häufigsten Bindungen an IgE erfolgten an eine 16 kDa-Komponente von *T. putrescentiae*.

3.7.2 Epidermale Allergene

Mensch und Tier geben ständig Haare und abgestorbene Epidermiszellen an die Umwelt ab. Haare gelten als weniger wichtige Allergene, da sie kaum löslich und nicht häufig in der Luft zu finden sind. Folglich ist auch die allgemein verbreitete Auffassung, dass kurzhaarige Tiere oder Tiere, die kaum Haare verlieren »hypoallergen« seien, nicht korrekt. Epidermiszellen oder Schuppen sind Proteine mit zahlreichen Antigen-Determinanten, die oftmals mit Speichel, Serum oder Urin kontaminiert sind, was ihre Antigenität erhöhen kann. Man hat nachgewiesen, dass Schuppenextrakte je nach der angewandten Extraktionsmethode variieren und dass es wahrscheinlich Allergene gibt, die für eine Rasse innerhalb einer Tierart spezifisch sind. Eine Person, die auf Hundeschuppen allergisch ist, kann auf eine bestimmte Hunderasse sensibler reagieren als auf eine andere – und zwar unabhängig von Felllänge und Fellwechsel. Dieses Phänomen wird auch bei anderen Tierarten vermutet, ist jedoch noch nicht nachgewiesen.

3.7.3 Katzenallergene

Für den Menschen ist die allergene Bedeutung von Katzen größer als die von Hunden. Man schätzt, dass in den USA zwei Prozent der Bevölkerung eine Katzenallergie aufweist. Immunchemische Studien haben gezeigt, dass das Hauptallergen des Katzenfells *Fel d I* ist. Dieses Allergen ist potenter als reine Epidermis-Extrakte und unterscheidet sich von den Serumproteinen. Man findet es vorwiegend in den Talgdrüsen der Haut, aber auch in hohen Konzentrationen in den Speicheldrüsen. *Fel d I* wird in Haut und Fell gespeichert, wobei die Konzentration an der Haarwurzel zehn Mal höher ist als an der Spitze. Es kommt bei allen Rassen vor, die Menge schwankt jedoch bei den einzelnen Tieren der unterschiedlichen Rassen. Kater weisen höhere Konzentrationen auf als weibliche Tiere. Die Allergene sind auch in Urin- und Serumausscheidungen vorhanden. *Fel d I* ist ein Polypeptid mit einem Molekulargewicht von 35–39 kDa in der HPLC (Hochdruck-Flüssigkeits-Chromatographie) und von 17–18 kDa in der SDS-PAGE. Man findet es vor allem im Staub aus Teppichen und Polstermöbeln. Katzenallergene sind ubiquitär. Es gibt kaum eine Wohnung, die in ihrem Hausstaub kein *Fel d I* aufweist. Im Gegensatz zu den Milbenallergenen bleiben Katzenallergene über einen längeren Zeitraum in der Luft, und

▸▸ Hauptallergen

▸ Epidermiszellen, Schuppen

Umweltallergene

zwar auch in stehender Luft (Luczynska et al., 1990; Charpin et al., 1991; Duffort et al., 1991; Bessot et al., 1994). Bei der Fellpflege verteilt die Katze die Allergene über den Körper und erhöht dadurch die Allergenität. Medikamente, die die Speichelsekretion verringern, wie z. B. Atropin, hemmen die Ausbreitung des Antigens.

3.7.4 Hundeallergene

Hundeallergene kommen hauptsächlich in der Haut, aber auch im Serum und im Speichel vor (Schou, 1993). Das Hauptallergen – *Can f I* – wurde bereits isoliert (Schou et al., 1991). Es handelt sich um ein Polypeptid mit einem Molekulargewicht von 22–25 kDa. Ein weiteres, bedeutendes Allergen, das Kreuzreaktionen zwischen Katzen- und Hundeextrakten verursacht, ist Albumin (Boutin et al., 1988). Die Konzentration von *Can f I* kann innerhalb einer Rasse bzw. unter den einzelnen Rassen variieren. Hundeallergene können auch in einer Umgebung, zu der Hunde keinen Zugang haben, in großer Zahl vorkommen (Dybendal et al., 1989). Die Bedeutung einer starken Reaktion eines Hundes auf Hundeschuppen ist unklar.

3.7.5 Menschliche Allergene

Ein Mensch produziert durchschnittlich fünf Gramm Schuppen pro Woche, so dass Tiere hohen Konzentrationen dieses Allergens ausgesetzt sind. Veterinärmedizinische Untersuchungen beschreiben Reaktionen auf menschliche Schuppen bei bis zu 50 % der Hunde. Dieses Antigen ist in den USA nicht mehr erhältlich, was durchaus eine Erklärung dafür sein könnte, weshalb manche Hunde mit klassischer Atopie bei Hauttests ein negatives Ergebnis aufweisen.

3.7.6 Weitere epidermale Allergene

Extrakte von Kamel, Rind, Rotwild, Fuchs, Gerbil, Ziege, Meerschweinchen, Hamster, Pferd, Nerz, Affe, Maus, Schwein, Kaninchen, Ratte und Seehund sind auf dem Markt erhältlich. Diese Allergenlösungen enthalten wahrscheinlich nicht nur epidermale Antigene, sondern auch solche aus Serum, Speichel oder Urin.

Ein Hauptallergen ist im Mäuseurin (*Mus m I*) und Rattenurin (*Rat n I*) enthalten.

Einige Menschen, die auf Pferde allergisch sind, reagieren nicht nur auf epidermale Antigene, sondern auch auf Serumproteine. Da die Verwendung von Pferde- und Rinderhaar als Füllmaterial für Polstermöbel oder als Teppichmaterial rückläufig ist, sollte auch die Reaktionsrate abnehmen.

◂◂ **Hauptallergen**

Haustiere aus ländlicher Umgebung können auf Nutztiere empfindlich reagieren. Zur Entwicklung einer Sensibilität ist kein direkter Kontakt mit dem Tier notwendig. Einem der Autoren (TW) sind Hunde begegnet, die auf Pferdeschuppenextrakte reagierten, ohne jemals direkten Kontakt mit Pferden gehabt zu haben. In diesem Fall wurden die Pferdeschuppen vom Besitzer oder dessen Kindern aus dem Pferdestall bzw. der Reitschule ins Haus getragen.

◂◂ **Albumin**

3.7.7 Schafwolle

Die tatsächliche Allergenität von Schafwolle ist umstritten, da Wolle eine irritierende Substanz darstellt und Extrakte daraus nicht nur Wolle, sondern auch Staub und Schuppen menschlichen und tierischen Ursprungs enthalten. Eine positive Hauttestreaktion auf Wolle kommt bei Hunden zwar häufig vor, doch die Bedeutung von Wolle als Aeroallergen ist unklar. Die Autoren führen Tests mit Wolle nicht mehr durch.

3.7.8 Federallergene

Atemwegs- und Hautreaktionen können durch Kontakt mit Federn aus Kissen, Steppdecken, Jacken und Federbetten oder beim Umgang mit Vögeln entstehen. Alte Federn sind stärker allergen als frisch entfernte. Da die Antigenität mit zunehmendem Alter der Federn steigt und bei vielen Menschen ein klarer Zusammenhang zwischen Hauttestreaktion auf Federn und auf Hausstaub besteht, geht man davon aus, dass Hausstaubmilben für die Allergenität gegenüber Federextrakten verantwortlich sind. Anhand von Patienten mit einer durch Federn induzierten allergischen Pneumonie und anhand chemischer Extarktionsstudien wurde nachgewiesen, dass sich Federextrakte von Hausstaubextrakten unterscheiden.

Die Mehrzahl der auf dem Markt erhältlichen Federextrakte sind Mischungen aus Hühner-, Gänse- und Entendaunen, da diese Federarten am häufigsten als Füllmaterial verwendet werden. Der Grad der Kreuzreaktivität der Antigene dieser Federn und derer von Heim- und Wildvögeln ist nicht bekannt. Den Autoren sind Hunde bekannt, die auf den im Haus gehaltenen Papageien allergisch reagierten, was durch Isolation (LMR / WHM) bzw. Hauttestreaktionen auf Papageienfedernextrakte (TW) bewiesen wurde. Diese Hunde reagierten auch auf gemischte Federextrakte. In den seltenen Fällen, in denen Hunde ausschließlich auf Federn allergisch waren, wurde eine Immuntherapie mit gemischtem Federantigen erfolgreich eingesetzt (LMR / WHM).

3.7.9 Kapok

Unter Kapok versteht man das feuchtigkeitsbeständige Samenhaar des Kapokbaumes, das als Füllstoff für Polstermöbel, Matratzen, Schwimmwesten oder Kissen verwendet wird. Die Bedeutung von Kapok hat seit der Verwendung synthetischer Fasern stark abgenommen. Wie bei Hausstaub und Federn, steigt auch die Allergenität von Kapok mit zunehmendem Alter durch die Kontaminierung mit Hausstaubmilben und wegen des biologischen Zerfalles.

3.7.10 Baumwoll- und Leinsamen

Das wasserlösliche, proteinhaltige Material aus Baumwollsaat ist in billigen Baumwollfüllungen vorhanden und kann allergische Symptome hervorrufen. Die ständig steigende Verwendung synthetischer Fasern hat die Häufigkeit der Reaktion auf Baumwollsamen jedoch gesenkt.

3.7.11 Pyrethrum

Pyrethrum ist ein häufig verwendetes pflanzliches Insektizid, das aus den Blüten von *Chrysanthemum cinerarie-folium* gewonnen wird. Diese Pflanze gehört in die Familie der Compositae und ist somit botanisch mit den Ambrosien (Ragweed, Traubenkraut) verwandt. Patienten, die auf Traubenkraut allergisch sind, können auch auf Pyrethrum-haltige Insektizide reagieren. Das Vorkommen einer klinisch manifesten Allergie auf diese Insektizide scheint aber sehr selten zu sein.

3.7.12 Tabak

Tabakrauch kann Reizungen hervorrufen und viele Haustiere zum Niesen veranlassen. Inhalationsallergien auf Tabak sind selten, treten aber bisweilen auf. Seit Scott (1981) eine große Häufigkeit falsch-positiver Reaktionen auf Tabak feststellte, müssen die Ergebnisse von Hauttests kritisch bewertet werden. Einer der Autoren (WHM) berichtet von zwei Hunden, die offensichtlich auf Marihuana-Rauch allergisch reagierten.

Herstellung von Allergenen

3.7.13 Insektenallergene

Eine Hypersensibilität Insekten gegenüber wird normalerweise durch den Biss oder Stich eines Insektes – und nicht durch die Inhalation insektenassoziierter Allergene ausgelöst (siehe Kapitel 9). Beim Menschen stellt das Antigen der Küchenschabe ein signifikantes Allergen dar, das sich vom Hausstaub klar unterscheidet. Dieses Allergen spielt offensichtlich in Europa eine geringere Rolle als in den USA. Bei Atopikern liegt die Häufigkeit einer Hautsensibilisierung auf Schaben bei zehn Prozent in Europa, 53 % in den USA und 46 % in Asien (Bidat et al., 1993). Es wurden zwei Hauptallergene identifiziert: *Bla g I* und *Bla g II*. Die Schaben-Allergene findet man hauptsächlich im Außenskelett und in den Fäkalien. Nesbitt (1978) berichtet, dass 60 % der Stadthunde im Hauttest auf Schaben reagierten. Die Bedeutung ist jedoch unklar.

Die Inhalation von Insektendebris von Köcherfliege und Maikäfer führt ebenfalls zu allergischen Symptomen. Griffin et al. (1993) führte bei zehn Hunden, die in der Vergangenheit verschiedenen Insektenarten ausgesetzt waren, Tests mit allergenen Extrakten aus Schabe, Kriebelmücke, Stubenfliege sowie Schwarzer- und Roter Waldameise durch. Es wurden keine Hauttestreaktionen auf das Schaben-Allergen festgestellt; das Antigenspezifische IgE wurde jedoch bei sechs von zehn Hunden entdeckt. Eine ähnliche Diskrepanz wurde für die anderen Extrakte registriert. In einer Studie mit 40 Floh-positiven Hunden (Willis, 1994) reagierten 17 Hunde auf multiple Insekten- und Arachnidenextrakte. Die häufigsten Reaktionen wurden für die Extrakte der Schwarzen Waldameise, Pferdebremse und Kriebelmücke festgestellt.

Bei Hunden ist die Häufigkeit einer Hypersensibilität Moskitostichen gegenüber unbekannt. Ein Bericht aus Deutschland (Koch und Peters, 1994) zeigt jedoch, dass aus einer Gruppe von 207 Hunden 14 % positiv reagierten.

3.7.14 Weitere Allergene

Für Allergietests stehen Extrakte verschiedener Gummiarten, Klebstoffen und Fasern zur Verfügung. Ihre Allergenität ist fraglich. Diese Substanzen rufen wahrscheinlich Irritationen hervor und sollten in den Patch-Tests an Tieren mit klinischen Manifestationen einer Kontaktallergie verwendet werden. Wenn der Vorbericht des Tieres auf eine Exposition hindeutet, so dass eines dieser Allergene von Bedeutung sein könnte, dann sollte ein Patch-Test an diesem Tier durchführt werden (siehe Kapitel 8).

Im Allgemeinen sind Zimmerpflanzen nur minimal allergen, da sie keine Pollen produzieren. In den feuchten Töpfen können jedoch Schimmelpilze gedeihen und einige Pflanzenteile wirken allergen. Signifikante Allergene sind wahrscheinlich Blätterteile der kleinblättrigen Birkenfeige (*Ficus benjamina*) und Nektarabsonderungen des Zimmerahorns (*Abutilon striatum*) (LMR / WHM).

◄◄ **Hauptallergene**

3.8 Herstellung von Allergenen

Vereinfacht ausgedrückt, werden Allergie-Extrakte gewonnen, indem man das Material sammelt, die »Allergene« extrahiert und sie mit Konservierungsmitteln mischt. Die Sammel- und Herstellungsverfahren können von Labor zu Labor variieren. Zusätzlich kann sich die Allergenität der Extrakte erheblich von Charge zu Charge – selbst derselben Firma – unterscheiden. Diese Variabilität spiegelt unsere Unkenntnis bezüglich der wichtigsten Antigen-Determinanten in den verschiedenen Allergenen, sowie die biologische Vielfalt der Pollen wider. Bis alle Allergene definiert sind, sollte man alle Extrakte von demselben Labor beziehen, um eine möglichst gleiche Qualität zu gewährleisten.

Pollenextrakte werden folgendermaßen zubereitet: Der Pollen wird gesammelt, wenn möglich gereinigt und anschließendgetrocknet, um eine Kontamination durch Bakterien und Pilze

◄ **Sammeln**

3 Aeroallergene und Aerobiologie

▶ **Extraktion**

zu verhindern. Vor der Extraktion werden die Pollen oft mit Hilfe verschiedener technischer Verfahren (u. a. Extraktion mit Äther) entfettet. Bei unvorsichtigem Entfetten können einige der potentiellen Allergene verloren gehen. Pilzantigene werden normalerweise aus getrockneten, zermahlenen Pulvern der Myzelschicht hergestellt. In manchen Fällen wird auch nur das Wachstumsmedium oder die Myzelschicht mit dem Wachstumsmedium verwendet. Die Allergene werden unter der Verwendung von Salzlösungen, denen noch andere Stoffe hinzugefügt werden können, aus den Rohmaterialien extrahiert. Sobald die Extraktion abgeschlossen ist, kann das Allergen entweder gefriergetrocknet oder bis auf die gewünschte Stärke verdünnt werden.

▶ **Verdünnung**

Jede Charge und jede hergestellte Ampulle werden auf Sterilität überprüft.

▶ **Konservierung**

Zur Verhinderung einer mikrobiellen Kontamination werden den Extrakten Konservierungsmittel zugesetzt. Üblicherweise wird dazu 0,2–0,4 %iges Phenol oder 50 %iges Glyzerin verwendet. Einige Laboratorien bieten Extrakte an, die mit 0,03 %igem, menschlichen Serumalbumin konserviert wurden. Diese wurden bei Tieren bis jetzt noch nicht eingesetzt. Konservierungsmittel hemmen nicht nur das mikrobielle Wachstum, sondern beeinflussen auch die Haltbarkeit der Extrakte.

3.9 Haltbarkeit allergener Extrakte

Allergenlösungen sind begrenzt haltbare, biologische Materialien, die einige Wochen bis Monate nach dem Herstellungsdatum an Wirkung verlieren. Der Wirkungsverlust ist abhängig von Zeit, Temperatur, der Konzentration des Allergens, dem verwendeten Konservierungsstoff und dem Vorhandensein von Störsubstanzen – z. B. die für intradermale Injektionen verwendete Plastikspritze. Abgelaufene Extrakte sollten nicht mehr verwendet werden. Auch der Gebrauch von Allergenen, die dem Verfallsdatum nahe sind, ist umstritten, da diese ihre ursprüngliche Potenz nicht mehr besitzen.

Die Wirksamkeit eines Extraktes wird entscheidend von dem verwendeten Konservierungsmittel beeinflusst. Am haltbarsten sind Auszüge, die mit 50 %igem Glyzerin konserviert wurden, während mit Phenol konservierte Destillate am wenigsten haltbar sind. Die Konservierung mit 10 %igem Glyzerin oder 0,03 %igem humanen Serumalbumin liefern mittelmäßige Resultate. Da mit Glyzerin versetzte Extrakte zu falsch-positiven Hauttestreaktionen führen können, sind sie für die Verwendung in der Veterinärmedizin nicht geeignet.

Der Zerfall von Extrakten, die mit Phenol konserviert wurden, wird von Zeit, Temperatur und Allergenkonzentration beeinflusst. Alte Extrakte verlieren ihre biologische Wirkung und die gebildeten Abbauprodukte können Reizungen hervorrufen. Durch Kühlung kann der Zerfall verzögert werden. Werden Antigene – besonders jene, die auf Hautteststärke verdünnt wurden – wiederholt Raumtemperaturen ausgesetzt, beschleunigt sich der Wirkungsverlust. Verdünnte, mit Phenol konservierte, Extrakte können innerhalb eines Jahres 50 % ihrer ursprünglichen Aktivität einbüßen.

Proteolytische Enzyme, die von Natur aus in einem Extrakt vorhanden sind oder durch bakterielle Kontamination hineingelangen, beeinträchtigen dessen Wirksamkeit. Dieses gilt vor allem für Schimmelpilzextrakte. Kontaminierte Hyposensibilisierungslösungen können gefährlich sein, so dass jede Lösung mit veränderten physikalischen Eigenschaften entsorgt werden sollte. Bei hoch konzentrierten Allergenen (1:10 Gewicht zu Volumen [w/v] oder 40 000 Protein-Stickstoff-Einheiten [PNU] pro ml) kommt es häufig dann zu Ausfällungen, wenn sie über einen Zeitraum von drei bis sechs Monaten gelagert werden. Extrakte, die Ausflockungen erkennen lassen, sind nicht mehr so wirksam und können veränderte antigene Eigenschaften aufweisen, so dass man sie entsorgen sollte.

3.10 Standardisierung allergener Extrakte

Die Zusammensetzung der Allergen-Extrakte in den Testlösungen ist variabel, was z. B. auf die verschiedenen Gewinnungs- und Extraktionsmethoden zurückzuführen ist. Leider gibt es keine einheitliche Verfahren. Eine Standardisierung wird erst dann praktikabel sein, wenn exakte Messungen der biologischen Wirksamkeit zur Verfügung stehen.

In den USA werden Extrakte entweder auf w/v-Basis verkauft, oder die Konzentration wird in PNU/ml angegeben. In Europa wird die Konzentration eines Extraktes auch in Noon-Einheiten (NE)/ml angegeben. Diese Einheit wird häufig für Pollenextrakte verwendet.

Die w/v-Konzentration ermittelt sich aus dem Gewicht des entfetteten Allergens im Verhältnis zum Volumen des Verdünnungsmittels. Beispiel: 1 g Allergen verdünnt mit 1000 ml Verdünnungsmittel ergibt eine 1:1000 Lösung.

Die PNU-Konzentration erhält man, indem man das Protein aus dem Allergen mit Hilfe von Phosphorwolframsäure extrahiert. Laut Definition entspricht 1 mg Protein 100 000 PNU.

Ein NE wird definiert als 1 ml eines Extraktes, der aus 1 mg Pollen in 1 l Extraktionsflüssigkeit gewonnen werden kann.

Keine dieser Methode zeigt die wirkliche biologische Wirksamkeit an. Bei der PNU- und NE-Methode geht man davon aus, dass alle vorhandenen Proteine als Antigene wirksam sind und es keine nicht-eiweißartigen Antigene gibt. Beide Annahmen sind jedoch falsch. Bei der w/v-Methode ist die Menge an nicht-eiweißartigem Material unbekannt. Wenn beträchtliche Mengen dieses Stoffes vorliegen, dann wäre der Extrakt wahrscheinlich weniger wirksam, als die angegebene Konzentration vermuten lässt. Kein Verfahren berücksichtigt die Probleme der variablen Antigen-Determinanten in den verschiedenen Chargen der Rohallergene oder die Auswirkungen der Extraktion auf die Antigene.

Mit Hilfe einer Formel kann die PNU-Konzentration eines w/v-Extraktes geschätzt werden: 1 ml einer 1:50 w/v-Lösung sollte ungefähr 10 000 PNU enthalten. Dieser Formel zufolge müsste 1 ml einer 1:1000 w/v-Lösung 500 PNU enthalten. 1 NE gilt annähernd als 1 PNU.

Zahlreiche Untersucher halten Hauttests mit Hausstaub in einer Konzentration von 1000 PNU/ml bei Hunden für zu stark reizend. Konzentrationen von bzw. unter 250 PNU/ml sind erforderlich, um die Anzahl der falsch-positiven Reaktionen zu begrenzen. Zur Messung des antigenen Potentials und der Reinheit des Extraktes werden Histaminfreisetzungs-Assays, RAST bzw. RAST-Inhibitionstests, zweidimensionale Immunelektrophorese, isoelektrische Fokussierung sowie ultraviolette Absorptionsspektren verwendet. Der RAST-Test wird zwar nicht als Standardtest verwendet, doch seine Ergebnisse scheinen eine zuverlässige Schätzung der Wirksamkeit des Extraktes anzugeben. Die Autoren empfehlen, die Allergene immer vom gleichen Hersteller zu beziehen, um Schwankungen möglichst zu vermeiden.

◂◂ w/v-Konzentration

◂◂ PNU-Konzentration

Letztendlich kann man die echte biologische Wirksamkeit nur mit Hilfe der Hauttestreaktion eines Allergens ermitteln. Hersteller von Hauttest-Allergenen müssen in der Lage sein, die Standardisierungsdaten mitzuliefern. Die Schwellenwert-Konzentrationen für die Haut sollten an gesunden Versuchshunden (Sture et al., 1995) für alle Einzel- bzw. Mischallergene bestimmt worden sein. Die Konzentration der Chargen, die geringere oder stärkere Reaktionen als erwartet hervorrufen, unterscheidet sich sicherlich von der angegebenen.

◂◂ NE

3.11 Einzel- bzw. Gruppenallergene

Allergene sind als Einzelextrakte oder Stammmischungen erhältlich. Die Verwendung von Mischextrakten bei Hauttests ist umstritten. Der Einsatz einer Mischung verringert die Anzahl der Testsubstanzen pro Tier und senkt auch die Kosten für das Allergen, aber die Zuverlässigkeit der Testergebnisse ist fraglich. Scott (1981)

3 Aeroallergene und Aerobiologie

▶▶ Gräsermischungen

▶ Gruppenallergene

berichtete über eine geringe Übereinstimmung zwischen Misch- und Einzelallergenen, als er Schimmelpilze, epidermale Epithelien und Kräuter verglich. Seine Patienten (und auch die der Autoren) tendierten dazu, auf das Einzelallergen – und nicht auf das Gruppenantigen – zu reagieren. Scott stellte fest, dass gemischte Gras-, Ambrosien- und Staubantigenen zufriedenstellende Reaktionen brachten, dies kann von LMR jedoch nicht bestätigt werden. Willemse et al. (Nesbitt, 1978; Nesbitt et al., 1984) schätzten die Korrelation zwischen Einzel- und Mischantigenen auf 60–75 %. Gruppenallergene werden zubereitet, indem man kleine Mengen jedes Inhaltsstoffes in der gleichen Ampulle mischt. 1 ml einer Mixtur aus fünf Allergenen und einer Konzentration von 1000 PNU/ml enthält 200 PNU jedes Antigens. Bei einem Hauttest würde das Tier mit der Injektion 10 PNU eines jeden Antigens anstelle der 50 PNU bei Verwendung von Einzelallergenen erhalten. Wenn mehr als fünf Antigene zusammen gemischt werden, liegt die Konzentration sogar noch niedriger.

▶ Stammmischungen

▶▶ Kreuzreaktivität

Stammmischungen sind nicht für alle Allergene erhältlich. Werden nur Mischungen eingesetzt, kann es vorkommen, dass einige wichtige Allergene übersehen werden.

Vorausgesetzt die verwendeten Mischungen enthalten alle relevanten Allergene, so müssen die Hauttest-Reaktionen sorgfältig ausgewertet werden. Eine negative Reaktion auf eine Mischung könnte bedeuten, dass das Tier auf keines der Allergene reagiert oder dass die Konzentration der einzelnen Antigene zu niedrig ist, um eine Reaktion auszulösen. Echte positive Reaktionen deuten darauf hin, dass das Tier auf ein bzw. mehrere der in der Mischung enthaltenen Antigene allergisch reagiert. Reagiert das Tier auf alle Antigene, dann ist die Verwendung dieser Mischung bei der Immuntherapie angezeigt. Reagiert das Tier nur auf eines oder einige der Allergene, dann wird die Konzentration der wichtigen Allergene in der Hyposensibilisierungslösung durch die irrelevanten Substanzen gesenkt.

Wenn alle Allergene eine einzigartige Antigenität besitzen würden, müsste man die Verwendung umfangreicher Mischungen in Frage stellen. Da jedoch einige Allergene gemeinsame Antigene aufweisen, haben manche Mischungen durchaus ihre Berechtigung. Stammmischungen, die sehr unterschiedliche Allergene wie z. B. Hausstaub, Epithelien und Insektenmischungen enthalten, sollten nicht verwendet werden. Mischungen sollten grundsätzlich nur ähnliche Antigene beinhalten.

Gräsermischungen sind sicherlich am besten geeignet, da die meisten Gräser – mit Ausnahme des Bermudagrases – zumindest ein gemeinsames Antigen aufweisen. Da Weidelgras, Wiesenschwingel, Knäuelgras und Wolliges Honiggras zwei gemeinsame Antigene besitzen, sollten diese Gräser eine signifikante Kreuzreaktivität zeigen. Idealerweise sollten Gräser einzeln getestet werden. Wenn die Umstände die Verwendung einer Mischung erforderlich machen, dann sollten ein bis zwei am Stadtrand wachsende Gräser in ihr enthalten sein. In Gebieten, in denen Straußgras oder Bermudagras vorherrschen, sollten diese Allergene separat eingesetzt werden.

Die Kreuzreaktivität von Bäumen, Kräutern und Schimmelpilzen ist umstritten. Bäume oder Kräuter der gleichen Familie können Kreuzreaktionen auslösen. Arten derselben Gattung können noch ähnlicher sein. Menschen, die auf verschiedene Bäume der Betulaceae (Erle, Birke, Haselnuss), aber auch auf andere Bäume reagieren, zeigen die gleichen Pricktest-Reaktionen und positive RAST-Test-Reaktionen auf das *Betula*-Allergen (*Bet v 1*) (D'Ammato et al., 1991). Pollen verschiedener Traubenkraut-Arten verfügen über gemeinsame Antigene, so dass Pollenmischungen zu verwertbaren Ergebnissen führen. Ebenfalls gute Resultate erzielt man bei den folgenden Mischungen, da diese Kräuter nach Familie und Gattung gruppiert werden: Ackerfuchsschwanz, Dorniger Amarant, Palmers Amarant; Weißer Gänsefuß, Jerusalems Oak, Mexikanisches Teekraut; Krau-

Einzel- bzw. Gruppenallergene

ser Ampfer, Sauerampfer; Spitzkletten-Ive; Gemeiner Beifuß, Wermut, Costal Sage, Big Sagebrush. Da die Pflanzen der Gattungen *Ambrosia, Iva* und *Xanthium* ähnliche Pollen produzieren und alle das Antigen E des Traubenkrautes aufweisen, könnte man mit Mischungen aus Traubenkraut, Rainfarn und *Iva xanthifolia* aussagekräftige Ergebnisse erhalten. Die Mitglieder der Familien der Chenopodiaceae und Amaranthaceae scheinen ebenfalls ähnlich zu sein, so dass Mischungen aus Weißem Gänsefuß, Mexikanischem Teekraut, Salzkraut, Spindelstrauch (*Kochia*) und anderen Spindelbäumen verwendbar wären.

Nesbitt et al. (1984) stellten die Anzahl positiver und negativer Hauttestreaktionen von vier Kräutern paarweise gegenüber und stellten folgende Übereinstimmungen fest: 59 % für: Weißer Gänsefuß und Spindelbäume, 65 % für Traubenkraut und *Iva ciliata*, 66 % für Traubenkraut und Rainfarn sowie 62 % für Traubenkraut und Beifuß. Diese Angaben zeigen, dass Kräuter unterschiedlicher Gattungen keine vollständigen Kreuzreaktionen aufweisen und dass die Kräuter unterschiedlicher Familien (Weißer Gänsefuß und Spindelbäume) weniger Kreuzreaktionen zeigen als Wildpflanzen der selben Familie (Traubenkraut, *Iva frutescens*, Rainfarn und Beifuß). Die Autoren sind der Auffassung, dass die Verwendung von Kräutermischungen verschiedener Gattungen ungeeignet ist. Kräuter sollten vorzugsweise einzeln oder höchstens als Mischung aus derselben Gattung getestet werden.

Für Baum- oder Schimmelpilzmischungen gilt das Gleiche. Mischungen aus verschiedenen Arten der gleichen Gattung sollten eine hohe Kreuzreaktivität aufweisen, Mischungen aus unterschiedlichen Familien eine geringere. Nesbitt et al.(1984) testete eine Schimmelpilzmischung aus vier Pilzen, von denen zwei aus der Familie der Dematiaceae und zwei aus der Familie der Moniliaceae stammten. Als er die Ergebnisse der Misch- und Einzelallergene verglich, stellte er eine Übereinstimmung von 63–65 % fest. Würden die beiden Mitglieder der einzelnen Familien vollständige Kreuzreaktionen aufweisen, dann wäre eine höhere Korrelation zu erwarten.

Aus der bisherigen Diskussion wird klar, dass Tests mit Einzelallergenen zu verlässlicheren Ergebnissen führen. Falls Mischungen eingesetzt werden, sollten Angehörige einer Gattung zu Gruppen zusammengefasst werden. Mischextrakte aus Allergenen, die der gleichen Familie, aber unterschiedlichen Gattungen entstammen, können unzuverlässig sein. Die botanische Klassifizierung wichtiger Pollen ist in den Tabellen 3.1–3.4 dargestellt. Diese Tabellen konnten erstellt werden, da den Autoren von verschiedenen Unternehmen in den USA, die auf dem Gebiet der Allergie tätig sind, Informationsmaterial zur Verfügung gestellt wurde. Außerdem konnte einschlägige Literatur über die Pollenverteilung in Europa zu Rate gezogen werden (D'Ammato et al., 1991).

◄ **Einzelallergene**

Im Idealfall sollte ein Tier, das auf eine Antigen-Mischung reagiert, auch auf die einzelnen Komponenten der Mischung getestet werden, um festzustellen, welche Allergene signifikant sind. Dieses macht jedoch die Vorteile der Verwendung von Allergenmischungen wieder zunichte.

Nesbitt et al. (1984) stellte fest, dass sich bei Hunden, die einer Immuntherapie mit Hyposensibilisierungslösungen aus Einzelallergenen von Schimmelpilzen, Gräsern und Bäumen unterzogen wurden, bessere Erfolge zeigten als bei Hunden, die mit Hyposensibilisierungslösungen aus Mischungen behandelt wurden. Die in den Mischungen enthaltenen irrelevanten Allergene senken die Konzentration der wichtigen Allergene, wodurch die Hyposensibilisierungslösung an Wirkung verlieren kann. Es ist jedoch nicht geklärt, ob diese eingeschränkte Wirksamkeit auf den vorhandenen, nicht relevanten Allergenen oder den ebenfalls enthaltenen Schimmelpilzproteasen beruht. Proteasen können die biologische Aktivität bestimmter Gräser- und Kräuterpollen reduzieren, wenn sie sich mit diesen zusammen 30 Tage lang in der gleichen Ampulle befinden (Rosenbaum, 1996).

Aeroallergene und Aerobiologie

3.12 Veterinärmedizinisch signifikante Allergene

Es ist praktisch unmöglich, die Daten der einzelnen Veterinärdermatologen zu vergleichen, da sehr viele verschiedene Allergene, Allergenkonzentrationen und Testmethoden verwendet werden. Die Tabelle 3.5 zeigt die Ergebnisse von Hauttests bei Hunden in Europa (Willemse und Van den Brom, 1983; Vollset, 1986; Ohlén, 1992; Carlotti und Costargent, 1994; Koch und Peters, 1994; Willemse, 1994; Sture et al., 1995). Da sich diese Studien nur auf ein begrenztes geographisches Gebiet beziehen, wird der Leser auf Kapitel 4 verwiesen, in dem die wichtigen Pollenallergene näher beschrieben werden.

Tabelle 3.1: Botanische Klassifikation von Gräsern aus der Famile der Gramineen (Süßgräser)

Gattung (deutscher Name)	Art	Deutscher Name	Synonyme	Blütezeit
Agrostis (Straußgras)	tenuis	Rotes Straußgras	A. capillaris, A. vulgaris Gemeines St., Haar-St.	Spätfrühling
	alba	Weißes Straußgras	A. stolonifera, Kriechendes St.	Sommer
Cynodon (Hundszahngras)	dactylon	Gewöhnliches Hundszahngras	Bermudagras	Frühling, Sommer, Herbst
Poa (Rispengras)	compressa	Platthalm-Rispengras		Sommer
	pratensis	Wiesen-Rispengras		Sommer
Bromus (Trespe)	rigidus[1]	Raue Trespe		Spätfrühling
	carinatus[1]	Gekielte Trespe	Plattähren-T.	Spätfrühling, Frühsommer
	secalinus	Roggentrespe		Sommer
	inermis	Grannenlose Trespe	Unbegrannte T., Unbewehrte T.	Sommer
	unioloides[1]	Pampastrespe	B. catharticus, B. willdenowii, Ährengrasähnliche T., Immergrüne T.	Sommer
Phalaris (Glanzgras)	canariensis	Kanariengras	Spitzsamen	Spätfrühling
	arundinacea	Rohr-Glanzgras	Militz	Sommer
	minor	Kleines Glanzgras		Frühling
Festuca (Schwingel)	pratensis	Wiesen-Schwingel	F. pratensis	Sommer
	arundinacea	Rohr-Schwingel	F. arundinacea	Sommer
	rubra	Rotschwingel		Sommer
Sorghum (Mohrenhirse)	Halepense	Aleppo-Mohrenhirse	Wilde M.	Sommer

[1] In Mitteleuropa nicht einheimisch, nur selten eingeschleppt vorkommend.

Veterinärmedizinisch signifikante Allergene

Gattung (deutscher Name)	Art	Deutscher Name	Synonyme	Blütezeit
Koeleria (Schillergras)	*cristata*	Zierliches Schillergras	K. macrantha, K. parviflora, Zierliche Kammschmiele	Sommer
Avena (Hafer)	*sativa*	Saathafer		Spätfrühling
	fatua	Windhafer	Flughafer	Frühling, Frühsommer
Dactylis (Knäuelgras)	*glomerata*	Gemeines Knäuelgras		Spätfrühling, Frühsommer
	cinereus			Spätfrühling, Frühsommer
	glaucus			Frühsommer
Lolium (Weidelgras)	*multiflorum*	Welsches Weidelgras	Italienisches Raygras	Sommer
	perenne	Deutsches Weidelgras	Englisches Raygras, Ausdauernder Lolch	Sommer
Anthoxanthum (Ruchgras)	*odoratum*	Gewöhnliches Ruchgras		Frühling
Phleum (Lieschgras)	*pratense*	Wiesen-Lieschgras	Timotheegras	Spätfrühling, Sommer
Holcus (Honiggras)	*lanatus*	Wolliges Honiggras		Sommer
Triticum (Weizen)	*aestivum*	Saatweizen		Frühsommer
Agropyron (Quecke)	*repens*	Gemeine Quecke	*Elymus repens*	Frühsommer

Aeroallergene und Aerobiologie

Tabelle 3.2: Botanische Klassifikation von Gehölzen mit allergenen Pollen

Familie (deutscher Name)	Gattung	Art	Deutscher Name	Synonyme	Blütezeit
Aceraceae (Ahorngewächse)	Acer	negundo	Eschenahorn		Frühling
		macrophyllum	Oregonahorn	Großblättriger A.	Frühling
		saccharum	Zuckerahorn		Frühling
		rubrum	Rotahorn		Vorfrühling
		saccharinum	Silberahorn		Spätwinter
Betulaceae (Birkengewächse)	Alnus	glutinosa	Schwarzerle		Frühling, Frühsommer
		incana	Grauerle		Frühling
		viridis	Grünerle		Frühling
	Betula	papyrifera	Papierbirke		Frühling
		nigra	Schwarzbirke		Frühling
		pubescens	Moorbirke		Frühling
		pendula	Sandbirke	Warzenbirke, Weißbirke, Hängebirke	Frühling
	Corylus	avellana	Haselnuss		Vorfrühling
Cupressaceae (Zypressengewächse)	Cupressus	arizona	Arizona-Zypresse		Vorfrühling
		macrocarpa	Monterey-Zypresse		Frühling
		sempervirens	Mittelmeerzypresse	Italienische Z.	Spätwinter
Fagaceae (Buchengewächse)	Fagus	sylvatica	Rotbuche		Frühling
	Quercus	macrocarpa	Klettenfrüchtige Eiche	Großfrüchtige E.	Frühling
		kelloggii	Kalifornische Schwarzeiche		Frühling
		agrifolia	Kalifornische Steineiche		Frühling
		gambelii			Frühling
		garryana	Oregoneiche		Frühling
		stellata	Pfahleiche		Frühling

Veterinärmedizinisch signifikante Allergene

Familie (deutscher Name)	Gattung	Art	Deutscher Name	Synonyme	Blütezeit
		rubra	Roteiche		Frühling
		dumosa			Frühling
		lobata			Frühling
		virginiana			Frühling
		alba	Weißeiche		Frühling
Hamamelidaceae (Zaubernussgewächse)	Liquidambar	styraciflua	Amerikanischer Amberbaum		Spätfrühling
Juglandaceae (Walnussgewächse)	Carya	ovata	Schuppenrindiger Hickory	Schindelborkiger H.	Spätfrühling
	Carya	tomentosa	Spottnuss		Spätfrühling
	Juglans	nigra	Schwarznuss		Frühling
		regia	Walnuss		Frühling
		hindsii			Frühling
		californica			Vorfrühling
Leguminosae (Hülsenfrüchtler)	Acacia[1]	spp.	Akazie		Spätwinter, Frühling
Moraceae (Maulbeergewächse)	Morus	spp.	Maulbeerbaum		Frühling
Myrtaceae (Myrtengewächse)	Eucalyptus	globulus	Blaugummibaum		ganzjährig
Oleaceae (Ölbaumgewächse)	Fraxinus	excelsior	Gemeine Esche		Frühling
	Olea	europaea	Olivenbaum	Ölbaum	Spätfrühling
	Ligustrum	vulgare	Gewöhnlicher Liguster	Rainweide	Spätfrühling
Pinaceae (Kieferngewächse)	Pseudotsuga	menziesii	Douglasie		Frühling
	Pinus	contorta	Drehkiefer		Spätfrühling
		ponderosa	Gelbkiefer	Goldkiefer	Spätfrühling
		strobus	Weymouthskiefer	Strobe	Spätfrühling
		monticola	Westamerikanische Weymouthskiefer		Spätfrühling

[1] In Mitteleuropa nicht im Freiland in Kultur. Häufig im Mittelmeerraum und an der Atlantikküste. Zur Blütezeit im Winter häufig in Blumengeschäften (»Mimosen«).

Aeroallergene und Aerobiologie

Familie (deutscher Name)	Gattung	Art	Deutscher Name	Synonyme	Blütezeit
Platanaceae (Platanengewächse)	*Platanus*	*racemosa*	Westamerikanische Platane		Vorfrühling
		orientalis	Morgenländische Platane		Frühling
		acerifolia	Ahornblättrige Platane	*P. hispanica, P. hybrida*	Frühling
Salicaceae (Weidengewächse)	*Populus*	*tremuloides*	Amerikanische Zitterpappel	Amerikanische Espe	Frühling
		balsamifera	Balsampappel		Vorfrühling
		trichocarpa	Westliche Balsampappel	Haarfrüchtige P.	Vorfrühling
		deltoides	Kanadische Schwarzpappel	Kanadapappel	Vorfrühling
		fremontii			Vorfrühling
		alba	Silberpappel		Vorfrühling
	Salix	spp.	Weide		Spätwinter, Frühling
Taxodiaceae (Sumpfzypressengewächse)	*Sequoia*	*sempervirens*	Küstenmammutbaum	Küstensequoie	Frühling
Tiliaceae (Lindengewächse)	*Tilia*	*americana*	Amerikanische Linde		Frühling
Ulmaceae (Ulmengewächse)	*Ulmus*	*carpinifolia*	Bergulme	Amerikanische U.	Vorfrühling
		laevis	Flatterulme	Zwergulme	Vorfrühling
		glabra	Bergulme	Kleinblättrige U.	Vorfrühling
		hollandica	Holländische Ulme		Vorfrühling
	Celtis	*australis*	Südlicher Zürgelbaum		Frühling

Veterinärmedizinisch signifikante Allergene

Tabelle 3.3: Botanische Klassifikation von Wildkräutern mit allergenen Pollen

Familie (deutscher Name)	Gattung (deutscher Name)	Art	Deutscher Name	Synonyme	Blütezeit
Amaranthaceae (Fuchsschwanzgewächse)	*Amaranthus* (Amarant, Fuchsschwanz)	*palmeri*	Palmers Amarant		Sommer
		retroflexus	Zurückgebogener Fuchsschwanz	Ackerfuchsschwanz, Rauhaariger F., Krummer F.	Sommer
		spinosus	Dorniger Amarant	Malabarspinat	Sommer
		tamariscinus			Spätsommer
Chenopodiaceae (Gänsefußgewächse)	*Bassia* (Dornmelde)	*spec.*			Sommer
	Beta (Rübe)	*vulgaris*	Rübe	Bete, Mangold	Spätfrühling, Sommer
	Kochia (Radmelde)	*scoparia*	Besen-Radmelde	Sommerzypresse	Sommer
	Chenopodium (Gänsefuß)	*album*	Weißer Gänsefuß		Frühling, Sommer
		ambrosioides	Mexikanisches Teekraut		Spätsommer, Frühherbst
	Salicornia (Queller)	*ambigua*	Queller		Spätfrühling, Frühsommer
	Salsola (Salzkraut)	*kali*	Kali-Salzkraut		Sommer
	Atriplex (Melde)	*polycarpa*[1]			Spätsommer
		wrightii[1]			Sommer
		serenana[1]			Sommer
		lentiformis[1]			Spätsommer
		confertifolia[1]			Spätfrühling, Frühsommer
		argentea[1]			Sommer
		patula	Gewöhnliche Melde	Spreizende M.	Sommer
		canescens[1]			Sommer

[1] Kommt in Europa nicht vor.

Aeroallergene und Aerobiologie

Familie (deutscher Name)	Gattung (deutscher Name)	Art	Deutscher Name	Synonyme	Blütezeit
Compositae (Korbblütler)	Balsamorhiza	sagittata			Frühling
	Iva (Ive, Rispenkraut)	xanthiifolia	Spitzkletten-Ive		Frühling
		ciliata[1]	Gewimperte Ive		Sommer
		angustifolia[1]	Schmalblättrige Ive		Spätfrühling, Sommer
	Taraxacum (Löwenzahn)	officinale	Gemeiner Löwenzahn	Kuhblume	Frühling, Sommer
	Solidago (Goldrute)	spp.	Goldrute		Spätsommer, Frühherbst
	Ambrosia (Ambrosie)	artemisiifolia	Hohe Ambrosie	Beifuß-A.	Spätsommer, Herbst
		trifida	Dreilappige Ambrosie		Spätsommer, Herbst
		bidentata			Spätsommer
		psilostachya	Ausdauernde Ambrosie	A. coronopifolia, Stauden-A.	Spätsommer, Frühherbst
		deltoidea			Frühjahr
	Franseria[2]	ACANTHICARPA			Frühjahr, Sommer
		dumosa			Frühjahr
	Dicoria[2]	canescens			Herbst
	Artemisia (Beifuß)	annua	Einjähriger Beifuß		Sommer
		tridentata			Spätsommer, Herbst
		dracunculus	Estragon	Dragon-B.	Sommer
		vulgaris	Gemeiner Beifuß		Sommer
		ludoviciana	Weißer Beifuß		Spätsommer, Frühherbst
		absinthium	Wermut	Absinth	Spätsommer
Brassicaceae (Kreuzblütler)	Brassica (Kohl)	spp.	Rübsen, Kohl, Raps		Frühling, Sommer

[1] Kommt in Europa nicht vor.
[2] Kommt in Mitteleuropa nicht vor.

Veterinärmedizinisch signifikante Allergene

Familie (deutscher Name)	Gattung (deutscher Name)	Art	Deutscher Name	Synonyme	Blütezeit
Plantaginaceae (Wegerichgewächse)	*Plantago* (Wegerich)	*major*	Breitwegerich	Großer W.	Spätfrühling, Sommer
		lanceolata	Spitzwegerich		Frühling, Sommer
		media	Mittlerer Wegerich, Weidewegerich		Frühling Sommer
Polygonaceae (Knöterichgewächse)	*Rumex* (Ampfer)	*obtusifolia*	Stumpfblättriger Ampfer		
		acetosella	Kleiner Sauerampfer		
		crispus	Krauser Ampfer		
Urticaceae (Brennnesselgewächse)	*Urtica* (Brennnessel)	*dioica*	Große Brennnessel		Sommer

Tabelle 3.4: In Europa für den Pollenflug besonders wichtige Blütenpflanzen und ihre Blütezeit

Pflanze (deutscher Name)	Gebiet 1–1	Gebiet 1–2	Gebiet 2–1	Gebiet 2–2	Gebiet 3–1	Gebiet 3–2[1]
Gehölze						
Corylus spp. (Hasel)	Feb.–Mai		März–April		März–April	April
Alnus spp. (Erle)	Feb.–März				Feb.–April	April–Mai
Quercus spp. (Eichen)		April–Mai	April–Mai	Mai	Mai	
Betula spp. (Birken)			April–Mai		April–Mai	Mai–Juni
Salix spp. (Weiden)			April–Mai			
Ulmus spp. (Ulmen)			März–April			
Castanea spp. (Esskastanien)			Juni–Juli		Juni–Juli	
Cupressus spp. (Zypressen)	Jan.–Mai	März–Mai				
Juniperus spp. (Wacholder)		März–Mai				

[1] Gebiet 1–1: Mittelmeerraum; 1–2: Mittel- und Südfrankreich; 2–1: Mitteleuropa einschließlich Norddeutschland; 2–2: Britische Inseln; 3–1: Nordfrankreich und Benelux; 3–2: Skandinavien
[2] siehe Tabelle 4.1–4.3 (Kapitel 4)

3 Aeroallergene und Aerobiologie

Pflanze (deutscher Name)	Gebiet 1–1	Gebiet 1–2	Gebiet 2–1	Gebiet 2–2	Gebiet 3–1	Gebiet 3–2[1]
Thuja spp. (Lebensbäume)		März–Mai				
Platanus spp. (Platanen)		März–Mai				
Olea europaea (Olive)	Mai–Juni					
Wildkräuter						
Chenopodium spp. (Gänsefuß)	Mai–Sept.	Mai–Aug.				
Kochia scoparia (Besen-Radmelde)	Mai–Sept.					
Atriplex spp. (Melden)	Mai–Sept.					
Salsola pestifer (Kali-Salzkraut)	Mai–Sept.					
Parietaria spp. (Glaskräuter)	März–Sept.	März–Sept.	Juni–Sept.	Juni–Sept.		
Artemisia vulgaris (Gemeiner Beifuß)	Aug.–Sept.	Aug.–Sept.	Juli–Aug.	Juli–Aug.	Juli–Aug.	
A. annua (Einjähriger B.)	Sept.–Okt.					
A. verlotorum (Verlotscher B.)	Sept.–Okt.					
Rumex spp. (Ampfer)			Juni–Aug.	Juni–Aug.		
Plantago spp. (Wegerich)		Juni–Aug.	Juni–Juli	Juni–Juli		
Urtica spp. (Brennnesseln)			Juni–Sept.	Juni–Sept.		
Ambrosia spp. (Ambrosien)			Aug.–Sept.	Aug.–Sept.		
Gräser						
Poaceae[2] (Gramineen, Süßgräser, z. B. Gemeine Quecke)	April–Sept.	April–Sept.	Mai–Aug.	Mai–Aug.	Mai–Aug.	Juni–Aug.

[1] Gebiet 1–1: Mittelmeerraum; 1–2: Mittel- und Südfrankreich; 2–1: Mitteleuropa einschließlich Norddeutschland; 2–2: Britische Inseln; 3–1: Nordfrankreich und Benelux; 3–2: Skandinavien
[2] siehe Tabelle 4.1–4.3 (Kapitel 4)

Veterinärmedizinisch signifikante Allergene

Tabelle 3.5: Befunde (% positiver Reaktionen) von Hauttests an atopischen Hunden bei Exposition gegenüber Umweltallergenen in Europa

Allergen	Frankreich[1] 1992	Schweden 1992	Norwegen 1985	Niederlande 1983	Niederlande 1983	Britische Inseln[2] 1995	Deutschland[3] 1994
Hausstaub mit Hausstaubmilben	41,4	75,5	54,9	39,4	77,4	62,1–58,1	59,4
Dermatophagoides pteronyssinus	21,5	11,8	1,6	3,4	25,8	19,4	13,5
Dermatophagoides farinae	80,5	47,3	37,7		71,0	49,4–41,9	18,8
Schimmelpilze	9,4	5,4–13,8	3,3	4,3		8,0–12,9	
Hautschuppen (Hund)	9,0		0,8	25,0	19,4		35,7
Hautschuppen (Katze)	5,5	26,9	2,5	29,8	6,5		45,4
Hautschuppen (Mensch)		59,9	41,8	39,8	32,3	67,8–54,8	66,2
Hautschuppen (Pferd)				13,0	1,6	26,4–38,7	43,0
Federn (Mischung)	3,9			13,0	4,8		6,3–7,2
Schafwolle	1,9	18,2	0,8				3,9
Vorratsschadmilben:							
Tyrophagus putrescentiae (Modermilbe)					77,4	35,6–35,5	23,7
Glycyphagus domesticus (Polstermilbe)					22,6		26,6
Acarus siro (Mehlmilbe)					77,4	18,4–25,8	19,3
Gräser	1,9	6,3	4,1	21,2	12,9,	29,9–25,8	6,8
Lolium perenne (Deutsches Weidelgras)	1,9						5,8
Phleum pratense (Wiesen-Lieschgras)		5,9	8,2	10,6		14,9–16,1	
Poa pratensis (Wiesen-Rispengras)					12,6		4,3
Festuca eliator (Wiesenschwingel)	1,9					12,6	
Wildkräuter	2,7–3,5	3,5–6,3	3,3	13,0	19,4	26,4–25,8	2,9–4,3
Artemisia vulgaris (Gemeiner Beifuß)	3,5	3,5		10,1			4,8
Chenopodium album (Weißer Gänsefuß)							3,9
Plantago lanceolata (Spitzwegerich)	3,1						6,8
Rumex acetosella (Kleiner Sauerampfer)							6,8
Bäume	1,6–5,1	4,5	6,6	12,0	6,5	24,1–22,6	1,9–3,4
Quercus spp. (Eichen)	4,7					16,1	4,8
Betula spp. (Birken)	3,5	5,4	5,7	6,8			

[1] Daten für Südwestfrankreich (Aquitanien)
[2] Daten für Edinburgh und das Gebiet von London
[3] Quellen für die Daten von Spalte 2–8: Carlotti und Costargent (1994); Ohlén (1992); Vollset (1986); Willemse und Van den Brom (1983); Willemse (1994 sowie unveröffentlichte Angaben); Sture et al. (1995); Koch und Peters (1994)

3.13 Literatur

ARLIAN LG, GEIS DP, VYSZENSKI-MOHER DL, BERNSTEIN IL, GALLAGHER JS. Antigenic and allergenic properties of the storage mite *Tyrophagus putrescentiae*. J. Allergy Clin. Immunol. 74(2): 166–71, 1984.

BESSOT JC, DE BLAY F, PAULI G. From allergen sources to reduction of allergen exposure. Eur. Resp. J. 7: 392–97, 1994.

BIDAT E, CHEVALIER MC, CROISIER C, et al. L'apparition de la blatte dans la poussiére de maison. Rev. Fr. Allergol. 33: 22–9, 1993.

BOUTIN Y, HEBERT H, VRANCKEN E, et al. Allergenicity and cross-reactivity of cat and dog allergenic extracts. Clin. Allergy 18: 287–93, 1988.

CARLOTTI DN, COSTARGENT F. Analysis of positive skin tests in 449 dogs with allergic dermatitis. Eur. J. Comp. Anim. Pract. 4: 42–9. 1994.

CHARPIN C, MATA P, CHARPIN D, et al. Fel d I allergen distribution in cat fur and skin. J. Allergy Clin. Immunol. 88: 77–82 1991.

D'AMMATO G, SPIEKSMA FTM, BONINI S. Allergenic Pollen and Pollinosis in Europe. Science Publications, Oxford, 1991.

DUFFORT O, CARREIRRA J, NITO G, et al. Studies on the biochemical structure of the major cat allergen Felis domesticus I. Mol. Immunol. 28: 301–309, 1991.

DYBENDAL T, VIK H, ELSAYED S. Dust from carpeted and smoth floors. II. Antigenic and allergenic content of dust vacuumed from carpeted and smooth floors in schools under routine cleaning schedules. Allergy 44: 401–411, 1989.

FRANK LA, MCENTEE MF. Demonstration of aeroallergen contact sensitivity in dogs. Vet. Allergy Clin. Immunol. 3: 75–80, 1995.

GREEN WF, WOOLCOCK AJ. *Tyrophagus putrescentiae*: an allergenically important mite. Clin. Allergy 8: 135–144, 1978.

GRIFFIN CE, ROSENKRANTZ WS, ALABA S. Detection of insect/arachnid specific IgE in dogs: comparison of two techniques utilizing. Western blots as the standard. In Ihrke PJ, Mason IS, White SD (eds), Advances in Veterinary, Dermatology, volume 2. Saunders Co., Philadelphia, pp. 263–269, 1993.

JOHANSSON E, JOHANSSON SGO, VAN HAGE-HAMSTEN M. Allergenic characterization of Acarus siro and *Tyrophagus putrescentia* and their crossreactivity with Lepidoglyphus destructor and Dermatophagoides pteronyssinus. Clin. Exper. Allergy 24: 743–751, 1994.

KOCH HJ, PETERS S. 207 Intrakutantests bei Hunden mit Verdacht auf atopische Dermatitis. Kleintierpraxis 39: 25–36, 1994.

LUCZYNSKA CM, GRIFFIN P, DAVIES RJ, TOPPING MD. Prevelance of specific IgE to storage mites (*A. siro, L. destructor and T. longior*) in an urban population and crossreactivity with the house dust mite (*D. pteronyssinus*). Clin. Exp. Allergy 20: 403–406, 1990.

NESBITT GH. Canine allergic inhalant dermatitis: a review of 230 cases. J. Am. Vet. Med. Assoc. 172: 55–60, 1978.

NESBITT GH, KEDAN, GS, CACIOLO P. Canine atopy. Part I: Etiology and diagnosis. Comp. Cont. Ed. 6: 75–84, 1984.

NOLI C, BERNADINA WE, WILLEMSE T. The significance of reactions to purified fractions of *Dermatophagoides pteronyssinus* and *Dermatophagoides farinae* in canine atopic dermatitis. Vet. Immunol. Immunopathol. 52: 147–157, 1996.

OHLÉN BM. Projekt allergitester i Sverige. Svensk Veter Tidning 44: 365–371, 1992.

PLATTS-MILLS ThAE, CHAPMAN MD. Dust mites: Immunology, allergic disease and environmental control. J. Allergy Clin. Immunol. 80(6): 755–775, 1987.

PLATTS-MILLS ThAE, DE WECK AL. Dust mite allergens and asthma – A worldwide problem. J. Allergy. Clin. Immunol. 83(2): 416–427, 1989.

REE R VAN, DRIESSEN MNBM, VAN KEEUWN WA, et al. Variability of IgE antibodies to group I and V allergens in eight grass pollen species. Clin. Exp. Allergy 22: 611–17, 1992.

REE R VAN, VAN LEEUWEN, WA, VAN DEN BERG, M, et al. IgE and IgG cross-reactivity among Lol p I and Lol p II/III – Identification of the C-termini of Lol p I, II, and III as cross-reactive structures. Allergy 49: 254–261, 1994.

ROBERTS AM, VAN REE R, CARDY SM, et al. A recombinant allergen from *Dactylus glomerata* with high sequence homology to Lol p II is cross-reactive with Lol p I. Immunol. 76: 389–396, 1992.

Literatur

ROSENBAUM MR. The effects of mold proteases on the biological activity of pollen allergenic extracts in atopic dogs. Proc. 12th Ann. Members' Meeting Am. Acad. Vet. Derm & m. Coll. Vet. Derm. Congress Organisation, Las Vegas, Nevada; pp. 20–21, 1996.

SCHICK RO, FADOK VA. Response of atopic dogs to regional allergens: 268 cases (1981-1984). J. Am. Vet. Med. Assoc. 189: 1493–1496, 1986.

SCHOU C. Defining allergens of mammalian origin. Clin. Exp. Immunol. 1993; 23: 7–14.

SCHOU C, SVENDSON U, LOEWENSTEIN H. Purification and characterization of the major dog allergen, Can f I. Clin. Exp. Immunol. 21: 321–328, 1991.

SCOTT DW. Observations on canine atopy. J. Am. Anim. Hosp. Assoc. 17: 91–1001, 1981.

STURE GR, HALLIWELL REW, THODAY KL, et al. Canine atopic dermatitis: the prevalence of positive intradermal skin tests at two sites in the north and south of Great Britain. Vet. Immun. Immunopathol. 44: 293–308, 1995.

TEE RD. Allergy to storage mites. Clin. Exper. Allergy, 24: 636–640, 1994.

VOLLSET I. Immediate type hypersensitivity in dogs induced by storage mites. Res. Vet. Sci. 40: 123–127, 1986.

WILLEMSE T, VAN DEN BROM WE. Evaluation of the intradermal allergy test in normal dogs. Res. Vet. Sci. 32: 57–61, 1982.

WILLEMSE T, VAN DEN BROM WE. Investigations of the symptomatology and the significance of immediate skin test reactivity in canine atopic dermatitis. Res. Vet. Sci. 34: 261–265, 1983.

WILLEMSE T. Hyposensitization of dogs with atopic der matitis based on the results of in vivo and in vitro (IgGd ELISA) diagnostic tests. 10th Proc. Am. Coll. Vet. Derm., Congress Organisation, Charleston (USA), p. 61, 1994.

WILLIS EL. IgE mediated insect and arachnid hypersensitivity in the dog. 10th Proc. Ann. Memb. Meeting AAVD & ACVD, Congress Organisation , Charleston, South Carolina, pp. 33–34, 1994.

WORLD HEALTH ORGANIZATION. Allergen nomenclature: WGO/IUS Allergen Nomenclature Subcommittee World Health Organization, Geneva, Switzerland. Clin. Exp. Allergy 25: 27–37, 1995.

WRAITH DG. CUNNINGTON AM, SEYMOUR WM. The role and allergenic importance of storage mites in house dust and other environments. Clin. Allergy 9: 545–561, 1979.

4 Allergietests

Allergietests werden durchgeführt, um die kausalen (verursachenden) Allergene bei Tieren mit klinisch begründetem Verdacht auf Atopie zu identifizieren. Hat man die verursachenden Allergene identifiziert, kann eine spezielle Therapie eingeleitet werden, d. h. die Allergene gemieden und / oder eine Immuntherapie begonnen werden. Allergietests stellen eine wertvolle Möglichkeit dar, den Besitzer davon zu überzeugen, dass sein Tier an Atopie leidet. Dazu kommt, dass viele Tierhalter genau wissen möchten, welche Allergene für ihr Tier von Bedeutung sind. Wenn eine Immuntherapie geplant ist, so ist der Allergietest die Grundlage dafür. Er kann aber auch bei Patienten mit einer Monoallergie (z. B. Hypersensibilität gegenüber Hausstaubmilben) wichtig werden, da hier die Vermeidung des Allergens möglich ist. Wenn eine Behandlung lediglich symptomatisch durchgeführt werden soll, wird der Tierhalter unter Umständen einen Allergietest vielleicht ablehnen, da er keinen therapeutischen Nutzen in ihm sieht.

Für Allergietests stehen sowohl *In-vivo-* als auch *In-vitro*-Methoden zur Verfügung. Bei *In-vitro*-Tests werden die an der allergischen Reaktion beteiligten Immunglobuline im Serum bestimmt. Bei den *In-vivo*-Tests wird der Patient einer winzigen Menge des zu testenden Allergens ausgesetzt, um so eine lokal begrenzte allergische Reaktion zu erzeugen. *In-vitro*-Tests werden später in diesem Kapitel besprochen.

In der Praxis werden *In-vivo*-Tests bei Hunden und Katzen an der Haut durchgeführt, obwohl dieses theoretisch auch über die Augenbindehaut oder die Nasen- bzw. Bronchialschleimhäute möglich ist. Doch nur auf der Haut ist solch ein Test praktikabel, da diese gut zugänglich, leicht zu beobachten und einfach zu testen ist – und weil zahlreiche Substanzen gleichzeitig getestet werden können. Die Reaktion im Hauttest zeigt nur eine Sensibilität der Haut an. Um eine klinische Bedeutung zu erlangen, müssen die Ergebnisse des Hauttests mit Symptomen aus der Anamnese des Patienten korrelieren.

4.1 Erwerb von Allergenen

Allergene können aus verschiedenen Laboratorien in verschiedenen Konzentrationen und unterschiedlichen Volumina erworben werden. Die für Hauttests verwendeten Allergene sollten auch für die Immuntherapie eingesetzt werden. Es gibt keine einheitliche Standardisierung der Allergene, so dass sich die Extrakte von einer Firma zur anderen unterscheiden können. Firmen, die Antigene in Hauttest-Konzentrationen anbieten, sollten in der Lage sein nachzuweisen, dass ihre Allergene biostandardisiert sind. Das bedeutet, die Allergene sollten an gesunden Tieren getestet worden sein, um die Hauttestkonzentration festzulegen, bei der keine Reaktion zu beobachten ist. Diese Konzentration ist der Schwellenwert für Tests an atopischen Tieren.

Hat man sich zu einem Hauttest entschlossen, kann man bei zwischen Antigenen in konzentrierter Form oder in verdünnten Testkonzentrationen wählen. Entscheidet man sich für Antigene in Hauttest-Konzentration, dann müssen bei dem betreffenden Lieferanten auch die Hyposensibilitätslösungen bestellt werden. Aufgrund der staatlichen Sterilitätsanforderungen erhält man die auf Bestellung angefertigten Hyposensibilisierungslösungen frühestens nach einem Monat (Anm.: gilt für die USA).

◀ Hauttest-Konzentration

◀◀ In-vitro-Test, In-vivo-Tests

Mit konzentrierten Antigenen hat man die Möglichkeit, sowohl eigene Hauttest-Antigene als auch Hyposensibilitätslösungen selbst herzustellen. Konzentrierte Allergene gibt es in verschiedenen Stärken und unterschiedlichen Volumina. Je höher die Konzentration und je größer das Volumen, um so niedriger sind die Kosten pro Eiweiß-Stickstoff-Einheit (PNU = protein nitrogen unit)/ml. Hoch konzentrierte Allergene neigen zu Präzipitatbildung und sollten

4 Allergietests

▶▶ Pollenallergene

nur gekauft werden, wenn die Ampulle innerhalb der nächsten sechs Monate verwendet wird. Am besten eignet sich eine Konzentration von 20 000 PNU/ml.

Die Entscheidung zum Kauf verdünnter bzw. konzentrierter Allergene hängt nicht allein von ökonomischen Erwägungen ab. Die erworbenen Allergene müssen vor Ablauf des Verfalldatums verwendet werden. Wenn nur wenige Patienten getestet werden, dann verfallen die Allergene bevor sie gebraucht werden. In diesem Fall muss der Tierarzt die Kosten tragen oder sie auf den Preis der Hyposensibilisierungslösung umlegen. Es ist unmöglich, genau zu berechnen, wie viele Fälle pro Jahr notwendig sind, um die Rentabilitätsgrenze zu erreichen. Bei weniger als 15 Hyposensibilisierungen jährlich rentiert es sich jedoch nicht, konzentrierte Allergene zu erwerben. Bei 15–30 Hyposensibilisierungen pro Jahr sind die Kosten für die Allergene gedeckt und der Tierarzt hat einen geringen Gewinn gemacht. Wenn die Anzahl der jährlichen Behandlungen steigt, sinken die Kosten für die Lösungen bis auf 50 % des Einkaufspreises. Andererseits hat der Kauf verdünnter Allergene in Schwellenwert-Konzentrationen der Haut den Vorteil, dass die Allergene immer in der richtigen Konzentration vorliegen. Beim Erwerb konzentrierter Allergene muss der Tierarzt die Verdünnungsreihen selbst herstellen, wobei schnell Fehler auftreten können. Da zum Testen der neuen Charge normalerweise keine gesunden Tiere zur Verfügung stehen, kann es zu Testfehlern kommen. In Europa kaufen Tierärzte hauptsächlich verdünnte Allergen, während in den USA konzentrierte Allergene bevorzugt werden.

4.2 Auswahl der Testantigene

Auf dem Markt sind etwa 425 Allergie-Extrakte (Nahrungsmittelextrakte nicht mitgerechnet) erhältlich. Natürlich ist es unmöglich, auf all diese Allergene zu testen. In einigen Vegetationsgebieten kommen bestimmte Allergene gar nicht vor und können somit von vornherein ausgeschlossen werden; dennoch ist die verbleibende Auswahl überaus hoch.

In den Tabellen 4.1–4.3 findet sich eine Auflistung der wichtigsten Pollenallergene für verschiedene Gebiete Europas (Driessen et al., 1988; D'Ammato et al., 1991; Carlotti und Costargent, 1994; Koch und Peters, 1994; Sture et al., 1995). Nur die wichtigsten Pollen wurden aufgelistet. Die Listen sind nicht als vollständig anzusehen. In ganz Europa sind Gräserpollen in der Luft weit verbreitet, danach folgen Urticaceae-Pollen. In Westeuropa stammen etwa 50 % aller Pollen in der Luft aus diesen beiden Familien. In Mitteleuropa sind Bäume wie Birke und Erle von größerer Bedeutung als die Kräuter. Diese Tendenz verstärkt sich noch in den nordischen Ländern. In der Compositae Familie nimmt die allergene Rolle des Ragweed in Europa ständig zu (D'Ammato et al., 1991). Das Verbreitungsgebiet dieser Pflanze dehnt sich in einigen Gegenden Europas aus, und zwar vor allem in Frankreich, Österreich, Ungarn, Norditalien und im früheren Jugoslawien.

Allergenhersteller und das Personal der örtlichen Wetterstationen, Gesundheitsämtern, medizinischen Hochschulen oder tierärztlichen Ausbildungsstätten können bei der Antigenauswahl behilflich sein. Die vielleicht beste lokale Informationsquelle ist der Humanallergologe; die örtlichen Pollen, die für den Menschen signifikant sind haben höchstwahrscheinlich für Tiere die gleiche Bedeutung. Eine weitere Möglichkeit ist der Erwerb von vorgefertigten Tests, die vom jeweiligen Allergenhersteller entwickelt wurden und für verschiedene Regionen gelten. In Europa ist es üblich, komplette Testsets zu kaufen. Bedeutende regional vorkommende Pilzantigene, wie z. B. Stallschimmelpilze, können identifiziert werden, indem man Malz-Agarplatten eine Stunde lang der Luft aussetzt. Standardisierte mykologische Verfahren werden zur Identifizierung des Wachstums der Pilze verwendet. Die Bedeutung von Pilz- bzw.

▶▶ Pilzallergene

4 Auswahl der Testantigene

Schimmelpilzallergenen bei atopischen Haustieren ist umstritten. Stichhaltige Beweise für ihre Bedeutung, wie z. B. die Auswertung der Wirksamkeit von Hyposensibilisierungen bei Tieren mit einer ausschließlichen Schimmelpilzallergie, sind nicht verfügbar. Trotzdem verwenden zahlreiche Dermatologen – einschließlich der nordamerikanischen Autoren – Schimmelpilzallergene in ihren standardisierten Testzusammenstellungen. Im Gegensatz dazu konnte einer der Autoren (TW) über einen Zeitraum von 10 Jahren keinerlei Reaktionen auf Schimmelpilzallergene beobachten, so dass er sie von seiner Standardtestzusammenstellung wieder ausschloss.

In jeder Region liegen zahlreiche Allergene vor, so dass jedes Hauttest-Set unvollständig bleiben muss. Es sollten jedoch zumindest die lokalen Hauptallergene enthalten sein. Da die botanischen und klimatischen Verhältnisse in einem bestimmten Gebiet Schwankungen unterworfen sind, kann sich auch die Bedeutung eines bestimmten Allergens ändern. Sämtliche Hauttestergebnisse sollten in Tabellenform aufbewahrt und mindestens ein Mal jährlich überprüft werden. Allergene, deren Reaktivität bei etwa 5 % oder weniger liegen, sind nicht relevant und sollten durch ein neues Allergen ersetzt werden. Die Entfernung eines Allergens mit niedriger Reaktivität hat zur Folge, dass für eine geringe Zahl von Tieren ein wichtiges Allergen fehlt.

In den Tabellen 4.4–4.6 sind die Allergene aufgelistet, die gegenwärtig von den Autoren bei Hauttests eingesetzt werden. Die meisten der von den Autoren untersuchten Tiere werden auf alle Allergene getestet; der Tierarzt kann die Hauttests jedoch sehr flexibel gestalten. Tiere mit typischen Sommerallergien brauchen eventuell nicht auf Allergene aus Innenräumen getestet zu werden. Die Autoren verwenden für die Tests eine Vielzahl von Allergenen. Diese Testsets wurden über Jahre hinweg entwickelt und sind typisch für die einzelne Praxis, die Bedeutung der unterschiedlichen Allergene in einem Gebiet und eine Reihe anderer Faktoren. Als Anhaltspunkt könnte man sagen, dass man mit 25–30 sorgfältig ausgewählten Allergenen zufriedenstellende Ergebnisse erhält. Ist eine komplette Testmischung nicht erhältlich, dann sollte man als Anfänger etwa 20 der bedeutendsten »lokalen« Pollen auswählen (Gräser, Kräuter und Bäume) und noch vier bis fünf Schimmelpilze, wenn diese regional von Bedeutung sind, hinzufügen. Hausstaub, wichtige epidermale Allergene (z. B. von Mensch, Katze und Hund), Vorratsmilben und eine Federmischung, sowie eine Positiv- und eine Negativkontrolle sollten ebenfalls enthalten sein. In Europa, wo Vorratsmilbenextrakte erhältlich sind, sollten diese standardmäßig Bestandteil von Testmischungen sein. Die wichtigsten Vertreter dieser Milben sind *Glycyphagus domesticus* (Glycyphagidae), *Acarus siro* und *Tyrophagus putrescentiae* (Acaridae) (Vollset, 1986; Lee, 1994). Diese Allergene sind in den USA gegenwärtig nicht erhältlich. Die Häufigkeit einer sofortigen Hauttestreaktion auf eines dieser Allergene liegt bei atopischen Hunden bei 22,6–26,6 % für *Glycyphagus domesticus* (Koch und Peters, 1994; Willemse, 1994), bei 23,7–77,4 % für *Tyrophagus putrescentiae* (Koch und Peters, 1994; Willemse, 1994; Sture et al., 1995) und bei 19,3–77,4 % für *Acarus siro* (Koch und Peters, 1994; Willemse, 1994). Sobald man im Umgang mit dem ersten Testset bzw. mit den Allergietests allgemein vertraut ist, wird man die Bedeutung der einzelnen Testantigene einschätzen können und gegebenenfalls Allergene hinzufügen oder entfernen. Bei einem neuen Allergietest-Set sollten die Testergebnisse im ersten Jahr alle paar Monate überprüft werden, um sicher zu gehen, dass die Konzentration der Antigene korrekt ist und dass das Testverfahren keine falsch-negativen bzw. -positiven Reaktionen zur Folge hat.

Da der auf der Haut zur Verfügung stehende Platz begrenzt ist, ist man versucht, Mischung-Lösungen zu verwenden. Scott (1981) berichtet über eine hohe Übereinstimmung zwischen

◂◂ Schimmelpilzallergene

◂◂ lokale Hauptallergene

4 Allergietests

Allergenmischungen, Einzelallergene

den Ergebnissen aus Allergenmischungen und Einzelallergenen bei Gräsern, Ambrosien und Hausstaub, jedoch über eine geringe Deckung bei Mischungen aus verschiedenen Schimmelpilzen, epidermalen Allergenen oder Kräutern. Es stellte sich heraus, dass die Hunde, die auf Antigenmischungen negativ reagierten, auf eine oder mehrere Komponenten der Mischung positiv reagieren konnten, wenn die Allergene einzeln getestet wurden. Nesbitt et al. (1984) untersuchte diesen Punkt noch etwas sorgfältiger und kam zu gegenteiligen Resultaten. Er berichtete, dass bei den Allergenmischantigenen (Allergenmischungen) im Allgemeinen eine höhere Reaktivität zu beobachten war als bei den Einzelallergenen. Er verglich den Anteil der reagierenden Tiere bei Allergenmischungen mit dem bei der Verwendung von Einzelallergenen. Die prozentuale Übereinstimmung betrug 56–77% für Bäume, 60–67% für Kräuter, 61–75% für Gräser, 61–73% für Schimmelpilze und 67–77% für epidermale Allergene. Diese Daten sind schwierig zu interpretieren; man kann jedoch davon ausgehen, dass – je nach Allergengruppe – Mischunglösungen in 56–77% der Fälle zu verlässlichen Ergebnissen führen. Der ausschlaggebende Test für die Entscheidung zwischen Mischungen und Einzelallergenen ist jedoch das Experiment, bei dem die Ergebnisse einer Hyposensibilisierung bei zwei Gruppen von Hunden verglichen wurden, von denen die eine mit Pollenmischungen, die andere auf die einzelnen Pollen getestet worden waren. Bis diese Daten vorliegen, kann keine abschließende Beurteilung des Wertes von Testmischungen gegeben werden. Wie bereits in Kapitel 3 erwähnt, sollten bei Mischungen Gräser und Pollen der gleichen Gattung verwendet werden.

Ein weiterer Diskussionsaspekt ist die Verwendung von Rohextrakten bzw. gereinigten Extrakten. Die meisten Allergene bestehen aus (Glyko)proteinen und Polysacchariden, von denen nur ein geringer Teil allergen wirksam ist. Der restliche Teil ist wahrscheinlich für unspezifische Reaktionen bei Hauttests oder In-vitro-Tests verantwortlich. Bei den Milbenallergenen wurden z. B. zwei Hauptgruppen identifiziert: Allergene der Gruppe I sind 25 kDa große, thermolabile Proteine, die vorwiegend im Milbenkot vorkommen; Allergene der Gruppe II sind im Wesentlichen somatischen Ursprungs, haben ein Molekulargewicht von 15 kDa und sind hitzebeständig. Die Milbenallergene der Gruppen I und II sind proteolytische Enzyme. Biochemische Studien haben gezeigt, dass es sich bei *Der p I* (der ersten, gereinigten Fraktion von *Dermatophagoides pteronyssinus*) um eine Zystinprotease und bei *Der p II* um ein Lysozym handelt (Bessot et al., 1994). Bei Hunden spielen *Der p I*, *Der p II*, *Der f I* (die erste, gereinigte Fraktion von *D. farinae*) und *Der f II* anscheinend keine entscheidende Rolle. Bei atopischen Hunden stellte sich jedoch heraus, dass ein 90 kDa-Polypeptid IgGd-spezifisch ist (Noli et al., 1996). In den vergangenen Jahren wurden rasche Fortschritte im Hinblick auf Allergen-Charakterisierung und Sequenzbestimmung mit Hilfe chemischer und molekularbiologischer Ansätze erzielt. Demzufolge ist nun die Aminosäurensequenz zahlreicher Allergene, darunter Gräser, Kräuter und Baumpollen, Milben, Tierschuppen und Pilze, bekannt (Weltgesundheitsorganisation, 1995). Zukünftige Untersuchungen in der Veterinärdermatologie werden sich zweifellos mit deren Bedeutung auseinandersetzen.

Negativkontrolle

Positivkontrolle

Positiv- und Negativkontrollen sind in jedem Hauttest enthalten, um die Hautreaktivität zu bestimmen und die Hauttestreaktionen einordnen zu können. Die Negativkontrolle sollte aus der verwendeten Verdünnungslösung bestehen. Die meisten Verdünnungslösungen sind Phosphat-gepufferte Kochsalzlösungen, denen 0,2–0,4% Phenol zugesetzt wird. Obwohl es selten vorkommt, kann das Verdünnungsmittel doch bei einigen Hunden Hautirritationen hervorrufen und damit falsch-positive Reaktionen verursachen, die den restlichen Test wertlos machen. Die Positivkontrolle ist dazu da, die Hautreaktivität des Patienten zu bestimmen. In

Konzentration der Testantigene

den USA verwenden die meisten Allergologen Histaminphosphat in einer Konzentration von 1:100 000, während in Europa am häufigsten eine 0,01 %ige Lösung benutzt wird. Mit Histamin wird das inflammatorische Reaktionsvermögen der Haut und nicht die Labilität der Mastzelle getestet. Wenn die Histaminreaktion gering ausfällt, ist der Hauttest – was negative Reaktionen anbelangt – ungültig. Andererseits ist eine starke Histaminreaktion keine Garantie für die Gültigkeit der negativen Hauttestergebnisse. Denn die – durch positive Reaktionen auf Antigene – hervorgerufenen Quaddeln sind immunologisch vermittelt und entstehen durch Mastzelldegranulation. Glukokortikoide stabilisieren die Zellmembranen, und diese Stabilität kann offensichtlich einige Zeit anhalten. Dieser Effekt sollte bei vorbehandelten Patienten berücksichtigt werden

Manche Allergologen benutzen die Mischung 48/80 als Positivkontrolle. Diese Zusammensetzung stimuliert die Mastzelldegranulation und ahmt eine immunologische Degranulation nach. Nicht nur Histamin, sondern auch andere Entzündungsmediatoren werden freigesetzt, so dass die Reizbarkeit der Haut wirklichkeitsnäher getestet werden kann. Eine schwache Antwort auf 48/80 kann darauf hindeuten, dass die Haut über ein geringes, inflammatorisches Reaktionspotential verfügt. Ebenso können die Mastzellen zahlenmäßig verringert sein bzw. ihre reaktive Fähigkeit eingebüßt haben. Neuere Studien beim Hund (Mason und Lloyd, 1996) haben gezeigt, dass die Mischung 48/80 sehr rasch – dosisabhängig – eine Zunahme der Hautdicke bewirkt. Die histologischen Veränderungen der Mastzellmorphologie – zusammen mit der induzierten Gewebseosinophilie – zeigen, dass diese Veränderungen, zumindest teilweise, von der Mastzellendegranulation vermittelt werden könnten. Die Anhäufung von Eosinophilen, Neutrophilen und mononukleären Zellen in histologischen Proben – 6 bzw. 30 Stunden – nach der Injektion der Mischung 48/80 lässt vermuten, dass ebenfalls eine Spätphasenreaktion induziert wird. Für Hunde wird bei Hauttests eine Konzentration von 5µg/ml empfohlen.

Die ideale Positivkontrolle wäre ein Antikörper, der sich gegen das Reagin richtet (IgE und/oder IgGd). Dieses Antiserum würde eine immunologische Mastzelldegranulation auslösen. Einer der Autoren (WHM) verwendete Anti-IgE als Positivkontrolle und stellte fest, dass es einen besseren Indikator für die Reaktivität des Hundes darstellt als Histamin. Leider ist dieses Antiserum nicht auf dem Markt erhältlich.

Unabhängig davon, welche Positivkontrolle benutzt wird, ist der Wert des Hauttestes fraglich, wenn die Reaktion auf ihn nur schwach war. Positive Reaktionen können gültig sein, negative Reaktionen schliessen das Vorliegen einer Allergie jedoch nicht aus. Wird Histamin als Positivkontrolle eingesetzt, erfolgt die Maximalreaktion 8–10 Minuten nach der Injektion. Bei 48/80 oder Anti-IgE erreicht die Quaddel nach 15–30 Minuten ihre maximale Größe (Mason und Lloyd, 1996). Eine gute positive Kontrollreaktion sollte einen Durchmesser von etwa 12–20 mm aufweisen.

4.3 Konzentration der Testantigene

Ist ein Allergen in der Testlösung zu hoch konzentriert, ruft es auch bei nicht-Allergikern eine Reaktion hervor. Unter der Schwellenwert-Konzentration eines Allergens versteht man die maximale Konzentration, bei der eine minimale Anzahl – wenn möglich gar keine – nicht-allergischer Tiere eine Hauttest-Reaktion zeigt. Dementsprechend sollte die Konzentration der Testallergene so gewählt sein, dass keine falsch-positiven Reaktionen auftreten können. Ist die Konzentration zu gering, bleibt u. U. auch bei Allergikern die Reaktion aus, es würden also falsch-negativer Ergebnisse vorliegen. Es sollte also eine Verdünnung eingesetzt werden, bei der die Häufigkeit von falsch-positiven Reaktionen unter 10 % liegt.

◂◂ Schwellenwert-Konzentration

Allergietests

Tabelle 4.1: Bedeutende Pollenallergie auslösende Pflanzen – Europa, Gebiet 1 (Mittelmeerraum sowie Mittel- und Südfrankreich)

Mittelmeerraum	Mittel- und Südfrankreich
Gehölze	
Corylus spp. (Hasel)	*Quercus* spp. (Eichen)
Alnus spp. (Erlen)	*Cupressus* spp. (Zypressen)
Cupressus spp. (Zypresse)	*Juniperus* spp. (Wacholder)
Olea europaea (Olive)	*Broussonetia papyrifera* (Papier-Maulbeerbaum)
Castanea spp. (Esskastanien)	
Wildkräuter	
Chenopodium album (Weißer Gänsefuß)	*Artemisia vulgaris* (Gemeiner Beifuß)
Chenopodium berlandieri	*Parietaria officinalis* (Aufrechtes Glaskraut)
Kochia scoparia (Besen-Radmelde)	*Plantago lanceolata* (Spitzwegerich)
Salsola pestifer (Kali-Salzkraut)	
Parietaria officinalis (Aufrechtes Glaskraut)	
Parietaria judaica (Ausgebreitetes Glaskraut)	
Artemisia vulgaris (Gemeiner Beifuß)	
Artemisia verlotorum (Verlotscher Beifuß)	
Artemisia annua (Einjähriger Beifuß)	
Gräser	
Poa pratensis (Wiesen-Rispengras)	*Poa pratensis* (Wiesen-Rispengras)
Festuca elatior (Wiesen-Schwingel)	*Festuca elatior* (Wiesen-Schwingel)
Dactylis glomerata (Gemeines Knäuelgras)	*Dactylis glomerata* (Gemeines Knäuelgras)
Lolium perenne (Deutsches Weidelgras)	*Lolium perenne* (Deutsches Weidelgras)
Phleum pratense (Wiesen-Lieschgras)	*Phleum pratense* (Wiesen-Lieschgras)
Agropyron repens (Gemeine Quecke)	*Agropyron repens* (Gemeine Quecke)

Konzentration der Testantigene

Tabelle 4.2: Bedeutende Pollenallergie auslösende Pflanzen – Europa, Gebiet 2 (Mitteleuropa, Norddeutschland, Britische Inseln)

Mitteleuropa einschließlich Norddeutschland	Britische Inseln
Gehölze	
Corylus spp. (Hasel)	*Quercus alba* (Weißeiche)
Quercus spp. (Eichen)	
Betula spp. (Birken)	
Salix spp. (Weiden)	
Ulmus spp. (Ulmen)	
Wildkräuter	
Parietaria judaica (Ausgebreitetes Glaskraut)	*Parietaria judaica* (Ausgebreitetes Glaskraut)
Rumex acetosa (Großer Sauerampfer)	*Rumex crispus* (Krauser Ampfer)
Rumex acetosella (Kleiner Sauerampfer)	*Chenopodium album* (Weißer Gänsefuß)
Artemisia vulgaris (Gemeiner Beifuß)	*Artemisia vulgaris* (Gemeiner Beifuß)
Ambrosia artemisiifolia (Hohe Ambrosie)	*Urtica dioica* (Große Brennnessel)
Ambrosia eliator	*Plantago lanceolata* (Spitzwegerich)
Plantago lanceolata (Spitzwegerich)	
Taraxacum officinale (Gemeiner Löwenzahn)	
Urtica dioica (Große Brennnessel)	
Gräser	
Poa pratensis (Wiesen-Rispengras)	*Poa pratensis* (Wiesen-Rispengras)
Festuca elatior (Wiesen-Schwingel)	*Festuca elatior* (Wiesen-Schwingel)
Dactylis glomerata (Gemeines Knäuelgras)	*Dactylis glomerata* (Gemeines Knäuelgras)
Lolium perenne (Deutsches Weidelgras)	*Lolium perenne* (Deutsches Weidelgras)
Anthoxanthum odoratum (Gewöhnliches Ruchgras)	*Anthoxanthum odoratum* (Gewöhnliches Ruchgras)
Phleum pratense (Wiesen-Lieschgras)	*Phleum pratense* (Wiesen-Lieschgras)
Holcus lanatus (Wolliges Honiggras)	*Holcus lanatus* (Wolliges Honiggras)
Agrostis alba (Weißes Straußgras)	*Agrostis alba* (Weißes Straußgras)

Allergietests

Tabelle 4.3: Bedeutende Pollenallergie auslösende Pflanzen – Europa, Gebiet 3 (Nordfrankreich, Belgien, Niederlande, Luxemburg, Skandinavien einschließlich Dänemark)

Nordfrankreich und Benelux	Skandinavien
Gehölze	
Alnus spp. (Erlen)	*Betula* spp. (Birken)
Corylus spp. (Hasel)	*Alnus* spp. (Erlen)
Betula spp. (Birken)	*Corylus* spp. (Hasel)
Fagus spp. (Buchen)	*Ulmus* spp. (Ulmen)
Quercus spp. (Eichen)	
Carpinus spp. (Hainbuche)	
Wildkräuter	
Artemisia vulgaris (Gemeiner Beifuß)	*Artemisia vulgaris* (Gemeiner Beifuß)
Chenopodium album (Weißer Gänsefuß)	*Chenopodium album* (Weißer Gänsefuß)
Gräser	
Poa pratensis (Wiesen-Rispengras)	*Poa pratensis* (Wiesen-Rispengras)
Festuca elatior (Wiesen-Schwingel)	*Festuca elatior* (Wiesen-Schwingel)
Dactylis glomerata (Gemeines Knäuelgras)	*Dactylis glomerata* (Gemeines Knäuelgras)
Lolium perenne (Deutsches Weidelgras)	*Lolium perenne* (Deutsches Weidelgras)
Anthoxanthum odoratum (Gewöhnliches Ruchgras)	*Anthoxanthum odoratum* (Gewöhnliches Ruchgras)
Phleum pratense (Wiesen-Lieschgras)	*Phleum pratense* (Wiesen-Lieschgras)
Holcus lanatus (Wolliges Honiggras)	*Holcus lanatus* (Wolliges Honiggras)
Agrostis alba (Weißes Straußgras)	*Agrostis alba* (Weißes Straußgras)

Tabelle 4.4: Hauttest-Antigene (verwendet in der Praxis von Dr. Reedy)

Gräser	Wildkräuter	Gehölze	Schimmelpilze	Verschiedene
Aleppo-Mohrenhirse	Ambrosie	*Juniperus asheii*	*Alternaria*	Hausstaub
Gewöhnliches Hundszahngras	Spitzklette	Ulme	*Hormodendrum*	Federn (Mischung)
Roggen	Gewimperte Ive	Mesquitebaum	*Penicillium*	Katzenfell
Wiesen-Rispengras	Palmers Amarant	Eiche	*Aspergillus*	Küchenschaben
Gemeines Knäuelgras	Beifuß	Eschenahorn		Flöhe
Wiesen-Lieschgras	Radmelde			Hausstaubmilbe
Bahiagras	Salzkraut			
Quecke	Krauser Ampfer			
	Weißer Gänsefuß			
	Spitzwegerich			

Konzentration der Testantigene

Tabelle 4.5: Hauttest-Antigene – Verterinärmedizinisches Institut der Cornell-Universität

Gräser	Wildkräuter	Gehölze	Schimmelpilze	Verschiedene
Wiesen-Rispengras	Saatluzerne			
Gemeines Knäuelgras	Spitzwegerich	Eschen	*Alternaria*	Hausstaub
Deutsches Weidelgrass	Weißer Gänsefuß	Birken	*Aspergillus* spp.	Kapok
Wiesen-Lieschgras	Fuchsschwanz	Ulmen	*Epicoccum*	Flöhe
Weißes Straußgras	Spitzklette	Ahorn (inkl. Eschenahorn)	*Fusarium* spp.	Federn (Mischung)
Gewöhnliches Ruchgras	Gewimperte Ive	Ostamerikan. Eichen	*Curvularia*	Baumwollsaat
Wiesen-Schwingel	Goldruten	Weymouthkiefer	*Helminthosporium*	Katzenfell
Trespe	Ambrosien	Silberpappel	*Hormodendrum*	
Quecke	Ampfer	Amerikanische Rotbuche	*Mucor* spp.	
	Löwenzahn	Schwarznuss	*Penicillium* spp.	
	Radmelde	Morgenländische Platane	*Pullaria*	
	Gemeiner Beifuß	Virginischer Wacholder	*Phoma*	
	Wermut	Weißerle	*Rhizopus* spp.	
		Gagelstrauch	*Stemphyllium*	
			Botrytis	
			Cephalosporium	

Tabelle 4.6: Hauttest-Antigene – Verterinärmedizinisches Fakultät der Universität Utrecht

Gräser	Wildkräuter	Gehölze	Verschiedene
Cynodon dactylon (Gewöhnliches Hundszahngras)	*Artemisia vulgaris* (Gemeiner Beifuß)	*Betula* spp. (Birken)	Hautschuppen (Hund)
Dactylis glomerata (Gemeines Knäuelgras)	*Urtica dioica* (Große Brennnessel))	*Alnus* spp. (Erlen)	Hautschuppen (Katze)
Anthoxanthum odoratum (Gewöhnliches Ruchgras)	*Solidago virgaurea* (Gemeine Goldrute)	*Corylus* spp. (Hasel)	Hautschuppe (Mensch)
Phleum pratense (Wiesen-Lieschgras)	*Taraxacum officinale* (Gemeiner Löwenzahn)	*Quercus* spp. (Eichen)	Federn (Mischung) [1]
Holcus lanatus (Wolliges Honiggras)	*Rumex acetosella* (Kleiner Sauerampfer)	*Fagus* spp. (Buchen)	Flöhe
Poa pratensis (Wiesen-Rispengras)	*Plantago lanceolata* (Spitzwegerich)	*Ulmus* spp. (Ulmen)	Vorratsschadmilben [2]
Lolium perenne (Deutsches Weidelgras)	*Ambrosia elatior* (Hohe Ambrosie)	*Populus* spp. (Pappeln)	*Dermatophagoides pteronyssinus*
	Brassica napus (Raps)	*Salix* spp. (Weiden)	*Dermatophagoides farinae*
	Chrysanthemum spp. (Margeriten)	*Fraxinus* spp. (Eschen)	Stallstaub
		Acer spp. (Ahorn)	

[1] andere Oberhautbestandteile je nach Vorgeschichte   [2] *Tyrophagus putrescentiae, Acarus siro, Glyphagus domesticus*

4 Allergietests

▸ **Hunde**

Willemse und Van den Brom (1982) fanden heraus, dass die Schwellenwert-Konzentration der Haut für Hausstaub, Hausstaubmilben und menschliche Hautschuppen bei Hund und Mensch identisch ist. Bezogen auf Tierhautschuppen, Pollenmischungen und Pilze liegt die Schwellenwert-Konzentration des Hundes zehn Mal höher als die des Menschen. Für Pollen lag die ideale Konzentration für Hunde bei 1000 Noon-Einheiten/ml. Das entspricht annähernd 500 PNU/ml. In einer anderen Studie an Hunden (August 1982) wurden 90 gesunde Tiere mit verschiedenen Allergen-Konzentrationen getestet, wobei eine akzeptable Schwellenwert-Konzentration von 1500 PNU/ml für Traubenkraut, Spitzklette, Baumwollfasern, Nylon, Kapok, Pyrethrum und verschiedene Mischlösungen ermittelt wurde. Hausstaub, eine Schimmelpilzmischung und eine Hausinsektenmischung lösten schon in einer Konzentration von 250 PNU/ml starke Irritationen aus. Diese Untersuchungen zeigen die Variabilität der durch Allergene ausgelösten Irritationen.

▸ **Katzen**

In einer Studie an Katzen (Bevier, 1990) wurden Testkonzentrationen zwischen 250 und 1250 PNU/ml eingesetzt – je nach den beteiligten Pollen. Hausstaubextrakt löste bei einem beträchtlichen Prozentsatz der Katzen Irritationen aus und zwar bei allen getesteten Konzentrationen zwischen 25 und 1500 PNU/ml. Die Schwellenwert-Konzentration für eine 1:1 Mischung aus *D. farinae* und *D. pteronyssnus* schien über 1:1000 w/v zu liegen (Codner, 1996), was stark von der beim Hund festgestellten Schwellenwert-Konzentration von 1:50 000 w/v für Hausstaubmilben abwich (Codner und Tinker, 1995).

Die Mehrzahl der Veterinärdermatologen verwendet bei Hauttests für die meisten Allergene eine Konzentration von 1000 PNU/ml. Hausstaub- und Hausstaubmilbenextrakte rufen eine starke Irritation hervor und sollten in Konzentrationen von 250 PNU/ml oder weniger verwendet werden. Andere potentiell irritierende Allergene sind *Rhizopus nigricans*, Schafwolle, Seide, Tierschuppen und Federmischungen. Einige Autoren empfehlen für diese Antigene eine Konzentration von 250 oder 500 PNU/ml.

Zu Beginn sollten alle Allergene an gesunden Hunden getestet werden. Reagieren 10 % oder mehr der Tiere auf ein Allergen, dann sollte die Konzentration der Lösung gesenkt werden. Im Idealfall sollte jede neue Allergen-Charge an gesunden Hunden getestet werden, um sicher zu gehen, dass die neuen Antigene keine Irritationen auslösen. Auf diese Maßnahmen kann verzichtet werden, wenn die Allergene von demselben, renommierten Hersteller bezogen werden. Die Resultate der Allergietests sollten stets in Tabellenform aufbewahrt und der Einsatz einer neuen Allergen-Charge sollte vermerkt werden. Ändert sich die Reaktivität auf ein spezifisches Allergen plötzlich, dann sollte dieses Allergen auf seine Konzentration, sein Verfallsdatum und seine Kontamination hin geprüft werden.

4.4 Stabilität von Testantigenen

▸▸ **Wirkungsverlust**

Allergene sind biologische Produkte, die im Laufe der Zeit an Wirksamkeit einbüßen. Extrakte mit abgelaufenem Verfallsdatum sollten nicht mehr verwendet werden. Der Wirkungsverlust ist abhängig von der Art des Konservierungsmittels, der Konzentration der Allergenlösung, der Temperatur, der Adhäsion der allergenen Komponenten an Plastikspritzen und der Zeit. Außerdem kann die Mischung von Schimmelpilz- und Pollenextrakten die biologische Aktivität bestimmter Extrakte aus Gras- und Kräuterpollen reduzieren, wenn sie über einen Zeitraum von 30 Tagen in der gleichen Ampulle aufbewahrt werden. Diese Verminderung wird durch Proteasen verursacht, die im Schimmelpilzextrakt enthalten sind (Rosenbaum, 1996). Glyzerin-konservierte Extrakte verlieren ihre Wirkung etwas langsamer, eignen sich jedoch schlechter für intradermale Haut-

Hauttests beeinflussende Faktoren

tests. Im Jahr 1993 veröffentlichte Campbell einige vorläufige Daten, aus denen hervorging, dass Allergene, welche in Plastikspritzen aufbewahrt wurden, schneller an Wirksamkeit verloren als jene in Glasspritzen. Johnson (1995) bestätigte die Vorteile von Glasspritzen, machte jedoch gleichzeitig klar, dass Plastikspritzen durchaus geeignet sind, wenn sie häufig gewechselt werden. Bei diesen Studien handelte es sich um Vorstudien, weitere detailliertere Untersuchungen sind in Vorbereitung. Bis die dementsprechenden Informationen verfügbar sind, scheint es angemessen, die in Plastikspritzen aufbewahrten Allergene mindestens alle 14 Tage zu wechseln.

Allergene, die bei 35 °C aufbewahrt werden, verlieren innerhalb einer Woche etwa 50 % ihrer Antigenität. Um diesen temperaturbedingten Wirksamkeitsverlust zu minimieren, sollten die Allergene kühl gelagert werden. Werden die Allergene zum Gebrauch aus dem Kühlschrank genommen, so sollten sie in Kühlpackungen, die von der Lieferfirma erhältlich sind, aufbewahrt werden.

Einer der Autoren (LMR) testete 20 Hunde mit zwei Antigen-Sets, um herauszufinden, welche Wirkung der Faktor »Aufbewahrungszeit« auf die Hauttest-Reaktivität hat. Ein Set war frisch zubereitet, während das andere 30 Tage lang bei 4 °C gekühlt worden war. Die Übereinstimmung lag bei nur 20 %. In den Fällen, in denen frische und gelagerte Allergene unterschiedliche Ergebnisse zeigten, waren die älteren Extrakte in 40 % der Fälle für die falschnegativen Ergebnisse verantwortlich. Genauso interessant war es, dass die älteren Extrakte in 40 % der Fälle zu falsch-positiven Resultaten führten. Es scheint, als ob die gelagerten Antigene nicht nur ihre Wirksamkeit verlieren können, sondern auch dem Zerfall ausgesetzt sind, wodurch sie irritierend wirken können. Ein anderer Autor (TW) führte eine ähnliche Studie mit verschiedenen allergenen Extrakten durch, die über unterschiedlich lange Lagerzeiten zwischen vier Wochen und 12 Monaten bei 4 °C bzw. Raumtemperatur, aufbewahrt wurden. Die bei 4 °C gelagerten Allergene waren neun Monate lang haltbar – d. h. in dieser Zeit lieferten sie zuverlässige Hauttest-Ergebnisse, während die bei Raumtemperatur gelagerten Extrakte ihre Allergenität bereits nach acht Wochen verloren. Diese Daten zeigen starke Differenzen, was wahrscheinlich auf Unterschiede bei den Antigenen und den verwendeten Konservierungsmitteln zurückzuführen ist. Dieses unterstreicht die Notwendigkeit, die Resultate von Allergietests in Tabellenform aufzubewahren. Der Zeitpunkt, zu dem die Allergene instabil werden, zeigt sich, wenn die positiven Reaktionen abnehmen. Bis ein Tierarzt / Tierärztin die Haltbarkeitsdaten für seine / ihre eigene Praxis aufstellen kann, sollten die Empfehlungen des Allergenherstellers befolgt werden. Werden Allergene in Hauttestkonzentrationen in der eigenen Praxis hergestellt, dann sollten sie – nach Meinung der Autoren LMR und WHM – alle 30–60 Tage ausgewechselt werden.

4.5 Hauttests beeinflussende Faktoren

Technik, Allergenzubereitung, Medikamente, individuelle Faktoren und die Jahreszeit können einen Einfluss auf die Hauttestergebnisse haben und falsch-positive bzw. falsch-negative Reaktionen auslösen. Die häufigste Ursache für fragwürdige Testergebnisse sind Wechselwirkungen mit Medikamenten. Entzündungshemmende Medikamente und Immunsuppressiva verringern die Hautreaktivität und beeinträchtigen die Interpretation der Hauttests. Positive Ergebnisse, die man zeitgleich zu einer medikamentösen Behandlung erhält, sind gültig, während negative Ergebnisse in Frage zu stellen sind.

Diphenhydramin kann Hauttests 1,9 Tage lang supprimieren, Chlorpheniramin 2,5 Tage und Hydroxyzin 4,3 Tage lang. Die Autoren empfehlen, alle Antihistaminika mindestens 7–10 Tage, besser noch 14 Tage vor einem Hauttest

◀◀ Aufbewahrungszeit

◀ Wechselwirkungen mit Medikamenten

4 Allergietests

abzusetzen. Beim Menschen scheinen Glukokortikoide keinen Einfluss auf Allergietests zu haben, dieses ist jedoch beim Hund anders. Die Dauer der hemmenden Wirkung von Steroiden schwankt und ist abhängig von individuellen Faktoren, dem verwendeten Medikament, der Dosierung, der Verabreichungsform, der Häufigkeit der Einnahme und – was am wichtigsten ist – der Behandlungsdauer. Da Steroide aus topischen Präparaten – selbst Ohrmedikamenten – absorbiert werden können, müssen alle Verabreichungsformen in Betracht gezogen werden. Patienten, denen zeitweise bzw. für zwei Wochen oder kürzer, Glukokortikoide oral verabreicht wurden, können zwei Wochen, nachdem das Medikament abgesetzt wurde, einem Hauttest unterzogen werden. Wurden die Glukokortikoide injiziert, beträgt der Absetzungszeitraum mindestens vier Wochen, eher noch 6–8 Wochen. Den Autoren sind Fälle begegnet, bei denen nicht einmal vier Monate, nachdem die Steroide abgesetzt wurden, ein gültiger Hauttest durchgeführt werden konnte. Falls Wechselwirkungen mit Steroiden oder anderen therapeutischen Mitteln befürchtet werden müssen, sollte das Tier vor dem kompletten Hauttest mit der Positiv- und Negativkontrolle getestet werden. Fällt die Hautreaktivität schwach aus (z. B. mit Bildung einer schlecht abgegrenzten, flachen Histaminquaddel), dann sollte der komplette Hauttest um mindestens zwei Wochen verschoben werden.

▶ **individuelle Faktoren**

Auch individuelle Faktoren beeinflussen auch die Hauttestergebnisse. Schwartzman (1984) konnte nachweisen, dass sehr junge Hunde eine geringere Reaktivität zeigten als junge, ausgewachsene Hunde. Junge Hunde könnten aufgrund ihrer kurzen Sensibilisierungszeiträume eine geringere Reaktivität zeigen. Willemse und Van den Brom (1983) beobachteten wesentlich weniger Testreaktionen bei über sechs Jahre alten Hunden. Auch beim Menschen wird mit zunehmendem Alter eine verringerte Reaktivität der Haut festgestellt. Willemses Daten über Hunde untermauern diese Feststellung, die er mit einer verminderten Antikörpersynthese, Veränderungen im Effektorsystem oder in der Sensibilität bzw. Reaktionsfähigkeit des Zielorgans zu erklären versucht. August (1982) konnte bei erwachsenen Hunden im Alter zwischen ein und vier Jahren eine geringere Reaktivität beobachten, die nicht zu erklären war. Er stellte überdies eine allgemeine Verminderung der Reaktivität bei Tieren mit dunklem Fell fest. Gegenteilige Befunde zeigten sich bei Bevier (1990), der nachwies, dass Katzen, die jünger als 1 $\frac{1}{2}$ Jahre waren, eine beträchtlich höhere Antwort auf Allergene zeigten als ältere Katzen. Bei Katzen mit dunklem Fell war auch in dieser Studie eine schwächere Antwort zu beobachten.

Durch Trächtigkeit, Stress und schwere, innere Erkrankungen kann die Reaktivität der Haut verringert sein. Gesunde Hunde, die sich bei einem Hauttest heftig zur Wehr setzen, können genügend endogenes Glukokortikoid und Katecholamin freisetzen, um die Hautreaktivität zu vermindern oder sogar zu blockieren. Zwei der Autoren (LMR, WHM) berichten über Fälle, in denen die Hunde erst ruhig gestellt werden mussten, bevor man zufriedenstellende Hauttestergebnisse erzielte. Der dritte Autor (TW) konnte dagegen diese – durch Stress induzierte – Veränderung bei Hauttests an nervösen Hunden niemals beobachten (als Kontrolle diente eine verminderte Histaminreaktion).

Es konnte gezeigt werden, dass nicht sedierte Hunde nach dem Hauttest einen beachtlichen Anstieg der Plasma-Kortisolkonzentration aufwiesen (Frank et al., 1992). Da jedoch alle Autoren zahlreiche, nicht sedierte und nervöse Hunde mit Erfolg getestet haben, bleibt die Frage nach der Notwendigkeit einer Sedierung weiterhin offen. Zwei der Autoren (LMR, WHM) sedieren routinemäßig alle gesunden Hunde, weil dadurch die Tests gelassener und schneller durchgeführt werden können.

Beim Menschen tritt die maximale Hauttest-Reaktivität zwischen 19 Uhr und 23 Uhr auf, die schwächste um 7 Uhr morgens. Dieses ist wahr-

Hauttests beeinflussende Faktoren

scheinlich auf die zirkadianen Schwankungen der Plasma-Kortisolkonzentration zurückzuführen. Es ist nicht bekannt, ob diese Schankungen auch für den Hund zutreffen; saisonale Unterschiede bei der Reaktivität wurden jedoch schon beobachtet.

Die Immunglobuline IgE und / oder IgGd sind an der Pathogenese der Atopie beteiligt. Beide besitzen eine Serum- und Gewebehalbwertszeit. Ist die Allergen-Exposition beendet, sollte auch die Antikörpersynthese gestoppt werden und die Antikörperkonzentrationen im Serum sollten sinken. Halliwell und Kunkle (1978) berichteten darüber, dass die RAST-Reaktivität eines auf Ragweed allergischen Hundes um 300 % abwich, wenn die Proben zu unterschiedlichen Jahreszeiten genommen wurden. Die Konzentrationen an IgE waren im Frühsommer erwartungsgemäß um einiges niedriger als während der Ambrosien-Saison. Diese Schwankungen bei der Serumkonzentration können sich auf die Hauttestergebnisse auswirken.

Nesbitt et al. (1984) befasste sich mit der Frage eines saisonalen Unterschiedes bei den Hauttestergebnissen. Seine Daten sind schwierig zu interpretieren, aber er beobachtete z. B. eine verminderte Reaktivität auf Gräser in den Wintermonaten. Zu den unerwarteten Reaktionen zählten eine verminderte Reaktivität auf Bäume im Frühjahr, sowie eine gesteigerte Reaktivität auf Traubenkraut im Sommer – vor Beginn der Haupt-Ragweedsaison. Die verminderte Reaktivität auf Bäume kann durch eine Anergie erklärt werden, die Reaktion auf Ambrosien ist jedoch kaum zu interpretieren. Nesbitt et al. (1984) waren der Auffassung, dass durch die hohe Allergenbelastung im Sommer die Hautreaktivität des Hundes erhöht und damit der allergische Schwellenwert gegenüber Allergenen gesenkt wird. Dementsprechend würde durch dieses Phänomen die Sensibilität bei Hauttests bzw. die Häufigkeit falsch-positiver Reaktionen erhöht.

Bei Tests an über 100 atopischen Hunden, die dreimal im Abstand von jeweils sechs Monaten durchgeführt wurden (Garfield, 1992), konnten bei den Gesamtergebnissen keinerlei Unterschiede festgestellt werden, ob die Tests vor, während oder nach der Allergiesaison durchgeführt wurden Hunden die Allergen-spezifische IgE-Produktion anscheinend noch lange Zeit nach Abwesenheit des Allergens aufrecht erhalten wird (Halliwell und Kunkle, 1978; Miller et al., 1992), können Hauttests – wie die oben aufgeführten Daten deutlich zeigen – das ganze Jahr über ausgeführt werden. Finden die Tests jedoch zu lange nach dem Ende der Allergenexposition statt, könnte bei manchen Hunden, vor allem denjenigen mit schwächeren (+2) Reaktionen, eine verminderte Hauttestreaktion auftreten.

Um die Zuverlässigkeit eines Hauttests zu maximieren, ist es am günstigsten, das Tier 60 Tage nach Ende der Allergiesaison zu testen. Werden die Tests vor der Pollenzeit durchgeführt, kann es zu negativen (falsch-negativen) Ergebnissen kommen, weil die Serum-Antikörperkonzentration unter die Nachweisgrenze gefallen ist. Finden die Tests während der Haupt-Pollensaison statt, kann es ebenfalls zu falsch-negativen Resultaten kommen. Derartige Reaktionen könnten auf eine Polleninterferenz (Anergie) zurückzuführen sein. Während der Haupt-Pollensaison ist das Tier so hohen Konzentrationen exogener Pollen ausgesetzt, dass für die Hauttests zu wenig sensibilisierte Mastzellen zum Nachweis zur Verfügung stehen. Diese Anergie nimmt ab, sobald die Anzahl sensibilisierter Mastzellen wieder ansteigt.

Die beste Zeit, ein Tier intradermal zu testen, hängt davon ab, ob die Allergie saisonbedingt ist. Tiere mit einer kurzen, gut definierten Pollensaison sollten am Saisonende getestet werden. Tiere mit einer Allergie gegenüber Hausallergenen reagieren nur gelegentlich das ganze Jahr über, die beste Zeit für einen Test ist jedoch der Frühlingsanfang. Im Winter steigt die Allergenbelastung in den Häusern an, da diese dann weniger häufig gelüftet werden.

◀◀ zirkadiane Schwankungen

◀◀ Immunglobuline

◀◀ saisonale Unterschiede

4 Allergietests

Zusätzlich verbringen die Tiere im Allgemeinen mehr Zeit im Innern des Hauses. Wird der Test im Frühling durchgeführt, hat die Serum-Antikörperkonzentration des Tieres ihren Höhepunkt erreicht und die Antigen-Belastung ist soweit zurückgegangen, dass keine Anergie mehr auftreten kann.

Es ist schwierig, wenn nicht gar unmöglich, die beste Zeit zu bestimmen, um einen Hund mit langen Allergieperioden (z. B. März bis Dezember) oder mit ganzjähriger Allergie zu testen. Gültige Ergebnisse für alle Allergene kann man wahrscheinlich jederzeit erhalten, üblich ist es jedoch, die Tests im Herbst oder am Winteranfang durchzuführen. Zu dieser Zeit sollten die Allergene im Freien deutlich gesunken sein, während die Hausallergene meistens noch nicht so stark angestiegen sind, um eine Allergie auszulösen. Man sollte gültige Reaktionen auf Spätsommer-, Herbst- und Hausallergene erhalten, Frühlings- und Frühsommerallergene können jedoch fehlen. Nach sorgfältiger Prüfung des Vorberichtes und der Hauttestergebnisse wird sich zeigen, ob die Allergene des Tieres richtig ausgewählt worden waren. Fallen die Frühjahr- und Frühsommerreaktionen nicht eindeutig aus, sollte das Tier auf diese Allergene im Spätfrühling bzw. Frühsommer nochmals nachgetestet werden.

Manche atopischen Tiere sprechen auf eine Immuntherapie gut an, beginnen sich jedoch zu einem späteren Zeitpunkt wieder zu kratzen. Vorausgesetzt, die Immuntherapie wurde nicht vorzeitig abgebrochen und das Tier leidet nicht an einer anderen Juckreiz auslösenden Erkrankung, ist die häufigste Ursache für das Wiederauftreten des Pruritus eine klinisch apparente Allergie gegen neue Allergene. Die ursprünglichen Hauttestergebnisse sollten noch einmal überprüft – und das Tier ein weiteres Mal auf diejenigen Allergene getestet werden, die beim ersten Test keine Reaktionen hervorriefen.

4.6 Wahl der Körperregion und Vorbereitung von Hauttests

Normalerweise werden Hauttests am lateralen Thorax durchgeführt. Soll das Tier nur auf wenige Antigene getestet werden, so kann dazu die Haut des Abdomens verwendet werden, wodurch der Test jedoch aus mehreren Gründen erschwert wird:
- Probleme bei der Fixation des Tieres,
- Schwierigkeiten, auf der dünneren, abdominalen Haut einen Test durchzuführen,
- eine höhere Reaktivität der unbehaarten Haut (August, 1982).

Die verwendetet Stelle sollte mit Hilfe einer Klinge Nr. 40 sorgfältig geschoren oder rasiert werden. Ist der Bereich schmutzig, kann die Haut vorsichtig mit einem feuchten Tuch gesäubert werden, ohne dabei jedoch stark zu reiben. Entzündete oder infizierte Hautstellen eignen sich nicht zum Testen. Sollten einige Pusteln bzw. Papeln vorhanden sein, so kann die Stelle trotzdem verwendet werden, wenn man die Läsionen ausspart.

Die Hautteststellen werden mit einem wasserfesten Stift markiert. Normalerweise zeichnet man einen Punkt auf die Haut und die Haut über- oder unterhalb des Punktes wird getestet. Gelegentlich kommt es vor, dass ein axonaler Reflex, ausgelöst von einer starken, positiven Reaktion, die Reaktivität der angrenzenden Teststellen verstärkt. Um dieses zu vermeiden, sollten die Teststellen etwa 3–4 cm auseinander liegen.

4.7 Hauttest-Verfahren

Direkte Haut-Allergietests können in Form eines Scratch-, Prick- oder intradermalen Testes durchgeführt werden. Beim Scratch- und Prick-Test werden winzige Mengen des Allergens eingesetzt; diese Tests dienen beim Menschen dazu, das Risiko schwerer systemischer Reaktionen zu minimieren.

Hauttest-Verfahren

Im Prick-Test wird die Haut mit einer Nadel oder Lanzette durch einen Tropfen Allergenlösung hindurch angestochen. Für den Scratch-Test wird die Haut angeritzt und das Allergen sanft in die Wunde eingerieben. Bei beiden Verfahren muss sich der Patient 15 Minuten lang ruhig verhalten, damit sich die Antigene nicht vermischen. Da Tiere nur selten ernste Reaktionen auf intradermale Hauttests zeigen, eine weniger sensible Haut als Menschen haben und nicht 15 Minuten lang still halten, werden Prick- und Scratchtest nur selten bei Tieren angewendet. Zwei der Autoren (TW, WHM) haben außerdem bei Hunden eine Prick-Test-Pilotstudie durchgeführt und herausgefunden, dass extrem hohe Konzentrationen eines Allergens notwendig waren, um Resultate zu erzielen, die mit denen von intradermalen Tests vergleichbar waren.

Der intradermale – oder, korrekter ausgedrückt, intrakutane – Allergietest ist in der Veterinärdermatologie das Verfahren der Wahl. Der Hauptvorteil besteht darin, dass dieses Verfahren sensitiver, genauer und für den Patienten angenehmer ist als der Prick- oder Scratchtest. Da diese Methode jedoch eine größere Allergenbelastung darstellt, können falsch-positive Reaktionen und – in sehr seltenen Fällen – auch anaphylaktische Reaktionen auftreten (Scott et al., 1995).

4.7.1 Techniken

Während des Tests wird der Patient gewöhnlich in Seitenlage gehalten. Die meisten Tiere lassen einen kurzen Hauttest ohne Sedierung über sich ergehen. Bei Tieren, die sich stark zur Wehr setzen, kann es unter Umständen zu ungültigen Ergebnissen kommen. Deshalb sollten bösartige oder sehr unruhige Tiere sediert oder anästhesiert werden. Es sollten keine stark blutdrucksenkenden Mittel, Morphinderivate (weil sie Histamin freisetzen) und Acepromazin verwendet werden. Beim Hund scheinen Xylazin, Zolazepam, Medetomidin und Tiletamin-Zolazepam die Hauttest-Reaktivität nicht zu blockieren, für die Katze ist Ketamin geeignet. Bei beiden Spezies kann auch eine Inhalationsnarkose verwendet werden.

Die meisten Veterinärdermatologen bewahren ihre Allergene im Kühlschrank in Tuberkulinspritzen mit intradermalen Injektionsnadeln Nr. 26 oder 27 auf. Die Kanülen werden zwischen den einzelnen Hunden nicht gewechselt, außer sie sind kontaminiert, verbogen oder stumpf. Die Autoren sind sich keines Falles bewusst, und es gibt auch keine Berichte in der Veterinärliteratur, dass bei einem Hauttest mit derselben Nadel eine Infektionskrankheit von einem Patienten auf einen anderen übertragen worden wäre. Da Katzen jedoch asymptomatisch mit dem Leukämie- oder Immundefizienzvirus infiziert sein können, ist es auf alle Fälle besser, die Kanülen zwischen den einzelnen Katzen auszuwechseln, vor allem wenn zwei oder mehr Katzen gleichzeitig getestet werden. Werden verschiedene Spezies getestet, sollte ein Auswechseln der Nadeln ebenfalls in Betracht gezogen werden. Nach dem Test ist die Kanülenspitze mit dem Serum des Patienten bedeckt. Reagiert nun der nächste getestete Patient auf die vorher getestete Spezies allergisch (z. B. ein Hund, der auf Katzen allergisch ist), dann kann das – an der Nadel haftende – Serum eine Mastzelldegranulation auslösen, so daß eine falsch-positive Hautreaktionen entsteht oder – allerdings sehr unwahrscheinlich – eine anaphylaktische Reaktion. Es ist allgemein üblich, die Kanüle auszuwechseln, bevor die Spritze aus der Vorratsflasche neu aufgezogen wird.

Die für den Hauttest verwendeten Spritzen sollten 15–30 Minuten vor dem Test aus dem Kühlschrank genommen werden, um zu verhindern, dass sich der Patient aufgrund der Injektion eines kalten Allergens zur Wehr setzt. Je nach Anzahl der pro Woche getesteten Tiere können die Allergene recht lange Zeit bei Raumtemperatur lagern. Wie bereits erwähnt, können

◀◀ **Prick-Test, Scratch-Test**

◀◀ **intrakutaner Allergietest**

4 Allergietests

die Allergene sich an der Wand von Plastikspritzen absetzen; die Adhäsionsrate hängt wahrscheinlich von der Dauer und Häufigkeit ab, mit der die Allergene Raumtemperaturen ausgesetzt werden. Bis genauere Daten vorliegen, welchen Einfluss Dauer und Temperatur ausüben, sollten Plastikspritzen häufig neu gefüllt werden, damit die Allergene nicht an Wirkung verlieren. Eine Neufüllung pro Woche scheint optimal zu sein, aber es gibt auch Untersuchungen, die eine Neufüllung in 14-tägigem Rhythmus für ausreichend halten.

▶ **Teststelle**

Sobald die Teststelle markiert wurde, kann mit dem Test begonnen werden. Vor dem Test sollten alle Luftblasen aus der Spritze entfernt werden. Falls Luft mit dem Allergen zusammen injiziert wird, tritt eine Splash-Reaktion auf (durch das Aufeinandertreffen von Luft und Flüssigkeit), welche die Genauigkeit und Zuverlässigkeit an dieser Teststelle reduziert. An der Teststelle sollte die Haut straff gehalten und die Nadelspitze mit einer nach vorn gerichteten Hebebewegung eingeführt werden, als ob man die Haut mit der Nadelspitze aufheben wollte. Sobald die Spitze die Haut durchdrungen hat, wird die Hebebewegung allmählich zu einer nach vorne und unten gerichteten Bewegung, während der Spritzenzylinder zur Haut hin abgesenkt wird. Die Kanülenspitze sollte sich vollständig in der Epidermis befinden. Wenn die Nadel plaziert ist, werden 0,02–0,05 ml des Allergens in die Haut gespritzt, so dass sich eine kleine Blase bildet. Die meisten Tierärzte verwenden 0,05 ml, da man diese Menge leichter an der Spritze abmessen kann. Es ist absolut notwendig, dass das Volumen jedes Testantigens an jeder Teststelle genau gleich hoch ist, da sonst ein genauer Vergleich der Hautreaktionen unmöglich ist.

▶▶ **Beurteilung**

Wird die Kanüle zu tief gesetzt, ist die normale, durchsichtige Hautblase nicht zu sehen. Blutungen zeugen ebenfalls von einer schlechten Platzierung der Nadel. Sollte eine Splash-Reaktion auftreten oder die Nadel zu tief platziert worden sein, dann sollte der Test an einer neuen Stelle wiederholt werden. Wird die Injektion an der gleichen Teststelle wiederholt, kann es an dieser und den angrenzenden Stellen aufgrund eines axonalen Reflexes zu falsch-positiven Reaktionen kommen.

Nach Durchführung des Tests kann die Narkose beendet werden. Manuell fixierte Hunde dürfen sich aufrichten, müssen aber daran gehindert werden, sich an der Teststelle zu kratzen oder zu lecken. Ein Trauma im Testbereich kann die Auswertung des Testes erschweren und die Häufigkeit von falsch-positiven Reaktionen erhöhen.

4.8 Interpretation von Hauttestergebnissen

Die Reaktion auf einen Hautallergietest ist eine Quaddel, die 12–17 Minuten nach der Injektion ihre maximale Größe erreicht. Der Umfang der Reaktion hängt von dem injizierten Volumen, der Sensibilität des Mastzellsystems und der Empfindlichkeit des Patienten ab. Die Tests sollten 15 Minuten nach Beendigung der Injektionen ausgewertet werden. Bei einer großen Anzahl von Allergenen dauert der Test mindestens 15 Minuten, so dass die ersten Reaktionen am Ende des Tests bereits abgelesen werden können. In diesem Fall werden die Ergebnisse nach 15 und 30 Minuten ausgewertet, um sicher zu gehen, dass keine wichtigen Reaktionen übersehen wurden. Eine Beurteilung 15–20 Minuten nach Durchführung des Hauttests ist besonders wichtig, weil die Größe der Quaddeln schon nach 30 Minuten beträchtlich zurückgegangen sein kann. Hauttests von Katzen sind schwierig auszuwerten und sollten nach 10, 15 und 30 Minuten kontrolliert werden. Zwei der Autoren (LMR / WHM) führen Hauttests an Katzen durch und meinen, dass man verlässliche Resultate erzielen kann. Der dritte Autor (TW) teilt diese Auffassung nicht. Der Grund dafür ist die Schwierigkeit, um nicht zu sagen Unmöglichkeit, die Hauttests einzuordnen. Hautreaktionen bei Katzen sind undeutlich abgegrenzt

Interpretation von Hauttestergebnissen

und fallen häufig allgemein schwach aus (Scott et al., 1995). In manchen Fällen gibt es deutlich definierte Quaddeln, in anderen sind die Resultate dagegen widersprüchlich. Nicht aussagekräftige Testergebnisse machen die Auswahl der Allergene für eine Immuntherapie sehr schwierig, wenn nicht unmöglich.

Anhand der Größe und Qualität der Quaddeln lassen sich die Hauttestreaktionen einordnen. Der Raum sollte abgedunkelt und die Teststelle mit einem hellen Licht angestrahlt werden. Auf diese Weise kann die Größe und Rötung der Quaddel besser beurteilt werden.

Positive Reaktionen können durch mehrere unterschiedliche Methoden beschrieben werden, von denen jede ihre Vor- und Nachteile hat. Wenn es nur darum geht, positive bzw. negative Reaktionen zu unterscheiden, dann wäre jede Quaddel, deren Durchmesser beträchtlich über dem der Negativkontrolle liegt (d. h. 3 mm oder mehr), als positiv zu werten. Eine einfache Definition von positiv und negativ erschwert die Interpretation falsch-positiver Reaktionen und bringt den Tierarzt möglicherweise in Schwierigkeiten, wenn es darum geht, Antigene für die Immuntherapie auszuwählen.

Die meisten Veterinärdermatologen ordnen die Hauttestreaktionen mit Hilfe eines Klassifizierungssystems ein. Dabei werden sowohl objektive als auch subjektive Kriterien beachtet. Die Quaddelgröße wird objektiv bewertet. Eine Quaddel von gleicher Größe wie die Negativkontrolle erhält eine 0, während eine Quaddel von der Größe der Histaminreaktion mit +4 beziffert wird. Gelegentlich werden auch Reaktionen beobachtet, die größer als +4 sind. Unter +1, +2 oder +3 ist eine Reaktion zu verstehen, die ein Viertel, die Hälfte oder drei Viertel der Größe der Differenz zwischen negativer und positiver Kontrolle besitzt. Diese Einstufung kann mit etwas Erfahrung rein visuell vorgenommen werden. Eine andere Möglichkeit ist es, den genauen Durchmesser der Quaddel auszumessen. An Stelle einer Einstufung von 0 bis +4, kann der Durchmesser der Quaddel auch in mm angegeben werden. Anders ausgedrückt: Jede Reaktion auf ein Allergen, die gleich groß bzw. größer ausfällt als der Mittelwert des Durchmessers von Negativ- und Positivkontrolle, wird als positiv bewertet.

Man kann die Ergebnisse eines Hauttestes auch dauerhaft protokollieren: Jede Quaddel wird mit einem dunklen Markerstift umrandet. Daraufhin bedeckt man die ganze Reihe mit einem durchsichtigen Klebeband. Wird das Klebeband vom Körper des Tieres abgezogen, werden die Quaddelmarkierungen auf das Klebeband übertragen. Das Klebeband kann dann in der Krankenakte verwahrt und die Quaddeldurchmesser können ganz präzise ausgemessen werden. Da die Reaktionen normalerweise ovale bzw. unregelmäßige Formen aufweisen (Abb. 4.1), wird der mittlere Durchmesser berechnet, indem man die Summe aus dem größten und kleinsten Durchmesser durch zwei dividiert.

◀ Protokollierung

Die subjektiven Erwägungen beinhalten den Härte- und Rötungsgrad, sowie die Steilheit der Wände einer jeden Quaddel. Erythematöse Reaktionen und Pseudopodien sind beim Menschen häufig zu beobachten, aber beim Hund eher selten. Wenn von zwei gleich großen Quaddeln die eine stärker erythematös und verhärtet ist, so wird letztere als reaktiver angesehen. Nesbitt et al. (1984) vermuteten, dass durch subjektive Beurteilung die Häufigkeit positiver Reaktionen um 20–30 % ansteigt. Eine objektive Auswertung dieser Faktoren liegt bisher nicht vor. Einer der Autoren (TW) bezieht beim Ablesen von Hauttests Faktoren wie: Härtegrad, erythematöse Reaktionen, Reflexerytheme (d. h. Erytheme außerhalb der Quaddel) und Pseudopodien nicht mit ein. In der Abb. 4.2 ist ein Hauttest dargestellt.

◀◀ Klassifizierungssystem

Nachdem die Ergebnisse des Hauttestes protokolliert wurden, muss die Bedeutung der positiven bzw. negativen Reaktionen vor dem Hintergrund der Exposition und des Vorberichtes des Patienten ermittelt werden. Es können immer falsch-positive und falsch-negative Re-

4 Allergietests

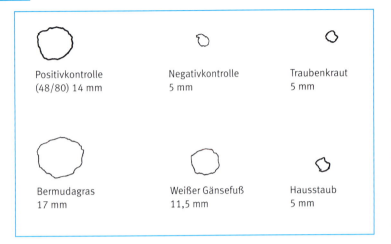

Abb. 4.1:
Übersicht über Allergietest-Reaktionen (tatsächliche Größe).

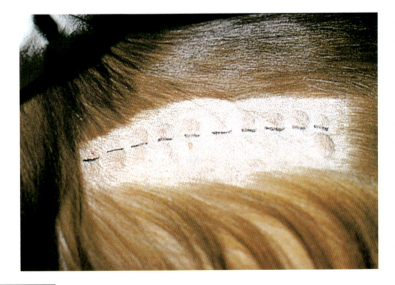

Abb. 4.2:
Intradermaler Hauttest.

aktionen auftreten. Positive Reaktionen können echt oder falsch-positiv sein, wobei echte Reaktionen nur zeigen, dass der Patient eine Hautsensibilität aufweist. Die klinische Signifikanz einer Reaktion basiert auf der Übereinstimmung mit der Anamnese.

4.8.1 Falsch-positive Reaktionen

Jede positive Reaktion, die ohne Bezug zum Vorbericht einer Exposition auftritt, sollte als falsch-positiv angesehen werden. Die Frage ist, wie so etwas geschehen kann. Es lässt sich höchstwahrscheinlich mit der Verwendung nicht standardisierter Allergene erklären. Reaktionen, die mit einer Exposition in Zusammenhang gebracht werden können, jedoch nicht zur klinischen Geschichte des Tieres passen, können unbedeutende oder falsch-positive Reaktionen sein. So kann z. B. eine Hauttestreaktivität gegenüber Hausstaub bei einem Hund mit sommerlichem Juckreiz eine echte oder falsch-positive Reaktion sein. Eine echte Reaktion kann entweder Vorbote einer künftigen oder Überbleibsel aus einer früheren Sensibilität sein. Für das Tier mag eine falsch-positive Reaktion keinerlei Bedeutung haben, für den Tierarzt jedoch schon, da das Testverfahren überprüft werden muss.

Die häufigsten Ursachen für das Auftreten falsch-positiver Reaktionen sind in Tabelle 4.7 aufgelistet. Die Hauttestreaktionen aller getesteten Hunde sollten in Tabellenform aufbewahrt werden, und Reaktionen, die nicht zum Vorbericht und der Exposition passen, sollten gekennzeichnet sein. Wenn ein Allergen offensichtlich bei über 10 % der Testpopulation falsch-positive Reaktionen hervorruft, dann sollte die Herstellung des Allergens überprüft werden. Hausstaub, Hausstaubmilben, Schafwolle und Seide wirken irritierend und sollten nur in niedrigen Konzentrationen verwendet werden. Auch von epidermalen Allergenen (Mensch, Katze, Pferd), Schimmelpilzmischungen, *Rhizopus nigricans*, Insektenmischungen, Roter Waldameise, Tabak, Kapok, Federmischungen und Druckerschwärze sind falsch-positive Reaktionen bekannt. Es ist fraglich, ob einige dieser Substanzen überhaupt für die atopische Dermatitis als relevant angesehen werden können. Hunde, an denen wiederholt Hauttests durchgeführt wurden, können eine Hautsensibilität entwickeln, die wahrscheinlich keinerlei klinische Signifikanz besitzt. Die Reaktionen solcher Tiere müssen kritisch ausgewertet werden.

Hunde mit sehr empfindlicher Haut (Dermographie oder traumatisierte Haut an der Injektionsstelle) zeigen oftmals zahlreiche positive Reaktionen. Reicht die Reaktion der negativen

Interpretation von Hauttestergebnissen

Tabelle 4.7: Gründe für falsch-positive Reaktionen
1. Schlechte Technik
A. Schlechte Wahl der Teststelle
B. Schlechte Vorbereitung der Teststelle
C. Injektionen zu dicht nebeneinander
D. Zu hohes Volumen
E. Traumatisierende Injektionstechnik
2. Testallergene, die Irritationen hervorrufen
A. Zu starke Konzentration
B. Kontamination
C. Konservierung mit Glyzerin
3. Gereizte Haut
A. Injektionen zu dicht nebeneinander
B. Dermographismus

Tabelle 4.8: Gründe für falsch-negative Reaktionen
1. Schlechte Technik
A. Falsche Teststelle
B. Unzureichendes Volumen
C. Injektion von Luft
D. Subkutane Injektion
E. Ablesezeit nach der Injektion > 20 Minuten
2. Mangel an allergener Substanz
A. Falsch hergestelltes Allergen
B. Alte oder abgelaufene Extrakte
C. Zu starke Verdünnung der Lösung
D. Verwendung von Allergenmischungen
E. Mängel in der Allergenaufbereitung
3. Wechselwirkungen mit Medikamenten
A. Glukokortikoide
B. Antihistaminika
C. Nichtsteroidale, entzündungshemmende Medikamente
D. Immunsuppressiva
E. Tranquilizer, Sedativa
F. Adrenerge Komponenten
G. Progesteron-Komponenten
H. Gleichzeitige Immuntherapie
4. Wirtseigene Faktoren
A. Hautpigmentierung
B. Stress
C. Östrus, Trächtigkeit oder Scheinschwangerschaft
D. Alter des Patienten
5. Falsche Antigenauswahl
6. Falscher Testzeitpunkt

Kontrolle an die Größe der Reaktion der positiven Kontrolle heran oder zeigt der Hund viele positive Reaktionen auf Allergene, die in keinem Zusammenhang mit dem Vorbericht eines Kontaktes stehen, dann sind die Ergebnisse des gesamten Hauttests fragwürdig und der Test sollte zu einem späteren Zeitpunkt wiederholt werden.

4.8.2 Falsch-negative Reaktionen

Falsch-negative Hauttestergebnisse sind entmutigend und schwierig zu bewerten. Häufige Ursachen für falsch-negative Reaktionen sind in Tabelle 4.8 aufgelistet. Nicht alle Hunde mit klassischer Atopie zeigen eine Reaktion bei Hauttests. Die meisten Publikationen berichten von einer sofortigen Hauttestreaktion bei 80–100% der Hunde mit klinisch manifester atopischer Dermatitis (Scott, 1981; Carlotti und Costargent, 1994; Koch und Peters, 1994; Scott et al., 1995; Sture et al., 1995; Willemse, 1994).

Die häufigsten Ursachen für einen vollständig negativen Hauttest sind:
- die vorläufige Diagnose Atopie ist nicht korrekt,
- Wechselwirkungen mit Medikamenten,
- das auslösende Allergen wurde nicht getestet.

4 Allergietests

▶▶ Nahrungsmittel- bzw. Kontaktallergien

▶▶ Atopie

Wenn die Reaktion der Positivkontrolle nicht angemessen ausfällt, dann sind die Testergebnisse ungültig. Wird eine Wechselwirkung mit anderen Medikamenten vermutet, dann sollte der Patient wöchentlich bzw. zwei Mal im Monat mit der Positiv- und Negativkontrolle getestet werden, bis eine befriedigende Reaktion auftritt. Eine positive Histaminreaktion ist keine Garantie dafür, dass der Hauttest gültig ist. Die Histaminreaktion testet die Reaktivität der Haut und nicht die des IgE- / Mastzellsystems. Diese kann um einiges niedriger sein als die der Haut. Besteht beim Patienten ein starker Verdacht auf Atopie und reagiert er auf kein Testantigen, dann kann der Hauttest nach 2–4 Wochen wiederholt werden. Wurde der Patient jedoch sorgfältig untersucht, ist bei dem zweiten Test die Wahrscheinlichkeit positiver Ergebnisse gering.

Fehlen im Testset die entsprechenden Allergene, kann es ebenfalls zu falsch-negativen Testergebnissen kommen. Die meisten Patienten, die sich einem Hauttest unterziehen, zeigen einen nicht-saisonalen Juckreiz, und die meisten Hunde mit positivem Hauttest reagieren auf mehrere Antigene.

Schwieriger wird es, wenn der Hund in einer bestimmten Zeit klinische Symptome zeigt, aber die Reaktionen auf die entsprechenden Allergene negativ ausfallen; bei diesen Antworten kann es sich um falsch-negative Ergebnisse handeln. Der Zusammenhang von Vorbericht und Allergenauswahl sollte überprüft und der Hauttest für die relevanten Allergene wiederholt werden. Zeigen Hunde das ganze Jahr über gleichmäßigen Juckreiz, kann es schwierig, wenn nicht unmöglich sein, falsch-negative Reaktionen zu entdecken.

4.9 Weitere Testmethoden

Zur Bewertung allergischer Sensibilität stehen eine Vielzahl unterschiedlicher Labormethoden zur Verfügung, von denen viele jedoch nur zu Forschungszwecken verwendet werden. In der klinischen Veterinärmedizin werden Provokationstest und serologische Allergietests verwendet, um die Sensibilität eines Tieres auf eine bestimmte Substanz zu dokumentieren.

4.9.1 Provokationstests

Provokationstests beruhen auf der absichtlichen Exposition eines Tieres gegenüber einem bekannten bzw. vermuteten Allergen.

In der klinischen Situation wird das Allergen in hoher Dosierung verabreicht, so dass ernste Nebenwirkungen auftreten können. Provokationstests sind für Nahrungsmittel- bzw. Kontaktallergien besonders geeignet, können aber auch bei anderen allergischen Zuständen verwendet werden.

Um aussagekräftige Informationen zu erhalten, sollte die Testsubstanz möglichst rein sein. Das Tier sollte die Substanz ausreichend lange inhalieren, aufnehmen oder berühren können, um die allergische Reaktion sichtbar zu machen. Reagiert das Tier auf eine Substanz, sollte man sie wieder entfernen und dem Tier genügend Zeit geben, zum Normalzustand zurückzukehren, bevor weitere Tests durchgeführt werden.

Bei Atopie sind Provokationstests nur bedingt einsetzbar. Der Test kann dazu verwendet werden, die Bedeutung eines Hauttestes oder serologischer Testergebnisse abzusichern. Da Pollen und Schimmelpilzsporen schwer erhältlich sind, ist der Provokationstest auf Innenraum-Allergene beschränkt. Ein Hund reagiert bei einem Hauttest z. B. auf Federn, die Bedeutung seiner Reaktion ist jedoch unklar. Das Tier sollte nun – zusammen mit Federprodukten aus dem Haushalt – in einen kleinen, sauberen Raum eingeschlossen werden; das Badezimmer bietet sich an. Schüttelt man die Federn enthaltenden Gegenstände, wie Kissen, Decken etc., erhöht sich die Allergenkonzentration im Raum und die Reaktion des Tieres erfolgt schneller. Wenn das Tier auf die Produkte aller-

Weitere Testmethoden

gisch ist, sollten sich die Anzeichen eigentlich sofort intensivieren.

Abgesehen von der Schwierigkeit, die Testantigene zu erwerben, sind Provokationstests bei Inhalationsallergenen oft verwirrend und die Ergebnisse unzuverlässig. Für die meisten Tiere ist es ungewohnt, in ein Badezimmer eingeschlossen zu sein, was zu mehr oder weniger starken Angstreaktionen führen kann. Sehr nervöse Tiere kratzen sich vielleicht nicht, auch wenn sie auf die Substanz allergisch sind, so dass negative Ergebnisse nicht aussagekräftig sind. Positive Ergebnisse deuten wahrscheinlich auf eine Sensibilität hin, die Reaktion kann jedoch unspezifischer ausfallen als vermutet. Alte Federprodukte enthalten neben Federn z. B. auch Hautschuppen, Staub und Hausstaubmilben, so dass das Tier auch auf eines oder mehrere dieser anderen Allergene reagieren kann. Unlängst wurden Informationen über eine Aeroallergenkontaktsensibilität bei atopischen Hunden veröffentlicht (Frank und McEntee, 1995). An zehn gesunden Kontrollhunden und 18 Hunden mit Verdacht auf Atopie wurden intradermale Tests und Patch-Tests mit Allergenen von Sauerampfer, Wiesenlieschgras und einer Hausstaubmilbenmischung durchgeführt. Innerhalb von 72 Stunden zeigten sowohl ein asymptomatischer Versuchshund als auch ein atopischer Hund bei beiden Testmethoden Reaktionen auf den Hausstaubmilbenextrakt. Die Bedeutung dieser Befunde für klinische Allergien sollte noch weiter beleuchtet werden.

4.9.2 Serologische Tests

Serologische Tests dienen dazu, die Menge der Allergen-spezifischen Antikörper im Serum eines Patienten zu messen bzw. zu schätzen. In der Veterinärmedizin sind dazu zwei unterschiedliche Methoden kommerziell erhältlich. Der RAST-Test (Radio-Allergo-Sorbens-Test) verwendet radioaktiv markierte Antiseren, während beim heterologen Enzym-Immunassay (ELISA, enzyme-linked-immuno-sorbent-assay) an Enzyme gekoppelte Antikörper benutzt werden. Experimentell wurde die relative Menge von kaninem Allergen-spezifischen IgE mit Hilfe eines Western-Blots gemessen (Anderson et al., 1996).

◄ **ELISA**

RAST und ELISA sind vom Prinzip her sehr ähnlich. Das Patientenserum wird in Vertiefungen von Mikrotiterplatten aus Polystyrol gefüllt, die unterschiedliche Antigene enthalten. Bei einem der ELISAs handelte es sich um ein in Flüssigkeit stattfindendes Verfahren an Stelle der klassischen Methode mit Plattenbeschichtung (Anderson et al., 1996). Nach einer angemessen Inkubationszeit werden die Titerplatten abgespült, um etwaige Reste des Patientenserums zu entfernen. Als Nächstes werden radioaktive oder enzymgebundene Anti-Immunglobulin-Antiseren für eine bestimmte Inkubationszeit auf die Mikrotiterplatten gegeben. Nach der Inkubation werden die Platten nochmals gewaschen, um ungebundene Anti-Immunglobulin-Antiseren zu entfernen. Im RAST-Test wird die Radioaktivität jeder Vertiefung gemessen, beim ELISA werden den Vertiefungen Chemikalien zugesetzt, um eine Farbänderung zu bewirken, die dann visuell ausgewertet oder gemessen werden kann. Je höher die Radioaktivität bzw. je intensiver die Farbänderung, desto höher ist die Konzentration von Anti-Immunglobulinen. Da das Anti-Immunglobulin nur mit Immunglobulinen eine Bindung eingeht, steht die Radioaktivität bzw. Intensität der Farbänderung in direktem Zusammenhang mit der Konzentration Allergen-spezifischer Antikörper im Patientenserum. Sowohl ELISA als auch RAST-Test sind für Katzen und Hunde kommerziell erhältlich, wobei jedoch ihr diagnostischer Wert noch immer unklar ist. Diese Schlussfolgerung basiert auf Informationen, laut denen die Übereinstimmung zwischen *In-vivo-* und *In-vitro*-Tests variabel ist und von den beteiligten Allergenen abhängt, sowie auf Daten, die die Sensibilität und Spezifität der Tests berechnen.

◄◄ **RAST-Test**

4 Allergietests

▶ PCA

Es müssen auf jeden Fall artspezifische Anti-Immunglobulin-Antiseren verwendet werden. In einer Studie an Hunden mit experimentell induzierter Ragweedallergie beobachteten Peng et al. (1993) einen stärkeren Zusammenhang zwischen den Serum-Ragweed-spezifischen IgE-Werten (gemessen mit Hilfe von ELISA) und den Titern der passiven kutanen Anaphylaxie (PCA), bei Verwendung eines polyklonalen IgE-Antikörpers an Stelle eines monoklonalen Antikörpers. Pro Antigen gesehen, sind serologische Tests teurer als intradermale Tests. Um die Kosten der serologischen Tests zu senken, werden statt Einzelallergenen Antigengruppen ausgewertet. Verschiedene Allergene aus ähnlichen Gruppen werden in einem Mikrobehälter miteinander gemischt. Gräser werden mit Gräsern, Kräuter mit Kräutern gemischt usw. Die Anzahl der Vertiefungen oder getesteten Gruppen sowie die Anzahl der Allergene pro Gruppe kann variieren.

Bei ihrer Forschungsarbeit über IgE-RAST-Tests bei Hunden bemerkten Halliwell und Kunkle (1978) große Schwankungen der Testergebnisse, je nachdem, welches Allergen verwendet wurde. Bei Traubenkraut gab es eine 82%ige Übereinstimmung zwischen positiven Hauttestergebnissen und positiven Rast-Testresultaten. Die positive Übereinstimmung bei Hausstaubmilben betrug 42%; die für Wiesenlieschgras 64%; für Spitzwegerich 39%; für Weißen Gänsefuß 27% und für Löwenzahn 12,5%. Es gab keine Anzeichen dafür, dass Hunde mit stärkeren Hauttestreaktionen auch höhere RAST-Werte aufwiesen. Eine 100%ige Übereinstimmung beobachteten sie zwischen den negativen RAST- und den negativen Hauttestergebnissen.

Mit Hilfe des ELISAs konnten Willemse et al. (1985) bei 89% ihrer Hauttest-positiven Hunde messbare Allergen-spezifische IgGd-Antikörper-Konzentrationen feststellen, während 55% der Hauttest-negativen, aber klinisch allergischen Hunde erhöhte Titer aufwiesen. Ähnlich wie Halliwell und Kunkle (1978) stellten auch Willemse et al. (1985) fest, dass die Übereinstimmung zwischen den positiven Hauttestergebnissen und positiven ELISA-Testergebnissen je nach Testantigen variierte und zwischen 7% für Katzenschuppen bzw. 65% für Hausstaub lag. Eine erneute Auswertung dieses ELISAs (Willemse, 1994) ergab für den IgGd-ELISA und sofortige Hauttest-Reaktivität folgende Übereinstimmung: für Hausstaubmilben (*D. farinae* und *D. pteronyssinus*) 62,5–84%, für Vorratsmilben (*Tyrophagus putrescentiae, Acarus siro* und *Glycyphagus domesticus*) 50–84,6%, für epidermale Allergene (Hundeschuppen, Katzenschuppen, menschliche Schuppen) 25–60% und für Pollen (Gräser, Kräuter und Bäume) 33,3–75%.

Die Resultate von Halliwell und Kunkle (1978) können mit denen von Willemse (Willemse et al., 1985; Willemse, 1994) nicht direkt verglichen werden, da sie unterschiedliche Methoden, Antikörper (IgE bzw. IgGd), Allergene und Patienten verwendeten. Willemses Gruppe von Hauttest-negativen, aber ELISA-positiven Hunden (Willemse et al., 1994) kann auf vielerlei Weise erklärt werden. Die Hunde könnten allergisch auf diese Allergene reagieren, jedoch falsch-negative Hauttestreaktionen zeigen, oder die ELISA-Reaktionen waren falsch-positiv.

Die meisten kommerziell erhältlichen RAST-Tests und ELISAs weisen IgE-Antikörper im Patientenserum nach. Häufig werden als Testsubstanzen Gruppen-Allergene statt Einzelallergenen eingesetzt. Falls IgGd eine Rolle in der Pathogenese kaniner Atopie spielen sollte, würde das ausschließliche Messen von IgE bei serologischen Tests zu einer erhöhten Häufigkeit falsch-negativer Ergebnisse führen. Die niedrige Sensibilität bei Halliwells IgE-RAST-Test würde diese Behauptung untermauern. Ein weiteres gemeinsames Problem beider Tests ist die Verwendung von Gruppenallergenen. Positive Reaktionen können schwierig zu bewerten sein. Eine positive Reaktion auf eine Allergengruppe kann entweder auf eine positive Reaktion auf jede der Komponenten oder auf eine starke Reaktion auf ein einziges Antigen zurückzuführen sein. Dementsprechend schwierig gestaltet sich somit

Weitere Testmethoden

auch die Allergenauswahl für die Immuntherapie. Ein zusätzliches Problem besteht darin, dass serologische Tests positive Ergebnisse aufweisen können, während der Hauttest für die gleichen Antigene negativ ausfällt. Der serologische Test könnte eine geringgradige Sensibilität seitens des Tieres anzeigen, oder die Reaktionen könnten falsch-positiv sein. Den Autoren wurden serologische Daten vorgelegt, nach denen Hunde anscheinend auf Allergene sensibel reagierten, denen sie noch nie ausgesetzt waren. Irrelevante Resultate können auch bei Hauttests auftreten, dies kommt jedoch nur selten vor. Diese falsch-positiven Reaktionen können von technischen, während des Testes aufgetretenen Problemen herrühren oder auf Schwachstellen im serologischen Testverfahren hindeuten.

Glücklicherweise gibt es immer häufiger Berichte über die Zuverlässigkeit kommerzieller serologischer Tests auf Allergen-spezifisches IgE bei Tieren. Laut Kleinbeck et al. (1989) betrug die Übereinstimmung zwischen ELISA- und Hauttestergebnissen bei Pollen zwischen 43–64 %. In Hinblick auf diese Extrakte wurde der höchste Grad an Übereinstimmung bei Einzelkomponenten beobachtet, die Bermudagras-, Careless Weed-, Spitzwegerich- und Olivenbaumpollen enthielten. Der niedrigste Grad an Übereinstimmung trat bei *Koeleria cristata*, Weidelgras, Traubenkraut und Birke auf. Beim Milbenantigen betrug die Korrelation 43 %. Bond et al. (1994) schloss daraus, dass die geringe Spezifität und die niedrige Vorhersehbarkeit positiver Werte bei zwei kommerziellen Tests Grund zu der Annahme gäbe, dass positive Ergebnisse von IgE-ELISAs keinen diagnostischen Wert im Hinblick auf das Vorliegen einer kaninen Atopie haben. Zu ähnlichen Schlussfolgerungen kamen auch Codner und Griffin (1996) sowie Paradis und Lecuyer (1993), die weitere kommerzielle ELISA- oder RAST-Tests auswerteten. Anderson et al. (1996) bestimmten die Sensibilität und Spezifität eines IgE-ELISA bzw. eines Gesamt-IgG-ELISA im Vergleich zu einem intradermalen Test. Es sollte betont werden, dass das Gesamt-IgG und nicht das IgGd untersucht wurde. Die mittlere Sensibilität (%) und Spezifität (%) des IgE-Testes betrug 45 % bzw. 49 % für Gräser, 30 % bzw. 70 % für Kräuter, 36 % bzw. 63,5 % für Schimmelpilze, 22 % bzw. 74 % für Bäume und 30 % bzw. 42 % für Hausstaub. Ähnliche Daten ergaben sich beim IgG-ELISA: 81,5 % bzw. 17 % für Gräser, 57 % bzw. 48 % für Kräuter, 52,5 % bzw. 45,5 % für Schimmelpilze, 22 % bzw. 58 % für Bäume und 75 % bzw. 0 % für Hausstaub. Eine Kombination dieser Daten, konnte nicht klar zu Gunsten eines der beiden Tests entschieden werden.

Einige kommerzielle Laboratorien bieten zwar *In-vitro*-Tests für die Diagnose von Atopie und Futtermittelallergie bei Katzen an, doch ist die Durchführung dieser Tests weitgehend unbekannt. In einer Studie an 36 Katzen mit allergischen Hauterkrankungen (Foster und O'Dair, 1993) erhielt man durch den IgE-ELISA keine aussagekräftigen Werte bezüglich einer Flohbissallergie und Atopie, so dass dieser Test nicht als nützliches Diagnostikum eingestuft werden konnte. Selbst die begrenzten Erfahrungen der Autoren im Umgang mit felinen serologischen Tests lassen schon Zweifel an deren Zuverlässigkeit aufkommen.

In der Humanmedizin treten bei der Übereinstimmung zwischen RAST- und Hauttestergebnissen große Abweichungen auf, die von der Untersuchungsmethode, der verwendeten Hauttestmethode und dem untersuchten Allergen abhängen. Ursprünglich zeigten RAST-Tests beim Menschen eine 68 %ige Übereinstimmung zwischen RAST-Ergebnissen und intradermalen Testresultaten. Die Diskrepanz war hauptsächlich auf schwach positive Hauttests kombiniert mit negativen RAST-Ergebnissen zurückzuführen. Weniger sensible Hauttestmethoden, wie z. B. der Prick- oder Scratchtest, zeigen eine höhere Übereinstimmung mit den RAST-Ergebnissen. Man ist der allgemeinen Auffassung, dass zwischen negativen RAST-Ergebnissen und negativen Hauttestergebnissen eine hohe Übereinstimmung besteht, so dass RAST-Tests bei der Unterscheidung zwischen echt- und falsch-positiven intradermalen Testresultaten hilfreich sein können.

Beim Menschen ist die Übereinstimmung der RAST-Ergebnisse mit denen der Provokationstests höher als die mit intradermalen Tests. Werden die RAST-Testergebnisse vor dem Hintergrund der Anamnese ausgewertet und mit intradermalen und / oder Provokationstests gekoppelt, kann eine Übereinstimmungsrate von 90–95 % erreicht werden. Somit scheinen RAST-Tests bei der Identifizierung klinisch signifikanter Allergene von großem Nutzen zu sein.

Geht man davon aus, dass serologische Tests zuverlässig sind bzw. zuverlässig gemacht werden könnten, bieten sie mehrere Vorteile. Das Testverfahren ist schnell und für den Patienten schmerzlos, und der Tierarzt muss nicht in begrenzt haltbare biologische Materialien investieren. Für den Kunden sind die Kosten mindestens genau so hoch, wenn nicht höher, wie bei einem Hauttest. Da jedoch jeder Tierarzt in der Lage ist, den Test durchzuführen, entfallen die Kosten für eine Fahrt zu einem speziellen Veterinärdermatologen. Die meisten Faktoren, die falsche Hauttestreaktionen verursachen können, brauchen nicht beachtet zu werden. Beim Menschen können die Proben entnommen werden, während der Patient entzündungshemmende Medikamente einnimmt. Bei Hunden hat eine 21-tägige Therapie mit Kortikosteroiden anscheinend keinen Einfluss auf die serologischen Testergebnisse. Außerdem scheinen die Antikörper-Titer mindestens noch 60 Tage nach der Allergen-Exposition nachweisbar zu sein (Miller et al., 1992). Ob eine langfristige Therapie mit Kortikosteroiden Auswirkungen auf die Testergebnisse hat, muss noch erforscht werden. Aus diesem Grund sollten Steroide mindestens drei Wochen vor dem In-vitro-Test nicht mehr verabreicht werden. Die Auswirkungen besonderer Umstände, wie z. B. Trächtigkeit und schwere Stoffwechselerkran-

kungen, wurden bisher nicht untersucht. Da noch keine Informationen über die Einflüsse dieser Umstände vorliegen, sollte ein Allergietest so lange aufgeschoben werden, bis das Tier wieder gesund ist.

Der Zeitpunkt eines Allergietestes kann zwar die Ergebnisse beeinflussen (Halliwell und Kunkle, 1978), man sollte sich jedoch bewusst sein, dass serologische Tests sehr niedrige Antikörperkonzentrationen nachweisen können. Der Zeitpunkt der Probeentnahme spielt daher keine so große Rolle wie bei Hauttests. Abgesehen von saisonalen Allergien oder ganzjährigen Allergien, mit saisonaler Verschlimmerung, sollten In-vitro-Tests zu Beginn oder zum Ende der Saison durchgeführt werden.

Bestehen Diskrepanzen zwischen den Ergebnissen serologischer und intradermaler Tests, dann muss man sich für ein Ergebnis entscheiden. Da Hauttests nun schon seit Jahren durchgeführt werden, werden sie von den meisten Dermatologen als zuverlässiger angesehen. Die Reaktion des Tieres auf eine Immuntherapie kann dabei helfen, die Richtigkeit der serologischen Testergebnisse zu bestimmen. Der Erfolg einer Immuntherapie auf der Basis von IgE-RAST- bzw. ELISA-Testergebnissen und / oder intradermalen Testergebnissen kann zwischen 60–80 % variieren (Scott et al., 1995). Werden die Ergebnisse von In-vitro-Tests und intradermalen Tests kombiniert, kann der Erfolg einer Hyposensibilisierung erhöht werden. Bei einer Doppelblind-Plazebo-Studie über den Erfolg von Hyposensibilisierungen wurde bei 60 % der Hunde, die mit Hyposensibilisierungslösungen auf der Basis von Hauttestergebnissen behandelt wurden, eine Besserung von mindestens 50 % festgestellt (Willemse et al., 1984). Dieser Prozentsatz stieg auf 80 % an, wenn die Tiere auf der Basis kumulativer Ergebnisse aus intradermalen Tests und IgE-ELISA-Tests hyposensibilisiert wurden (Willemse, 1994).

Zum gegenwärtigen Zeitpunkt steht die diagnostische und somit therapeutische Bedeutung von In-vitro-Tests im Vergleich zu intrader-

Literatur

malen Tests noch nicht eindeutig fest. Bei denen zur Zeit erhältlichen Tests ist es klar, dass intradermale Tests den *In-vitro*-Methoden überlegen sind und daher als Mittel der Wahl angesehen werden sollten. Sollten *In-vitro*-Tests in Zukunft zuverlässiger werden, könnten sie den intradermalen Tests allerdings durchaus gleichrangig sein. Trotz aller Nachteile haben die gegenwärtigen *In-vitro*-Tests für Hunde durchaus ihren Platz in der Veterinärallergologie. Dies gilt jedoch nicht für Katzen.

Da intradermale Tests nicht allen Praktikern zur Verfügung stehen, bieten *In-vitro*-Tests vielen Hunden, die sonst medikamentell behandelt werden müßten, eine Möglichkeit zur Immuntherapie. Werden die Testergebnisse vor dem Hintergrund der Patientengeschichte kritisch ausgewertet und nicht unkritisch akzeptiert, ist die Erfolgsrate mit einer Immuntherapie ähnlich hoch wie die bei intradermalen Tests (Anderson und Sousa, 1993). Wie bereits erwähnt, kann die Kombination der Ergebnisse aus *In- vitro-* und intradermalen Tests ein klareres Bild der Allergien eines Hundes vermitteln und daher die Wirksamkeit einer Immuntherapie erhöhen (Willemse, 1994). Breit angelegte Doppelblind-Plazebo-Studien mit standardisierter Fallauswahl (Willemse, 1986) sind nötig, um die vorhandenen vorläufigen Daten zu bekräftigen bzw. zu widerlegen. Die Ergebnisse dieser Studien werden mit Spannung erwartet.

4.10 Literatur

ANDERSON RK, SOUSA CE. *IN VIVO* VS. *IN VITRO* testing for canine atopy. In Ihrke PJ, Mason IS, WHITE SE (eds) Advances in Veterinary Dermatology, Volume 2, Workshop Report 7. Pergamon Press, Oxford, UK, pp. 425–427, 1993.

ANDERSON R, GRIFFIN C, MILLER W, et al. *IN VIVO* vs. *IN VITRO* testing for atopy. 12th Proc. Organisation, Las Vegas, Nevada, 1996, pp. 14.

AUGUST JR. The reaction of canine skin to the intradermal injection of allergenic extracts. J. Am. Anim. Hosp. Assoc. 18: 157–171, 1982.

BESSOT JC, DE BLAY F, PAULI G. From aallergen sources to reduction of allergen exposure. Eur. Resp. J. 7: 392–397, 1994.

BEVIER DE. The reaction of feline skin to intradermal injection of allergenic extracts and passive cutaneous anaphylaxis using serum from skin test positive cats. In Von Tscharner C, Halliwell REW (eds) Advances in Veterinary Dermatology, Volume 1. Baillière Tindall, London, pp. 126–136, 1990.

BOND R, THOROGOOD SC, LLOYD DL. Evaluation of two enzyme-linked immunosorbent assays for the diagnosis of canine atopy. Vet. Record 135: 130–133, 1994.

CAMPBELL KL, HALL IA. Effect of storage of allergens in plastic and glass syringes on the results of intradermal skin testing in dogs. Proc. Am. Acad. Vet. Dermatol. & Am. Coll. Vet. Derm. 9: 48, 1993.

CARLOTTI DN, COSTARGENT F. Analysis of positive skin tests in 449 dogs with allergic dermatitis. Eur. J. Comp. Anim. Pract. 4: 42–59, 1994.

CODNER EC, TINKER MK. Reactivity to intradermal injections of extracts of house dust and house dust mite in healthy dogs and dogs suspected of being atopic. J. Am. Vet. Med. Assoc. 206: 812–816, 1995.

CODNER EC. Reactivity to intradermal injections of extracts of house dust mite and flea antigen in normal cats and cats suspected of being allergic. Proc. 12th Ann. Members' Meeting Am. Acad. Vet. Derm. & Am. Coll. Vet. Derm. Congress Organisation, Las Vegas, Nevada, pp. 26–27, 1996.

CODNER EC, GRIFFIN CE. Serologic allergy testing for dogs. Comp. Cont. Ed. 18: 237–247, 1996.

D'AMMATO G. SPIEKSMA FTM, BONINIS. Allergenic Pollen and Pollinosis in Europe. Blackwell Science, Oxford, 1991.

DRIESSEN MNBM, DERKSEN JWM, SPIEKSMA FTM, et al. Pollenatlas van de Nederlandse Atmosfeer. Onkenhout Publ, Hilversum (the Netherlands), 1988.

FOSTER AP, O'DAIR H. Allergy testing for skin disease in the cat in vivo vs in vitro tests, Vet. Dermatol. 4: 111–115, 1993.

FRANK LA, MCENTEE MF. Demonstration of aeroallergen contact sensitivity in dogs, Vet. All. Clin. Immunol. 3: 75–80, 1995.

FRANK LA, KUNKLE GA, BEALE KM, et al. Comparison of serum cortisol concentration before and after intradermal testing in sedated and nonsedated dogs. J. Am. Vet. Med. Assoc. 200: 507–510, 1992.

Allergietests

GARFIELD RA. Injection immunotherapy in the treatment of canine atopic dermatitis: comparison of 3 hyposensitization protocols. Presented at the Annual Members Meeting of the American Academy of the Veterinary Dermatologists and the American College of Veterinary Dermatology, 8: 7–8, 1992.

HALLIWELL REW, KUNKLE GA. The radioallergosorbent test in the diagnosis of canine atopic dermatitis. J. All. Clin. Immunol. 62: 236–242, 1978.

JOHNSON CA. The effects of constant and variable temperature on the biological activity of allergens stored in plastic and glass syringes. Proc. Am. Acad. Vet. Dermatol. & Am. Coll. Vet. Derm. 11–19, 1995.

KLEINBECK ML, HITES MJ, LOKER JL, et al. Enzyme-linked immunosorbent assay for measurement of allergen-specific IgE antibodies in canine serum. Am. J. Vet. Res. 50: 1831–1839, 1989.

KOCH HJ, PETERS S. 207 Intrakutantests bei Hunden mit Verdacht auf atopische Dermatitis. Kleintierpraxis 39: 25–36, 1994.

LEE RD. Allergy to storage mites. Clin. Exp. Allergy 24: 636–640, 1994.

MASON IS, LLOYD DH. Evaluation of compound 48/80 as a model of immediate hypersensitivity in the skin of dogs. Vet. Dermatol. 7: 81–83, 1996.

MILLER WH Jr, SCOTT DW, CAYETTE SM, et al. The influence of oral corticosteroids or declining allergen exposure on serologic allergy test results. Vet. Dermatol. 3: 237–244, 1992.

NESBITT GH, KEDAN GS, CACIOLO P. Canine atopy. Part I: Etiology and diagnosis, Comp. Cont. Ed. 6: 75–84, 1984.

NOLI C, BERNADINA WE; WILLEMSE T. The significance of reactions to purified fractions of Dermatophagoides pteronyssinus and *Dermatophagoides farinae* in canine atopic dermatitis. Vet. Immunol. Immunopathol. 52: 147–157, 1996.

PARADIS M, LECUYER M. Evaluation of an in-office allergy screening test in nonatopic dogs having various intestinal parasites. Can. Vet. J. 34: 293–295, 1993.

PENG Z, SIMONS FER, BECKER AB. Measurement of ragweed-specific IgE in canine serum by use of enzyme-linked immunosorbent assays containing polyclonal and monoclonal antibodies. Am. J. Vet. Res. 54: 239–243, 1993.

ROSENBAUM MR. The effects of mold proteases on the biological activity of pollen allergenic extracts in atopic dogs. Proc. 12th Ann. Members' Meeting Am. Acad. Vet. Derm. & Am. Coll. Vet. Derm. Congress Organisation, Las Vegas, Nevada, 1996, pp. 20–21.

SCHWARTZMAN RM. Immunologic studies of progeny of atopic dogs. Am. J. Vet. Res. 45: 375–378, 1984.

SCOTT DW. Observations on canine atopy. J. Am. Anim. Hosp. Assoc. 17: 91–101, 1981.

SCOTT DW, MILLER WH, GRIFFIN CE. Small Animal Dermatology, 5th edition Philadelphia, Saunders co. 1995.

STURE GR, HALLIWELL REW, THODAY KL, et al. Canine atopic dermatitis: the prevalence of positive intradermal skin tests at two sites in the north and south of Great Britain. Vet. Immun. Immunopathol. 44: 293–308, 1995.

VOLLSET I. Immediate type hypersensitivity in dogs induced by storage mites. Res. Vet. Sci. 40: 123–127, 1986.

WILLEMSE T, VAN DEN BROM WE. Evaluation of the intradermal allergy test in normal dogs. Res. Vet. Sci. 32: 57–61, 1982.

WILLEMSE T, VAN DEN BROM, WE. Investigations of the symptomatology and the significance of immediate skin test reactivity in canine atopic dermatitis. Res. Vet. Sci. 34: 261–265, 1983.

WILLEMSE T, VAN DEN BROM WE, RIJNBERK A. Effect of hyposensitization on atopic dermatitis in dogs: a double blind, placebo-controlled study. J. Am. Vet. Med. Assoc. 184: 1277–1280, 1984.

WILLEMSE T, NOORDZIJ A, VAN DEN BROM WE, et al. Allergen-specific IgGd antibodies in dogs with atopic dermatitis as determined by the enzyme-linked immuno-sorbent assay (ELISA). Clin. Exp. Immunol. 59: 359–363, 1985.

WILLEMSE T. Atopic skin disease: a review and a reconsideration of diagnostic criteria. J. Small Anim. Pract. 27: 771–778, 1986.

WILLEMSE T. Hyposensitization of dogs with atopic dermatitis based on the results of *in vivo* and *in vitro* (IgGd ELISA) diagnostic tests. 10th Proc Am Coll Vet Derm, Congress Organisation, Charleston (USA), April 14–7, 1994. Pp. 61.

WORLD HEALTH ORGANIZATION. Allergen nomenclature. WHO/IUS Allergen Nomenclature Subcommittee World Health Organization, Geneva, Switzerland. Clin. Exp. Allergy 25: 27–37, 1995.

5 Immuntherapie

Bei der Behandlung von Allergien stehen uns drei Möglichkeiten zur Verfügung: Vermeidung, symptomatische Therapie und Immuntherapie. Ideal ist die Vermeidung, da in Abwesenheit der Antigene keine Symptome auftreten und somit keine Behandlung notwendig ist. Allerdings ist eine totale Vermeidung des kausalen Allergens nur im Falle von Futtermittel-, Medikamenten- oder Kontaktallergien möglich oder umsetzbar und kann bei Inhalationsallergien kaum erreicht werden. Bestenfalls kann durch Allergenmeidung bei der Atopie die Belastung reduziert und somit die Symptome vermindert werden. Es liegen keine Studien vor, die gezeigt haben, dass die pharmakologische Behandlung der Atopie den spontanen und für gewöhnlich progressiven Verlauf der Krankheit beeinflussen kann. Die symptomatische Behandlung beschränkt sich darauf, den klinischen Erscheinungen entgegenzuwirken und sie abzuschwächen. Sie wird in Kapitel 6 behandelt.

Der Grund, eine genaue Diagnose bei einer allergischen Erkrankung zu stellen, ist die Einleitung einer gezielten und spezifischen Behandlung. Die Meidung der Allergene und die Immuntherapie sind die einzigen spezifischen Behandlungen, die Allergiepatienten zur Verfügung stehen. Nur die Immuntherapie gibt die Möglichkeit, bei einigen Patienten lang andauernde klinische Remission zu induzieren (Creticos, 1992). Der normale Verlauf der Atopie, insbesondere bei Hunden, ist progressiv, wobei sich der Zustand von Jahr zu Jahr verschlimmert. Zusätzlich zur Veränderung des spontanen Verlaufs der Atopie kann die Immuntherapie auch die Entstehung neuer Sensibilisierungen verhindern (Des Roches, 1995). In anderen Worten, die Immuntherapie kann auch als eine kausale Behandlung angesehen werden, da sie die Ursache der Krankheit behandelt, und nicht nur die Symptome.

5.1 Geschichte der Immuntherapie

Der erste veröffentlichte Bericht über die Immuntherapie erschien 1911. Der Verfasser war Noon, der die saisonale Rhinitis beim Menschen durch eine Reihe von Injektionen mit Pollenextrakten behandelte. Er vertrat die Theorie, dass die hervorragenden Ergebnisse seiner Behandlung auf einer Antitoxin-Immunität beruhten. Besredka (erwähnt in Patterson et al., 1983; Nelson et al., 1993) prägte später den Terminus »Desensibilisierung«, womit er die Anwendung von Injektionen mit allmählich ansteigenden, subletalen Dosen von Antigenen bei zuvor sensibilisierten Tieren bezeichnete. Er glaubte, dass dieser Prozess langsam anaphylaktische Antikörper verbrauchte oder neutralisierte (oder die Anzahl der Mediatoren verbrauchte) und so gegen eine anaphylaktische Reaktion schützte. Cooke (1915) konnte nach einer Reihe von Polleninjektionen keinerlei Veränderung der Reaktionen beim Hauttest bei einer Gruppe menschlicher Allergiker beobachten. Er schrieb dieses nicht neutralisierten Antikörpern zu und schlug vor, dass der Terminus »Hyposensibilisierung« den Begriff »Desensibilisierung« ersetzen solle. Cooke nannte den Serumfaktor, den er bei behandelten Heuschnupfenpatienten in hohen Konzentrationen vorfand, den »blockierenden Antikörper«. Er stellte die Theorie auf, dass die durch Hyposensibilisierung erreichte Erleichterung durch eine kompetitive Hemmung des zellgebundenen Reagins, heute als IgE bekannt, mit dem blockierenden Antikörper verursacht wurde.

1941 beschrieb Wittich eine vier Jahre alte Foxterrier-Hündin, die seit drei Jahren andauernden, saisonalen (Herbst) Juckreiz, Rhinitis und Nesselsucht zeigte. Er stellte deutlich positive Hauttestreaktionen auf Herbstkräuter, insbesondere Traubenkraut fest; der Hund konnte mit Injektionen dieser spezifischen Antigene erfolgreich hyposensibilisiert werden. Dieses ist die erste veröffentlichte klinische Beschreibung und der erste Bericht einer erfolgreichen Im-

◄◄ Vermeidung

◄◄ symptomatische Behandlung

◄◄ Immuntherapie

Immuntherapie

muntherapie beim Hund. 1982 beschrieb Reedy eine Gruppe von Hauterkrankungen bei Katzen mit positiven Hauttest-Reaktionen auf Inhalationsallergene, die auf eine Immuntherapie in Form von Injektionen ansprachen.

5.2 Definition

Die Immuntherapie auf dem Gebiet der Allergien besteht aus der Behandlung der allergischen Patienten mit der Gabe allmählich gesteigerter Dosen eines oder mehrerer spezifischer (kausaler) Allergene. Wird versucht, die Toleranz im Hinblick auf diese Allergene zu erhöhen bzw. die Sensibilität gegenüber diesen Allergenen zu verringern. Die Immuntherapie beinhaltet eine Manipulation des Immunsystems des Patienten und kann im Erfolgsfalle als »Immunmodulation« betrachtet werden. Die Bezeichnungen Desensibilisierung und Hyposensibilisierung sind keine korrekten Termini in Bezug auf die Atopie, da sie Mechanismen beschreiben, die nicht ganz korrekt sind. Obwohl alle drei Termini im vorliegenden Kapitel synonym verwendet werden, ist der Begriff der Immuntherapie, der die Art der immunologischen Mechanismen, durch die der therapeutische Effekt erreicht wird, nicht näher beschreibt, neutral und deshalb den Bezeichnungen Hyposensibilisierung und Desensibilisierung vorzuziehen.

In bestimmten klinischen Situationen, wie z. B. bei der Medikamenten-induzierten oder Serum-induzierten Anaphylaxie, können Antigene sofort und in genügend großer Zahl verabreicht werden, um die vorhandenen IgE-Antikörper schnell zu neutralisieren (Sullivan, 1993). Hauttest können vorübergehend ein negatives Ergebnis aufweisen, und der Patient ist kurzzeitig gegenüber diesen Medikamenten bzw. Serumproteinen klinisch tolerant. Dieses kann als echte Desensibilisierung gelten und wird vorwiegend bei (menschlichen) Patienten angewandt, die gegen Penicillin, Pferdeserum oder Insulin allergisch sind. Obwohl die Immuntherapie auch bei völlig anderen therapeutischen Ansätzen, insbesondere in der Onkologie, verwendet wird, bezieht sie sich im vorliegenden Kapitel vornehmlich auf die Art der Injektionstherapie, wie sie zur Modifizierung der durch IgE-Antikörper, hervorgerufenen Sofortreaktion auf Aeroallergene angewandt wird.

5.3 Wirkungsweise

Während der Immuntherapie kommt es zu einem breiten Spektrum immunologischer Ereignisse. Obwohl man sehr viel über die relevanten Prozesse beim Menschen weiß, versteht man den genauen Mechanismus der klinischen Wirksamkeit noch immer nicht ganz. Bei Tieren wurden bisher wenige Anstrengungen unternommen, um die Wirkungsweise der Therapie zu klären. Die folgende Diskussion beruht auf Angaben aus der Humanmedizin.

Die erste zu beobachtende Veränderung ist eine Erhöhung der Gesamtkonzentration an Allergen-spezifischem IgG im Serum. Diese IgG-Antikörper werden als blockierende Antikörper angesehen, die sich mit zirkulierenden Allergenen verbinden und so Immunkomplexe bilden, die nicht in der Lage sind, eine Mastzelldegranulation hervorzurufen. Solche Veränderungen können schon nach wenigen Monaten der Therapie beobachtet werden; somit wird wohl auch ein Teil der früh einsetzenden Verbesserungen durch die Immuntherapie erklärt. Obwohl die Konzentration von IgG mit der Menge des verabreichten Antigens übereinstimmt, sind die Ergebnisse unterschiedlich. In einigen Studien (Connell und Klein, 1970) besteht eine Korrelation zwischen der Zunahme der Konzentration an blockierenden Antikörpern und der klinischen Verbesserung, während diese in anderen Studien gering ist. Die Messung der Allergen-spezifischen IgG-Konzentration lässt nicht voraussagen, wie ein Patient auf die Immuntherapie anspricht, da die höchsten Titer nicht unbedingt bei den Patienten mit den geringsten

▶▶ IgG

Wirkungsweise

Symptomen nachgewiesen werden. Die IgG-Konzentration erreicht trotz andauernder Immuntherapie schließlich ein Plateau.

Eine zweite Veränderung, die während der Anfangsphase einer Immuntherapie beobachtet wird, ist ein Anwachsen sowohl der Konzentration der zirkulierenden als auch des gebundenen Allergen-spezifischen IgE. Diese frühen Steigerungen des spezifischen IgE scheinen nicht pathogen zu sein, sondern sind eher das Ergebnis einer reduzierten Bindungsaffinität des Fc-Rezeptors des Moleküls oder eines Umschaltens der Produktion von IgE$^+$ zu IgE$^-$ (Malling und Weeke, 1993). Liechtenstein (1998) beschrieb eine Heterogenität für IgE und benannte IgE$^-$-Moleküle, die mit dem Histaminfreisetzenden Faktor (HFF) zusammenwirken als IgE$^+$ und die verbleibenden IgE-Moleküle als IgE$^-$. Nach einer erfolgreichen Langzeit-Immuntherapie kann bei einigen Allergikern eine Verminderung des Allergen-spezifischen IgE nachgewiesen werden, aber es wird nur selten vollständig eliminiert, so daß der Zustand einer echten Desensibilisierung nicht erreicht wird. Bei diesen Patienten ist die übliche nachsaisonale Zunahme der IgE-Antikörper verschwunden und läßt somit auf die Ausbildung einer immunologischen Toleranz schließen. Diese Modulation der IgE-Produktion gilt als Effekt der Immuntherapie auf die Population der T-Lymphozyten, die die Antikörperproduktion steuert (deVries, 1994). Auch wenn die Konzentration von IgE-Antikörpern gegen Ragweed im Serum hochsensibler, nicht behandelter Patienten der Stärke ihrer Symptome entspricht, so ist die Abnahme von Allergen-spezifischem IgE alleine keine ausreichende Erklärung für die klinischen Verbesserungen im Zusammenhang mit einer erfolgreichen Immuntherapie. In einer Studie (Nish et al., 1994) sank das Antigen-spezifische IgE bei nur zwei von neun atopischen Patienten innerhalb von sechs Monaten unter das Anfangsniveau, während das Antigen-spezifische IgG bei acht von neun Patienten anstieg. Dieses Resultat deckt sich mit der Beobachtung, daß Verringerungen beim saisonalen Anstieg der IgE-Antikörperkonzentration nicht unbedingt in direktem Zusammenhang mit der klinischen Verbesserung stehen; je nach Patient kann eine klinische Wirksamkeit mit einer verringerten, unveränderten oder einer erhöhten IgE-Konzentration erreicht werden.

◀◀ IGE

Bei einigen (menschlichen) Patienten können Zunahmen der IgA- und IgE-Konzentration in Nasensekreten nach der Immuntherapie nachgewiesen werden (Plarr-Mills et al., 1976). Dieses ist besonders interessant, da die Allergene bei Atopien aerogen sind. Solche Allergene gelangen über die Schleimhäute der Atemwege oder des Darmes zum Immunsystem. Unter diesem Gesichtspunkt ist es auch sehr wahrscheinlich, dass sekretorisches IgA daran beteiligt ist. Die erhöhte IgA-Konzentration nach der Immuntherapie könnte auf ein lokales Abfangen des Allergens an den Schleimhäuten hinweisen.

◀ IGA

Es gibt immer mehr Hinweise dafür, dass die Modulation der T-Zellen die Basis einer effektiven Immuntherapie ist. Im Blut nicht behandelter atopischer Patienten können keine Allergen-spezifischen T-Lymphozyten-Suppressorzellen nachgewiesen werden (Rocklin, 1983). Wird jedoch eine Immuntherapie durchgeführt, so weist das Blut Allergen-spezifische Suppressorzellen auf. Alle diese Ergebnisse erwecken den Eindruck, dass die Immuntherapie die Kontrollmechanismen der Immunreaktion beeinflusst und nicht nur die Produktion von Antikörpern. Bei Schlangengift-Allergien hat es sich erwiesen, dass eine Immuntherapie die Expression der IgE-Rezeptoren mit geringer Affinität gegenüber T- und B-Zellen reduziert (Prinz et al., 1991). Außerdem zeigen einige Patienten eine verringerte Sensibilisierung der Mastzellen (Malling und Weeke, 1993). Die Degranulation der Zellen erfordert einen stärkeren Stimulus und es werden weniger chemische Mediatoren freigesetzt. Hypothetisch können die Mechanismen der Immuntherapie die allergische Reaktion »ausschalten«, indem sie die Kette von Reaktionen in der Pathogenese der allergischen

◀ T-Zellen

5 Immuntherapie

Krankheit unterbrechen. Erstens induziert die Immuntherapie ein Umschalten der bevorzugten Differenzierung von TH2-Effektor-Zellen auf TH1-Zellen. Das Umschalten des Zytokin-Profils auf eine primäre Interleukin-2 (IL-2) und Interferon-γ (IFN-γ) Reaktion führt zu einer Hemmung der IL-4-abhängigen IgE-Produktion, verstärkt durch einen Rückgang der Produktion von IL-4 durch TH2-Zellen. Zweitens wird die Aktivität der Mastzellen reduziert, da die IL-3-abhängige Aktivierung fehlt. Die lokale Produktion von IgE ist herabgesetzt, und die Produktion des Histamin-releasing Faktors ist verringert. Gleichzeitig kann ein vom Zytokin unabhängiger Rückgang der Freisetzung von Mediatoren durch die Mastzellen vorliegen, ebenso wie eine Umstellung von IgE$^+$ auf IgE$^-$. Zusammen mit einer Produktion von IL-5 wird auch die Aktivität der Eosinophilen vermindert, was Entzündung und Gewebeschädigung reduziert.

▶ biphasischer Verlauf

Allergische Reaktionen tendieren zu einem biphasischen Verlauf. Nach einer anfänglichen Aktivierung der Mastzellen kommt es 2–8 Stunden später zu einer zweiten Reaktion, die als Spätreaktion bezeichnet wird (LPR = late phase reaction). Dieser Vorgang wird durch das Einwandern von Entzündungszellen gekennzeichnet, vornehmlich neutrophiler und eosinophiler Granulozyten (Georgitis, 1995). Während der Spätreaktion kommt es zu einer weiteren Freisetzung von Leukotrienen und Histaminen, die aus anderen Quellen als den Mastzellen stammen müssen. Was die Reaktivität betrifft, so spricht das Gewebe während der Spätreaktion im Vergleich zur anfänglichen Reaktion auch auf geringere Dosen des Allergens an (Becker et al., 1989).

Die Immuntherapie verringert den Umfang der kutanen Spätreaktion stärker als den der frühen kutanen Reaktion, die Mechanismen bleiben jedoch unbekannt (Iliopoulos et al., 1991). Nach einer erfolgreichen Immuntherapie kann IL-12 die TH1-Reaktionen unterstützen und die Spätreaktion unterdrücken (Durham, 1995). Ein Rückgang der Allergen-induzierten Produktion von Histamin-freisetzenden Faktoren ist eine mögliche Erklärung für den Rückgang der kutanen Histaminproduktion während der Spätreaktion. Es wird angenommen, dass die Unterdrückung einer Sofortreaktion das Ergebnis einer verringerten Zahl von Mastzellen ist. Die Unterdrückung der Spätreaktion resultiert aus der Modifikation der Reaktion der T-Lymphozyten auf Allergene nach einer erfolgreichen Immuntherapie (Walker et al., 1995). Die Spätreaktion ist offensichtlich von größerer Bedeutung bei klinischen Erkrankungen mit einem fortschreitendem Abklingen der Symptome, begleitet von einem ähnlichen Rückgang bei der kutanen Spätreaktion auf Gräser. Obwohl der Rückgang der Spätreaktion parallel zur klinischen Besserung verlief, gab es keine signifikante Korrelation zwischen der Stärke der Spätreaktion bzw. dem Ausmaß der Veränderung der Spätreaktion und den saisonalen Symptomen oder dem Arzneimittelbedarf. Dieses könnte bedeuten, dass die Hemmung der Spätreaktion als früher Marker des Erfolges einer Immuntherapie angesehen werden kann. Von noch größerer Bedeutung sind die gleichzeitigen Auswirkungen der Immuntherapie auf die verschiedenen Lymphokine und Cytokine. Dieses stützt die Hypothese, dass die Immuntherapie die allergische entzündliche Reaktion über die Toleranz der T-Zellen verändert (VanMetre und Adkinson, 1993).

Eine Immuntherapie führt zu einer deutlichen Verringerung sowohl der frühen als auch der späten Histamin-Freigabe (Kuna et al., 1989). Dieses gibt Grund zu der Annahme, dass die Immuntherapie sowohl auf Mastzellen, welche höchstwahrscheinlich das des frühe Histamin produzieren, als auch die Basophilen, die zur späteren Histaminabgabe beigetragen, hemmt. Die Immuntherapie unterdrückt wohl eher die Funktion der TH2-Zellen und deren Cytokinproduktion, als dass sie einen direkten quantitativen Effekt auf die nicht-lymphozytären Entzündungszellen hätte. Eine Immuntherapie kann die Produktion des Histamin-

Auswahl von Kandidaten für die Immuntherapie

freisetzenden Faktors unterdrücken und die Produktion des – die Histamin-Freisetzung – hemmenden Faktors (IL-8) unterstützen (Hsieh, 1995). Dieser Mechanismus mag unter anderem für die klinischen Erfolge verantwortlich sein. Die Immuntherapie reguliert die – durch ein Allergen – verstärkte Proliferation peripherer Blutlymphozyten und unterdrückt die Produktion von Cytokinen (Mitogenfaktor, Makrophagen-hemmender-Faktor) (Evans et al., 1976). Weitere Mechanismen, die vermutlich für diese Veränderungen verantwortlich sind, beinhalten eine spezifische oder unspezifische Verminderung der zellulären Reaktionsfähigkeit oder eine Kombination aus Antikörper-abhängigen und zellulären Veränderungen (VanMetre und Adkinson, 1993). Vermutlich gibt es keinen einzelnen Faktor, der für die klinischen Verbesserungen verantwortlich ist, die bei der Immuntherapie zu beobachten sind.

5.4 Auswahl von Kandidaten für die Immuntherapie

Kriterien für die Auswahl von Patienten als Kandidaten für eine Immuntherapie:
- Der Patient muss eine Vorgeschichte und Symptome aufweisen, wie sie für eine Atopie charakeristisch sind.
- Andere mögliche Krankheitsursachen sollten ausgeschlossen werden.
- Um einen Allergietest und die Immuntherapie zu rechtfertigen, sollten die Symptome schwerwiegend genug sein und bereits seit längerem andauern.
- Der Patient muss eine nachweisbare (*in vivo* oder *in vitro*) spezifische IgE- oder IgGd-Sensibilität gegenüber einem oder mehrerer Allergene aufweisen.
- Die Allergene können nicht in ausreichender Weise vermieden oder eliminiert werden; und es ist bekannt, dass die klinischen Symptome auf eine Immuntherapie ansprechen.
- Der Patient spricht nicht ausreichend auf eine Behandlung mit nicht-steroidalen Medikamenten an, hat unerwünschte Nebenwirkungen oder benötigt die regelmäßige Anwendung von Glukokortikoiden.
- Die Wünsche, die Geduld und die Intelligenz des Besitzers müssen berücksichtigt werden.

Die klassischen und nicht-klassischen Zeichen und Symptome der Atopie ebenso die wichtigsten Differentialdiagnosen wurden in Kapitel 2 beschrieben. Auch wenn eine Atopie mit vergleichsweise milden saisonalen Symptomen beginnt, handelt es sich gewöhnlich um eine progressive Krankheit, die jedes Jahr stärker wird. Tierärzten wird geraten, diesen Punkt frühzeitig während des Krankheitsverlaufes mit den Tierhaltern zu besprechen, um Missverständnisse bezüglich der Behandlungsmöglichkeiten und Rückfälle zu vermeiden. Dieses gilt vor allem dann, wenn Glukokortikoide bei der Behandlung der Symptome eingesetzt werden müssen (siehe Kapitel 6).

Ein kritischer Punkt ist die Frage, ob ein positives Allergie-Testergebnis klinisch relevant ist. Nicht alle Patienten mit positiven Haut- oder Serumtestreaktionen auf ein bestimmtes Allergen zeigen auch klinische Erscheinungen (Norman et al., 1973). Bis die Bedeutung der Reaktion durch einen Provokationstest nachgewiesen wurde, kann der Tierarzt sie nur nach einer sorgfältigen Durchsicht des Vorberichtes, der Symptome und der Ergebnisse des Allergietests einschätzen.

◄◄ Kriterien

Einige Mediziner legen das Alter des Tieres und den Grad der allergischen Reaktion bei der Auswahl von Kandidaten für eine Immuntherapie zu Grunde. Obwohl Studien berichten, dass jüngere Patienten besser und schneller auf eine Therapie ansprechen (Nesbitt, 1978), können auch ältere Patienten mit einer langen Krankheitsgeschichte auf die Immuntherapie ansprechen (Scott, 1981). Die Schwere der Reaktion sollte kein ausschlaggebendes Kriterium bei

5 Immuntherapie

▶▶ Störungen des Immunsystems, bösartige Tumore

der Auswahl von Kandidaten für die Immuntherapie sein. In retrospektiven Studien (Reedy 1979) sprechen Patienten mit schwachen aber deutlich positiven Allergietests ebenso auf eine Immuntherapie an wie Patienten mit stark positiven Allergietests. Deshalb sollten Alter und Sensibilitätsgrad allein nicht als Kriterien für den Ausschluss von Tieren von einer Immuntherapie verwendet werden.

Auch wenn der behandelnde Arzt der Meinung sein sollte, dass ein bestimmter Patient ein idealer Kandidat für eine Immuntherapie ist, liegt die Entscheidung letztendlich doch beim Besitzer. Allergietests sollten nicht durchgeführt werden, ohne den Besitzer vorher aufzuklären, dass das Hauptziel eines solchen Tests die Auswahl von Allergenen für eine Langzeit-Immuntherapie ist. Kein Besitzer sollte dazu ermutigt werden, eine Immuntherapie zu beginnen, bevor er nicht ausführlich über alle Faktoren wie Kosten, Erfolgsaussichten, begleitende Therapie, Länge der Behandlung, Risiken, die notwendige Einsatzbereitschaft und Geduld informiert wurde. Um bestmögliche Ergebnisse zu erzielen, sollte der Besitzer die langfristigen Vorteile einer frühzeitigen Immuntherapie von allergischen Krankheiten in Kombination mit einer pharmakologischen Behandlung in Betracht ziehen.

5.5 Kontraindikationen

▶ Nahrungsmittelallergien, Kontaktallergien

Eine Immuntherapie ist nicht bei jedem atopischen Patienten angezeigt. Es gibt keinerlei Berichte über therapeutische Erfolge der Immuntherapie bei Nahrungsmittelallergien beim Menschen (Sampson, 1993) oder bei Tieren (siehe Kapitel 7). Obwohl sich eine Hyposensibilisierung bei einigen Kontaktallergien beim Menschen als möglich erwiesen hat (Maibach et al., 1993), liegen keine Studien vor, die über eine entsprechende Wirksamkeit bei Tieren berichten (siehe Kapitel 8). Ob die Immuntherapie bei Allergenen wie Hausstaub, Flohausscheidungen, verschiedene Insekten, Wolle, Baumwollfasern und Tabak (siehe unten: »Auswahl der Allergene«) angewendet werden kann, ist unklar. Zudem ist es auch ratsam, bei Patienten mit Störungen des Immunsystems oder bösartigen Tumoren von einer Immuntherapie abzusehen (VanMetre und Adkinson, 1993).

5.6 Praktische Aspekte der Immuntherapie

5.6.1 Auswahl der Allergene

Obwohl positive Haut- oder Serumtests für die Auswahl der Allergene zur Immuntherapie erforderlich sind, sollten sie jedoch nicht allein für eine Entscheidung ausschlaggebend sein. Allergietests können klinisch unbedeutende falsch-positive Ergebnisse liefern und eine Reaktionsfähigkeit ohne klinische Relevanz anzeigen. Im Idealfall sollten für die Immuntherapie ausschließlich Allergene verwendet werden, welche die vorhandenen Symptome des Patienten hervorrufen. Die Aeroallergene, die sich am effektivsten bei der Immuntherapie erwiesen haben, sind Unkräuter, Gräser und Bäume (Reedy, 1979; Patterson et al., 1983). Auch andere Aeroallergene können hilfreich sein. Ein Autor (TW) hat beobachtet, dass sich kein bestimmtes Allergen oder eine bestimmte Kombination von Allergenen bei der Immuntherapie besser erwiesen hat als andere (Willemse, 1994). Alle Pollen haben eine bestimmte regionale Saison, die man kennen (siehe Kapitel 3) und bei der Auswertung der Symptome, der Vorgeschichte und der Testergebnisse berücksichtigen sollte. Gibt es zum Beispiel eine Korrelation zwischen dem Vorbericht und dem Ergebnis des Allergietests eines Patienten mit der Pollenbelastung oder -saison eines bestimmten Allergens oder einer Gruppe von Allergenen, so sind diese vermutlich von Bedeutung. Einige Kliniker sind der Meinung, dass nur ausgewähl-

Praktische Aspekte der Immuntherapie

te Allergene, die sowohl mit der Anamnese als auch mit den Allergie-Testergebnissen übereinstimmen, bei der Immuntherapie eingesetzt werden sollen. Aber oft liefern Vorbericht und Allergietest keine übereinstimmenden Ergebnisse und machen die Auswahl der richtigen Allergene für die Immuntherapie schwierig. Aufgrund des langwierigen und kostenintensiven Charakters der Immuntherapie ist es wohl am besten, bei der Auswahl der allzu fraglichen Antigene etwas großzügiger vorzugehen.

Obwohl der Vorbericht immer berücksichtigt werden sollte, ist es nicht zu empfehlen, Allergene für eine Immuntherapie ausschließlich auf dieser Grundlage auszuwählen. Die Wahrscheinlichkeit, dass auf diese Weise die richtigen Allergene ausgewählt werden, ist gering. Solange die Anamnese nicht die Bedeutung einzelner Antigene anders gewichtet, sehen die meisten Kliniker die stärkeren Reaktionen als die bedeutendsten an und setzen dies dann zuerst ein. Dann folgen die Antigene, die weniger starke Reaktionen hervorrufen. Da die Ergebnisse von Allergietests von der Jahreszeit beeinflusst werden können, in der sie durchgeführt werden, kann die Stärke der Reaktion allein nicht als unumstößliches Kriterium für die Auswahl der wichtigen Allergene angesehen werden. Dieses gilt insbesondere für Serumtests, bei denen die Konzentration des zirkulierenden IgE gemessen wird eine kürzere Halbwertszeit als das zelluläre IgE (Ishizaka und Ishizaka, 1975). Sind die Symptome eines Patienten zum Beispiel eindeutig saisonal, ist die ideale Zeit zur Durchführung eines Allergietests kurz nach der entsprechenden Jahreszeit, um eine maximale Reaktivität sicherzustellen. Dieses kann bei Patienten mit ganzjährigen Symptomen weniger bedeutsam sein, sollte aber dennoch beachtet werden.

Die Immuntherapie ist Allergen-spezifisch. Wird eine Reaktion beobachtet, so ist diese auf das jeweilige Allergen zurückzuführen, oder auf Allergene, die mit diesem kreuzreagieren. So wird zum Beispiel bei den meisten Gräsern (mit Ausnahme vom Bermuda-Gras) von Kreuzreaktionen berichtet. Bei Kräutern tritt dies seltener auf und bei Bäumen kommen Kreuzreaktionen kaum vor (VanMetre und Adkinson, 1993). Bei einem Patienten, der sowohl gegenüber Gras als auch gegenüber Traubenkraut allergisch ist, kann es durch eine Immuntherapie mit Ragweed während der Ragweedsaison zu einer Verbesserung kommen. Die Grasallergien bleiben hiervon allerdings unberührt. Allergietests (sowohl Haut- als auch Serumtests) mit den charakteristischen Allergenen sind sehr zu empfehlen, da sie genauer sind und eine spezifischere Immuntherapie ermöglichen. Allergietests mit Allergenmischungen (z. B. aus verschiedenen Gräsern oder Kräutern) können entweder zum Ausschluss einzelner wichtiger Allergene führen (falsch-negatives Ergebnis) oder zur Einbeziehung einiger Allergene in die Behandlung, gegen die der Patient nicht allergisch ist (so genannte irrelevante Allergene). Die Immuntherapie mit Allergenmischungen wurde beim Menschen als ebenso effizient wie die Therapie mit Einzelallergenen eingestuft. Sie kann allerdings bei einigen Patienten mit einer Sensibilisierung der Haut auf irrelevante Allergene verbunden sein (Marsh et al., 1972). Im Rahmen einer Studie induzierten mehrfache intradermale Allergietests bei einer Gruppe von Hunden positive Hauttests (Schmeitzel, 1968), aber eine damit einhergehende klinische Sensibilisierung wurde nicht nachgewiesen. In anderen Untersuchungen wurde kein bedeutender Anstieg der intradermalen Reaktionen bei normalen, nichtallergischen Hunden nach einer sechsmonatigen Immuntherapie mit irrelevanten Antigenen festgestellt; alle Hunde blieben asymptomatisch (Codner und Lessard, 1992). Auch wenn die Immuntherapie mit einem irrelevanten Allergen wahrscheinlich keine neuen klinischen Allergien hervorruft, ist sie doch kostspieliger und kann sich unter Umständen nachteilig auswirken.

In der Vergangenheit war Hausstaubextrakt das am weitesten verbreitete Allergen, das in

◀ **Kreuzreaktionen**

◀◀ **Vorbericht**

◀◀ **Jahreszeit**

Immuntherapie

▶▶ Phenol

▶▶ Glyzerin

▶▶ Alaun

der Immuntherapie verwendet wurde; es häufen sich allerdings die Hinweise darauf, dass Hausstaubextrakte nicht mehr für Immuntherapien eingesetzt werden sollten (FDA Allergenic Product Advisory Committee, 1986). Hausstaubextrakte, die aus dem vermischten Kehricht verschiedener Häuser hergestellt werden, enthalten viele verbreitete Allergene, die im häuslichen Umfeld vorhanden sind; dazu gehören menschliche Hautschuppen, Hausstaubmilben, tierische Hautschuppen von Katzen, Hunden, anderen Haustieren und verschiedenen Nagetieren, Schimmelpilze, Pollen, Algen und Überreste von Insekten. Der Anteil dieser Allergene im Hausstaub ist unterschiedlich und kann beträchtlich sein. Hausstaub kann auch unterschiedliche Mengen toxischer Chemikalien wie z. B. Insektizide, Detergentien und Mykotoxine enthalten. Da der Hausstaub in hohem Maße heterogen ist, kann er nicht standardisiert werden. In vielen Ländern wurden Hausstaubextrakte bereits vom Markt genommen. Andererseits sind Hausstaubmilben sehr spezifisch und bei der Immuntherapie höchst effektiv (siehe unten: »Standardisierte Allergene«).

Flohbisse gelten als die am weitesten verbreitete Ursache für Pruritus bei Hund und Katze. Das Auftreten von Flohbissallergien, diagnostiziert durch Hauttests bei Hunden, schwankt in den unterschiedlichen Teilen der USA und Europas zwischen 15–80 % (Halliwell, 1981; Schick und Fadok, 1986). Eine wirksame Hyposensibilisierung gegen Flohbisse wäre ein großer Fortschritt bei der Prävention oder Milderung von Pruritus sowohl bei Hunden als auch bei Katzen. Allerdings haben sich zurzeit erhältliche, kommerzielle Flohextrakte bei Doppelblindstudien zur Immuntherapie als ebenso ineffektiv erwiesen wie Plazebos (Halliwell, 1981). Bleibt zu hoffen, dass zukünftig verbesserte und effektivere Flohallergene entwickelt werden. Einige Wissnschaftler propagieren die Immuntherapie mit wässrigen Extrakten aus Insekten wie der Kakerlake (Griffin, 1993a); aber auch hier sind weitere Studien erforderlich, um diese Form der Therapie genauer zu untersuchen. Auch die Verwendung von Substanzen wie Wolle, Kapok, Federn, Baumwollfasern und Tabak in »Allergie« Extrakten ist bisher kaum wissenschaftlich untermauert.

5.6.2 Extrakte in der Immuntherapie

In den USA werden meist wässrige Extrakte zur Immuntherapie injiziert. Sie werden schnell absorbiert, weshalb die Injektionen häufig verabreicht werden müssen, und somit sind auch Nebenwirkungen häufig. Wässrige Extrakte können entweder mit Phenol oder mit Glyzerin haltbar gemacht werden. Durch das Phenol kann der Extrakt an Wirkung verlieren, insbesondere bei hohen Lagertemperaturen und schwächeren Verdünnungen. Katzen reagieren sehr sensibel auf Phenol, doch bislang gibt es keine Berichte über Vergiftungen im Zusammenhang mit der Anwendung Phenol-haltiger Extrakte bei Katzen. Extrakte mit Glyzerin sind länger wirksam als Phenol-haltige, können aber sowohl bei Hauttests als auch bei der Immuntherapie lokale Reaktionen an der Injektionsstelle hervorrufen und werden deshalb selten eingesetzt.

Mit Alaun präzipitierte Extrakte wurden entwickelt, um die Absorption des Allergens zu verlangsamen. Dadurch kann das Intervall zwischen den einzelnen Injektionen verlängert und die Anzahl der Injektionen und die Wahrscheinlichkeit von Nebenwirkungen verringert werden. Diese Extrakte werden am häufigsten in Europa eingesetzt und haben sich als wirksam erwiesen (Reedy, 1979; Scott, 1981; Willemse et al., 1984; Baker, 1990; Willemse, 1994). Da nicht alle Allergene in der mit Alaun präzipitierten Form erhältlich sind und beim Menschen Knötchen in der Haut bestehen bleiben oder sterile Abszesse entstehen können, werden diese Extrakte in den USA selten verwendet. Einer der Autoren (TW) benutzt routinemäßig einen europäischen mit Alaun präzipitierten Extrakt bei Hunden und konnte bislang keine Knötchen oder Abszesse feststellen. Die Wirksamkeit von mit Alaun präzipitierten Allergenen wird später genauer diskutiert.

Eine weitere Form der Immuntherapie mit Depotwirkung, die heute nur noch selten angewandt wird, ist die Verabreichung einer Antigen-Mineralöl-Emulsion. Zu den Vorteilen dieser Verabreichungsform gehören ein geringerer Bedarf an Injektionen, eine langsamere Absorption, weniger systemische Reaktionen und möglicherweise bessere Ergebnisse aufgrund einer erhöhten lymphatischen Verarbeitung (siehe unten). Nachhaltige Knötchenbildung, sterile Abszesse und Granulome sind allerdings recht häufige Begleiterscheinungen. Als bei Mäusen nach Verabreichung dieser Produkte Myelome und Sarkome auftraten, wurde ihre Verwendung in den USA gestoppt.

Eine Vielzahl modifizierter oder hochgereinigter Allergene werden beim Menschen untersucht, um zu ermitteln, ob das Auftreten von Nebenwirkungen vermindert, die Anwendung erleichtert und die Wirksamkeit der Immuntherapie verbessert werden kann. Das Prinzip bei der Anwendung modifizierter Extrakte ist die Reduzierung oder Eliminierung der Allergenität (d. h. die Fähigkeit, Reaktionen mit IgE als Mediator zu induzieren) bei gleichzeitiger Erhaltung oder Erhöhung der Immunogenität (d. h. die Fähigkeit, das Immunsystem zu stimulieren), so dass die Extrakte klinisch wirksam bleiben. Man weiß zurzeit noch nicht, ob es möglich ist, die IgE-bindenden Epitope vollkommen zu modifizieren und die immunologische Aktivität des Extrakts zu erhalten. Diese Allergene wurden bisher nicht in der Veterinärmedizin bewertet.

»Allergoide« werden hergestellt, indem man Allergene mit Formalin behandelt, um ihre Antigendeterminanten zu verändern, Pollenextrakte zu entgiften und die Sofortreaktion zu unterbinden. Gleichzeitig behalten die Antigene die Fähigkeit, eine Antiköperproduktion zu induzieren. Allergoide sind zugelassen und werden für den Markt in Europa hergestellt, sind aber in den USA noch nicht erhältlich.

Polymerisierte Allergene entstehen durch die Behandlung gereinigter Allergene mit Glutaraldehyd, so dass ein Allergen mit einem höheren Molekulargewicht entsteht.

Licht-inaktivierte Allergene entstehen durch die Anwendung von ultraviolettem Licht. Dadurch wird die Lysin-Zucker-Bindung, potentieller Sitz der allergenen Determinante, aufgebrochen.

Die Kopplung von Allergenen an tolerierte Trägerstoffe, wie die Zellwand der Braunalge, führt zur Entstehung der Alginate.

Es hat sich gezeigt, dass die Modifizierung gereinigter Allergene mit Harnstoff die IgE-Synthese bei Mäusen unterdrückt, ohne die IgE-Reaktion zu verändern (Ishizaka et al., 1975). Eine weitere experimentelle und möglicherweise verbesserte Methode der Immuntherapie ist der Einsatz von Antikörpern gegen IgE-Rezeptoren.

Die klinische Wirksamkeit der so modifizierten Allergene ist bisher unklar, entsprechende Studien dauern an. Auch wenn die Immunmanipulation sich noch im experimentellen Stadium befindet, eröffnet sie doch interessante Perspektiven.

Glutaraldehyd

Antigen-Mineralöl-Emulsion

ultraviolettes Licht

5.6.3 Die Konzentration allergener Extrakte

Zusätzlich zu den Protein-Stickstoff-Einheiten (PNU, protein nitrogen unit, Protein-Stickstoff-Einheit), der Gewicht/Volumen-Einheit (w/v, weight/volume) und den Stickstoffeinheiten, wie sie in Kapitel 3 behandelt wurden, kann die Konzentration von Allergenextrakten auch in Freemen-Noon Einheiten, mg an Gesamtstickstoff, Allergeneinheiten (AU, allergen units) und bioäquivalenten Allergeneinheiten (BAU, bioequivalent allergy units) ausgedrückt werden. Zur Zeit ist PNU die am meisten in der Immuntherapie in tierärztlichen Praxen in den USA verwendete Einheit; je nach Allergenhersteller und Allergentyp werden in Europa vornehmlich PNU, w/v und Noon-Einheiten eingesetzt. Aus Grün-

5 Immuntherapie

den der Vereinfachung wird im vorliegenden Kapitel PNU als Maßeinheit für die Allergenkonzentration gewählt.

Die meisten der zurzeit erhältlichen kommerziellen Allergenprodukte sind nicht standardisiert, und es ist durchaus möglich, dass die Angabe der Einheiten auf dem Etikett nichts über die Wirksamkeit des Produktes aussagt. Bei einigen Allergenextrakten wurden Konzentrationsschwankungen im Bereich des 1000fachen festgestellt (Gleich et al., 1974). Das Bundesgesundheitsamt der USA (FDA, Food and Drug Administration) hat ein Programm initiiert, das eine gleich bleibend hohe allergene Wirksamkeit bei den Extrakten sicherstellen soll. Standardisierte Allergenextrakte haben definierte Potenzen und werden in einer gemeinsamen Einheit, BAU, angegeben, welche die klinische Potenz des jeweiligen Produkts widerspiegelt. Extrakte, die momentan noch in AU angegeben sind, sollen nach und nach auf BAU umgestellt werden. Die Angabe der Dosis in BAU liefert einen Leitfaden für Diagnose und Behandlung, da die Dosen eines standardisierten Produktes, was ihre Sicherheit und Wirksamkeit anbetrifft, auch auf andere standardisierte Produkte übertragen werden können.

▶▶ USA

▶▶ Europa

Verschiedene gereinigte Allergene wurden isoliert und typisiert, dazu gehören die Pollen von *Ambrosia artemisiifolia* (Traubenkraut), Graspollen, Gifte vom Hymenoptera sowie die Allergene von Katzen und Hausstaubmilben. Die Verfügbarkeit gereinigter Allergene hat es ermöglicht, die minimal wirksame Erhaltungsdosen für die Immuntherapie beim Menschen festzulegen. Die Erhaltungsdosis bei der Ragweed-Immuntherapie sollte zum Beispiel 6–24 mg *Amb a I* enthalten, während die optimale Erhaltungsdosis bei der Immuntherapie einer Hausstaubmilbenallergie etwa 7 mg *Der p I* beträgt (Yunginger, 1995). Standardisierte Allergenextrakte sind bislang bei der Immuntherapie im veterinärmedizinischen Bereich nicht untersucht worden.

Nachdem eine Auflistung der, für die Immuntherapie wichtigen, Allergene erstellt wurde, gibt es mehrere Möglichkeiten. Die Hyposensibilisierungslösung kann bei den Laboratorien, die die serologischen Tests durchgeführt oder die Antigene für den Hauttest geliefert haben, bestellt werden. Der behandelnde Tierarzt wählt aus den Allergenen, die beim Allergietest eingesetzt wurden, diejenigen aus, die im Extrakt enthalten sein sollen. Die meisten Laboratorien empfehlen, die Anzahl der Allergene auf 10–12 pro Ampulle zu beschränken, aber bei Bedarf können auch mehr enthalten sein. In den USA werden normalerweise zwei Ampullen geliefert, eine 5-ml-Ampulle mit 1000–2000 PNU/ml und eine zweite 10-ml-Ampulle mit 10 000–20 000 PNU/ml (siehe Kapitel 5.6.5). Wird eine stärker verdünnte Konzentration gewünscht, kann der behandelnde Tierarzt diese selbst herstellen. In den USA kann es bis zu fünf Wochen dauern, bis man nach Rezept hergestellte Ampullen erhält, da diese zusammengestellt, standardisiert und vor dem Versand auf Sterilität geprüft werden müssen. In Europa wird in der Regel eine Ampulle mit 10 000 PNU oder einer äquivalenten Konzentration für die Immuntherapie verwendet. Diese kann innerhalb einer Woche bestellt und ausgeliefert werden. Eine weitere Möglichkeit ist die Bestellung regionaler Allergenmischungen. Enthalten alle Pollen, die in der jeweiligen Region von Bedeutung sind, und zwar unabhängig von den Ergebnissen eines Allergietestes. Die Vor- und Nachteile dieser Vorgehensweise wurden bereits besprochen.

Werden von einem Tierarzt eine große Anzahl von Allergietests pro Jahr durchgeführt, ist es günstig, die Ampullen für die Behandlung selbst herzustellen. Die Vorteile liegen in den geringeren Kosten und in der sofortigen Verfügbarkeit der Lösungen. Zusätzlich besteht die Möglichkeit, Mischungen in jeder beliebigen Stärke oder Variation herzustellen, die für den jeweiligen Patienten benötigt werden. Zu den Nachteilen gehören die Kosten für die Allergene

Praktische Aspekte der Immuntherapie

und die Arbeitszeit, die benötigt wird, um die Therapie-Ampullen fertig zu stellen. In Europa ist das Selbstherstellen von Hyposensibilisierungslösungen unüblich. Unabhängig von der Bezugsquelle sollten die Therapie-Ampullen stets nur die relevanten Allergene enthalten, auf die der Patienten sensibel reagiert.

Die Immuntherapie kann mit Einzel-Ampullen, in der die Allergene gemischt sind, durchgeführt werden, oder jedes Allergen wird in einer eigenen Ampulle geliefert. Tierärzte, die bei der Immuntherapie letztere Vorgehensweise bevorzugen, beschränken sich bei der Anzahl der Allergene meistens auf etwa zehn. Wird eine größere Anzahl verwendet, wird die Therapie sehr teuer und die Verabreichung unhandlich. Die meisten Tierärzte benutzen Einzel-Ampullen, die eine Mixtur aus den unterschiedlichen Allergenen enthalten. Je größer die Zahl der enthaltenen Allergene ist, desto geringer ist die Konzentration des einzelnen. Meist beschränkt sich der Kliniker auf 10–12 Allergene / Ampulle. Mischungen (z. B. Grasmischungen, Kräutermischungen) zählen als ein Allergen. Wird nur ein Teil der Allergene zur Immuntherapie eingesetzt, hofft man, dass eine erfolgreiche Behandlung das Tier unter seinen allergischen Schwellenwert bringt. Werden sehr viele verschiedene Allergene eingesetzt, verwenden die meisten Tierärzte zwei oder drei Misch-Ampullen, von denen jede 10–12 Allergene enthält. In diesem Fall ist es angebracht, die Pollen, z. B. von den Schimmelpilzen, dem Hausstaub und den epidermalen Allergenen zu trennen. Man hat herausgefunden, dass sich Proteasen in Extrakten aus Schimmelpilzen, Hausstaub, epidermalen Allergenen und Insekten anreichern und zu einem Abbau solcher Mixturen innerhalb von drei Monaten führen (Esch, 1990; Rosenbaum, 1996). Einige Tierärzte ziehen es vor, alle wichtigen Allergene in einer Ampulle zu kombinieren (15–20 oder mehr). Es gibt Veröffentlichungen, die besagen, dass das Mischen einer großen Anzahl von Allergenen in einer Ampulle weniger effektiv sei als die Anzahl der Allergene zu beschränken (Scott, 1981). Bei einer sehr großen Anzahl unterschiedlicher Allergene kann es zu einer so starken Verdünnung kommen, dass es schwierig wird, eine wirksame Allergendosis zu erreichen. Die minimale wirksame Dosis, die in einer Injektion enthalten sein muss, ist derzeit in der Veterinärmedizin nicht bekannt.

Zur Herstellung eines Therapiesets wird die Kapazität jedes einzelnen Allergens bestimmt, indem das Volumen der höchsten Ampullenkonzentration durch die Anzahl der enthaltenen Allergene dividiert wird. Normalerweise werden alle Allergene in der gleichen Menge zugefügt, wenn jedoch bestimmten Allergenen eine größere Bedeutung beigemessen wird, kann auch ein höheres Volumen dieser Allergene verwendet werden. Für eine 10-ml-Ampulle mit zehn Allergenen wird also 1 ml von jedem Allergen in die sterile Ampulle gegeben. Mixturen gelten dabei als einzelnes Antigen, d. h. die Ampulle kann letzten Endes über 12 Allergene enthalten. Therapie-Ampullen enthalten in der Regel 10 000–20 000 PNU/ml. Einige Tierärzte bestellen aus Kostengründen Antigene in Konzentrationen von 40 000 PNU/ml. Nicht alle Allergene sind in dieser Konzentration erhältlich, weshalb die Herstellung der Therapie-Ampullen durch die Verwendung unterschiedlicher Konzentrationen erschwert sein kann. In diesem Fall sollten die konzentrierten Allergene entsprechend der Konzentration der restlichen Allergene verdünnt werden, bevor ein Therapieset hergestellt wird. Um die Potenz des Antigens mit einer Konzentration von 40 000 PNU/ml zu erhalten, wird zunächst nur ein Teil der Ampulle zur Verdünnung verwendet.

Da alle Vorgehensweisen bei der Immuntherapie die Verabreichung einer schrittweise steigenden Dosis vorsehen, sind mindestens zwei Ampullen erforderlich. Zunächst wird die Ampulle mit der voll konzentrierten Erhaltungsdosis hergestellt (Ampulle 3), dann werden die restlichen Ampullen als zehnfache Verdünnung von Ampulle 3 angesetzt. Zur Herstellung von

◂◂ Einzel-Ampullen

◂ Therapie-Ampullen

◂◂ Misch-Ampullen

5 Immuntherapie

Ampulle 2 entnimmt man 0,4 ml aus Ampulle 3 und mischt diese dann mit 3,6 ml steriler Verdünnungslösung. Ampulle 1 wird mit 0,4 ml aus Ampulle 2 plus 3,6 ml steriler Verdünnungslösung hergestellt. Weitere Verdünnungen können je nach der Empfindlichkeit des Patienten auf die gleiche Weise angefertigt werden. Zum Verdünnen sollten ausschließlich sterile Phenol-haltige Verdünnungslösungen verwendet werden. Alle Allergenextrakte werden im Kühlschrank aufbewahrt, dürfen jedoch nicht einfrieren, da dies ihre Potenz und Stabilität zerstört.

5.6.4 Art der Allergenapplikation

▶▶ intranasale Immuntherapie

▶ subkutane Injektion

▶ intradermale Injektion

▶ orale Immuntherapie

▶▶ intralymphatische Injektionen

Die subkutane Injektion ist die bei der Immuntherapie am weitesten verbreitete Form der Applikation, da es sich dabei um eine sichere und einfache Methode handelt. Intradermale Injektionen bieten den Vorteil einer langsameren Absorption der Allergene; aber es müssen kleinere Dosen verabreicht werden, die Injektionen sind schmerzhaft und die Verabreichung schwieriger. Weitere Applikationsformen erfolgen per os, per inhalationem oder intralymphatisch. Der große Vorteil der oralen Immuntherapie ist die sichere und einfache Verabreichung. Das Allergen muss in einer Magensaft-resistenten Form vorliegen. Die empfohlene, beim Menschen getestete orale Dosierung, liegt etwa um das 80- bis 200-fache höher als die bei der konventionellen subkutanen Immuntherapie verwendete Konzentration, weshalb die Anwendbarkeit dieser Applikationsform beschränkt ist (Creticos, 1995). Einige Patienten klagten nach der oralen Gabe hoher Dosen über gastrointestinale Beschwerden. Die orale Immuntherapie kann eine Alternative zur Therapie *per injectionem* sein. Doch sind noch weitere Studien erforderlich, um die beste Darreichungsform, die optimale therapeutische Dosis und den Wirkungsgrad im Vergleich zur konventionellen parenteralen Immuntherapie zu bestimmen. Zur oralen Immuntherapie liegen in der Veterinärmedizin noch keine Erkenntnisse vor. Die sublinguale Immuntherapie erwies sich bei der Reduktion von Symptomen oder der Beeinflussung von immunologischen Testergebnissen bei humanen Atopikern als ebenso wenig wirksam wie ein Plazebo (Nelson et al., 1993). Die Inhalation hoher Konzentrationen von Pollen kann zu einer natürlichen Hyposensibilisierung führen. Eine lokale intranasale Immuntherapie beim Menschen mit einer Einzelgabe jeden zweiten Tag über einen Zeitraum von 8–10 Wochen vor Beginn der Ragweedsaison führte zu einer deutlichen Reduktion der Heuschnupfensymtome während der Pollensaison. Diese Methode war allerdings nicht so wirksam wie eine Immuntherapie mit hochdosierten Injektionen (Georgitis, 1995).

Innerhalb gewisser Grenzen ist die Konzentration eines Allergens, welche das Lymphgewebe erreicht, wichtig für die Entwicklung einer Immunreaktion. Ein Teil der intravenös, intramuskulär, subkutan oder intradermal verabreichten Injektion geht verloren, bevor das lymphatische System erreicht wird. Um dieses zu kompensieren, wird eine höhere Dosis verabreicht; dieses kann jedoch, wie bereits erwähnt, das Risiko von Nebenwirkungen erhöhen. Intralymphatische Injektionen sollten theoretisch schon bei kleineren Dosen zu einer maximalen lymphoiden Exposition führen. Diese Form der Verabreichung wird gegenwärtig bei der Immuntherapie im Zuge der Krebsbehandlung eingesetzt, wird aber bei der Behandlung von Allergien vermutlich nie praxisreif werden. Aus bislang unveröffentlichten Studien (Austin, 1977) geht hervor, dass die intralymphatische Applikation von Allergenen bei allergischen Hunden zu besseren Resultaten führte, als die der konventionellen subkutanen Injektion. Trägersubstanzen, die das Antigen direkt zu den Lymphknoten tragen, wurden noch nicht entwickelt, bieten aber interessante Möglichkeiten.

Praktische Aspekte der Immuntherapie

5.6.5 Therapieprotokolle bei der Immuntherapie

In der Veterinärmedizin gibt es keinen Standardplan für die Immuntherapie. Es werden mehrere unterschiedliche Therapieprotokolle verwendet, welche allerdings oft von verschiedenen Tierärzten modifiziert wurden. Die meisten Tierärzte berichten von sehr ähnlichen Erfolgsraten bei der Verwendung unterschiedliche Protokolle, so dass offensichtlich kein Therapieplan besser ist als die anderen. Unbekannt ist, ob ein Patient, der auf eine Behandlung auf der Grundlage eines bestimmten Protokolls nicht ansprach, auf die Behandlung nach einem anderen Protokoll reagieren würde. Bis Daten vorliegen, die belegen, dass ein bestimmtes Protokoll zu bevorzugen ist, sollte man einen Therapieplan auswählen und mit diesem entsprechende Erfahrungen sammeln. Die Therapiepläne, die die Verfasser verwenden, werden am Ende des vorliegenden Kapitels als Anhang B–D angeführt.

Alle Immuntherapieprotokolle bestehen aus einer Initialdosis, einer Aufbau- oder Steigerungsperiode und einer Erhaltungsdosis. Die anfängliche Dilution des Allergenextraktes, die Initialdosis und die Steigerungsrate bei der Aufbaudosis können auf der Grundlage der Krankheitsgeschichte des Patienten und der Ergebnisse des Allergietests modifiziert werden. So verabreicht man zum Beispiel einem Patienten mit dem Vorbericht schwerer klinischer Erscheinungen, sehr starken Reaktionen beim Allergietest oder vorausgehenden systemischen allergischen Reaktionen zu Anfang eine geringere Dosis eines stärker verdünnten Extraktes. Die Initialdosis ist gewöhnlich 0,1 ml der am stärksten verdünnten Therapie-Ampulle, diese Dosis sollte auch von hoch sensiblen Patienten toleriert werden. Wird die Initialdosis ohne bedeutendere lokale Reaktionen toleriert, können gesteigerte Dosen der gleichen Dilution nach einem Plan verabreicht werden, wie er zum Beispiel in Tabelle 5.1. gezeigt wird. Während der Steigerungsperiode wird die Allergenmenge in

◄◄

Immuntherapie-
protokolle

Tabelle 5.1: Therapieplan mit geringer Dosierung

Injektion Nr.	Woche	Ampulle 1 (200 PNU/ml)	Ampulle 2 (2000 PNU/ml)	Ampulle 3 (20 000 PNU/ml)	Gesamtdosis (PNU)
1	1	0,1			20
2	2	0,2			40
3	3	0,4			80
4	4	0,8			160
5	5	1,0			200
6	6		0,1		200
7	7		0,2		400
8	8		0,4		800
9	9		0,8		1 600
10	10		1,0		2 000
11	11			0,1	2 000
12	12			0,2	4 000
13	13			0,4	8 000
14	14			0,8	16 000
15	15			1,0	20 000

Immuntherapie

▶▶ verkürzte Einleitungsphase

Intervallen von einer oder zwei Gaben pro Woche nach und nach gesteigert. Werden die Injektionen zwei Mal wöchentlich verabreicht, sollten sie mindestens zwei oder mehr Tage auseinander liegen.

Der vorliegende Plan soll lediglich als Richtlinie gelten und muss den Reaktionen des jeweiligen Patienten angepasst werden. Es muss wohl kaum erwähnt werden, dass man bei der Behandlung hoch sensibler Patienten mit dem Vorbericht ausgeprägter lokaler oder systemischer Reaktionen mit der entsprechenden Vorsicht vorgehen muss (siehe unten).

Das Protokoll in Tabelle 5.1. ermöglicht die Anwendung einer großen Zahl von Allergenen. Werden alle Allergene in einer Ampulle gemischt, hält man sich genau an den vorliegenden Plan. Werden zwei oder mehr Ampullen verwendet, ist es am besten, die Injektionen der Allergene aus verschiedenen Ampullen im Abstand von mindestens zwei Tagen zu verabreichen. Auf diese Weise kann im Falle des Auftretens von Nebenwirkungen die ursächliche Ampulle bestimmt werden. Treten während der Steigerungsperiode keine Reaktionen auf, können die Gaben während der Erhaltungsphase entsprechend verändert werden. Injektion Nummer 15 aus dem folgenden Plan wird dann als Erhaltungsdosis weiter verabreicht (siehe unten).

5.6.5.1 Immuntherapie mit verkürzter Einleitungsphase

Die verkürzte Einleitungsphase wurde entwickelt, um den Patienten so schnell als möglich zur Erhaltungstherapie zu führen; aber da atopische Krankheiten bei Tieren anders verlaufen als beim Menschen, wurde diese Art des Therapieplans in der Veterinärmedizin nicht umfassend untersucht und wird nur selten angewandt. Der Therapieplan der verkürzten Intensivtherapie (Tabelle 5.2) erfordert eine sehr sorgfältige, stationäre Beobachtung. Beim ersten Anzeichen von Problemen sollte die Therapie abgebrochen werden. Dieses Protokoll kann und sollte nicht mit einer großen Zahl von Allergenen angewandt werden. Bei einer Studie am Menschen (Sharkey, 1995) erhielten Patienten eine Prämedikation mit Astemizol, Ranitidin

Tabelle 5.2: Therapie mit verkürzter Einleitungsphase

Injektion Nr.	Stunde	Ampulle 1 (200 PNU/ml)	Ampulle 2 (2000 PNU/ml)	Ampulle 3 (20 000 PNU/ml)	Gesamtdosis (PNU)
1	1	0,1			20
2	4	0,2			40
3	8	0,4			80
4	12	0,8			160
5	16		0,1		200
6	20		0,2		400
7	24		0,4		800
8	28		0,8		1600
9	32			0,1	2000
10	36			0,2	4000
11	40			0,4	8000
12	44			0,8	16 000
13	48			1,0	20 000

Praktische Aspekte der Immuntherapie

und Prednison für drei Tage, einschließlich des Tages der verkürzten Immuntherapie. Über einen Zeitraum von sechs Stunden wurden acht Injektionen verabreicht, danach folgte eine Beobachtungsphase von zwei Stunden. Es zeigten sich systemische Reaktionen als bei der Anwendung weniger intensiver Therapiepläne. Sämtliche Patienten erreichten die Erhaltungsdosis um Monate früher, als dieses bei Plänen mit einer oder zwei wöchentlichen Injektionen der Fall gewesen wäre. Allerdings wurde kein Nachweis dafür erbracht, dass die Symptome bei der verkürzten Immuntherapie schneller gelindert werden. Ist die Erhaltungsphase erreicht, werden die Injektionen entsprechend dem Erhaltungsplan des Therapieplans mit niedrigen Dosen verabreicht.

5.6.6 Erhaltungsdosis

Die optimale therapeutische Erhaltungsdosis hängt von mehreren Faktoren ab. Sie sollte sowohl klinisch wirksam (d. h. die Symptome reduzieren) als auch sicher sein (d. h. keine systemischen Reaktionen hervorrufen). Eine zu geringe Dosis ist nicht effektiv, aber sicher; zu hohe Dosen sind vielleicht effektiv, können aber mit einem erhöhten Risiko systemischer Reaktionen verbunden sein. Einige Tierärzte erhöhen die Dosis auch während der Erhaltungsphase bis zu einer »maximal tolerierten« Dosis (d. h. das größtmögliche Volumen des am höchsten konzentrierten Extraktes, das nicht zu einer systemischen oder starken lokalen Reaktion führt). Jüngste – beim Menschen gesammelte – Informationen (Creticos, 1994) zeigen allerdings, dass es nicht notwendig ist, bis zur »maximal tolerierten« Dosis zu gehen, damit die Immuntherapie Wirkung zeigt. Vielmehr führt eine »optimale« Erhaltungsdosis, die definiert ist als die minimale Dosis an Allergenextrakt, die benötigt wird, um eine subjektive Linderung der Symptome ohne systemische oder lokale Reaktionen zu erreichen, am ehesten zu einer anhaltenden klinischen Verbesserung. Weitere Studien sind notwendig, um die optimale Erhaltungsdosis für eine Vielzahl von Allergenextrakten zu definieren und um festzustellen, ob die optimale Dosis von der Sensibilität des einzelnen Patienten abhängig gemacht werden muss. Bei den meisten Tieren sollte eine Dosis von 1 ml mit einer Konzentration von 20 000 PNU/ml eine adäquate Erhaltungsdosis sein. Kleine Hunde und Katzen sowie extrem sensible Patienten benötigen eventuell kleinere Dosen (0,5 ml mit 20 000 PNU/ml oder 1,0 ml mit 10 000 PNU/ml).

Ist die Erhaltungsdosis erst einmal erreicht, setzen einige Tierärzte die Therapie in 7- bis 14-tägigen Intervallen fort, bis eine klinische Verbesserung beobachtet werden kann. Spricht der Patient auf die Behandlung an, kann der Abstand zwischen den Injektionen vergrößert werden. Letztendlich können zwischen den einzelnen Gaben der Erhaltungsdosis zwei bis vier Wochen liegen, vorausgesetzt der Patient verspürt auch weiterhin eine Linderung der Symptome. Da Sommer und Herbst normalerweise die schlimmsten Jahreszeiten für die meisten atopischen Tiere sind, vergrößert einer der Verfasser (LMR) die Abstände zwischen den Gaben der Erhaltungsdosis nicht, bevor der Patient nicht eine ganze Sommer / Herbst-Periode frei von Symptomen und Medikamenten war. Vorhandene Extrakte sollten alle 9–12 Monate mit frischen Allergenen aufgefüllt werden, damit ihre Potenz erhalten bleibt. Da Allergene mit der Zeit in ihrer Wirkung nachlassen und möglicherweise nicht mehr standardisiert sein können, empfiehlt es sich, die erste Dosis einer neuen Charge um 50 % zu reduzieren und die Dosis dann wieder auf das Niveau der Erhaltungsdosis zu erhöhen.

5.6.7 Zeitliche Abstimmung der Immuntherapie

Die Allergen-Immuntherapie kann cosaisonal, präsaisonal oder ganzjährig erfolgen. Die cosaisonale Vorgehensweise sieht die Verabreichung

◀ cosaisonal

5 Immuntherapie

▸ präsaisonal

▸ ganzjährig
▸▸ Allergen-, Tuberkulin-Einmalspritze

▸▸ Injektionsstelle

▸▸ Injektion

der Allergene nur während der Allergiezeit des Patienten vor. Bei der präsaisonalen Methode beginnt man 3–6 Monate vor der Allergiesaison mit der Therapie, um diese dann während der Saison selbst wieder abzusetzen. Da die meisten Tiere frühestens nach 2–3 Monate auf eine Immuntherapie ansprechen, lassen die cosaisonale und präsaisonale Methode nicht genügend Zeit für eine Reaktion des Organismus zu und sind deshalb für langfristige Behandlungen nicht zu empfehlen. Bei der ganzjährigen Therapie wird der Extrakt das ganze Jahr über verabreicht und ermöglicht so die Gabe der höchsten kumulativen Antigendosis. Da diese Form der Therapie offensichtlich zu den besten klinischen Ergebnissen führt, ist dieses die allgemein übliche und zu empfehlende Therapieform.

Die Erfolgsrate der Immuntherapie wird nicht durch die Jahreszeit beeinflusst, in der die Behandlung begonnen wird (Nesbitt, 1984). Bei Patienten mit saisonal auftretenden Allergien ist es allerdings am besten, die Immuntherapie postsaisonal zu beginnen, da dem Patienten so genügend Zeit eingeräumt wird, um das Erhaltungsniveau noch vor Beginn der nächsten Allergiesaison zu erreichen. Im Falle ganzjährig allergischer Patienten können die Injektionen zu einem beliebigen Zeitpunkt eingesetzt werden, und auch die Intensität des Behandlungsprotokolls bleibt das ganze Jahr über konstant.

5.6.8 Verabreichung der Injektionen

Injektionen im Zuge einer Immuntherapie müssen korrekt plaziert und unter Einhaltung des Therapieplans ausgeführt werden; außerdem muss der Patient bezüglich möglicherweise auftretender Nebenwirkungen beobachtet werden. Einige Besitzer sind durchaus in der Lage und auch bereit dazu, ihren Haustieren die erforderlichen Injektionen selbst zu Hause zu verabreichen, andere wiederum nicht. Möchte ein Besitzer lernen, Injektionen zu verabreichen, so läßt man ihn zunächst bei der Durchführung einer Injektion zuschauen, die vom Tierarzt oder der Tierarzthelferin ausgeführt wird; dann lässt man den Tierhalter seinem Haustier eine oder mehrere Injektionen in der Praxis unter Aufsicht selbst verabreichen. Ist der Tierhalter danach noch immer unsicher oder fühlt er sich unwohl dabei, sollte man ihm besser davon abraten, die Injektionen zu Hause durchzuführen.

Für jede Injektion sollte eine 1-ml-Allergen- oder Tuberkulin-Einmalspritze (mit einer 0,01-ml-Skala) mit einer kurzen, feinen (12,5–16 mm, 25–28 gauge) Kanüle verwendet werden. Werden mehrere Einzel-Ampullen verwendet, können die Allergene wahlweise in einer Spritze aufgezogen werden, oder man verabreicht mehrere Injektionen. Hierbei ist besonders darauf zu achten, dass die korrekte Antigen-Ampulle ausgewählt und die vorgeschriebene Dosis in die Spritze aufgezogen wurde. Die verschiedenen Antigene dürfen beim Aufziehen einer Spritze nicht in den Ampullen vermischt werden. Injektionen können an einer beliebigen Stelle des Körpers verabreicht werden, am angenehmsten für den Patienten sind Injektionen allerdings im dorsozervikalen und dorsosakralen Bereich. Es wird empfohlen, die Injektionsstellen häufig zu wechseln, damit nicht immer die gleiche Stelle beansprucht wird. Der Bereich der Einstichstelle sollte zunächst mit Alkohol gereinigt werden. Die Injektion erfolgt sodann in das subkutane Gewebe unter einem schrägen Winkel. Bevor der Extrakt injiziert wird, sollte der Kolben der Spritze zurückgezogen werden. Wird dabei Blut aspiriert, sollte die Injektionsstelle gewechselt werden. Werden Antigene direkt in die Blutbahn injiziert, besteht die Gefahr einer anaphylaktischen Reaktion. Luft in der Spritze sollte bei einer subkutanen Injektion ungefährlich sein. Da die Luft das Antigen jedoch verdrängt, kann dies zu einer Unterdosierung führen. Die intravenöse Injektion von Luft ist gefährlich und muss deshalb

Praktische Aspekte der Immuntherapie

vermieden werden. Nach der Injektion wird ein – mit Alkohol getränkter – Tupfer auf die Einstichstelle gepresst; dabei sollte man keinesfalls reiben, da dieses die Absorptionsrate und die Wahrscheinlichkeit von Nebenwirkungen erhöhen könnte. »Allergieinjektionen« sollten nur verabreicht werden, wenn das Tier danach noch für mindestens 30 Minuten beobachtet werden kann.

Injektionen müssen nicht jeden Tag zur gleichen Zeit verabreicht werden, sie dürfen jedoch nicht unmittelbar vor oder nach der Futteraufnahme oder starker Aktivität stattfinden (siehe unten). Der Tierbesitzer sollte eine komplette Liste mit Anweisungen zur Verabreichung von Allergenen mit nach Hause nehmen (siehe Anhang A am Ende des vorliegenden Kapitels). Diese Anweisungen geht der Tierarzt oder die Tierarzthelferin sorgfältig mit dem Halter des Patienten durch, bevor Injektionen zu Hause durchgeführt werden. Es muss ausdrücklich betont werden, dass sich der Tierhalter beim Auftreten von Problemen mit dem Tierarzt in Verbindung setzen soll, bevor weitere Injektionen verabreicht werden.

5.6.9 Probleme bei der Verabreichung

Ein Problem, von dem Halter, die ihren Tieren die Injektionen zu Hause verabreichen, oft berichten, sind Schmerzäußerungen, entweder während der Injektion oder direkt danach. Der Grund hierfür ist gewöhnlich eine zu große Kanüle, die Injektion von kaltem Extrakt oder eine intradermale Injektion. Normalerweise ist es in solchen Fällen am besten, wenn der Kunde die nächste Injektion in der Praxis des Tierarztes appliziert, damit der Fehler erkannt und korrigiert werden kann. Die richtige Injektionstechnik hält die Schmerzen während der Injektion und lokale Beschwerden minimal. Besteht das Problem bei einer Injektion zu Hause weiterhin, sollten alle zukünftigen Injektionen in der Tierarztpraxis durchgeführt werden. Da die Injektion von kaltem Extrakt schmerzhaft sein kann, wird die Spritze nach dem Aufziehen in der Hand gehalten werden, oder man lässt sie vor der Injektion auf Raumtemperatur erwärmen. Die gesamte Ampulle sollte nicht auf Raumtemperatur gebracht werden, da wiederholtes Erwärmen und Abkühlen die Potenz des Extrakts herabsetzt.

Berichtet der Halter, dass das Haustier auf Grund von Unruhe, durch Herausziehen der Nadel oder Durchstechen der Haut keine volle Dosis erhalten hat, geht man am trotzdem davon aus, dass eine volle Dosis gegeben wurde. Tritt ein solcher Vorfall während der Steigerungsphase auf, so sollte die nachfolgende Dosis eine Wiederholung der fraglichen Injektion sein und gemäß den Vorgaben des Therapieplans verabreicht werden. Wird eine unvollständige Dosis während der Erhaltungsphase verabreicht, sind keine Anpassungen erforderlich; die nachfolgende Injektion sollte eine volle Dosis beinhalten und gemäß des Therapieplanes verabreicht werden. Weicht das Datum einer Injektion ein paar Tage vom Therapieplan ab, sind keine Anpassungen notwendig, und die Injektionen werden plangemäß fortgesetzt. Wird eine Injektion während der Steigerungsphase ausgelassen oder vergessen, wird die zuvor verabreichte Dosis wiederholt. Tritt nach einer Injektion eine Unterbrechung der Therapie von mehr als vier Wochen ein, sollte die nächste Injektion reduziert werden; dabei geht man auf dem Therapieplan einen Schritt für jede Woche, die über vier Wochen hinaus geht, zurück. Wird eine Injektion in der Erhaltungsphase einen oder zwei Monate zu spät verabreicht, reduziert man die nächste Injektion um 50 % und nimmt den Therapieplan wieder auf. Wird eine Erhaltungsdosis um mehr als zwei Monate verschoben, wird der Plan vom Anfang der Erhaltungsphase an wiederholt. Alles in allem gilt: je mehr Zeit zwischen zwei Injektionen vergangen ist, desto sorgfältiger muss die Wiederaufnahme der Therapie ausgeführt werden.

◀ Dosis

◀◀ Injektionstechnik

Immuntherapie

5.6.10 Reaktionen auf Injektionen während der Immuntherapie

5.6.10.1 Lokale Reaktionen

Kleine gerötete und geschwollene Bereiche an der Einstichstelle, die geringe Beschwerden hervorrufen, kommen recht häufig vor und sind kein Grund zur Beunruhigung. Großflächige lokale Reaktionen mit einem Durchmesser von 5 cm oder mehr, die beträchtliche Beschwerden verursachen, nach ca. 30 Minuten erscheinen und für 24 Stunden oder länger andauern, sollten hingegen ernster genommen werden. Hierbei kann es sich um die Vorstufe einer systemischen Reaktion handeln, insbesondere wenn sie ignoriert werden und weiterhin erhöhte Dosen verabreicht werden. Lokale Beschwerden können durch die Anwendung kalter Kompressen und die Verabreichung eines oralen Antihistaminikums gelindert werden (siehe Kapitel 6). Allen folgenden Injektionen sollte die Einnahme eines Antihistaminikums voraus gehen und die Dosen sollten um 50 % reduziert werden. Im Folgenden sollten alle Steigerungen der Dosis mit Vorsicht erfolgen. Reaktionen vom Spättyp (d. h. nach 24–48 Stunden) sind normalerweise keine Vorzeichen für systemische Reaktionen, können dem Patienten aber Beschwerden bereiten. Lokal auftretende, subkutane Knötchen an der Einstichstelle, insbesondere im Zusammenhang mit der Verwendung alaunhaltiger Extrakte, können Juckreiz hervorrufen, verschwinden aber in der Regel mit der Zeit und sind kein Anlaß zum Absetzen der Therapie.

5.6.10.2 Systemische Reaktionen

Nebenwirkungen, die durch Injektionen bei der Immuntherapie hervorgerufen werden, sind selten (Halliwell, 1981). In einer Studie (Angarano und MacDonald, 1991) wird von einem Auftreten solcher Reaktionen bei 5 % der Patienten berichtet. Das Spektrum ihres klinischen Erscheinungsbildes reicht von einigen wenigen Quaddeln bis zur allgemeinen Urtikaria, zu Angioödemen und schwerer Anaphylaxie. Die jährliche Sterblichkeitsrate infolge einer Immuntherapie beim Menschen wird auf 1 Fall bei 2,8 Millionen Injektionen geschätzt (Lockey et al., 1991). Die Häufigkeit von Todesfällen bei Kleintieren ist nicht bekannt, vermutlich aber noch geringer. Nebenwirkungen treten in der Regel innerhalb von 30 Minuten nach der Injektion auf und sind oft von frühen Warnzeichen begleitet. Die vorbeugende Behandlung mit Antihistaminika reduziert die durch eine Immuntherapie induzierten Nebenwirkungen (Nielsen, 1995). Der Besitzer des Tieres sollte angewiesen werden, auf Persönlichkeitsveränderungen seines Haustieres (Ängstlichkeit), Veränderungen der Aktivität (Lethargie, Hyperaktivität), Hecheln, gastrointestinale Auffälligkeiten (verstärkte Darmgeräusche, häufiges Schlucken, Würgen, Erbrechen, Durchfall), Veränderungen bei den Uriniergewohnheiten oder Muskelschwäche zu achten. Wird eines dieser Anzeichen beobachtet, sollte der Patient unverzüglich von einem Tierarzt untersucht und entsprechend behandelt werden. Weitere Injektionen sind auszusetzen, bis die Ursache für die Reaktion gefunden und korrigiert wurde. Anaphylaxie und Schockzustände sind sehr selten, stellen aber dennoch sehr ernst zu nehmende Probleme dar, da sie tödlich enden können. Ein Patient mit einer systemischen Reaktion infolge einer Injektion mit Allergenextrakt benötigt eine sofortige Notfallbehandlung für Anaphylaxie. Die Verabreichung von Glukokortikoiden gehört normalerweise nicht zu den Sofortmaßnahmen bei einer anaphylaktischen Reaktion, da der von ihnen ausgehende therapeutische Effekt nur langsam einsetzt. Allerdings ist der entzündungshemmende Effekt von Glukokortikoiden bei einer andauernden systemischen Reaktion hilfreich.

▶▶ Schockzustände

Praktische Aspekte der Immuntherapie

> **Anaphylaxie**
>
> *Anzeichen*
> Ruhelosigkeit, Durchfall, Erbrechen, Kreislaufkollaps, epileptische Anfälle, Koma und Tod
>
> *Behandlung*
> 1. Intravenöse Gabe von Epinephrin-Hydrochlorid (Adrenalin), 0,5–1,0 ml in einer Verdünnung 1:1000. Falls angezeigt: nach 10–30 Minuten wiederholen. Einstichstelle subkutan mit Epinephrin infiltrieren, 0,3 ml in einer Verdünnung von 1:10 000.
> 2. Sicherstellen, dass die Atemwege frei sind; Verabreichen von Sauerstoff über Endotrachealtubus oder Atemmaske.
> 3. Intravenöse Injektion eines schnell wirkenden Glukokortikoids wie z. B. 100–500 mg Na-Hydrokortison-Succinat oder 50–200 mg Na-Prednisolon-Hemisuccinat. Bei Bedarf Injektion nach 3–4 Stunden wiederholen.
> 4. Intravenöse Injektion eines Antihistaminikums wie z. B. Diphenhydramin-Hydrochlorid, 1,0–2,0 mg/kg Körpergewicht.
> 5. Patient nach der o. g. Behandlung stationär unterbringen und sorgfältig beobachten. Tritt nach dieser intensiven Behandlung innerhalb von 5–10 Minuten eine Besserung ein, sind die Erfolgsaussichten gut.

◀◀ **Anaphylaxie**

Ursachen. Anaphylaktische Reaktionen sind bei einer starken Immunantwort der Haut oder hohen Serumwerten während der Aufbauphase oder nach vorherigen systemischen Reaktionen zu erwarten. Andere Ursachen können sein: der Wechsel zu einer neuen Extrakt-Ampulle, Fehldosierung, unangebrachte Veränderungen der Dosis, Höhepunkt der Allergensaison, das Auftreten von Symptomen vor der Injektion, keine ausreuchende Beobachtung des Patienten für 30 Minuten nach der Injektion und die versehentliche, teilweise intravenöse Injektion des Antigens. Die relativ häufig auftretende Anaphylaxie bei Menschen, die sich einer Immuntherapie mit Pollenextrakten unterziehen, reflektiert wohl den hohen Anteil allergischer Reaktionen auf diese Allergene sowie deren hohe biologische Potenz (Gergen et al., 1987). Systemische Reaktionen treten häufiger auf, wenn Injektionspläne eine sehr abrupte Steigerung der Dosierung vorsehen. Davon abgesehen, können schwerwiegende systemische Reaktionen bei allen Therapieplänen vorkommen, die eine Steigerung der Allergendosen bis hin zu den hohen Werten vorsehen, die sich im Zuge kontrollierter Versuche als wirksam erwiesen haben. Obwohl selten, so kann es doch vorkommen, dass es nach der Verabreichung einer zuvor tolerierten Erhaltungsdosis zu systemischen Reaktionen kommt. Einige dieser Fälle können durch unvorhergesehene Umstände, welche die Potenz, Aufnahme oder Absorption der Dosis modifizieren, erklärt werden.

Fehler bei der Berechnung der Dosis stellen eine weitere, vermeidbare Ursache systemischer Reaktionen dar. Erhält ein Patient den Extrakt eines anderen Patienten, kann es ebenfalls zu schwerwiegenden allergischen Reaktionen kommen. Das Gleiche gilt für die intravenöse Verabreichung eines Allergenextraktes; es bedarf einiger Sorgfalt bei der Injektionstechnik, um eine adäquate subkutane Injektion auszuführen. Bei Patienten, die bereits zuvor systemische Reaktionen zeigten, besteht ein erhöhtes Risiko. Hochgradig allergische Patienten (z. B. solche mit vielen stark positiven Reaktionen) sollten ihre Immuntherapie mit einer entsprechend erniedrigten Dosis beginnen. Ebenfalls sollten, wie bereits erwähnt, körperliche Anstrengungen oder eine Mahlzeit kurz vor der Allergeninjektion vermieden werden. Der Patient sollte sich erst einmal von den stimulierenden Einflüssen körperlicher Betätigung bzw. der Verdauung erholt haben.

Systemische Reaktionen kommen gehäuft vor, wenn während der Immuntherapie eine neue Ampulle angebrochen wird (Tinkelmann et al., 1955a). Selbst wenn dieselbe Mischung

◀◀ **Ursachen**

Immuntherapie

verschrieben wird, so kann doch ein frischer Extrakt stärker sein als der alte, da dessen Wirksamkeit mit der Zeit nachlassen kann. Ein weiterer Grund für systemische Reaktionen sind Schwankungen in der Stärke verschiedener Chargen. Die Injektion desselben Volumens der neuen – und damit stärkeren – Lösung kann eine Dosis darstellen, die die Toleranz des Patienten überschreitet und eine systemische Reaktion hervorruft. Solche Zwischenfälle können vermieden werden, indem man die erste Dosis eines neuen Extraktes reduziert. Injektionen im Rahmen der Immuntherapie sollten ausgesetzt werden, wenn die Tiere Fieber haben oder krank sind.

▶▶ Fortsetzung der Immuntherapie

Fortsetzung der Immuntherapie nach einer anaphylaktischen Reaktion. Eine sorgfältige Aufarbeitung der Umstände zum Injektionszeitpunkt kann die Ursache der anaphylaktischen Reaktion offenlegen. Die nächsten zwei bis vier Injektionen sollten in der Praxis des Tierarztes verabreicht werden, und zwar nach Verabreichung eines Antihistaminikums und mit einer Dosisreduktion von 50–90 %. Wenn es zu einer Reaktion kommt, kann diese sofort behandelt werden. Kommt es in der Praxis nicht zu klinischen Erscheinungen, so kann der Besitzer, falls er es wünscht, die Therapie wieder Zuhause fortsetzen, Antihistaminika sollten aber immer vorweg gegeben werden. Kommt es nur zu Reaktionen, wenn die Injektionen zu Hause gegeben werden, wäre es sinnvoll, alle weiteren Injektionen in der Praxis unter Aufsicht eines Tierarztes zu verabreichen. Kommt es trotz guter Injektionstechnik zu lokalen Reaktionen, kann es sein, dass die eingesetzte Dosis zu hoch ist oder eine zu hohe Konzentration aufweist. In der Regel verschwinden lokale Reaktionen innerhalb von 24 Stunden und erfordern keinerlei weitere Behandlung. Hält die Reaktion an oder bereitet sie dem Patienten Beschwerden, helfen lokal angewandte Glukokortikoide mit oder ohne begleitende systemische Therapie.

5.6.11 Einsetzen einer Verbesserung

Die Geschwindigkeit, mit der Patienten auf eine Immuntherapie ansprechen, ist unterschiedlich. Der genaue Zeitraum, nach dem der Halter bei seinem Tier eine Besserung beobachten kann, hängt von der Schwere der Krankheit, der Immunkompetenz des Tieres und vielen anderen Faktoren ab. In einer Studie (Willemse et al., 1984) zeigten 41 % der Patienten nach weniger als zwei Monaten eine Besserung, 71 % in weniger als sechs Monaten. Die meisten Hunde sprechen innerhalb von 9–12 Monaten an, wenn sie überhaupt auf die Behandlung reagieren. Bei einer Umfrage in amerikanischen Tierarztpraxen, die Immuntherapien durchführen, wurde diese als ineffektiv angesehen, wenn das Tier nicht nach 8,7 Monaten auf die Behandlung angesprochen hat (De Boer, 1989). Annähernd 25 % der Patienten, die auf die Immuntherapie reagieren, tun dieses innerhalb der ersten drei Monate, 50 % innerhalb von 3–6 Monaten, und die verbleibenden 25 % innerhalb 6–12 Monaten (Reedy und Miller, 1989). Alle Fälle, die nach sechs Monaten keine Besserung aufweisen, sollten neu untersucht werden (Kunkle, 1980).

5.6.12 Begleitende Therapiemaßnahmen

Da Patienten in der Regel nicht sofort auf eine Immuntherapie ansprechen, kann eine gleichzeitige symptomatische Behandlung im frühen Stadium erforderlich sein, um die auftretenden Symptome unter Kontrolle zu halten (siehe Kapitel 6). Die Symptome dürfen allerdings nicht vollständig über Medikamente kontrolliert werden, da es sonst unmöglich festzustellen ist, ob und wann eine Immuntherapie Wirkung zeigt. Ziel einer symptomatischen Therapie sollte es sein, die Symptome zu lindern, sie jedoch nicht vollständig zu eliminieren. Beginnt die Immuntherapie Wirkung zu zeigen, beobachtet der Halter des betroffenen Tieres eine Reduktion ## Praktische Aspekte der Immuntherapie

der Symptome, und die Menge der verabreichten Medikamente kann verringert werden. Hierbei ist zu hoffen, dass schließlich alle Medikamente abgesetzt werden können.

In einer retrospektiven Studie (Scott et al., 1992) bedurften 65 % der Patienten, die eine Immuntherapie durchliefen, während eines Teiles des Jahres oder über das ganze Jahr hinweg einer zusätzlichen medikamentösen Behandlung (Antihistaminika, Fettsäuren und / oder Glukokortikoide), um die Symptome ihrer Allergien zu kontrollieren. Bei annähernd 75 % der atopischen Hunde kann die Verabreichung von Glukokortikoiden vermieden werden, wenn die Immuntherapie mit anderen, nicht-steroidalen Behandlungen einhergeht (Griffin, 1993b). Einige Tierärzte berichten, dass Hunde, die während der Immuntherapie keine Glukokortikoide erhalten, besser auf die Therapie ansprechen (Shirk, 1986), andere unterstützen diese Beobachtung nicht (Griffin, 1993b). Bisher gibt es weder kontrollierte Studien, die besagen, dass Glukokortikoide die Reaktion auf eine Immuntherapie negativ beeinflussen, noch gibt es Untersuchungen, die das Gegenteil beweisen. Nach Möglichkeit sollte aber auf den Einsatz von Glukokortikoiden während der Immuntherapie verzichtet werden. Idealerweise ist die Immuntherapie lediglich ein Teil des erforderlichen therapeutischen Programms. Der Patient sollte auch weiterhin bestimmte Allergene so gut es geht vermeiden, denn auch ein gut hyposensibilisierter Patient, der kaum zusätzlicher Medikation bedarf, kann bei hohen Konzentration eines bestimmten Allergens verstärkte Symptome zeigen (VanMetre und Adkinson, 1993).

5.6.13 Änderungen des Therapieplans

Änderungen des Therapieplans werden oft nach negativen Reaktionen vorgenommen. Einige Patienten tolerieren die errechnete Erhaltungsdosis nicht. Sind die Symptome unter Kontrolle, bleibt man am besten bei der höchsten Dosis, die keine Reaktionen hervorruft, und betrachtet diese als Erhaltungdosis. Ein häufiger Grund für das Anliegen des Besitzers, den Therapieplan zu ändern, ist schwerer Pruritus, insbesondere während der Aufbauphase. Solange der Juckreiz nicht zu intensiv wird, sollte der Patient symptomatisch behandelt und der Therapieplan während der ersten sechs Monate nicht geändert werden, da der verstärkte Pruritus vielleicht nur vorübergehend ist. Bei intensivem Juckreiz während der Aufbauphase könnten eine niedrigere Dosierung und eine langsamere Steigerung angezeigt sein. Gehen die Symptome zurück, kann die Dosierung nach und nach erhöht werden. Die meisten Patienten zeigen weniger Symptome, nachdem die Erhaltungsdosis erreicht wurde. In den seltenen Fällen, in denen schwerer Pruritus nach jeder Erhaltungsinjektion auftritt, muss die Erhaltungsdosis eventuell bis auf ein Niveau verringert werden, auf dem der Pruritus nach der Injektion nicht mehr auftritt. Bei sehr kleinen Dosierungen muss die Häufigkeit der Injektionen gegebenenfalls erhöht werden. Einer der Verfasser (LMR) hat beobachtet, dass Hunde mit Reaktionen auf Erhaltungsinjektionen für gewöhnlich gut auf die Immuntherapie ansprechen und die Dosisreduktion oft nur zeitweise erfolgen muss.

◄ Aufbauphase
◄◄ zusätzliche medikamentöse Behandlung

Während der Erhaltungsphase wird bei einigen Tieren unmittelbar nach der ersten Injektion aus einer neuen Ampulle ein schwerer Pruritus auftreten. Wie bereits erwähnt, kann dieses in der Regel verhindert werden, indem man die erste Dosis aus einer neuen Ampulle um 50 % reduziert. Dauert der stark Juckreiz trotz dieser Vorsichtsmaßnahme an oder tritt dieser nach jeder Gabe aus einer neuen Ampulle erneut auf, sollte die Dosis allmählich reduziert werden, bis eine Dosierung erreicht ist, welche keine Symptome hervorruft. Einige Halter berichten, dass der Pruritus nach den Injektionen der Erhaltungsdosis ausbleibt, jedoch wiederkehrt, bevor die nächste Injektion fällig ist. In diesen Fällen kann ein größeres Volumen

◄ Erhaltungsphase

Immuntherapie

des Allergens verabreicht werden, oder, was zu bevorzugen ist, die Häufigkeit der Injektionen kann erhöht werden. Beginnt der Pruritus eines Patienten zum Beispiel ab dem 10. Tag *post injectionem* stärker zu werden, sollten die Injektionen alle 7 Tage verabreicht werden. Verschlimmern sich die Symptome eines Patienten während der Spitzenzeit seiner Allergiesaison, ist es in der Regel besser, diese symptomatisch zu behandeln anstatt die Injektionsdosis zu erhöhen. Dieses Problem sollte sich im Laufe der Hyposensibilisierung reduzieren. Die Verfasser möchten betonen, dass kein Injektionsprotokoll strengstens eingehalten werden muss. Die Symptome des jeweiligen Patienten sollten im Protokoll berücksichtigt werden. Daher ist es manchmal erforderlich, ein Injektionsprotokoll individuell anzupassen. Solange keine Anzeichen einer bevorstehenden anaphylaktischen Reaktion vorliegen, ist es normalerweise am besten, keine Anpassungen des Plans innerhalb der ersten sechs Monate der Behandlung vorzunehmen, da die maximale Wirksamkeit möglicherweise noch nicht erreicht wurde. Nach dieser Zeitspanne – falls es zu einer Verbesserung des Zustandes gekommen ist – kann das Intervall zwischen den Erhaltungsinjektionen vergrößert werden.

▶▶ Bewertungssystem

5.6.14 Krankheitsausbrüche während der Immuntherapie

Einige Patienten, die erfolgreich mit einer Injektions-Immuntherapie behandelt wurden, erleben gelegentlich einen erneuten Ausbruch ihrer Symptome. Sind diese schwerer Natur oder treten sie plötzlich auf, sollte der Patient zunächst einmal auf Ektoparasiten und Hautinfektionen hin untersucht werden. Ausbrüche aufgrund von Inhalationsallergenen sind gewöhnlich allmählicher in ihrer Entstehung und können eine Folge starken Pollenfluges sein. Die Symptome gehen normalerweise nach kurzer medikamentöser Behandlung zurück. In seltenen Fällen weist die Verschlimmerung von Symptomen bei einem Patienten, der bereits auf eine Immuntherapie angesprochen hat, darauf hin, dass der Patient neue Sensibilisierungen entwickelt hat. Sind die Symptome aber schwer und anhaltend, sollte die Möglichkeit anderer Allergien, wie Futtermittel- oder Kontaktallergien, nicht außer Acht gelassen werden. Auch wenn neue Allergien entstehen können, ist dieses eher ungewöhnlich. Die meisten Patienten, die einen erneuten Allergietest benötigen, sprachen ein Jahr oder länger gut auf die Therapie an, dann verschlechterte sich ihr Zustand plötzlich. Die häufigen Ursachen für Rezidive, wie Flöhe, Infektionen und andere Allergien (z. B. Futtermittel-, Kontakt-) sollten ausgeschlossen werden, bevor ein erneuter Allergietest durchgeführt wird.

5.7 Wirksamkeit der Therapie

Die klinische Wirksamkeit wird definiert als eine Reduktion der Symptome und deshalb auch des Bedarfs an einer symptomatischen Behandlung. In der Regel ist der Tierhalter die einzige Quelle für entsprechende Informationen. Um den Haltern bei der Beurteilung der Symptome zu helfen, verwendet einer der Verfasser (LMR) ein Bewertungssystem, bei dem der Kunde die Schwere der Symptome des Patienten zwischen den Injektionen anhand einer Skala von 1–10 bewertet. 0–1 sind normale oder nicht pathologische Symptome, während schwere, nicht abklingende Symptome mit 9–10 bewertet werden. Mildere Symptome erhalten entsprechend niedrigere Zahlen. Diese Bewertung der Symptome ist unabhängig von der Wirksamkeit zusätzlicher Medikamente, das heißt, sind Symptome vorhanden, wird deren Schwere bewertet, nicht die Besserung durch die symptomatische Therapie. Den meisten Haltern kann man beibringen, die Symptomatik und Ergebnisse der Behandlung kritisch zu beobachten und zu dokumentieren. Die

Wirksamkeit der Therapie

kombinierte Bewertung der Reaktion des Patienten auf die Behandlung durch den Halter und den Tierarzt ist die beste Art, die Wirksamkeit einer Immuntherapie bei individuellen Patienten zu beurteilen. Es gibt keine überzeugenden Daten, welche die Ansicht stützen, dass *In-vitro-* oder *In-vivo-*Parameter die klinische Auswertung der Wirksamkeit ersetzen oder klinische Ergebnisse voraussagen können. Deshalb können gegenwärtig weder Haut- noch Serumtests für die Auswertung der Wirksamkeit einer Immuntherapie empfohlen werden.

In der veterinärmedizinischen Literatur (Halliwell, 1989; Reedy und Miller, 1989; Baker, 1990; Griffin, 1993b; Scott et al., 1995) wird ein Ansprechen auf die Immuntherapie oft vage als Verbesserung beschrieben, und die berichteten Verbesserungsraten liegen zwischen 50–100 %. Einige Untersucher beurteilen eine Immuntherapie als erfolgreich, wenn ein Patient eine Besserung von mindestens 51 % aufweist, andere definieren den Behandlungserfolg als die komplette Eliminierung sämtlicher klinischer Symptome. Beachtet man neben dem Problem der Terminologie auch die Tatsache, dass die verschiedenen Untersucher zusätzlich unterschiedliche Patienten, Allergene, Konzentrationen, Trägersubstanzen (wässrige oder Alaun-präzipitierte) und Behandlungsprotokolle verwenden, wird offensichtlich, dass es schwierig ist, brauchbare Schlüsse aus der Literatur zu ziehen.

Um die Diskussion zu vereinfachen, ist es vielleicht am besten, die Zahl der Kategorien der Wirksamkeit auf drei zu beschränken, nämlich hervorragend, gut und ungenügend. Die Verfasser definieren eine hervorragende Wirksamkeit als einen Rückgang der Symptome oder des Bedarfs an symptomatischer Therapie im Bereich von 75 % oder mehr; gute Wirksamkeit meint eine Verbesserung von 50–75 %, und eine ungenügende Wirksamkeit bezeichnet alle Zustände mit einer Verbesserung von unter 50 %. Diese Kategorien sind sehr großzügig abgesteckt und abhängig von der Interpretation sowohl des Halters als auch des behandelnden Tierarztes. Die Definition des Behandlungserfolges variiert sehr stark, insbesondere wenn man die Erwartungen der Halter bedenkt. Akzeptiert der Halter nur eine vollständige Beseitigung aller Symptome, ist die Misserfolgsrate dementsprechend viel höher. Es gibt auch Halter, die eine Immuntherapie bereits als erfolgreich einstufen, wenn die Symptome ihrer Haustiere sich nicht verschlimmern oder nur leicht zurückgehen.

Da Hauttests bei der Auswahl sowohl der Patienten als auch der entsprechenden Allergene für eine Immuntherapie schon viel länger eingesetzt werden als Serumtests, basieren die meisten früher veröffentlichten Berichte über die Wirksamkeit der Immuntherapie auf Hauttests (siehe Kapitel 5.7.1). Die durchschnittliche Erfolgsrate auf der Basis von Hauttests für jede Kategorie und der jeweils zugehörige Schwankungsbereich sehen wie folgt aus: hervorragend, 36 % (21–60 %); gut, 30 % (21–42 %); ausreichend, 19 % (14–24 %); ungenügend 22 % (14–35 %). Die Schwankungsbreite ist eindeutig sehr groß einige Studien gehen noch weiter auseinander. Bei einer Misserfolgsrate von insgesamt 22 % bleibt eine Erfolgsrate von 78 % auf der Basis eines Hauttests.

In einer retrospektiven Studie mit 146 Hunden in Australien (Müller, 1995) wird für 77 % der Patienten eine hervorragende bis gute Wirksamkeit nach acht Monaten Immuntherapie berichtet. Bei einer Studie mit 144 Hunden, die mindestens für ein Jahr einer Immuntherapie unterzogen wurden (Reedy und Miller, 1989), waren 64 % der Kunden mit dem Programm zufrieden, 36 % nicht. Bei 42 % der Patienten, deren Besitzer mit dem Programm zufrieden waren, war die Immuntherapie die einzige notwendige Medikation. Diese Hunde waren symptomfrei, solange die Injektionen durchgeführt wurden. In einer anderen Studie (Garfield, 1992) beurteilten 85 % der Halter die mittels Immuntherapie innerhalb eines Jahres erreichte Verbesserung als gut bis hervorragend.

◂◂ **Kategorien der Wirksamkeit**

5 Immuntherapie

Wir möchten den Kliniker nochmals darauf hinweisen, dass es sich bei den meisten dieser Berichte um unkontrollierte Studien handelt. Eine klassische Doppelblindstudie mit 51 Hunden (Willemse, 1984) ergab, dass 84 % der Patienten, die ein Allergen erhielten (kein Plazebo), eine Besserung von über 51 % aufwiesen. In der gleichen Studie berichten Halter, dass 23 % der Patienten, die Plazebos erhielten, Besserung zeigten, während der Leiter der Studie diese Zahl mit 17 % bezifferte. Dies unterstreicht die Notwendigkeit, dass sowohl der Tierarzt als auch der Halter den Behandlungserfolg beurteilt.

In der vorstehend beschriebenen Studie wurde Aluminiumhydroxid als Adjuvans für die Plazebo-Injektionen eingesetzt. Da adjuvante Substanzen die Proliferation von Retikulumzellen stimulieren, kann es sein, dass die Plazebo-Injektionen die Immunreaktion der betreffenden Tiere verändert haben. Ob dieses stimmt, sollte weiter untersucht werden. In einer unkontrollierten Studie (Kunkle, 1980) zeigten 59 % der Patienten bei einer Immuntherapie mit wässrigen Extrakten eine Verbesserung von 50 % oder mehr im Vergleich zu 41 % bei Alaun-präzipitierten Extrakten. Da verschiedene Therapieprotokollen benutzt werden, ist ein Vergleich der Ergebnisse schwierig. Mit Pyridin versetzte Extrakte führten bei einigen Allergenen, wie z. B. dem Ragweed, zu unbefriedigenden Ergebnissen, da das Pyridin einige wichtige Allergene denaturiert (Lichtenstein, 1968). Bislang wurde die Wirksamkeit von Alaun-präzipitierten Pyridinextrakten mit Graspollen beim Menschen nachgewiesen (Starr und Weinstock, 1971).

Die meisten Tierärzte haben keine Beeinflussung des Behandlungserfolges der Immuntherapie durch Geschlecht oder Zuchteinsatz festgestellt. In einer Studie (Willemse, 1994) sprachen Boxer und West Highland White Terrier weniger auf eine Immuntherapie an als andere Rassen. Einige frühere Berichte (Scott, 1981) gaben an, dass Hunde, die mit einer geringeren Zahl von Allergenen (d. h. 2–10) behandelt wurden, besser ansprachen als diejenigen, die eine größere Anzahl (d. h. 12–20) erhielten; aber zur Zeit glauben die meisten Untersucher nicht, dass die Anzahl der Allergene, die bei der Immuntherapie injiziert werden, die Erfolgsrate beeinflussen. 78 % der Hunde, die einer Immuntherapie mit 21 oder mehr Allergenen unterzogen wurden, stehen 72 % mit zehn oder weniger Allergenen gegenüber (Angarano und MacDonald, 1991). Bei einer weiteren Studie (Scott et al., 1992) gab es keinen bedeutenden Unterschied bei der Wirksamkeit der Immuntherapie zwischen Hunden, die mehr als 15 Allergene erhielten und solchen, denen 15 oder weniger verabreicht wurden.

Hunde mit Pollenallergie sprechen besser auf eine Immuntherapie an als Hunde, die nicht allergisch gegen Pollen sind (81 % zu 59 %); eine Behandlung mit einzelnen Pollenarten erwies sich als erfolgreicher als Pollenmischungen (Reedy, 1979). In einer anderen Studie (Müller, 1995) wiesen stark positive Reaktionen auf Pollen auf eine 57,6 %ige Chance für eine gute bis hervorragende Besserung durch die Immuntherapie hin, bei stark positiven Reaktionen auf Hausstaubmilben betrug dieser Wert 44 %. Für stark positive Reaktionen auf Schimmelpilze 12,5 % und 29,6 % bei starken Reaktionen auf Insekten. Nur 32 % der Patienten mit schwachen Reaktionen sprachen auf die Behandlung an.

Einige Mediziner berichten, dass die Wahrscheinlichkeit, dass Hunde in einem Alter von über acht Jahren auf eine Injektions-Immuntherapie ansprechen, geringer ist als bei jüngeren Hunden (Austin, 1976; Willemse, 1994). Hunde, die innerhalb von drei Jahren nach dem Auftreten der Symptome einem Allergietest unterzogen wurden, hatten größere Heilungschancen bei einer Immuntherapie als Hunde, die erst später getestet wurden (Müller, 1995). Von den Hunden, die innerhalb eines Jahres getestet wurden, sprachen 71 % auf die Immun-

5 Wirksamkeit der Therapie

therapie an, von denen, die zwischen einem und drei Jahren seit Beginn der Allergie getestet wurden, 60 % und 57 % derer, die bereits seit mehr als fünf Jahren unter Allergien litten. In einer anderen Studie kam es bei 87 % der atopischen Hunde, deren Allergie vor dem dritten Lebensjahr einsetzte, zu einer Besserung; bei Beginn der Allergie in einem Alter zwischen drei und fünf Jahren waren es 73 % und bei Hunden, deren Allergien erst nach dem fünften Lebensjahr auftraten, sprachen 25 % an (Willemse, 1994). Diese Ergebnisse konnten von anderen Studien nicht bestätigt werden. Es wurde stattdessen berichtet, dass das Alter des Patienten die Ergebnisse der Immuntherapie nicht beeinflusst (Scott, 1981).

Die Erhaltungsdosis kann die Ergebnisse der Immuntherapie beeinflussen. In einem klinischen Versuch mit 133 Hunden berichtete Garfield (1992), dass 85 % der Patienten, die hochdosierte spezifische Allergene erhielten (d. h. 1 ml mit 40 000 PNU/ml), Verbesserungen von über 51 % aufwiesen im Vergleich zu 68 % bei gering dosierten spezifischen Allergenen (d. h. 1 ml mit 10 000 PNU/ml). Er fand außerdem keine Korrelation zwischen der Anzahl positiver intradermaler Hauttests und der klinischen Verbesserung.

5.7.1 Vergleich der Ergebnisse der Immuntherapie auf der Basis von Haut- und Serumtests

Obwohl es nur wenig kontrollierte Studien gibt, welche die Ergebnisse der Immuntherapie auf der Basis von Hauttests mit den Ergebnissen von Serumtests vergleichen, gibt es doch von mehreren Untersuchern Berichte darüber, dass kein bedeutender Unterschied der Erfolgsrate bei beiden Testmethoden besteht (Shirk, 1986; Sousa, 1990; Anderson und Sousa, 1992). Die durchschnittliche Erfolgsrate bei der Immuntherapie auf der Basis von *In-vitro*-Allergentests liegt bei 59–66 %, was in etwa den Zahlen bei der Immuntherapie auf der Basis von Hauttests entspricht. Weiterhin werden auch keine Unterschiede bei den Erfolgsraten verschiedener kommerzieller *In-vitro*-Laboratorien berichtet (Anderson und Sousa, 1992). Bei 112 Hunden, die auf der Grundlage von RAST-Serumtests einer Immuntherapie unterzogen wurden, kam es bei 66 % der Tiere zu einem mäßigen bis hervorragenden Ergebnis (Shirk, 1986). In einer anderen Studie wurde bei Hunden sowohl ein intradermaler Hauttest als auch ein Serumtest durchgeführt, dann wurden die Hunde auf der Basis dieser Ergebnisse einer Immuntherapie unterzogen. Der intradermale Hauttest mit einzelnen Allergenen erwies sich offensichtlich als die bessere Methode, eine Diagnose zu bestätigen und die Allergene für die Immuntherapie auszuwählen (Griffin und Rosenkranz, 1991). Im Rahmen anderer Untersuchungen führte die Kombination von Haut- und Serumtest (IgGd ELISA) allerdings zu besseren Ergebnissen bei der Immuntherapie im Vergleich zu Therapien, die entweder auf Haut- oder Serumtest allein basierten (Willemse, 1994). Die meisten Studien besagen, dass der *In-vitro*-Test allein nicht zur Diagnose von Atopien verwendet werden sollte, sondern lediglich als Hilfe bei der Identifizierung wichtiger Allergene dient (Anderson und Sousa, 1992).

◀ Hund

Wie bereits zuvor angesprochen, ist die Katzenatopie eine erst kürzlich festgestellte allergische Erkrankung, weshalb es auch nur wenige Veröffentlichungen über die Wirksamkeit der Immuntherapie bei Katzen gibt. Bei der Immuntherapie von 15 Katzen, die zuvor einem Hauttest unterzogen wurden, kam es bei 67 % der Tiere zu einer Verbesserung von mindestens 75 % (Reedy, 1982). McDougal (1986) berichtet, dass sich 69 % der atopischen Katzen durch eine Immuntherapie um 75 % oder mehr bessern, drei Katzen hatten Verbesserungen von 50–75 %, und eine Katze reagierte kaum. Diese Zahlen weisen darauf hin, dass atopische Katzen auf eine Immuntherapie ansprechen können. Einer der Verfasser (TW) glaubt nicht, dass Hauttests bei Katzen verwertbare Ergeb-

◀ Katze

5 Immuntherapie

nisse für die Behandlung von Atopien liefern und hält die Immuntherapie bei Katzen auf der Basis solcher Tests für fragwürdig.

Die Immuntherapie ist eine Kunst, und die Ergebnisse sind am besten, wenn der Therapieplan für jeden Patienten auf dessen Reaktionen abgestimmt wird. Die meisten allergischen Patienten erfahren einen gewissen Grad der Erleichterung durch eine Immuntherapie. Ob die Ergebnisse einer Immuntherapie die Zeit, die Kosten und Unannehmlichkeiten sowie das Risiko von Nebenwirkungen rechtfertigen und ob ebenso zufriedenstellende oder sogar eine stärkere Linderung der Symptome mit entsprechenden Medikamenten erreicht werden können, sind Fragen, die derzeit nicht beantwortet werden können.

5.8 Langzeit-Immuntherapie

▶▶ **Absetzen der Injektionen**

Berichte über negative Effekte von Langzeit-Immuntherapien liegen nicht vor (Reedy und Miller, 1989; Scott et al., 1995). Beobachtungen an (menschlichen) Patienten, die sich über viele Jahre hinweg einer Immuntherapie unterzogen, konnten kein erhöhtes Auftreten von Kollagen-, Autoimmun- oder lymphoproliferativen Krankheiten belegen (Malling und Weeke, 1993). Die Fortschritte des Patienten sollte alle 6–12 Monate kontrolliert werden, und die Dauer der Immuntherapie hängt davon ab, wie der Patient darauf anspricht. In der Humanmedizin liegt die Behandlungsdauer eines Patienten im Durchschnitt bei 3–5 Jahren (Patterson et al., 1983). Dieser Wert variiert in Abhängigkeit davon, ob der Patient gegen Pollen oder gegen andere Stoffe behandelt wird. Bei der Graspollen-Allergien des Menschen hält der Effekt der Immuntherapie für mindestens sechs Jahre nach Abschluss der Behandlung an, während die verfügbaren Daten im Falle von ganzjährigen Aeroallergenen wie der Hausstaubmilbe es nicht ratsam erscheinen lassen, die Immuntherapie abzusetzen (Malling und Weeke, 1993). Eine Behandlungsdauer von weniger als drei Jahren führt zu einer hohen Zahl von Rezidiven. Erfahrungen mit Schlangengift-Allergien beim Menschen haben gezeigt, dass eine Immuntherapie in diesen Fällen mindestens fünf Jahre durchgeführt werden muss (Van-Metre und Adkinson, 1993). In einer Studie mit 39 (menschlichen) Patienten mit einer Allergie gegen Graspollen, die für etwa 2,5 Jahre hyposensibilisiert wurden, war der klinische Effekt über sechs Jahren nach Absetzen der Behandlung noch immer vorhanden (Walker et al., 1995). Einige *In-vitro*-Parameter tendierten dazu, zu den Werten vor der Behandlung zurückzukehren. In einer Studie mit Hunden (Willemse, 1994) konnte die Injektions-Immuntherapie bei nur 10 % der Tiere nach einer durchschnittlichen Behandlungsdauer von 1,9 Jahren abgesetzt werden.

Das Anhalten des Effektes einer Immuntherapie nach Absetzen der Injektionen unterscheidet sich beim Einzelnen. Einige Patienten zeigen eine lang andauernde Besserung. Bei Anderen können erneut minimale allergische Symptome auftreten, die lediglich durch eine Kontrolle des Umfeldes und die gelegentliche Verabreichung von Medikamenten kontrolliert werden können. Gelegentlich treten nach Absetzen der Immuntherapie verstärkt Symptome auf, und eine Wiederaufnahme der Injektionen ist erforderlich.

▶ **Dauer**

Es gibt Berichte (Baker, 1990) darüber, dass manche allergischen Haustiere nach ein bis zwei Jahren Immuntherapie für immer »geheilt« sind. Einige Tierärzte führen Injektionen bei ihren Patienten mit einem Intervall von 2–4 Wochen fort, bis diese für ein Jahr frei von Symptomen sind, dann setzen sie die Immuntherapie ab. Allerdings zeigen die meisten, wenn nicht sogar alle Patienten innerhalb eines Jahres nach Absetzen der Immuntherapie erneut allergische Symptome (Naclerio, 1995). Aus diesem Grund, und wenn die Immuntherapie zu guten Ergebnissen geführt hat, sollte ein Großteil der atopischen Hunde und Katzen lebenslang alle 2–4 Wochen

Zusammenarbeit mit dem Besitzer

Booster-Injektionen erhalten. Andererseits gilt die ununterbrochene Verabreichung von Allergenextrakt ohne eigentlichen klinischen Nutzen nach einem Jahr für den Patienten aus veterinärmedizinischer Sicht als nicht vertretbar.

5.9 Zusammenarbeit mit dem Besitzer

Eine Immuntherapie verläuft in der Regel sehr langsam, ist zeitraubend und zudem teuer. Die Überzeugung von einem Immuntherapieplan macht offensichtlich den Unterschied zwischen Erfolg und Misserfolg der Therapie aus. Der negative Fall, womit das Absetzen der Immuntherapie vor einer angebrachten Versuchszeit gemeint ist (d. h. in der Regel 9–12 Monate), stellt ein bedeutendes Problem bei der Behandlung chronischer Krankheiten dar. In einer Studie zur Immuntherapie beim Menschen in einer pädiatrischen Praxis (Lower et al., 1993) zeigte sich, dass sich nach einem Jahr nur noch 56 % der Patienten an den Therapieplan hielten. Je besser die Immuntherapie erklärt und verstanden wird, desto wahrscheinlicher ist ihr Erfolg. Eine genaue Kontrolle und Kommunikation (Vertrauensverhältnis Arzt-Patient) sind äußerst wichtig. Im Verlauf einer anderen Studie beim Menschen kam es zu einer Abbruchrate von nur 10,77 % bei Patienten, deren Injektionen in der Klinik verabreicht wurden (Tinkelmann et al., 1995b). Dieses steht im Gegensatz zu einer Abbruchrate von 34,82 % bei den ambulant therapierten Patienten. Fast 50 % der Patienten, die den Therapieplan nicht befolgten, brachen die Injektionen vor Ablauf eines Jahres ab. Einer der Verfasser (LMR) kann einen Anteil von 84 % bei mitarbeitenden Besitzern aufweisen, was die Wichtigkeit der Ermutigung zur Mitarbeit und Fortsetzung der Immuntherapie für mindestens ein Jahr oder länger unterstreicht. Aus einer australischen Studie (Müller, 1995) geht hervor, dass von 70 Hunden, die nicht mehr einer Immuntherapie unterzogen wurden, 40 % die Injektionen nach weniger als sechs Monaten abgebrochen hatten. 49 % der Besitzer, die die Immuntherapie abbrachen, taten dieses, weil die erwartete Verbesserung der Symptomatik nicht eintrat. Die Verschlimmerung der Symptome wurde als zweithäufigster Grund genannt (21 %). Andere Gründe waren Schwierigkeiten bei der Verabreichung von Injektionen, die Kosten, Unannehmlichkeiten, Skepsis in Bezug auf die eigentliche Wirksamkeit der Immuntherapie, gleichzeitig auftretende Krankheiten und sogar das Abklingen der Symptome.

In der Regel ist es so, dass Halter von Haustieren, deren Tiere auf eine Immuntherapie ansprechen, die Therapie fortsetzen möchten. Kann der Halter keine Veränderungen feststellen, ist die Versuchung, die Therapie abzubrechen und zur symptomatischen Behandlung zurückzukehren, groß. Während des ersten Jahres der Immuntherapie ist es sehr wichtig, mit dem Kunden regelmäßig alle drei bis sechs Monate in Kontakt zu treten. Wenn sich der Besitzer nicht in regelmäßigen Abständen meldet, sollte man selbst anrufen. Patienten, die positive Veränderungen aufweisen, sollten die Injektionen unbedingt fortsetzen. Mit Patienten, die nur leicht oder überhaupt nicht auf die Therapie ansprechen, sollte ein Termin zur erneuten Untersuchung vereinbart werden. Eine Anpassung des Therapieplans kann die Reaktion des Patienten verbessern, führt allerdings gewöhnlich nicht dazu, dass sich ein Patient, der zuvor überhaupt nicht auf die Behandlung ansprach, zu einem symptomfreien Tier wandelt. Auch wenn Halter und Tierarzt stets eine Erfolgsrate von 100 % anstreben, ist dies beim derzeitigen Stand der Medizin nicht möglich. Wenn der Patient durch die Immuntherapie nicht vollkommen »geheilt« wird, die Menge der erforderlichen Medikamente zur Kontrolle der Symptome jedoch beträchtlich verringert werden kann, so sollte die Immuntherapie als gewisser Erfolg betrachtet und fortgesetzt werden.

◀ Kontakt

◀◀ Kommunikation

5 Immuntherapie

5.10 Fehlschlagen der Immuntherapie

Eine Immuntherapie gilt als fehlgeschlagen, wenn innerhalb eines Jahres kein spürbares Abklingen der Symptome des Patienten erreicht werden konnte. 15–25 % der Patienten, die einer Immuntherapie unterzogen werden, sprechen nur gering oder gar nicht an. Wird die Rücksprache mit dem Tierhalter nicht fortgesetzt, steigt dieser Anteil, da die Tierbesitzer oft nicht verstehen, dass eine deutliche Verringerung der Medikation für ihr Tier von Vorteil ist. Manche Halter sehen die Immuntherapie als gescheitert an, wenn ihr Tier überhaupt Medikamente nehmen muss. Auch bei Patienten, die nicht auf die Immuntherapie ansprechen, sind Termine zu Nachuntersuchungen und Telefongespräche zu empfehlen, da der Halter diese Art der Unterstützung unter Umständen braucht.

▶ Grund

Wie bereits erwähnt, ist der häufigste Grund für das Scheitern einer Immuntherapie das Abbrechen der Behandlung, bevor man ihr genug Zeit eingeräumt hat, eine Reaktion beim Patienten zu erzielen (d. h. in der Regel vor Ablauf von 9–12 Monaten). Ein weiterer Grund ist die Vernachlässigung von Umweltallergenen, insbesondere von Flöhen. Die meisten Besitzer werden nachlässig bei der Flohkontrolle, besonders dann, wenn erste Verbesserungen beobachtet wurden. Zu den weiteren Ursachen für das Fehlschlagen einer Immuntherapie gehören Hautinfektionen, gleichzeitig bestehende Allergien (z. B. gegen Futtermittel oder Kontaktallergien), Fehldiagnosen, falsche Allergene, Reaktionsunfähigkeit des Haustieres und andere unbekannte Faktoren. Wie schon früher besprochen, benötigen die wenigsten Patienten eine Wiederholung des Allergietestes. Treten nach 1–2 Jahren Immuntherapie keine Veränderungen ein, sollte sie abgesetzt werden. Auf jeden Fall aber sollte der Arzt den Patienten untersuchen, bevor eine Therapie als fehlgeschlagen bewertet wird. Leider sprechen manche Patienten nicht auf eine Immuntherapie an und können nur symptomatisch behandelt werden.

5.11 Literatur

ANDERSON RK, SOUSA CA. *In vivo* vs *in vitro* testing for canine atopy. Workshop report. In Ihrke PJ, Mason IS, White SD (eds) Advances in Veterinary Dermatology, Volume 2. Pergamon Press, New York, pp. 425–427, 1992.

ANGARANO DW, MACDONALD JM. Immunotherapy in canine atoy. In Kirk RW (ed.) Current Veterinary Therapy XI. W.B. Saunders Co., Philadelphia, 1991, pp. 505–508.

AUSTIN VH. Atopic skin disease. Mod. Vet. Pract. 57: 355–361, 1976.

AUSTIN VH 1977 (unpublished data.)

BAKER E. Small Animal Allergy. Lea & Febiger, Philadelphia, pp. 72–82, 1990.

BECKER AB, CHUNG KF, AIZAWA H, et al. Inhibition of the cutaneous response to antigen by a thromboxane-synthetase inhibitor (OKY-046) in allergic dogs. J. Allergy Clin. Immunol. 84(2): 206–213, 1989.

CODNER EC, LESSARD P. Effect of hyposensitization with irrelevant antigens on subsequent allergy tests results in normal dogs. Vet. Dermatol. 3(6): 209–214, 1992.

CONNELL JT, KLEIN DE. Protective effect of nasal sprays containing blocking antibody in hay fever. (Abstract) J. Allergy 45: 115, 1970.

COOKE, RA. Active immunization in hayfever. Laryngoscope 25: 108, 1915.

CRETICOS PS. Immunotherapy with allergens. J. Am. Med. Assoc. 268(20): 2834–2839, 1992.

CRETICOS PS. Efficacy Parameters in Immunotherapy: A Practical Guide to Current Procedures. Amer. Acad. Allerg. Immunol. Pp. 5–2, 1994.

CRETICOS PS. A review of oral immunotherapy. In Syllabus Annu. Meet. Am. Coll. Allerg. Asthma & Immunol. November 10-15, pp. 531–541, 1995.

DEBOER DJ. Survey of intradermal skin testing practices in North America. J. Am. Vet. Med. Assoc. 195: 1357–1363, 1989.

DES ROCHES A. Specific immunotherapy prevents the onset of nes sensitizations in monosensitized children. (Abstract) J. Allergy Clin. Immunol. 95(1): 309, 1995.

Literatur

DE VRIES JE. Novel fundamental approaches to intervening in IgE-mediated allergic diseases. J. Invest. Dermatol. 102(2): 141–144, 1994.

DURHAM SR. Grass pollen immunotherapy: inhibition of allergen induced late skin responses (LPR) is associated with an increase in IL-12 messenger RNA+ cells. (Abstract) J. Allergy Clin. Immunol. 95(1). 304, 1995.

ESCH RE. Role of proteases on the stability of allergen extracts. In Klein RG. Regulatory Control and Standardization of Allergen Extracts. Gustav Fischer Verlag, Stuttgart, pp. 171–177, 1990.

EVANS R, PENCE H, KAPLAN H. et al. The effect of immunotherapy on humoral and cellular responses in ragweed hay fever. J. Clin. Invest. 57: 1378–1380, 1976.

FDA ALLERGENIC PRODUCTS ADVISORY COMMITTEE. Recommendation to the FDA by FDA Allergenic Products Advisory Committee. The AAAI News and Notes, Winter, p. 13, 1986.

GARFIELD RA. Injection immunotherapy in the treatment of canine atopic dermatitis: comparison of 3 hyposensitization protocols. Presented at the Annual Members Meeting of the American Academy of the Veterinary Dermatologists & the American College of Veterinary Dermatology, 8: 7–8, 1992.

GEORGITIS JW. Intranasal and inhalation therapies. In Syllabus Annu. Meet. Amer. Coll. Allerg. Asthma & Immunol. Pp. 549–553, 1995.

GERGEN PJ, TURKELTAUB PC, KOVAR MG. The prevalence of allergin skin test reactivity to eight common aeroallergens in the US population: results from the Second National Health and Nutrition Examination Survey. J. Allergy Clin. Immunol. 80: 669–679, 1987.

GLEICH GJ, LARISON JB, JONES RT, et al. Measurement of the potency of allergy extracts by their inhibitory capacities in the radioallergosorbent tests. J. Allergy Clin. Immunol. 53: 158, 1974.

GRIFFIN CE. Insect and arachnid hypersensitivity. In Griffin CE, Kwochka KW, MacDonald JM (eds) Current Veterinary Dermatology: The Science and Art of Therapy. Mosby, St. Louis, pp. 133–137, 1993a.

GRIFFIN CE. Canine atopic disease. In Griffin CE, Kwochka KW, MacDonald JM (eds) Current Veterinary Dermatology. Mosby, St. Louis, pp. 99–120, 1993b.

GRIFFIN CE, ROSENKRANTZ WS. A comparison of hyposensitization results in dogs based on an intradermal protocol versus an in vitro protocol. Proc. Acad. Vet. Allergy 31: 12–13, 1991.

HALLIWELL REW, GORMAN NT. Veterinary Clinical Immunology. W. B. Saunders Co., Philadelphia, p. 247, 1989.

HALLIWELL REW. Hyposensizization in the treatment of flea-bite hypersensitivity: results of a double-blind study. J. Am. Anim. Hosp. Assoc. 17: 249, 1981.

HSIEH KH. Immunotherapy suppresses the production of MCAF and augments the production of IL-8 in asthmatic children. (Abstract) J. Allergy Clin. Immunol. 95(1): 308, 1995.

ILIOPOULOS O, PROUD D, ADKINSON F, et al. Effects of immunotherapy on the early, late, and rechallenge nasal reaction to provocation with allergen: changes in inflammatory mediators and cells. J. Allergy Clin. Immunl. 87: 855–866, 1991.

ISHIZAKA K, OKADUIRA H, KING TP. Immunogenic properties of modified antigen E. II.Ability of urea denatured antigen and polypeptide chain to prime T-cells specific for antigen. E. J. Immunol. 114: 110, 1975.

ISHIZAKA T, ISHIZAKA K. Biology of immunoglobulin E. Molecular basis of reaginic hypersensitivity. Prog. Allergy, 19: 60–121, 1975.

KUNA P, ALAM R, KUZMINSKA B, et al. The effect of preseasonal immunotherapy on the production of histamine releasing factor (HRF) by mononuclear cells from patients with seasonal asthma: results of a double-blind, placebo-controlled randomized study. J. Allergy Clin. Immunol. 83: 816, 1989.

KUNKLE GA. The treatment of canine atopic disease. In Kirk RW (ed.). Current Veterinary Therapy VII. W. B. Saunders Co., Philadelphia, pp. 453–458, 1980.

LICHTENSTEIN LM, NORMAN PS, WINKENWERDER WL. Antibody response following immunotherapy in ragweed hay fever. J. Allergy 41: 49–57, 1968.

LICHTENSTEIN LM. Histamine-releasing factors and IgE heterogeneity. J. Allergy Clin. Immunol. 81: 814–820, 1988.

LOCKEY RF, BENEDICT L. Turkeltaub PC, et al. Fatalities from immunotherapy and skin testing. J. Allergy Clin. Immunol. 79: 600–677, 1987.

LOWER T, HENRY J, MANDIK L, et al. Compliance with allergen immunotherapy. Ann. Allergy 70: 480–482, 1993.

MAIBACH HL, DANNAKER CJ, LAHTI A, et al. Contact skin allergy. In Middleton E Jr., Reed CE, Ellis EF (eds) Allergy: Principles and Practice, 4th edition. Mosby, St. Louis, p. 1632, 1993.

5 Immuntherapie

MALLING HJ & WEEKE B. Position paper: Immunotherapy. Allergy 48(14): 9–5, 1993.

MARSH DG, LICHTENSTEIN LM, NORMAN PS. Induction of IgE-mediated immediate hypersensitivity to group I rye grass pollen allergens and allergoids in non-allergic man. Immunology 22: 1013, 1972.

MCDOUGAL BJ. Allergy testing and hyposensitization for three common feline dermatoses. Mod. Vet. Pract. 81: 629, 1986.

MUELLER RS. Immunotherapy in 146 dogs with atopic dermatits: A retrospective study. Proc. Annu. Memb. Meet. Am. Acad. Vet. Dermatol. Am. Coll. Vet. Dermatol. 11: 38–40, 1995.

NACLERIO R. A double-blind study of the discontinuation of ragweed immunotherapy. (Abstract) J. Allergy Clin. Immunol. 95(1): 305, 1995.

NELSON HS, OPPENHEIMER J, VATSIA GA, et al. A double-blind, placebo-controlled evaluation of sublingual immunotherapy with standardized cat extract. J. Allergy clin. Immunol. 92(2): 229–236, 1993.

NESBITT GH. Canine allergic inhalant dermatitis: A review of 230 cases. J. Am. Vet. Med. Assoc. 172(1): 55–60, 1978.

NESBITT GH. Canine atopy. Compend. Cont. Ed. 6: 63–264, 1984.

NIELSEN L. Antihistamine pretreatment reduces immunotherapy-induced side effects. (Abstract) J. Allergy Clin. Immunol. 95(1): 307, 1995.

NISH WA, CHARLESWORTH EN, DARIS TL, et al. The effect of immunotherapy on the cutaneous late phase response to antigen. J. Allergy Clin. Immunol. 93(2): 484–494, 1994.

NOON L. Prophylactic inoculation against hayfever. Lancet 1: 1572, 1911.

NORMAN PS, LICHTENSTEIN LM, ISHIZAKA K. Diagnostic tests in ragweed hay fever: a comparison of direct skin tests, IgE antibody measurements, and basophil histamine release. J. Allergy Clin. Immunol. 52: 210, 1973.

PATTERSON R, et al. Immunotherapy. In Middleton E Jr, Reed CE, Ellis EF (eds) Allergy: Principles and Practice, 2nd edition. CV Mosby Co, St. Louis, 1983, p. 1120.

PLATT-MILLS TAE, VON MAUR RK, ISHIZAKA PS, et al. IgA and IgG anti-ragweed antibodies in nasal secretions: quantitative measurements of antibodies and correlation with inhibition of histamine release. J. Clin. Invest. 57: 1041, 1976.

PRINZ JC, et al. Loss of Fc R2/CD23 expression on T and B lymphocytes during rush hyposensitization. In Ring J, Przybilia B. (eds) New Trends in Allergy III. Springer-Verlag, Berlin, pp. 105–108, 1991.

REEDY LM. Results of allergy testing and hyposensitization in selected feline skin diseases. J. Am. Anim. Hosp. Assoc. 18: 618–623, 1982.

REEDY LM. Canine atopy. Comp. Cont. Ed. 1: 550–556, 1979.

REEDY LM, MILLER WH (eds) Allergic Skin Diseases of Dogs and Cats. W. B. Saunders, Philadelphia, p. 130, 1989.

ROCKLIN RE. Clinical and immunologic aspects of allergen-specific immunotherapy in patients with seasonal allergic rhinitis and/or allergic asthma. J. Allerg. Clin. Immunol. 2(4): 323–334, 1983.

ROSENBAUM MR. The effects of mold proteases on the biological activity of pollen allergenic extracts in atopic dogs. Proc. Annu. Memb. Meet. Am. Acad. Vet. Dermatol. Am. Coll. Vet. Dermatol. 12: 20, 1996.

SAMPSON HA, Adverse reactions to food. In Middleton E J Jr, Reed CE, Ellis EF (eds) Allergy: Principles and Practice, 4th edition. Mosby, St. Louis, p. 1680, 1993.

SCHICK RO, FADOK VA. Responses of atopic dogs to regional allergens: 268 cases (1981-1984). J. Am. Vet. Med. Assoc. 189(11): 1493–1496, 1986.

SCHMEITZEL LP. The effects of multiple intradermal skin tests on skin reactivity Vet. Allergist, Summer, 1968.

SCOTT DW. Observations on canine atopy. J. Am. Anim. Hosp. Assoc. 17: 91–100, 1981.

SCOTT DW, MILLER WH, GRIFFIF CE (eds). Small Animal Dermatology, 5th edition. W. B. Saunder, Philadelphia, pp. 514–517, 1995.

SCOTT KV, WHITE SD, ROSYCHUK RAW. A retrospective study of hyposensitization in atopic dogs in a flea-scarce environment. In Ihrke PJ, Mason IS, White SD (eds) Advances in Veterinary Dermatology volume 2: Pergamon Press, New York, pp. 79–87, 1992.

SHARKEY P. Rush immunotherapy: experience with a 1-day schedule. In Syllabus, Annu. Meet. Amer. Coll. Allerg. Asthma & Immunol. Pp. 525–530, 1995.

SHIRK ME. The canine RAST: A diagnostic procedure for allergic inhalant dermatitis. Proc. Annu. Memb. Meet. Am. Acad. Vet. Dermatol. Am. Coll. Vet. Dermatol. 26: 32, 1986.

Anhang A: Informationen zur Verabreichung von Allergenextrakten

SOUSA CA. Advances in diagnosis of allergic skin disease. In De Boer DJ (ed) Advances in Clinical Dermatology. W. B. Saunders, Philadelphia, pp. 1419–1427, 1990.

STARR MS, WEINSTOCK M. Relationship between blocking antibody titres and symptomatic relief in hayfever subjects treated with Allpyral. Int. Arc. Allerg. 41: 157–159, 1971.

SULLIVAN TJ. Drug allergy. In Middleton E Jr, Reed CE, Ellis EF (eds). Allergy, Principles and Practice, 4th edition. CV Mosby Co, St Louis, pp. 1726–1746, 1993.

TINKELMAN DG, COLE WQ, TUNNO J. Immunotherapy: a 1-year prospective study to evaluate risk factors of systemic reactions. J. Allergy Clin. Immunol. 95(1): 8–14, 1995a.

TINKELMAN DG, SMITH F, COLE WQ, et al. Compliance with an allergen immunotherapy regime. Ann. Allergy Asthma Immunol. 74: 241–246, 1995b.

VANMETRE TE Jr, ADKINSON NF Jr. Immunotherapy for aeroallergen disease. In Middleton E Jr, Reed CE, Ellis EF (eds) Allergy: Principles and Practice, 4th edition, Mosby, St Louis, pp. 1489–1509, 1993.

WALKER SM, VARNEY VA, JACOBSON MR, et al. Grass pollen immunotherapy: efficacy and safety during a 4-year follow-up-study. Allergy 50: 405–413, 1995.

WILLEMSE A, VAN DEN BROM WE, RYNBERG A, et al. Effect of hyposensitization on atopic dermatitis in dogs. J. Am. Vet. Med. Assoc. 184: 277, 1984.

WILLEMSE T. Hyposensitization of dogs with atopic dermatitis based on the results of in vitro (IgGd ELISA) diagnostic tests. Prod. Annu. Memb. Meet. Am. Acad. Vet. Dermatol. Am. Coll. Vet. Dermatol. 10: 61, 1994.

WITTICH FW. Spontaneous allergy (atopy) in the lower animal: Seasonal hay fever (fall type) in the dog. J. Allergy 12: 247–251, 1941.

YUNGINGER JW. What's new in allergy extract allergens? In Syllabus. Annu. Meet. Amer. Coll. Allerg. Asthma. Immunol. p. 332, 1995.

5.12 Anhang A: Informationen zur Verabreichung von Allergenextrakten

5.12.1 Aufbewahrung und Verwendung der Extrakte

1. Ampullen mit Allergenextrakten sollten gekühlt aufbewahrt werden. Ein Gefrieren muss vermieden werden, da hierdurch die Antigene zerstört werden.
2. Ampulle 1 und 2 sollten entsorgt werden, sobald ihre Verwendung gemäß Therapieplan beendet ist, auch wenn sie noch nicht vollständig aufgebraucht wurden. Der enthaltene Extrakt ist zu stark verdünnt, um noch wirksam zu sein und nur noch für kurze Zeit haltbar.
3. Ampulle 3 enthält die Erhaltungsdosis. Ist die letzte Ampulle zur Hälfte aufgebraucht, setzen Sie sich mit Ihrem Tierarzt in Verbindung, um neuen Extrakt für Ihr Haustier zu bestellen.

5.12.2 Immuntherapieprotokoll

1. Das Protokoll zur Verabreichung von Injektionen ist beigefügt. Die Injektionen werden wöchentlich gegeben, bis die Erhaltungsdosis (maximale Dosis) erreicht wird. Ist die Erhaltungsphase erreicht, verlängert sich der Abstand zwischen den Injektionen auf zwei Wochen. Diese Dosierung und dieses Intervall werden beibehalten, bis Ampulle 3 aufgebraucht ist. Ist bis zu diesem Zeitpunkt eine Linderung der Symptome zu erkennen, bestellen Sie eine weitere Ampulle und setzen Sie die Injektionen fort. Ist keine Verbesserung eingetreten, setzen Sie sich mit der Praxis in Verbindung und vereinbaren Sie einen Termin zur Nachuntersuchung.
2. Die meisten Tierhalter halten es für praktisch, wenn der Injektionsplan in den Kalender eingetragen wird. Auf einem Kalender

Immuntherapie

mit Monatsübersicht können alle Injektionen eingetragen werden.
3. Der vorliegende Therapieplan ist ein Standardplan. Für einzelne Patienten kann es erforderlich sein, die Dosis individuell anzupassen; dies sollte ausschließlich nach Rücksprache und auf Anweisung Ihres Tierarztes geschehen.

5.12.3 Verabreichung der Allergene

1. Die Injektionen werden gemäß dem Injektionsplan subkutan verabreicht. Wer die Injektionen verabreicht, spielt keine Rolle. Wir empfehlen, dass Sie sich die erste Injektion in der Praxis Ihres Tierarztes ansehen, die zweite Injektion können Sie dann – wenn Sie möchten – selbst unter Aufsicht verabreichen. Auf Ihren Wunsch hin können Sie die restlichen Injektionen zu Hause verabreichen.
2. Verwenden Sie für jede Injektion eine neue Einwegspritze und -kanüle. Heben Sie die benutzten Spritzen und Kanülen sorgfältig auf, und bringen Sie diese zu Ihrem Tierarzt zurück, wo sie ordnungsgemäß entsorgt werden.
3. Es ist sehr wichtig, dass wirklich jede Injektion, insbesondere während der Initialphase, nur dann verabreicht wird, wenn Sie Ihr Haustier danach für mindestens 30 Minuten beobachten können. Die Injektionen müssen nicht jedes Mal zur gleichen Uhrzeit verabreicht werden.
4. Eine Stunde vor und eine Stunde nach jeder Injektion sollte ihr Haustier keine größeren Mengen Futter zu sich nehmen. Eine kleiner Snack zur Belohnung nach der Injektion ist erlaubt.
5. Eine Stunde vor und eine Stunde nach jeder Injektion ist starke körperliche Anstrengung zu vermeiden. Spaziergänge sind erlaubt.
6. Sollten Sie nach einer Injektion irgendwelche Nebenwirkungen (siehe unten) beobachten, sollten Sie dem Tier keine weiteren Injektionen verabreichen, bevor Sie sich nicht mit Ihrem Tierarzt in Verbindung gesetzt haben. Wenn Sie das Gefühl haben, dass Ihr Tier ernsthaft krank ist, setzen Sie sich umgehend mit dem nächsten Tierarzt oder der nächsten tierärztlichen Notfallklinik in Verbindung.

5.12.4 Nebenwirkungen

1. Nebenwirkungen sind sehr selten. Bei einigen Haustieren tritt insbesondere während der Initialphase verstärkter Juckreiz auf, dies sollte allerdings nur vorübergehend sein und kann symptomatisch behandelt werden. Wird dieser Zustand allerdings schlimmer, setzen Sie sich mit ihrem Tierarzt in Verbindung.
2. Mit Ausnahme des erhöhten Juckreizes sind Nebenwirkungen extrem selten und unwahrscheinlich. Wenn eine Nebenwirkung auftreten sollte, so geschieht dies in der Regel innerhalb von 30 Minuten, und es lassen sich gewöhnlich frühe Warnzeichen erkennen. Werden diese frühen Zeichen ignoriert, kann es zu einer ernsthafteren Nebenwirkung kommen. Sollte sich Ihr Haustier nicht normal verhalten, setzen Sie sich mit Ihrem Tierarzt in Verbindung. Wenn Tiere extrem viel schlafen, hyperaktiv sind oder sich nach der Injektion offensichtlich unbehaglich fühlen, können dies erste Anzeichen einer Reaktion auf die Allergen-Injektion sein. Setzen Sie sich mit Ihrem Tierarzt in Verbindung, bevor Sie weitere Injektionen verabreichen.
3. Schwere Reaktionen sind extrem selten, können aber lebensbedrohlich sein und sollten daher niemals unbeachtet bleiben. Schweres Atmen, Erbrechen, Durchfall, Kreislaufkollaps oder Nesselsucht am ganzen Körper müssen umgehend tierärztlich behandelt werden. Sie sollten dem Tier keine weiteren Injektionen verabreichen, bevor Ihr Tierarzt es nicht untersucht hat.

Anhang B: Therapieplan für die Immuntherapie mit wässrigen Extrakten

5.12.5 Allgemeine Informationen

1. Da die Immuntherapie nicht von Anfang an ihre volle Stärke entwickelt, kommt es bei den meisten Haustieren während der Aufbauphase zu keiner Verbesserung.
2. Die meisten Haustiere, die auf eine Therapie ansprechen, tun dies innerhalb von 6–9 Monaten. Manche reagieren erst am Ende des ersten Jahres.
3. Da die Immuntherapie nicht sofort Wirkung zeigt, können zusätzliche Medikamente eingesetzt werden, um den Juckreiz Ihres Tieres zu lindern. Ihr Tierarzt wird Ihnen hierzu verschiedene Vorschläge zur Vorgehensweise unterbreiten, die Sie befolgen sollten. Medikamente sollten ausschließlich »nach Bedarf« verabreicht werden. Die übertriebene Gabe von Medikamenten macht es unmöglich festzustellen, ob eine Immuntherapie Erfolg zeigt.
4. Impfungen sollten nicht am gleichen Tag verabreicht werden, an dem eine »Allergieinjektion« gegeben wurde. Sollte sich bei Ihrem Haustier ein anderes medizinisches oder chirurgisches Problem ergeben, setzen Sie sich mit Ihrem Tierarzt in Verbindung, um festzulegen, wie der Therapieplan entsprechend modifiziert werden muss.
5. Wird eine Injektion aus irgendeinem Grund ausgelassen und ist der Abstand zur letzten Injektion höchstens eine Woche, fahren Sie einfach mit dem Therapieplan fort. Ist seit der letzten Injektion mehr als eine Woche vergangen, setzen Sie sich mit Ihrem Tierarzt in Verbindung, bevor sie die nächste Injektion verabreichen.

5.13 Anhang B: Therapieplan für die Immuntherapie mit wässrigen Extrakten (so angewandt an der Cornell University, Ithaca, New York, USA)

Therapieplan A: Tiere unter 12,5 kg.

Tag	Ampulle 1 (2000 PNU/ml)	Ampulle 2 20 000 (PNU/ml)
1	0,1	
3	0,2	
5	0,3	
7	0,4	
9	0,5	
11		0,1
13		0,2
15		0,3
17		0,4
19		0,5
26		0,5
40		0,5
61		0,5

Nach Tag 61 werden alle drei Wochen 0,5 ml aus Ampulle 2 verabreicht.

Therapieplan B: Tiere über 12,5 kg.

Tag	Ampulle 1 (2000 PNU/ml)	Ampulle 2 20 000 (PNU/ml)
1	0,1	
3	0,2	
5	0,4	
7	0,6	
9	0,8	
11	1,0	
13		0,1
15		0,2
17		0,4
19		0,6
21		0,8
23		1,0
30		1,0
44		1,0
65		1,0

Nach Tag 65 werden alle drei Wochen 1,0 ml aus Ampulle 2 verabreicht.

5 Immuntherapie

5.14 Anhang C: Hyposensibilisierungs-Plan
(so angewandt an der Universität Utrecht, Niederlande)

Woche	Volumen	Konzentration
0	0,1	10 000 PNU/ml
1	0,2	
2	0,4	
4	0,6	
6	0,8	
9	1,0	
12	1,0	
16	1,0	
20	1,0	

Nach der 20. Woche wird das Intervall größer, je nach Wirksamkeit der Therapie; wenn möglich, bleiben Volumen und Konzentration gleich.

5.15 Anhang D: Immuntherapie-Plan
(so angewandt an der Animal Dermatology Clinic, Dallas, Texas, USA)

	Intervall	Datum	Ausmaß der Symptome (Juckreiz) 0–10
Ampulle A (2000 PNU/ml)			
1. 0,10 ml	7 Tage	_____	_____
2. 0,25 ml	7 Tage	_____	_____
3. 0.50 ml	7 Tage	_____	_____
4. 1,00 ml	7 Tage	_____	_____
Ampulle B (20 000 PNU/ml)			
5. 0,10 ml	7 Tage	_____	_____
6. 0,25 ml	7 Tage	_____	_____
7. 0,50 ml	7 Tage	_____	_____
8. 1,00 ml	7 Tage	_____	_____
9. 1,00 ml	14 Tage	_____	_____
10. 1,00 ml	14 Tage	_____	_____
11. 1,00 ml	14 Tage	_____	_____
12. 1,00 ml	14 Tage	_____	_____
13. 1,00 ml	14 Tage	_____	_____
14. 1,00 ml	14 Tage	_____	_____
15. 1,00 ml	14 Tage	_____	_____

Es ist wichtig, alle Injektionen nach Plan zu verabreichen.
Wird eine Verbesserung festgestellt, bestellen Sie eine zweite Ampulle nach und setzen Sie die Therapie fort. Tritt keine Verbesserung ein, empfehlen wir, einen Termin zur Nachuntersuchung zu vereinbaren.

6 Medikamentöse Behandlung allergischer Erkrankungen

Bei dem heutigen Stand der Medizin ist eine Heilung von Allergien nicht möglich (Griffin, 1993; Scott et al., 1995). Die Therapie versucht lediglich, den Patienten so gut wie möglich zu betreuen, indem das Allergen gemieden oder eine Immuntherapie (z. B. bei atopischen Allergien) durchgeführt wird. Um eine der beiden Behandlungsmethoden einsetzen zu können, müssen jedoch zunächst mit Hilfe geeigneter Allergietests die Allergene, auf die das Tier reagiert, ermittelt werden. Da diese Verfahren kostspielig und kompliziert sind, lehnen einige Tierhalter solche Tests jedoch zunächst ab. Darüber hinaus ist bei manchen Tieren keine Diagnose möglich, da sie auf die Allergietests nicht reagieren. Andere wiederum reagieren weder auf eine Immuntherapie noch eine Elimination der Antigene, so dass die Symptomatik durch verschiedene topische und systemische Medikamente kontrolliert werden muss (Scott und Miller, 1993; Miller und Scott, 1994a). Der individuelle Behandlungsplan richtet sich nach der Art der Erkrankung des Tieres sowie den Wünschen und Möglichkeiten des Halters.

Allergische Symptome nehmen häufig im Verlauf der Zeit zu. Im Anfangsstadium der Krankheit kann der Pruritus, das Hauptsymptom allergischer Hauterkrankungen bei Haustieren, meist leicht kontrolliert werden. Er kehrt jedoch häufig trotz kontinuierlicher, zunächst erfolgreicher Behandlung zurück. Behandlungsmißerfolge treten zu unterschiedlichen Zeitpunkten auf. Manche Tiere können über Jahre hinweg mit der gleichen Methode behandelt werden, während andere bereits nach wenigen Monaten erneuten Juckreiz zeigen. Behandlungsfehlschläge können auf einer Arzneimitteltachyphylaxie, einer Toleranz gegen das verwendete Medikament oder einer zunehmenden Schwere der allergischen Symptome beruhen. Letzteres ist am Häufigsten der Fall. Die Behandlung ist daher zumeist als ein dynamischer Prozess zu betrachten, in dem die Behandlung sich den Bedürfnissen des Patienten anpasst.

Pruritus ist eine komplexe Wahrnehmung (Shanley, 1988). Der Juckreiz der Haut kann durch emotionale, biochemische oder andere zentralnervöse Einflüsse verstärkt oder gemindert werden. Da alle Hautempfindungen (z. B. Temperatur, Schmerz) über die gleichen Nervenbahnen wie der Juckreiz das Gehirn erreichen, können sich die verschiedenen Empfindungen auf der Haut auf die Stärke des Juckreizes auswirken. Die einzelnen Juckreizempfindungen kumulieren. Wird ein sich geringfügig juckender allergischer Hund einem weiteren juckenden Stimulus ausgesetzt (z. B. einer oberflächlichen bakteriellen Follikulitis), nimmt sein Pruritus erheblich zu. Die erfolgreiche Behandlung allergischer Erkrankungen erfordert daher eine Korrektur oder Vermeidung aller infrage kommenden Ursachen eines Juckreizes.

6.1 Faktoren, die den Behandlungserfolg beeinflussen

Die Behandlung aller allergischer Tiere sollte sorgfältig überwacht werden. Bei Tieren, die außerhalb des Hauses gehalten werden, besteht das Risiko, daß aufgrund mangelnder Abwechslung oder extremer Temperaturunterschiede der Juckreiz zunimmt. Ein gut ausgestatteter Zwinger sollte das Tier vor starker Kälte und Hitze schützen, kann aber nicht den Stress durch die Zwingerhaltung selbst beseitigen. Gut isolierte Häuser können die Haut stark austrocknen, vor allem wenn sie mit Holzöfen oder Umluftsystemen ohne Luftbefeuchtung geheizt werden. Da trockene Haut zu Juckreiz neigt, sollte man eine Befeuchtung der Luft empfehlen. Darüber hinaus müssen die Ernährung und der Gesundheitszustand des Tieres überwacht werden. Schlechte Ernährung oder Allgemein-

◄ trockene Haut, Ernährung, Allgemeinerkrankungen

6 Medikamentöse Behandlung allergischer Erkrankungen

▶ psychischer Zustand

▶▶ milde Reinigungsmittel

▶ Abduschen oder Baden

erkrankungen, die Hauterkrankungen hervorrufen oder Ursache für einen schlechten Gesundheitszustand sein könnten, sollten beseitigt werden. Schließlich – und das kann schwierig werden – sollte der psychische Zustand des Tieres berücksichtigt werden. Bei mangelnder Abwechslung und Trennungsängsten kann sich der Pruritus des Tieres verschlimmern. Eine entsprechende Verhaltenstherapie unterstützt die Behandlung des allergischen Pruritus.

6.2 Topische Behandlung

Tiere mit allergischen Hauterkrankungen haben eine entzündete, juckende Haut. Umweltallergene können über diese in den Körper eindringen. Dementsprechend kann regelmäßiges Abduschen oder Baden des Tieres lindernd wirken und sollte einen wichtigen Bestandteil der Behandlung darstellen. Ein Bad von 10–15 Minuten Länge in kaltem Wasser oder Wasser mit kolloidal gelöstem Hafermehl kann bei einigen Hunden den Pruritus für vier oder mehr Stunden lindern.

Halter allergischer Hunde klagen häufig darüber, dass der Hund seine Pfoten besonders intensiv leckt, wenn er von einem Spaziergang bei nassem Wetter heimkehrt. Dieser vermehrte Juckreiz an den Pfoten kann durch mechanische oder thermische Verletzungen während des Spaziergangs oder durch die Ansammlung von Reizstoffen bzw. Allergenen zwischen den Zehen bzw. Ballen des Hundes verursacht werden. Einigen betroffenen Hunden hilft in diesem Fall ein Fußbad. Die Pfoten werden nach der Heimkehr kurz in kaltem Wasser gespült. Längere Bäder sind kontraindiziert. Außerdem müssen die Pfoten anschließend sorgfältig abgetrocknet werden, um eine Besiedlung mit Bakterien oder Pilzen zu verhindern. Im Fachhandel sind Schuhe für Hunde erhältlich, die die Pfoten vor Verletzungen, Reizstoffen und Allergenen schützen. Einige Halter bevorzugen diese Methode, da sie ihnen die Zeit erspart, die Pfoten des Hundes zu reinigen.

Da das Abduschen nur für kurze Zeit Linderung verschafft und das Fell nicht säubert, werden die meisten allergischen Hunde statt dessen gebadet. Regelmäßiges Baden kann sich auch bei Katzen positiv auswirken, die praktische Durchführung ist jedoch bei den meisten Katzen nahezu unmöglich. Die Empfindlichkeit der Haut, die Dringlichkeit eines Bades sowie die Reaktion des Hundes bestimmen das geeignete Shampoo. In den meisten Fällen sind starke Antiseborrhöika (z. B. Steinkohlenteer), Antiparasitika oder antibakterielle Produkte (z. B. Benzoylperoxid) kontraindiziert. Am besten eignen sich milde Reinigungsmittel, z. B. hypoallergene Pflegeshampoos für Tiere mit oder ohne Feuchtigkeitsspendern, Produkte mit kolloidal gelöstem Hafermehl oder milde antibakterielle Produkte (Kwochka, 1995). Jedes Shampoo kann die Haut des Tieres austrocknen und den Juckreiz verstärken, insbesondere wenn es zu häufig angewendet wird. Um dies zu vermeiden, sollten Sie dem Tierhalter nicht vorschreiben, wie oft er das Tier zu baden hat. Es sollten vielmehr Richtlinien mitgegeben werden, wann ein Bad sinnvoll ist, so dass der Besitzer anhand der Reaktion des Tieres selbst entscheiden kann, wann es gebadet werden muss. Besonders im Winter trocknet häufiges Baden die Haut des Hundes schnell aus. Dem kann jedoch mit Hilfe eines Feuchtigkeitsproduktes für Tiere in Form von Sprays oder Spülungen entgegengewirkt werden.

Es sind zahlreiche Tiershampoos und Cremespülungen mit aktiven Juckreiz-hemmenden Wirkstoffen erhältlich (Kwochka, 1995; Scott, 1995; Scott et al., 1995). Zur Zeit sind Spülungen mit Diphenhydramin, 1%igem Hydrokortison oder Pramoxin (einem Oberflächenanästhetikum) (Anm: in den USA) erhältlich. Die Wirkstoffe werden während des Bades über die Haut aufgenommen und können die Entstehung oder Ausbreitung des Juckreizes reduzieren. Wenn ein wirksames Produkt gefunden wurde, sollte es regelmäßig angewendet werden, um den klinischen Erfolg aufrechtzuerhal-

Antiphlogistika

ten. Es liegen keine Studien zur Wirksamkeit oder Vergleiche der einzelnen Produkte vor. Die Autoren haben verschiedene Produkte eingesetzt und herausgefunden, dass einige Hunde auf alle Produkte ansprechen, einige auf keine und wiederum andere auf manche besser als auf andere. Bei ein bis zwei Anwendungen pro Woche konnte der Pruritus bei keinem Hund mit Hilfe nur eines Produktes kontrolliert werden. Aufgrund der Kosten und dem mit der Behandlung verbundenen Zeitaufwand nutzen vor allem die Halter großer Hunde die Möglichkeiten häufig nicht aus.

Allergische Hunde sind für Sekundärinfektionen, z. B. durch Staphylokokken oder *Malassezia* besonders anfällig. Liegt erst einmal eine Infektion vor, nimmt der Pruritus des Hundes schnell in beträchtlichem Maße zu. Alle Hunde, deren allergische Symptome plötzlich zunehmen, sollten auf Flöhe, andere Ektoparasiten und Infektionen untersucht werden. Liegt eine Infektion vor, muss diese entsprechend behandelt werden. Einige allergische Hunde leiden fast ständig unter Infektionen. Sie sprechen zwar auf eine angemessene antibiotische oder antimykotische Behandlung an, die Infektion tritt jedoch bereits nach wenigen Wochen erneut auf. In einem solchen Fall können die in Kapitel 10 erläuterten Pläne für eine Erhaltungstherapie angewendet werden.

Unspezifische Behandlungsmethoden können den Juckreiz des Tieres zwar lindern, ihn jedoch nicht vollständig stoppen. Ist der Juckreiz für das Tier und den Besitzer erträglich, sind keine weiteren Behandlungsmaßnahmen erforderlich. In der Regel muss jedoch auf eine zusätzliche Therapie zurückgegriffen werden. Zweck dieser Therapie ist es, mit den geringsten Nebenwirkungen das gewünschte Ergebnis zu erzielen. Aufgrund der Fülle an Arzneimitteln, müssen häufig zahlreiche Produkte ausprobiert werden, um das beste Medikament zu finden. Ein Experiment, zu dem viele Halter nicht bereit sind.

6.3 Antiphlogistika

Allergische Erkrankungen sind entzündliche Funktionsstörungen, deren Symptome durch Antiphlogistika gelindert oder sogar gänzlich gestoppt werden können. Auf dem Markt sind bereits zahlreiche Antiphlogistika erhältlich, und es kommen kontinuierlich neue hinzu. Bei Tieren werden am häufigsten Kortikosteroide, Antihistaminika, Antidepressiva sowie besondere Omega-6- bzw. Omega-3-Fettsäurezusätze verwendet.

Unter Veterinärmedizinern, einschließlich der Autoren, existiert keine einheitliche Meinung bzgl. der Rolle der Kortikosteroide in der Behandlung von allergischem Pruritus. Einige Tierärzte vermeiden sie um jeden Preis, wohingegen andere ausschließlich mit ihnen behandeln. Letzteres sollte eindeutig vermieden werden. Im Übrigen muss im Einzelfall entschieden werden, ob eine Kortikosteroidtherapie angebracht ist. Für Veterinärmediziner, die die Erstbehandlung des jungen gesunden Allergiepatienten, der an kurzzeitiger Symptomatik leidet, ist eine Kortikosteroidbehandlung sicher und effektiv. Am anderen Ende des Spektrums befinden sich die Dermatologen. Sie sind vor allem mit den Tieren konfrontiert, die ganzjährig unter schweren Allergien leiden und beispielsweise mit Hilfe einer Immuntherapie oder strikter Ernährungskontrolle behandelt werden müssen. Sowohl der erstbehandelnde Arzt als auch der Facharzt ist mit Fällen konfrontiert, die zwischen diesen beiden Extremen anzusiedeln sind. Hier bestimmt die Situation des Einzelfalles den Platz, den Kortikosteroide in der Behandlung einnehmen sollen.

6.3.1 Nichtsteroidale Wirkstoffe

Es gibt zahlreiche nichtsteroidale Wirkstoffe, die für das Tier potentiell von Nutzen sein können. Es wurden bisher jedoch nur wenige bei Hunden und Katzen getestet. Einige zeigen

6 Medikamentöse Behandlung allergischer Erkrankungen

dabei gute Ergebnisse (Tabelle 6.1), wohingegen andere nur geringe oder keine Wirkung (Tabelle 6.2) hatten.

Nur wenige dieser Medikamente sind für Tiere zugelassen. Einige, die beim Menschen sicher eingesetzt werden (z. B. Acetaminophen), können für Tiere sogar toxisch sein. Bevor klinische Versuche mit einem neuen Medikament aufgenommen werden, sollten daher beim Hersteller pharmakologische Daten zu Hunden und Katzen eingeholt werden, die ggf. bei der Entwicklung des Medikaments gewonnen wurden. Anhand dieser Daten kann die Sicherheit des Medikaments beurteilt und eine geeignete Dosierung berechnet werden. Die Wirksamkeit wird in klinischen Studien ermittelt. Die hier empfohlenen Dosierungen haben eine nachgewiesene Wirkung und minimale bis gar keine Nebenwirkungen. Zahlreiche Forscher geben an, höhere Dosierungen mit besserer Wirkung und ohne zusätzliche Nebenwirkungen zu verabreichen. Da diese Daten jedoch noch nicht publiziert wurden, ist es unmöglich, die Kosteneffektivität der Behandlung zu bestimmen. Ihre Kommentare machen jedoch klar, dass die Tiere höchst unterschiedlich auf die einzelnen Medikamente reagieren. Ein Medikament, das bei empfohlener Dosierung keine Wirkung zeigt, kann dieses unter Umständen bei einer höheren. Sofern das Medikament ein breites Sicherheitsspektrum aufweist und der Halter das Tier sorgfältig beobachtet, kommt eine Erhöhung der Dosierung durchaus in Frage, insbesondere wenn das Tier bei geringerer Dosierung teilweise auf das Medikament anspricht.

Im Gegensatz zur breit gefächerten Wirkungsweise der Glukokortikoide setzen die meisten nichtsteroidalen Wirkstoffe an einem ganz bestimmten Punkt der Entzündungskaskade an (Griffin, 1993; Scott und Miller, 1993; Miller und Scott, 1994a; Scott et al., 1995). Im Allgemeinen sind sie bei der Behandlung von Hautentzündungen weniger effektiv als Glukokortikoide. Wenn selbst diese den Pruritus bzw. die Entzündung nicht stoppen können, ist es höchst unwahrscheinlich, mit nichtsteroidalen Wirkstoffen ein besseres Ergebnis zu erzielen. Nichtsteroidale Wirkstoffe können allerdings die Entzündung der Haut verhindern, wenn sie bereits beim ersten Auftreten von Juckreiz oder nach einer kurzen Glukokortikoidbehandlung verabreicht werden.

Wenn die Hunde und Katzen, die unter Juckreiz leiden, als Gruppe betrachtet werden, ist eindeutig zu erkennen, dass eine Behandlung mit nichtsteroidalen Wirkstoffen weniger effektiv ist als die mit Glukokortikoiden. Im Einzelfall können nichtsteroidale Wirkstoffe bzw. eine Kombination der Wirkstoffe jedoch den Juckreiz ebenso lindern wie Glukokortikoide. Die einzige Möglichkeit, die Wirksamkeit der verschiedenen Medikamente festzustellen, ist die Testung der Präparate am Patienten. Tritt innerhalb von 14 Tagen keine Besserung ein, ist das Medikament wirkungslos; es muss durch ein anderes ersetzt werden. Je nachdem, wie viele Medikamente getestet werden, kann diese Prozedur langwierig und mühsam sein; bei 50 % der Hunde und 25 % der Katzen bleibt sie erfolglos. Einige Halter brechen diese Versuche daher vorzeitig ab. Andere hingegen sind bereit, einen Teil oder die gesamte Versuchsreihe durchzuführen.

Welchen Stellenwert haben die nichtsteroidalen Wirkstoffe in der langfristigen Behandlung des allergischen Pruritus? Von den Fettsäurezusätzen einmal abgesehen, muss dem Hund regelmäßig alle 8–12 Stunden der nichtsteroidale Wirkstoff verabreicht werden. Katzen werden alle 12–24 Stunden behandelt. Manche Wirkstoffe sind kostspielig, insbesondere wenn sie nicht als Generika zu erhalten sind (Anm.: dieses ist laut Arzneimittelgesetz in Europa nicht erlaubt). Aus diesem und anderen Gründen ist die langfristige Behandlung des allergischen Pruritus mit nichtsteroidalen Wirkstoffen häufig unangebracht. Sie eignet sich für Tiere, die nur 2–6 Monate an Juckreiz leiden, auf Allergietests warten oder eine Immuntherapie begonnen haben, deren Erfolge noch ausstehen.

Antiphlogistika

Tabelle 6.1: Oral verabreichte Wirkstoffe zur Behandlung von allergischem Pruritus

Kategorie	Name des Medikamentes	Dosierung bei Hunden	Dosierung bei Katzen
Kortikosteroid	Dexamethason	0,1 mg/kg alle 48–72 h	0,2 mg/kg alle 48–72 h
	Methylprednisolon	0,9 mg/kg alle 48 h	1,8 mg/kg alle 48–72 h
	Prednisolon	1,1 mg/kg alle 48 h	2,2 mg/kg alle 48 h
	Prednison	1,1 mg/kg alle 48 h	2,2 mg/kg alle 48 h
	Triamcinolon	0,1 mg/kg alle 48–72 h	0,2 mg/kg alle 48–72 h
Antihistaminika	Clemastin	0,05–0,1 mg/kg alle 12 h	0,15 mg/kg alle 12 h
	Chlorpheniramin	0,4 mg/kg alle 8 h	0,44 mg/kg alle 12 h
	Diphenhydramin	2,2 mg/kg alle 24 h	
	Hydroxyzin	2,2 mg/kg alle 24 h	
Antidepressiva	Amitriptylin	1,0–2,0 mg/kg alle 12 h	
Fettsäuren	DVM DermCaps	1 Kapsel/9,1 kg alle 24 h	1 ml/9,1 kg alle 24 h
	EfaVet	1 Kapsel/9,1 kg alle 24 h	1 Kapsel/9,1 kg alle 24 h
	Gamma-Linolensäure	44 mg/kg alle 24 h	
	Eikosapentaen/ Docosahexaen	60 mg/kg alle 24 h	
Mastzell-Stabilisator	Oxatomid		15–30 mg/Katze alle 12 h

Tabelle 6.2: Oral verabreichte Wirkstoffe mit nur geringem Nutzen bei der Behandlung von allergischem Pruritus bei Hunden

Kategorie	Name des Medikamentes	Dosierung
Antihistaminika	Astemizol	0,25 mg/kg alle 24 h
	Cimetidin	6 mg/kg alle 8 h
	Cyproheptadin	0,1 mg/kg alle 12 h
	Loratadin	0,4–1,0 mg/kg alle 24 h
	Terfenadin	5 mg/kg alle 12 h
	Trimeprazin	0,5 mg/kg alle 12 h
Antidepressiva	Doxepin	1 mg/kg alle 8 h
Antioxidanzien	Vitamin C	30 mg/kg alle 12 h
	Vitamin E	400 IU alle 12 h
Sonstige	Acetylsalicylsäure	25 mg/kg alle 8 h
	Doxycyclin	3 mg/kg alle 12 h
	Erythromycin	11 mg/kg alle 8 h
	Papaverin	150–300 mg/Hund alle 12 h
	Zinkmethionin	1 mg/kg alle 24 h

6 Medikamentöse Behandlung allergischer Erkrankungen

6.3.2 Antihistaminika

Antihistaminika oder Histaminblocker können sich positiv auf die Behandlung allergischer Erkrankungen auswirken (Scott und Buerger, 1988; Miller und Scott, 1990; Paradis et al., 1991a, 1991b; Miller et al., 1993; Miller und Scott, 1994b; Paradis, 1995; Scott et al., 1994; Paterson, 1995). Antihistaminika sind Verbindungen unterschiedlicher chemischer Struktur, die verschiedene Histaminwirkungen antagonisieren. Einige sind in der Lage, die Degranulation der Mastzellen direkt zu hemmen oder anzuregen, bzw. die Anzahl oder Funktion von Lymphozyten und anderer Zellarten zu beeinflussen, die sich auf die Mastzellenfunktion auswirken (Miller und Scott, 1994a). Histaminblocker sind kompetitive Hemmstoffe des Histamins und verdrängen dieses am Rezeptor der Zellmembran. Es sind zwei Histaminrezeptoren bekannt: H_1 und H_2. H_1-Rezeptoren vermitteln die klassischen allergischen Veränderungen, die bei der Freisetzung von Histamin auftreten, während die H_2-Rezeptoren die Magensäureproduktion beeinflussen. H_2-Rezeptoren befinden sich auch an der Membran von Mastzellen, basophilen Granulozyten und Lymphozyten. Endogenes Histamin regt die Rezeptoren dieser Zellen zu einer negativen Rückkopplung an, so dass ein weiterer Histaminausstoß verhindert wird.

▶ Histaminblocker

Alle H_1-Blocker weisen eine antihistamine Wirksamkeit auf. Darüber hinaus besitzen einige von ihnen lokalanästhetische und anticholinerge Eigenschaften (Scott und Miller, 1993; Miller und Scott, 1994a). Hydroxyzin, ein Antihistaminikum, das die Mastzellmembran stabilisiert, zählt zu den Beruhigungsmitteln mit psychotroper Wirkung. Es beruhigt, ohne dabei Depressionen zu verursachen oder das Bewusstsein zu beeinträchtigen. Sedation tritt häufig als eine Nebenwirkung traditioneller H_1-Blocker auf, ist jedoch bei den neuen nichtsedativen Produkten nur minimal ausgeprägt. Überdosierung aufgrund einer individullen Veranlagung des Patienten, erheblicher Überschreitung der empfohlenen Dosierung oder verringertem Stoffwechsel bzw. Ausscheidung kann zu Übererregbarkeit und Herzrhythmusstörungen bis hin zum Tod führen (Scott und Miller, 1993; Miller und Scott, 1994a; Otto und Greentree, 1994). Da nur wenige Antihistaminika für Haustiere zugelassen sind, werden spezifische Kontraindikationen anhand am Menschen gewonnener Daten extrapoliert. Generell sollen Antihistaminika nicht oder nur mit Vorsicht bei Tieren mit Erkrankungen des Zentralnervensystems (z. B. Epilepsie, raumfordernde Prozesse im Schädel), Glaukom, Herzrhythmusstörungen, herabgesetzter Motorik des Magens und des proximalen Duodenums oder Blasenschwäche angewandt werden. Einige Antihistaminika sind teratogen, sie sollten daher nicht bei trächtigen Tieren verwendet werden. Antihistaminika werden von der Leber metabolisiert und sollten aus diesem Grund bei Tieren mit eingeschränkter Leberfunktion nur mit äußerster Vorsicht eingesetzt werden. Die gleichzeitige Anwendung von Antihistaminika und bestimmten anderen Medikamenten ist beim Menschen kontraindiziert, da der Abbau dieser Medikamente in der Leber den Antihistaminikum-Metabolismus beeinflusst und zu einer Antihistaminikum-Vergiftung führen kann. Soweit es den Autoren bekannt ist, wurden diese Arzneimittel-Wechselwirkung bei Tieren nicht nachgewiesen, die betreffenden Arzneimittelkombinationen sollten aber dennoch vermieden werden. In der Veterinärmedizin sind Ketoconazol und Itraconazol mit besonderer Vorsicht zu verwenden. Sie können, wie wahrscheinlich alle Imidazolverbindungen, die Blutkonzentration einiger Antihistaminika und Kortikosteroide erhöhen.

▶ H_1-Blocker

Vor 1988 wurden H_1-Blocker in der Behandlung von allergischem Pruritus für unwirksam gehalten. Heute wissen wir, dass einzelne Antihistaminika zwar nur bei 30 % der behandelten Hunde Wirkung zeigen, Antihistaminika insgesamt jedoch höchst sinnvoll sind (Scott und

Antiphlogistika

Buerger, 1988; Miller und Scott, 1990; Paradis et al., 1991a, 1991b; Miller et al., 1993; Miller und Scott, 1994b; Paradis, 1995; Scott et al., 1994; Paterson, 1995). Hunde und Katzen reagieren sehr individuell auf bestimmte Antihistaminika. Ein einzelnes Tier reagiert möglicherweise auf ein Antihistaminikum gar nicht, während bei einem anderen der Juckreiz vollständig aufhört. Die einzige Möglichkeit, die Wirksamkeit eines Antihistaminikums bei einem bestimmten Tier zu ermitteln, bieten sequentielle Arzneimittelversuche. Zeigt ein Medikament nach 14 Tagen nur minimale oder keine Wirkung, sollte es abgesetzt und ein anderes Medikament verabreicht werden. Nimmt der Pruritus während dieser Zeit um 50 % oder mehr ab, sollte die Behandlung fortgesetzt werden, um festzustellen, ob eine weitere Verbesserung eintritt und ob diese von Dauer ist. Die maximale Reaktion ist ggf. nicht innerhalb von 14 Tagen sichtbar (Paterson, 1995). Da allergischer Pruritus nicht nur von Histamin, sondern von zahlreichen Pruritogenen beeinflusst wird, ist die Anzahl der Hunde, die bei einer Behandlung mit einem Antihistaminikum einen deutlich (aber nicht gänzlich) verminderten Juckreiz aufweisen, in der Regel wesentlich höher, als die, bei der eine vollständige Heilung erzielt wird. Der Halter sollte gebeten werden, diese teilwirksamen Medikamente festzuhalten. Wenn nicht ein einziges Medikament zu dem erwünschten Ergebnis führt, kann eine Kombinationen mehrerer teilweise wirksamer Medikamente den Juckreiz stoppen. Eine detaillierte Erläuterung dieses Verfahrens finden Sie im Abschnitt zur Kombinationstherapie.

Die meisten Daten zur Wirksamkeit der Antihistaminika und anderer nichtsteroidaler Wirkstoffe wurde in klinischen Tests ohne Blindversuche oder Plazebokontrolle an 50 oder weniger Tieren gewonnen (Scott und Buerger, 1988; Miller und Scott, 1990; Paradis et al., 1991a, 1991b; Miller et al., 1993; Miller und Scott, 1994b; Paradis, 1995). Aufgrund dieser wissenschaftlichen Mängel, vor allem der geringen Anzahl von Versuchspatienen, müssen die Effizienzzahlen (z. B. Heilung des Pruritus bei 6,7 % der Hunde) mit Vorsicht betrachtet werden. Wurden die Versuche an einer anderen Gruppe von Hunden wiederholt, erhielt man völlig unterschiedliche Ergebnisse (Paradis et al., 1991a, 1991b; Miller et al., 1993). In keiner Studie wurde jedoch die Wirksamkeit eines zuvor durchgeführten Arzneimittelversuchs widerlegt. Die Liste der potentiell sinnvollen Antihistaminika, die anhand dieser Studien ermittelt wurde, ist in Tabelle 6.1. zu sehen. Tabelle 6.2. enthält die Medikamente mit minimaler Wirksamkeit. Wie bereits erwähnt, berichten einige Forscher von besserer Wirksamkeit bei höherer Dosierung. Die in den Tabellen genannte Dosierung erzeugt minimale Nebenwirkungen und kann als Basisdosierung in Titrationsstudien verwendet werden.

Einige Halter schließen den Versuch mit Antihistaminika nicht ab, sondern testen nur ein oder zwei Antihistaminika. Sie sollten daher ein besonders wirksames Medikament verwenden. Beim Hund sind in absteigender Reihenfolge:

◀ Hund

1. Clemastin
2. Chlorphenamin
3. Hydroxyzin
4. Diphenhydramin

am wirksamsten bei der Unterbindung von Pruritus (Scott und Buerger, 1988; Paradis et al., 1991a, 1991b; Miller et al., 1993).

Zur Senkung des Pruritus um 50 % lautet die Rangordnung:
1. Clemastin
2. Hydroxyzin
3. Diphenhydramin
4. Chlorphenamin.

Bei Katzen ist Chlorphenamin zur Unterbindung von Pruritus besser geeignet als Clemastin (Miller und Scott, 1990, 1994b). Keines der beiden Medikamente kann jedoch zur ausschließlichen Reduzierung des Pruritus bei Katzen eingesetzt werden. Bei den in Tabelle 6.1. genann-

◀ Katze

6 Medikamentöse Behandlung allergischer Erkrankungen

Trizyklische Antidepressiva

ten Dosierungen sind Nebenwirkungen der H_1-Blocker selten. Es treten (in absteigender Reihenfolge) vor allem Müdigkeit, Appetitlosigkeit, Übelkeit, Durchfall und verstärkter Pruritus auf (Scott und Buerger, 1988; Miller und Scott, 1990; Paradis et al., 1991a, 1991b; Miller et al., 1993; Miller und Scott, 1994b; Scott et al., 1994; Paradis, 1995). Müdigkeit ist in der Regel nur eine vorübergehende Erscheinung, die nach spätestens einer Woche vorübergeht. Eine leichte Sedation kann sich bei sehr unruhigen Hunden, die unverhältnismäßig stark unter Juckreiz leiden, positiv auswirken.

H_2-Blocker

Cimetidin ist ein häufig verwendeter H_2-Blocker. H_2-Blocker finden alleine keine Anwendung in der Dermatologie. Sie können die allergische Reaktion vielmehr verstärken, da sie die negative Histamin-Rückkopplung auf Mastzellen verhindern. Einige Studien am Menschen haben ergeben, dass eine Kombination von H_1-Blockern mit Cimetidin bessere Ergebnisse erzielt als die alleinige Verwendung eines H_1-Blockers. Aufgrund der hohen Kosten des Medikaments gibt es nur eine Studie an atopischen Hunden (Miller, 1989). Bei gleichzeitiger Verabreichung von Diphenhydramin (2,2 mg/kg alle 8 h) und Cimetidin (6,6 mg/kg alle 8 h) trat bei keinem Hund eine Besserung ein.

6.3.3 Antidepressiva

Pruritus kann zentral oder peripher verursacht werden (Shanley, 1988; Scott et al., 1995). Tiere mit allergischen Hauterkrankungen leiden unter peripherem Pruritus, die Intensität des Reizes kann jedoch zentral beeinflusst werden. Dieses Phänomen nennt man Modulation: so nimmt der Juckreiz ab, wenn der Hund sich wohl fühlt. Er kann durch Änderung der Hautwahrnehmung, wahrscheinlich Endorphinausstoß oder durch andere zentrale Affekte zu einer Gewohnheit werden. In welchem Maße der Pruritus des Tieres zentral verursacht wird, ist unbekannt. Die Erkenntnis, dass sich Antidepressiva beim Menschen positiv auf nichtpsychogene Hauterkrankungen auswirken können, hat das Interesse an dieser Behandlungsmethode für allergische Haustiere geweckt.

Hund

Trizyklische Antidepressiva wurden besonders bei Hunden umfangreich analysiert (Paradis et al., 1991a; Miller et al., 1995a; Griffin, 1993; Scott et al., 1995). Die exakte Wirkungsweise dieser Arzneimittel ist nicht bekannt, sie gehen jedoch in unterschiedlichem Ausmaß eine Bindung mit verschiedenen Rezeptoren ein. Diese umfassen H_1-, H_2-, Muscarin-, Acetylcholin-, Noradrenalin- und Serotoninrezeptoren. Die Affinität trizyklischer Antidepressiva für H_1- und H_2-Rezeptoren ist besonders augenfällig. Sie zählen somit zu den wirksamsten bekannten Histaminblockern. Für die Verwendung von Antidepressiva gelten die gleichen Kontraindikationen wie für Antihistaminika.

Bei Hunden wurden zwei Medikamente getestet, Doxepin (1 mg/kg alle 8 h) (Paradis et al., 1991a) und Amitriptylin (1–2 mg/kg alle 12 h) (Miller et al., 1992a). Amitriptylin reduzierte oder stoppte den Juckreiz in diesen Studien bei über 30 % der Hunde, während Doxepin keine Wirkung erkennen ließ. Die Wirksamkeit von Amitriptylin bei der Behandlung von allergischem Pruritus war jedoch geringfügig niedriger als die von Clemastin. Die häufigsten Nebenwirkungen waren eine sedative Wirkung, Übelkeit, atypisches Verhalten sowie eine klinisch zu vernachlässigende Erhöhung der Leberenzyme, vor allem der alkalischen Phosphatase. Bei der Verabreichung von Doxepin (1 mg/kg alle 8 h) traten hauptsächlich Übelkeit, Müdigkeit, Kurzatmigkeit und Zittern auf. Griffin verwendet Doxepin in einer Dosierung von 1–2 mg/kg alle 12 h und gibt an, dass Wirksamkeit und Verträglichkeit bei dieser Dosierung gegeben sind (Griffin, 1993).

Katze

Amitriptylin wird zwar zur Behandlung von Verhaltensstörungen bei Katzen empfohlen, aufgrund starker Nebenwirkungen können es die Autoren jedoch nicht vertreten, allergische Katzen mehr als einmal pro Tag zu behandeln.

Antiphlogistika 6

Einige Wissenschaftler gehen jedoch davon aus, dass es bei einmaliger Anwendung pro Tag verträglich und wirksam ist.

1994 kam ein Forscher in den USA durch die Verwendung des Antidepressivums Fluoxetin bei Hunden zu trauriger Berühmtheit. Fluoxetin scheint die Serotoninwiederaufnahme an der präsynaptischen Neuronenmembran selektiv zu hemmen, ohne dabei klinisch relevante anticholinerge, antihistamine oder antiadrenerge Reaktionen hervorzurufen. In den Originalinterviews der fachfremden Presse berichtete der Forscher, dass Fluoxetin (1 mg/kg alle 24 h) zur Behandlung allergischer und zwanghafter Erkrankungen sicher und wirkungsvoll eingesetzt werden könnte. In späteren Berichten räumte er jedoch ein, dass Fluoxetin nicht zur Erstbehandlung des durchschnittlichen allergischen Hundes angebracht wäre (Melman, 1995). Diese Einschätzung entspricht auch den Erkenntnissen von Shoulberg, der bei Analysen des gleichen Medikaments eine minimale Wirksamkeit bei starken Nebenwirkungen feststellte (Shoulberg, 1990). Da Pruritus süchtig macht und zu zwanghaftem Verhalten führen kann, haben Fluoxetin und andere Antidepressiva in Einzelfällen durchaus ihren Platz im Gesamtbehandlungsplan. Bevor jedoch Wirksamkeit und Verträglichkeit von Fluoxetin nicht wissenschaftlich erwiesen sind, raten die Autoren von einer Verwendung dieses Medikamentes ab.

6.3.4 Fettsäurenzusätze

In den späten 80er Jahren wurde in der Veterinärmedizin eine der viel versprechendsten Behandlungsmethoden des allergischem Pruritus eingeführt: die Omega-6- und / oder Omega-3-Fettsäurezusätze. Im Gegensatz zum übrigen Text, in dem Handelsnamen vermieden werden, werden in diesem Abschnitt Produktnamen verwendet. Aufgrund der Problematik, genaue Formeln und Stabilitätsdaten zu den einzelnen Zusätzen zu erfahren, zeigen nicht alle scheinbar identischen Produkte die gleiche klinische Wirksamkeit. Andere Produkte, die hier nicht erwähnt werden, können eine gleichwertige oder bessere Wirksamkeit aufweisen, es liegen jedoch keine genauen Daten dafür vor.

1988 berichtete Scott, dass bei etwa 10 % aller mit DVM DermCaps™ (DVM Pharmaceuticals, Inc., Miami, Florida, USA) behandelten Hunde der Juckreiz unterbunden wurde (Scott und Buerger, 1988). Diese Erkenntnis wurde 1989 von Miller bestätigt, bei dem 18 % der mit DVM DermCaps™ behandelten Hunde zu jucken aufhörten (Miller et al., 1989). In Großbritannien untersuchte Lloyd Nachtkerzenöl (Omega-6-Fettsäure), Fischöl von Meeresfischen (Omega-3-Fettsäure) sowie eine Omega-6-/Omega-3-Kombination (EfaVet™ Regular; Efamol Vet, London, GB) (Lloyd und Thomsett, 1989). Er stellte fest, dass alle drei Zusätze die Fellqualität verbesserten, die einzelnen Fettsäuren den Pruritus jedoch nicht reduzierten. Mit Hilfe des Kombinationspräparates konnte jedoch bei 94 % der Patienten eine Verbesserung des Pruritus verzeichnet werden. Von Harvey und Miller Anfang der 90er Jahre gewonnene Daten belegen, dass mehr als 50 % der allergischen Katzen von einer solchen Behandlung profitieren können (Harvey, 1991; Miller et al., 1993). Ein Großteil der frühen Studien war nicht Plazebokontrolliert, so dass die einzelnen Zahlen Fehler aufweisen können. Sie haben jedoch den möglichen Nutzen von Fettsäurezusätzen hervorgehoben und zahlreiche weitere Studien angeregt.

Die essentiellen Fettsäuren und ihr Metabolismus sind gut untersucht (siehe Kapitel 1) (Harvey, 1993; Horrobin, 1993). Omega-6- und Omega-3-Fettsäuren spielen eine wichtige Rolle bei der strukturellen Integrität von Membranen, dem Cholesterintransport, dem Schutzmantel der Haut und der Produktion von Eikosanoiden, primär von Prostaglandinen und Leukotrienen. Das Interesse an der physiologischen und pathologischen Rolle der Eikosanoide hat während der letzten zehn Jahre explosionsartig zu-

◀ essentielle Fettsäuren

6 Medikamentöse Behandlung allergischer Erkrankungen

Eikosanoide

Omega-6-Zusätze, Omega-3-Zusätze

genommen. Eikosanoide haben viele Aufgaben, z. B. die Kontrolle der epidermalen Proliferation, die Beeinflussung des Immunsystems an verschiedenen Punkten und die Modulation von Hautentzündungen (Harvey, 1993; Horrobin, 1993; Scott et al., 1995). Eikosanoide der 2er-Serie wirken entzündungsfördernd, während Eikosanoide der 4er- und 5er-Serie weniger entzündungsfördernd bzw. entzündungshemmend sind.

Aus welchem Grund reagieren einige allergische Hunde und Katzen auf Fettsäurezusätze? Eine plausible Erklärung wären Ernährungsdefizite. Diese können jedoch ausgeschlossenen werden, da alle untersuchten Tiere hochwertiges Futter erhielten und die Reaktion in keinem Zusammenhang zur Ernährung stand. Eine Theorie zur Pathogenese der Atopie beim Menschen legt nahe, dass betroffene Personen an einem Mangel des Enzyms Delta-6-Desaturase leiden (Horrobin, 1993; Scott et al., 1995). Ist dieses Enzym nicht in ausreichender Menge vorhanden, weicht der Fettsäuremetabolismus vom Standard ab, so dass ein relativer oder absoluter Überschuss der entzündungsfördernden Eikosanoide hervorgerufen wird. Liegt bei atopischen Tieren ein solches Enzymdefizit vor, versprechen GLA- oder Eikosapentaensäurezusätze – also den Fettsäuren, die hinter der Delta-6-Desaturase-Blockade liegen und somit vom Körper nicht synthetisiert werden können – Besserung. Die ersten Studien mit einem hohen GLA- und Eikosapentaensäureanteil unterstützen die Theorie eines atypischen Fettsäuremetabolismus bei atopischen Hunden.

Warum sind die Reaktionsraten in den Erststudien nicht höher, wenn Unregelmäßigkeiten des Fettsäuremetabolismus ein häufiges Merkmal bei atopischen Tieren ist? Da bei Pruritus zahlreiche nichteikosanoide chemische Mediatoren und Modulatoren eine Rolle spielen, kann bei einer reinen Beeinflussung des Eikosanoidniveaus keine vollständige Heilung erwartet werden. Da sich DVM DermCaps™ und EfaVet™ Regular in der Zusammensetzung und Dosierung jedoch sehr ähnlich sind, starteten verschiedene Forscher einen erneuten Versuch, die Reaktionsrate auf Fettsäurezusätze hin zu verbessern. Die Studien konzentrierten sich nicht nur auf die getrennte Behandlung mit Omega-6- oder Omega-3-Fettsäuren, sondern zudem auf eine Kombination beider Fettsäuren in verschiedenen Anteilen sowie auf die Bedeutung der verabreichten Menge. Die seit den ersten Studien veröffentlichten Untersuchungen sind aufgrund der unterschiedlichen Ansätze und Protokolle nur schwer zu vergleichen. Die frühen Arbeiten können grundsätzlich wie folgt zusammengefasst werden: Omega-6-Zusätze mit einer Dosierung von 40 mg/kg/Tag, Omega-3-Zusätze mit 16,5 mg/kg/Tag oder DVM DermCaps™ bzw. EfaVet™ Regular mit einer doppelt so hohen Dosis wie die vom Hersteller empfohlene Dosierung sind nicht effektiver als die empfohlene Dosierung (Bond und Lloyd, 1992a, 1992b; Scarff und Lloyd, 1992; Scott et al., 1992; Bond und Lloyd, 1994a). Die Studien konzentrierten sich später auf noch höhere Dosierungen. Bond berichtete beispielsweise, dass die mittlere Dosis, die zur Kontrolle der klinischen Symptome bei seinen Hunden erforderlich war, viermal höher war als die vom Hersteller empfohlene Dosierung (Scarff und Lloyd, 1992). Er und Lloyd stellten einige Hunde, bei denen die Symptome mit Hilfe der vierfachen Dosis gut kontrolliert werden konnten, auf reine Omega-6- oder Omega-3-Fettsäuren um (Bond und Lloyd, 1994a). Der Omega-6- und Omega-3-Gehalt der puren Zusätze betrug das 1,25- bzw. 5fache im Vergleich zum Kombinationspräparat. Es gab keine statistisch signifikanten Unterschiede, wenn das Präparat gewechselt wurde. Als Logas atopische Hunde in einem Blindversuch mit Fettsäuren aus Fischöl (Omega-3-Dosis 66 mg/kg/Tag) oder Maisöl (Omega-6-Dosis von 130 mg/kg/Tag) behandelte, war die Reaktion auf den Omega-3-Zusatz wesentlich besser (Logas und Kunkle, 1994). Diese neueren Studien zeigen, dass

Antiphlogistika

manche Tiere eine enorm hohe Dosis des entsprechenden Zusatzes benötigen, um eine Besserung zu erfahren. Es wurde jedoch nicht klar, ob die Behandlung mit reinen Omega-6- oder Omega-3-Fettsäuren oder einem Kombinationsprodukt begonnen werden soll.

1994 veröffentlichten Vaughn et al. die Ergebnisse einer Studie, in der gesunde Hunde Futter mit Omega-6- und Omega-3-Fettsäuren im Verhältnis 5:1, 10:1, 25:1, 50:1 und 100:1 erhielten. Anschließend wurde die Leukotriensynthese in der Haut und den neutrophilen Granulozyten gemessen. Bei den Verhältnissen 5:1 und 10:1 produzierten die Hunde weniger entzündungsfördernde und mehr entzündungshemmende Eikosanoide. Die Daten von Vaughn belegen, dass Omega-6- und Omega-3-Fettsäuren in einem entsprechenden Verhältnis Entzündungen beeinflussen. Seine Arbeit könnte die oft widersprüchlichen Ergebnisse, die mit diesen Zusätzen erzielt wurden, erklären. Bei jeder Untersuchung blieb der Fettsäuregehalt des Hundefutters unberücksichtigt. Der Fettsäuregehalt, insbesondere der Anteil von Omega-3-Fettsäuren variiert erheblich bei verschiedenen Futtermitteln. So kann, je nach Art und Umfang der Zusätze, das Omega-6-:Omega-3-Verhältnis der Nahrung des Hundes verbessert oder verschlechtert werden.

Scott und Miller führten einen achtwöchigen Test mit 18 atopischen Hunden durch, bei dem ein kommerzielles Hundefutter aus Lamm und Reis (Omega-6-:Omega-3-Verhältnis von 5,5:1) gefüttert wurde. Dabei wurden die klinische Reaktion und die Änderungen des Blut- und Hautfettsäureprofils beobachtet (Scott et al., 1997). Bei 8 der 18 Hunde konnte mit dieser Ernährung der Pruritus zufriedenstellend kontrolliert werden. Sieben dieser acht Hunde zeigten keine Besserung, als ihrem gewohnten Futter Fettsäuren zugesetzt wurden. Bis auf wenige Ausnahmen nahm der Plasmafettsäuregehalt während des Versuches bei den Hunden zu. Alle Hunde zeigten einen abnormen Dihomo-Gamma-Linolensäure-Metabolismus, der ein Defizit an Delta-5-Desaturase nahelegt. Eine ähnliche Irregularität im Delta-5-Desaturase-Stoffwechsel stellte Lloyd in seinen Studien fest (Bond und Lloyd, 1992b). Darüber hinaus fanden Scott und Miller bei einem Teil der Hunde einen abnormalen Linolensäuremetabolismus, der ebenfalls auf ein Delta-5-Desaturase-Defizit hindeutet. Diese zusätzliche Abweichung des Fettsäuremetabolismus war bei allen Hunde vorhanden, deren Pruritus durch die Diät nicht gelindert werden konnte. Wenn diese Daten bei einer größeren Versuchsgruppe bestätigt werden können, ist davon auszugehen, dass alle atopischen Hunde Defizite des Fettsäuremetabolismus aufweisen. Einige Hunde weichen stark von der Norm ab, sodass es bei ihnen höchst schwierig wäre, den Pruritus mit Hilfe von Fettsäurezusätzen zu verbessern.

Bisher wurden erst drei Studien zur Effizienz von Fettsäurezusätzen bei der Pruritusbehandlung von Katzen veröffentlicht. Ohne Erfolg behandelte Logas Katzen mit reinen Omega-6-Zusätzen (Logas und Kunkle, 1993). Harvey und Miller, die EfaVet™ Regular (Harvey, 1991) bzw. DVM DermCaps™ (Miller et al., 1993) verwendeten, erzielten bei 50 % ihrer Patienten eine Besserung.

Alle bisherigen Studien zeigen, dass eine Behandlung atopischer Hunde und Katzen mit Fettsäuren zu deren Besserung beitragen kann. Diese Art der Behandlung ist im Allgemeinen sicher und nur bei Tieren mit einem Vorbericht der Pankreatitis oder Fettsäurenunverträglichkeit kontraindiziert. Aufgrund der unterschiedlichen Fettsäuregehalte kommerzieller Tierfutter und der Wahrscheinlichkeit, dass nicht alle atopischen Hunde Fettsäuren gleichermaßen metabolisieren, kann keine allgemein gültige Aussage zur Dosierung gemacht werden. Wie bei den Antihistaminika kann auch hier die Wirksamkeit nur anhand von empirischen Versuchen ermittelt werden. In der veterinärmedizinischen Fachliteratur werden bzgl. der Zeit, die erforderlich ist, um die Wirksamkeit oder Unwirksamkeit eines Zusatzes zu bestimmen, zwei Mei-

◂◂ Omega-6-:Omega-3-Verhältnis

Medikamentöse Behandlung allergischer Erkrankungen

nungen vertreten. Eine veranschlagt mindestens sechs Wochen, während die andere davon ausgeht, dass 14–21 Tage ausreichen. Hat die Behandlung eine Minderung des Pruritus zum Ziel, zeigen sich die ersten Ergebnisse nach spätestens 21 Tagen (Scott et al., 1997). Stehen eine Verbesserung der Fellqualität sowie ein Rückgang von Hautrötungen, Schuppen oder anderen Hautanomalien im Mittelpunkt, tritt die maximale Verbesserung erst nach höchstens sechs Wochen ein.

▶▶ **Kortisol**

▶ **Fettsäureprofil**

Welche Zusätze sollten getestet werden? Wenn das Fettsäureprofil der Grundnahrung des Tieres verfügbar ist, können anhand dieser Daten die Art und Menge des erforderlichen Zusatzes bestimmt werden. Da diese Profile jedoch häufig nicht zugänglich sind, werden die meisten Tiere auf empirischer Grundlage behandelt. Es sind derzeit zahlreiche, scheinbar identische Fettsäurezusätze erhältlich. Da jedoch weder die Inhaltsstoffe noch die Verarbeitung übereinstimmend sind, kann nicht von einer einheitlichen Wirkungsweise ausgegangen werden. Liegen zu einem Produkt keine Daten bzgl. der Wirksamkeit vor, sollte dieses bei der Erstbehandlung zunächst vermieden werden. Verwenden Sie statt dessen einen bewährten kommerziellen Zusatz in der vom Hersteller empfohlenen Dosierung. Wenn dieses Produkt keine Wirkung zeigt, kann auf unterschiedliche Weise weiter verfahren werden. Eine Möglichkeit besteht darin, dieses Medikament in einer höheren Dosierung zu verabreichen. Es können jedoch auch andere kommerzielle Zusätze getestet, die Ernährung wie bei Scott und Miller umgestellt oder Omega-3-Fettsäuren in hoher Dosierung zugesetzt werden. Da eine hohe Dosierung kommerzieller Kombinationsprodukte teuer und der Omega-3-Fettsäuregehalt in herkömmlichem Hundefutter im allgemeinen gering ist, empfehlen die Autoren, als nächstes die Ernährung umzustellen oder einen reinen Omega-3-Zusatz zu testen. Die Dosierung sollte ungefähr bei den von Logas empfohlenen 66 mg/kg/Tag liegen. Tritt auch beim zweiten Test keine Besserung ein, kann keine Aussage zur geeigneten Reihenfolge weiterer Tests getroffen werden.

6.3.5 Kortikosteroide

In der Nebennierenrinde werden Aldosteron, Kortikosteroide und Sexualsteroide produziert (Griffin, 1993; Scott, 1995; Scott et al., 1995). Bei Hunden und Katzen wird als Hauptkortikosteroid das Kortisol produziert. Die Gesamtkortikosteroidproduktion liegt für Hunde bei einem Prednisolon-Äquivalent von 0,11–0,22 mg/kg/Tag. Die Kortikosteroidproduktion wird von der Hypothalamus-Hypophysen-Nebennieren-Achse (hypothalamic-pituitary-adrenal axis, HPAA) gesteuert. Das ACTH (adrenokortikotropes Hormon) wird von der Hypophyse freigesetzt, welche vom Kortikoidspiegel des Plasmas sowie durch übergeordnete Zentren beeinflusst wird. Der ACTH-Spiegel im Plasma und der damit verbundene Kortisolspiegel werden vom Kortisolspiegel im Blut (Plasma), Stress und dem Tagesrhythmus beeinflusst.

Die Kortisolsekretion ist nicht während des gesamten Tages gleich, sondern verändert sich mil dem Tagesrhythmus, wobei stündlich starke Schwankungen auftreten können. Sowohl der ACTH- als auch der Kortisolspiegel im Plasma sind am frühen Morgen am höchsten und nehmen im Verlauf des Tages ab. Bei Katzen verläuft diese Entwicklung aufgrund ihrer Nachtaktivität entgegengesetzt, d. h. der höchste Plasmaspiegel wird am Abend erreicht. Stress, z. B. Angst, Kälte, Anstrengung oder Verletzungen, kann den Tagesrhythmus verändern und zu erhöhten Werten führen. Sowohl endogen als auch exogen veränderte Plasmakortisolspiegel beeinflussen über eine negative Rückkopplung die ACTH- und Kortisolsekretion. Chronischer Steroidmissbrauch führt zu einer Unterdrückung der Hypothalamus-Hypophysen-Nebennieren-Achse. Tiere, denen ständig Kortikosteroide zugeführt werden, können »Stress« nicht

Antiphlogistika

verarbeiten und fallen in einem schockähnlichen Zustand.

Kortikosteroide der Nebenniere weisen sowohl eine Glukokortikoid- als auch eine Mineralkortikoidaktivität auf. Seit 1949 finden Glukokortikoide klinische Anwendung. Durch Veränderungen des Basissteroidmoleküls wurde die Glukokortikoidaktivität erhöht und die Mineralkortikoid-Aktivität verringert. Die physiologischen Auswirkungen des pharmakologischen Plasmaspiegels von Glukokortikoiden sind auf Veränderungen des Glukose-, Protein- und Lipidmetabolismus sowie der Immunreaktion zurückzuführen. Glukokortikoide beeinflussen die Entzündung durch Veränderung der Makrophagenfunktion (reduzierte Phagozytose und erhöhte Reaktion auf Zytokine), Veränderung der Lymphozytenfunktion (reduzierte Proliferation und Antigenverarbeitung), Reduzierung der Gefäßpermeabilität, reduzierte Freisetzung vasoaktiver Amine, Hemmung der Prostaglandin- und Leukotriensynthese, Reduzierung der Komplementkonzentration, Neuverteilung der Leukozyten und Stabilisierung der Plasmamembran (Scott, 1955; Scott et al., 1995). In der Regel wirken sich Glukokortikoide stärker auf die Leukozytenmigration als auf die Leukozytenfunktion aus. Die bei Glukokortikoidbehandlung aufgetretene Neutrophilie wird durch eine schnellere Freigabe aus dem Knochenmark, eine höhere Halbwertzeit der Neutrophilen im Kreislauf sowie einen verzögerten Abbau im Blut verursacht. Diese Veränderungen verringern die Anzahl der Neutrophilen am Entzündungsherd und somit die Entzündung selbst. Werden Glukokortikoide in einer zur Therapie empfohlenen Dosierung verabreicht, haben sie nicht direkt eine reduzierte Antikörperproduktion zur Folge. Der Einfluss der Steroide auf die Zellinteraktionen kann jedoch die humorale Abwehr abschwächen.

Das Auftreten und das Ausmaß der Nebenwirkungen ist bei der Behandlung mit Glukokortikoiden davon abhängig, welches Medikament verwendet wird, wie es verabreicht wird und wie häufig und wie lange es eingenommen wird. Des weiteren sind der Stoffwechsel und die individuelle Veranlagung des Tieres von Bedeutung (Scott und Miller, 1993; Miller und Scott, 1994a). Katzen sind zwar nicht immun gegen Nebenwirkungen, jedoch weitaus widerstandsfähiger. Die Nebenwirkungen von Steroiden können in klinisch erkennbare sowie biochemische und immunologische Nebenwirkungen unterteilt werden.

◀◀ **Glukokortikoide**

Bei klinischen Nebenwirkungen treten Polydipsie, Polyurie und Polyphagie auf. Das Ausmaß ist in der Regel von der Dosierung abhängig, bei manchen Hunden treten jedoch selbst bei geringer Dosis starke Nebenwirkungen auf. In einigen Fällen sind diese Anzeichen auf die Verwendung von Prednison oder Prednisolon zurückzuführen. Eine Umstellung des Tieres auf ein gleichwertiges Glukokortikoid ohne mineralkortikoide Aktivität reduziert die Polydipsie und Polyurie auf ein verträgliches Maß. Gewichtszunahme, charakterliche Veränderungen und vermehrtes Hecheln sind ebenfalls häufig zu beobachten.

Bei regelmäßiger Verwendung oder erhöhter Sensibilität des Tieres können Muskelschwund, Schwäche, Fettumverteilung und dermatologische Veränderungen auftreten. Zu den äußerlichen Anzeichen zählen beim Hund ein dünnes Fell, welches nicht nachwächst, dünne Haut, Komedone, Seborrhö sowie eine verstärkte Anfälligkeit für bakterielle Infektionen. Einige Hunde entwickeln eine Calcinosis cutis. Vor allem bei älteren Katzen kann die Haut extrem brüchig werden. Wird die Hautbrüchigkeit diagnostiziert, ist die Schädigung schon so weit fortgeschritten, dass eine Behandlung äußerst schwierig ist. Die internen Veränderungen umfassen eine HPAA-Suppression, Eosinopenie, Neutrophilie, Lymphopenie, Hypercholesterinämie, Hyperglykämie, erhöhte Leberenzyme sowie eine herabgesetzte Schilddrüsenfunktion.

◀◀ **Nebenwirkungen**

Glukokortikoide sind nicht ungefährlich und sollten daher mit Vorsicht verwendet werden.

6 Medikamentöse Behandlung allergischer Erkrankungen

Topische Präparate zeigen die breiteste Sicherheitsspanne, während injizierte Medikamente besonders gefährlich sind. Durch die Vielzahl der Ursachen des allergischen Pruritus bei Tieren, werden topische Produkte jedoch selten als einzige Behandlungsmethode eingesetzt. In gewissen Fällen kann durch die gleichzeitige Verabreichung topischer und oraler Glukokortikoide die Dosis des oral verabreichten Glukokortikoids reduziert oder stattdessen ein nichtsteroidales Antiphlogistikum verwendet werden.

6.3.5.1 Topische Glukokortikoide

▶▶ **Betamethasonvalerat, Hydrokortison**

Obwohl die topische Anwendung von Glukokortikoiden den Haltern häufig ungefährlich erscheint, wird ein Großteil des Medikamentes vom Körper des Tieres aufgenommen; dort entfaltet es die gleiche Wirkung wie orale oder injizierte Kortikosteroide. Da bei topischer Anwendung nur wenige Milligramm verabreicht werden, ist in der Regel nicht mit klinischen Nebenwirkungen zu rechnen. Es besteht jedoch die Möglichkeit, dass selbst bei kurzzeitiger Anwendung starker topischer Glukokortikoide eine HPAA-Suppression auftritt oder Allergietests und der Metabolismus des Tieres beeinflusst werden (Griffin, 1993; Scott, 1995; Scott et al., 1995). Die übermäßige Anwendung eines starken topischen Präparates auf einer kleinen Fläche verursacht ein lokales Cushing-Syndrom (z. B. epidermale Atrophie, Haarausfall, Komedonen). Bei einer großen Fläche kommt es zu einem umfangreichen iatrogenen Hyperkortizismus. Da topische Glukokortikoidpräparate teuer sind und die meisten allergischen Tiere unter generalisiertem Juckreiz leiden, behaart sind und topische Medikamente häufig ablecken, sind sie als einzige Behandlungsmethode für allergische Haustiere nur selten geeignet. Sie finden vor allem bei allergischer Otitis externa oder einzelnen Stellen mit starkem Pruritus Anwendung.

Bei topischen Präparaten muss nicht nur das Medikament, sondern auch das Transportmedium ausgewählt werden. Topische Glukokortikoide sind als Creme, Salbe, Gel, Lotion oder Spray erhältlich. Bei akuten Ausbrüchen sollten Lotionen oder Gele verwendet werden. Cremes und Salben eignen sich für chronische Veränderungen (Scott et al., 1995). Um eine bereits existierende Entzündung zu kontrollieren, wird ein starkes Glukokortikoid benötigt. Das Medikament muss drei- bis viermal täglich auf die Haut bzw. ein- bis zweimal täglich in die Ohren gegeben werden. Bei Erhaltungstherapien wird die Dosis reduziert und auf ein weniger starkes Glukokortikoid zurückgegriffen. Es liegen für Tiere keine Studien vor, aus denen hervorgeht, dass ein Steroid lokal besser wirkt als ein anderes. Betamethasonvalerat ist ein häufig verwendetes potentes Medikament. In der Erhaltungstherapie findet 1 %iges Hydrokortison die breiteste Anwendung.

Viele allergische Hunde und Katzen leiden sowohl unter Juckreiz der Haut als auch der Ohren. Beide Pruritusarten können mit Hilfe oraler Glukokortikoide behandelt werden, die benötigte Dosis ist jedoch häufig höher als bei alleiniger Behandlung der Haut. Die sinnvolle Anwendung von topischen Glukokortikoiden am Ohr lässt eine erhebliche Reduzierung der systemischen Dosis zu. Bei der allergischen Otitis externa handelt es sich um eine entzündliche ceruminöse Otitis mit oder ohne bakterieller Kolonisierung bzw. Infektion, *Malassezia*-Infektion oder beidem. Die Infektion wird anhand einer zytologischen Untersuchungen des Exsudates diagnostiziert. Um die Ohren des Tieres erfolgreich behandeln zu können, müssen zunächst überschüssiges Ohrenschmalz sowie infektiöse Organismen entfernt und die Entzündung reduziert werden. Es werden in allen Fällen Reinigungsmittel für die Ohren benötigt, um Ohrenschmalz, Eiter und Medikamentenreste zu entfernen. Die Wahl des Medikaments hängt davon ab, ob die Ohren infiziert oder nur entzündet sind. Bei Infektionen wird in der Regel eines der zahlreichen Glukokortikoid-Antibiotika-Antimykotika-Präparate verwendet. Nach Rückgang der Infektion sollte das Medikament jedoch geändert werden, da diese Produkte meist starke Glukokortikoide enthalten und infektionshemmende Wirkstoffe nicht mehr benötigt werden. Zwei Autoren (WHM, LMR) sind der Ansicht, dass sich eine Lösung aus 1%igem Hydrokortison und 2%iger Burowscher Lösung in Propylenglykol zur Behandlung der nichtinfektiösen allergischen Otitis externa gut eignet. Die Symptome können häufig bereits mit einer Behandlung pro Tag kontrolliert werden. Darüber hinaus ist das Produkt relativ günstig und dient wegen der Propylenglykolgrundlage zudem als Ohrreiniger. Der Halter ist somit in der Lage, mit nur einer Anwendung die Ohren zu säubern und zu behandeln.

6.3.5.2 Orale Glukokortikoide

Die orale Verabreichung von Glukokortikoiden wird häufig bevorzugt, da die Dosis exakt kontrolliert und das Medikament bei Bedarf schnell abgesetzt werden kann (Griffin, 1993; Scott und Miller, 1993; Miller und Scott, 1994a; Scott, 1995; Scott et al., 1995). Viele Tierärzte injizieren zunächst meist ein Depot-Glukokortikoid und führen die Behandlung anschließend mit oralen Medikamenten fort. Dieses Verfahren sollte jedoch vermieden werden, da es die Kosten und Gefahren der Steroidtherapie erhöht und selten eine bessere Wirkung erzielt als eine orale Verabreichung.

Sofern oral verabreichte Glukokortikoide in entzündungshemmender Dosierung nicht länger als zwei Wochen verabreicht werden, kann jedes Medikament verwendet werden und ein Ausschleichen nach Beendigung der Therapie ist nicht notwendig. Bei einigen wenigen Hunden kann es zwar nach einem plötzlichen Absetzen des Arzneimittels zu einer Glukokortikoid-Insuffizienz kommen, bei den meisten Hunden ist dies aufgrund der kurzen Behandlungsdauer jedoch nicht der Fall. In den meisten Praxen ist das Glukokortikoid der Wahl Prednison oder Prednisolon. Obwohl beide Wirkstoffe pharmakologische Unterschiede aufweisen, sind sie bei den meisten Tieren austauschbar. Stark unter Pruritus leidende Hunde werden zunächst mit 1,1 mg/kg Prednisolon alle 24 h behandelt. Diese anfängliche Dosis kann jedoch je nach Zustand des Hundes reduziert werden. Katzen erhalten 2,2 mg/kg alle 24 h. Einige Katzen, die unter einer auf Glukokortikoide ansprechenden Dermatitis leiden, zeigen bei dieser Prednisolondosis keine Reaktion. Mit der entsprechenden Dosis Dexamethason kann der Juckreiz jedoch erfolgreich bekämpft werden.

◄ **Prednison, Prednisolon**

◄ **Dexamethason**

Traditionell wird die tägliche Prednisolondosis geteilt, und es werden zweimal täglich 50% verabreicht. Die meisten Hunde und Katzen reagieren jedoch gleichermaßen auf die volle Dosis einmal pro Tag. Die einmal tägliche Verabreichung ist für den Halter, insbesondere bei Katzen, weniger aufwendig und hat darüber hinaus geringere Nebenwirkungen zur Folge. Viele Hunde, denen Prednisolon nur am Morgen verabreicht wird, wecken ihren Besitzer nicht mitten in der Nacht, weil sie urinieren müssen (Scott et al., 1995). Wenn in einer Tierklinik oder einem Einzelfall ein anderes Glukokortikoid eingesetzt wird, sollte eine adäquate Dosierung verwendet werden. Dexamethason und Triamcinolon werden beispielsweise von einigen Experten als zehnmal wirksamer eingeschätzt als Prednisolon (Griffin, 1993; Scott et al., 1995). Die entzündungshemmende Dosis beider Wirkstoffe beträgt daher für Hunde 0,1 mg/kg alle 24 h und für Katzen 0,2 mg/kg alle 24 h.

◄ **Triamcinolon**

Oral verabreichte Glukokortikoide sind alles andere als ungefährlich. Eine längere Anwendung kann vor allem bei hoher Dosierung zu Nebenwirkungen führen, insbesondere bei älteren Tieren oder gleichzeitig bestehenden Erkrankungen. Eine ein- oder zweiwöchige Behandlung junger, gesunder Tiere hat jedoch keine anhaltenden Auswirkungen. Dauert die

6 Medikamentöse Behandlung allergischer Erkrankungen

Behandlung sechs oder mehr Monate an, führt dieses zu metabolischen oder pathologischen Veränderungen. Unterbrochene Therapieperioden können, müssen aber nicht mit den gleichen Problemen behaftet sein. Es gibt derzeit keine eindeutigen Richtlinien, wann der Tierarzt bei einem 1–6 Monate andauernden Juckreiz nach Alternativen zur Glukokortikoidtherapie suchen soll. Ein Autor (WHM) legt nahe, bei einer Dauer des Pruritus von mehr als zwei Monaten nach Alternativen zu Glukokortikoiden zu suchen, während die anderen Autoren Glukokortikoide nur für kürzere Zeit anwenden oder wenn alle anderen Behandlungsmethoden fehlgeschlagen sind.

▶▶ **Behandlungsprotokolle**

Wenn eine langfristige Glukokortikoidtherapie notwendig ist, ist eine tägliche Anwendung kontraindiziert. Im Rahmen einer Erhaltungstherapie sollte die Anwendung an alternierenden Tagen erfolgen, um die HPAA-Suppression und den katabolen Effekt der Glukokortikoide zu minimieren (Scott und Miller, 1993; Miller und Scott, 1994a; Scott, 1995). Minimierung ist das Schlüsselwort! Die Behandlung an alternierenden Tagen verhindert die gesundheitsschädlichen Nebenwirkungen nicht, sondern begrenzt diese – so hofft man – auf ein vertretbares Minimum. Prednison, Prednisolon und Methylprednisolon sind aufgrund der geringen Halbwertszeiten die Medikamente der Wahl.

Glukokortikoide, die nur jeden zweiten Tag verabreicht werden, sind bei der Bekämpfung bereits bestehender Entzündungen kaum wirksam. In diesem Fall ist eine tägliche Behandlung erforderlich, um den Normalzustand der Haut wiederherzustellen. Wenn die tägliche Anwendung zu früh abgesetzt wird, kann eine alternierende Therapie unwirksam sein. Das verbreitete Verfahren, Glukokortikoide mit äußerst genauen und unflexiblen Anweisungen zu verabreichen (z. B. zweimal tägliche Einnahme einer bestimmten Dosis an drei aufeinander folgenden Tagen, dann einmal täglich an drei aufeinander folgenden Tagen und anschließend alle zwei Tage), kann zu Behandlungsfehlschlägen führen, wenn die Dosis reduziert wird, bevor die Entzündung abgeklungen ist. Der Behandlungsplan sollte am besten auf die Bedürfnisse des einzelnen Patienten abgestimmt werden. Dem Besitzer sollte mitgeteilt werden, welche Ergebnisse für sein Tier von den Steroiden zu erwarten sind. Bis diese erzielt wurden, sollte das Medikament täglich verabreicht werden. Darüber hinaus sollte dem Halter nahegelegt werden, das Tier erneut untersuchen zu lassen, wenn sich nach einer vorher festgelegten Anzahl von Tagen keine Wirkung zeigt. Nachdem die akuten Symptome abgeklungen sind, wird die Behandlung auf eine alternierende Therapie umgestellt. Anschließend wird die Dosis auf das therapeutisch noch wirksame Minimum reduziert. Es gibt zwei Behandlungsprotokolle, die eine Therapie an alternierenden Tagen vorsehen. Beim ersten wird Prednisolon täglich eingenommen, bis eine zufriedenstellende Heilung erzielt worden ist. Dies dauert in der Regel 5–7 Tage. Anschließend wird für 7–14 Tage die gleiche Dosis an jedem zweiten Tag verabreicht. Kann der Pruritus des Tieres hierdurch kontrolliert werden, wird die Dosierung schrittweise auf ein Mindestmaß reduziert. Beim zweiten Plan ist ebenfalls eine tägliche Dosis Prednisolon bis zum Eintritt der Besserung vorgesehen. Anschließend wird die tägliche Dosis schrittweise auf das Mindestmaß reduziert. Dann wird die Dosierung um 50–75 % erhöht und an alternierenden Tagen gegeben. Bleibt das Tier symptomlos, wird die Dosis wieder schrittweise reduziert. Die Erhaltungsdosis wird an jedem zweiten Morgen verabreicht und kann bei Bedarf nach unten oder oben korrigiert werden. Die Wirkung kann bei nachtaktiven Katzen ggf. verbessert werden, indem man das Medikament abends gibt. Bei einigen Tieren reicht eine Behandlung ein- oder zweimal pro Woche aus.

Wenn Glukokortikoide in der langfristigen Erhaltungstherapie eingesetzt werden, sollte die endgültige Dosierung auf ein Maß reduziert werden, bei dem der Juckreiz für das Tier erträglich ist. Ist das Tier vollkommen frei von Juckreiz, ist die Dosierung zu hoch und sollte gesenkt werden. Durch die Erhaltung eines geringfügigen Pruritus kann das Fortschreiten bzw. die Besserung der Krankheit überwacht werden. Bei vielen Tieren muss die Erhaltungsdosis erhöht werden, um den zunehmenden Schweregrad der allergischen Symptome zu kompensieren. Da ein geringer Pruritus manche Hunde für bakterielle Sekundär- oder *Malassezia*-Infektionen anfälliger macht und Katzen sich entweder selbst verstümmeln oder überhaupt nicht kratzen, muss der Juckreiz bei diesen Tieren völlig unterdrückt werden. Das Medikament wird zu diesem Zweck so dosiert, bis die ersten Symptome auftreten und anschließend leicht erhöht. Es sollte jedoch regelmäßig eine geringere Dosis getestet werden, um den aktuellen Glukokortikoidbedarf des Tieres feststellen zu können.

Die Prednisolontherapie an alternierenden Tagen schlägt nicht bei allen Tieren gleichermaßen an. Am häufigsten werden Polyurie und Polydipsie beklagt, selbst bei geringen Dosierungen, sowie erhöhter Pruritus an dem Tag, an dem das Medikament nicht eingenommen wurde, vor allem abends. Wie bereits erwähnt, leiden einige Tiere bei der Prednison- oder Prednisolonbehandlung unter unverhältnismäßig hoher Polyurie und Polydipsie. Diesem Problem kann jedoch häufig durch eine Umstellung auf Methylprednisolon, einem Glukokortikoid ohne Mineralkortikoid-Aktivität, begegnet werden. Die hohen Kosten dieser Behandlung macht sie häufig für große Hunde unakzeptabel. Leidet das Tier an den behandlungsfreien Tagen unter starkem Pruritus, so kann man auf verschiedene Weisen darauf reagieren. Es kann beispielsweise mit einer geringeren täglichen Dosis behandelt werden, das Tier kann am behandlungsfreien Tag eine minimale Prednisolondosis erhalten oder anstatt Prednisolon ein Medikament mit längerer Wirkung verabreicht bekommen, z. B. Dexamethason oder Triamcinolon. Natürlich sollten in allen drei Szenarios möglichst niedrige Dosierungen verwendet werden. Diese Alternativen können gute Wirkungen erzielen, sind jedoch gefährlicher als eine reine Prednisolonbehandlung. Das Tier ist einer konstanten externen Glukokortikoidbelastung ausgesetzt, die zu einer Suppression der HPAA führen kann und dem Gewebe keinen Spielraum zur Heilung lässt. Bei allen Behandlungsplänen sind Nebenwirkungen des Glukokortikoids nicht zu vermeiden, die Frage lautet daher vielmehr, wann und in welchem Maße diese auftreten.

Tiere, die eine Langzeit-Glukokortikoidtherapie erhalten, sollten, vor allem wenn Prednisolon nicht an alternierenden Tagen verabreicht wird, mindestens zweimal pro Jahr einer gründlichen Allgemeinuntersuchung unterzogen werden. Da Hunde, die kontinuierlich Kortikosteroide einnehmen, besonders anfällig für Harnwegsinfektionen sind, muss bei jedem Tierarztbesuch eine Urinprobe geprüft werden. Blutuntersuchungen werden bei Bedarf vorgenommen. Wenn die klinische Untersuchung oder die Laborergebnisse Abweichungen von der Norm zeigen, kann die Therapie entsprechend angepasst werden. Zeigt ausschließlich die Glukokortikoidtherapie Erfolge, muss der Halter informiert werden, dass Nebenwirkungen auftreten können und dass diese sorgfältig beobachtet werden müssen.

6.3.5.3 Injizierbare Glukokortikoide

Parenteral verabreichte Glukokortikoide unterscheiden sich in ihrer Stärke, der Verabreichungsart und der Absorptionsrate am Injektionsort. Das Basissteroidmolekül ist mit einem Ester konjugiert. Änderungen der Esterbasis wirken sich auf die Wasserlöslichkeit aus, die wiederum die Absorptionsrate verändert. Die Hemisuccinat- und Phosphatbasen sind in Wasser sehr gut löslich und werden innerhalb von 30–60 Minuten vollständig absorbiert. Die Acetat-, Diacetat-, Tebutat-, Acetonid- und Hexacetonidbasen weisen eine schlechte Wasserlöslichkeit mit einer Absorption innerhalb 2–14 Tagen auf.

Parenteral verabreichte Glukokortikoide, selbst solche auf Hemisuccinat- und Phosphatbasis, haben keine sofortige Wirkung. Glukokortikoide wirken durch die Beeinflussung der Produktion zellspezifischer Proteine. Aufgrund der Zeit, die für deren Synthese benötigt wird, können nach einer intravenösen Injektion frühestens nach einer Stunde die ersten Änderungen eintreten. Die maximale Wirkung tritt nach acht Stunden in Kraft. Dieser Wirkungsverzögerung wegen sind Glukokortikoide bei lebensbedrohlichen allergischen Reaktionen nicht das Mittel der Wahl. Orale Glukokortikoide werden im Allgemeinen innerhalb von maximal 30 Minuten absorbiert, Injektionen sind daher zur sofortigen Linderung nicht erforderlich.

Parenteral verabreichte Glukokortikoide werden subkutan, intramuskulär oder intraläsional injiziert. Bei den intraläsionalen Injektionen handelt es sich eigentlich um eine subkutane (subläsionale) Injektion, da eine intraläsionale Verabreichung von Glukokortikoiden mit einer Spritze äußerst schwierig ist. Intraläsional verabreichte Steroide können ebenso viele Nebenwirkungen nach sich ziehen wie subkutane oder intramuskuläre Glukokortikoide.

Die Rolle parenteraler Glukokortikoide bei der Behandlung von chronischem Pruritus bei Hunden ist umstritten. Die Autoren dieses Buches verwenden bei Hunden keine Depotsteroide. Sie sind der Ansicht, dass deren häufige Anwendung zur Behandlung von allergischem Pruritus in den meisten Fällen unangebracht ist. Die Nutzung besonders lang anhaltender Produkte ist in jedem Fall kontraindiziert. Unabhängig vom verwendeten Medikament sind Dosis und Wirkungsdauer höchst variabel. Bei Depotformen halten die HPAA-Suppression und molekularen Gewebeschäden weit länger an als die klinische entzündungshemmende Wirkung. Depotmedikamente sollten nur in Fällen angewendet werden, in denen die entzündungshemmende Therapie nicht länger als zwei Wochen und nur ein- bis zweimal pro Jahr erfolgt (Miller und Scott, 1994a, Scott et al., 1995).

Die Autoren und viele andere Dermatologen behandeln Katzen mit wiederholten Injektionen von Depot-Glukokortikoiden. Bei jungen, gesunden Katzen verursachen Steroide nur geringe Nebenwirkungen, sie können daher gefahrlos mehrere Injektionen Methylprednisolonacetat erhalten (5 mg/kg) (Scott und Miller, 1993; Scott et al., 1995). Die meisten jungen Katzen zeigen keine dauerhaften gesundheitsschädlichen Nebenwirkungen, wenn sie alle drei Monate eine Injektion bekommen. Bei älteren Katzen oder häufigerer Anwendung sollte jedoch auf orale Glukokortikoide zurückgegriffen werden.

Einige Halter berichteten, dass orale Behandlungen weniger erfolgreich wären als Injektionen. Dieses ist meist auf eine unzureichende Dosierung des oralen Medikamentes zurückzuführen und kann problemlos durch eine höhere Dosis oder ein anderes Medikament reguliert werden. Kann ein Tier ausschließlich mit parenteral verabreichten Arzneimitteln behandelt werden, ist die langfristige Prognose als sehr vorsichtig einzustufen.

6.4 Kombinationstherapien

Da Entzündungen der Haut einen komplexen Prozess darstellen und die zuvor behandelten nichtsteroidalen Wirkstoffe einen sehr begrenzten Wirkungsbereich aufweisen, sind einzelne Arzneimittel häufig nicht in der Lage, den Pruritus teilweise oder vollständig zu unterdrücken. Als teilwirksam werden nichtsteroidale Wirkstoffe bezeichnet, die den Pruritus des Tieres zwar um mindestens 50 % reduzieren, jedoch nicht so weit, dass die Therapie als erfolgreich bezeichnet werden kann (Scott und Buerger, 1988; Paradis et al., 1991a). Die Behandlung mit zwei oder mehr Arzneimitteln mit unterschiedlicher Wirkungsweise kann sowohl bei Hunden als auch bei Katzen Erfolge erzielen.

Kombinationstherapien

Es wurde bereits eine breite Palette an Studien zur Kombination eines Fettsäurezusatzes mit einem H_1-Blocker veröffentlicht (Paradis et al., 1991b; Bond und Lloyd, 1992a; Paterson, 1995; Scott und Miller, 1995). In einer Reihe von Experimenten zeigten die Tiere bei Anwendung der Standarddosis des Antihistaminikums bzw. des Fettsäurezusatzes keine Verbesserung (Paradis et al., 1991b; Bond und Lloyd, 1992a; Scott und Miller, 1995). In einer anderen Studie reagierten die Hunde zwar teilweise auf das Antihistaminikum, die Reaktion reichte jedoch zur langfristigen Kontrolle der Erkrankung nicht aus (Paterson, 1995). Die Untersuchungsergebnisse belegten, dass bei einigen Tieren durch die Kombination zweier allein unwirksamer Medikamente der Pruritus gestoppt oder die unzureichende Wirkung eines Medikaments gesteigert werden kann. Darüber hinaus sind den Autoren Fälle bekannt, in denen ein teilweise wirksames Antihistaminikum oder Antidepressivum durch die Kombination mit einem Fettsäurezusatz volle Wirksamkeit erlangte.

Die Glukokortikoid-sparenden Effekte der Fettsäurezusätzen und Antihistaminika veranlasste zahlreiche Forscher, einschließlich der Autoren, ihre empirischen Anwendungen von Antihistaminika- und Antidepressiva mit einem Fettsäurezusatz zu kombinieren. Dabei wird mit dem Fettsäurezusatz begonnen. Tritt nach 21 Tagen keine spürbare Besserung ein, wird zusätzlich ein Antihistaminikum oder Antidepressivum verabreicht und zwar nur eines zur Zeit. Wenn die Kombination nach 7–14 Tagen keine nennenswerten Ergebnisse zeigt, wird das unwirksame Medikament durch ein anderes ersetzt, bis eine wirksame Kombination gefunden wurde oder sich alle Kombinationen als unwirksam erwiesen haben. Nachdem eine Wirkung eingetreten ist, stellt sich die Frage, ob der Erfolg nur auf das Antihistaminikum bzw. Antidepressivum oder auf die Kombination mit dem Fettsäurezusatz zurückzuführen ist. Diese Frage wird beantwortet, indem das Antihistaminikum oder Antidepressivum abgesetzt wird. Tritt der Pruritus anschließend in gleichem Maße wieder auf, ist die Wirkung hauptsächlich auf das Antihistaminikum oder Antidepressivum zurückzuführen und der Fettsäurezusatz kann entfallen.

Des weiteren wurde belegt, dass mit Hilfe von Antihistaminika und Fettsäurezusätzen die Dosis der Steroide reduziert werden kann (Miller, 1989; Paradis et al., 1991a, 1991b; Bond und Lloyd, 1994b). In einer Studie zeigte die Kombination des Antihistaminikums Trimeprazin mit Prednisolon bei mehr Hunden Wirkung als beide Medikamente alleine (Paradis et al., 1991a). Die gleiche Studie ergab, dass der Zusatz von Trimeprazin zu einer vorhandenen Glukokortikoidtherapie an alternierenden Tagen bei 75 % der Hunde eine Reduzierung der Prednisondosis zuließ. Darüber hinaus wurde auch hier die steroidsparende Wirkung von Fettsäurezusätzen bewiesen. Wenn atopische Hunde mit einem festen Glukokortikoidbehandlungsplan mit einer Glukokortikoidgabe an jedem zweiten Tag zusätzlich DVM DermCaps™ oder EfaVet™ erhielten, konnte bei den meisten Tieren die Glukokortikoidmenge um 25–50 % reduziert werden (Miller, 1989; Bond und Lloyd, 1994b). Den Autoren sind jedoch keine Studien bekannt, in denen belegt wurde, dass die Kombination eines Fettsäurezusatzes mit einem Antihistaminikum oder einem Antidepressivum maximale Steroideinsparungen ermöglichen kann.

Abgesehen von den Versuchen mit verschiedenen Antihistaminika bzw. Antidepressiva und Fettsäurezusätzen sollte bei den meisten allergischen Tieren mit komplexen Behandlungsplänen vorsichtig umgegangen werden. Die Verwendung von drei oder mehr Medikamenten erhöht die Verwirrung, die Kosten und den Aufwand der Behandlung. Einige Tierhalter sind bei komplexen Behandlungen so überfordert, dass sie Glukokortikoide vorziehen. Die Kombinationstherapie mit drei oder mehr Medikamenten eignet sich vor allem für die

◂◂

Glukokortikoid-sparende Effekte

6 Medikamentöse Behandlung allergischer Erkrankungen

Hunde und Katzen, deren Pruritus nur mit Hilfe einer hohen Glukokortikoiddosis kontrolliert werden kann. Viele Halter würden in diesem Fall nichts unversucht lassen, um ihrem Tier zu helfen. Die Arzneimittel müssen allerdings sorgfältig ausgewählt werden, damit durch ähnlich wirkende Medikamente oder durch deren Wechselwirkungen keine Intoxikationen auftreten.

6.5 Nichtsteroidale Antiphlogistika

▶ Aspirin, Phenylbutazon, Acetaminophen, Ibuprofen

Der Begriff nichtsteroidale Antiphlogistika (Nonsteroidal Anti-Inflammatory Drug, NSAID) ist solchen Verbindungen vorbehalten, die die Prostaglandinsynthese verhindern (Scott und Buerger, 1988). Einzelne Verbindungen können jedoch noch weitere Wirkungen haben. Aspirin und Phenylbutazon sind klassische NSAIDs. Darüber hinaus sind für den Menschen zahlreiche neue NSAIDs auf dem Markt (z. B. Acetaminophen, Ibuprofen), und es werden laufend weitere entwickelt. Die meisten NSAIDs sind stark proteingebunden und somit längere Zeit wirksam. Dies kann jedoch auch zu pharmakokinetischen Interaktionen führen, weil andere Wirkstoffe von ihrem Proteinbindungsort getrennt werden. Durch die von diesen Medikamenten hervorgerufene Reizung bzw. Verringerung der schützenden Prostaglandinproduktion kann es zu Magen-Darm-Geschwüren oder -Blutungen kommen. Gerinnungsstörungen, Nephrotoxizität oder Arzneimittelreaktionen sind weitere häufige Nebenwirkungen.

In der Veterinärmedizin ist Aspirin das am weitesten verbreitete NSAID. Es unterbricht nicht nur die Prostaglandinsynthese, sondern dämpft außerdem die Wirkung der Prostaglandine und verhindert die Bildung von Kininen. Die Ergebnisse, die Scott bei der Untersuchung der Juckreiz stillenden Wirkung hoher Aspirindosen (25 mg/kg alle 8 h) bei atopischen Hunden gewonnen hat, waren enttäuschend (Scott und Buerger, 1988). Seine Daten legen die Vermutung nahe, dass die Prostaglandine nicht zu den Haupt-Mediatoren des Pruritus bei Hunden gehören. Wenn dies zutrifft, kann davon ausgegangen werden, dass andere NSAIDs ebenso wirkungslos sind.

6.6 Antioxidanzien

▶▶ enzymatische und nichtenzymatische Antioxidanzien

Alle gesunden Lebewesen bilden bei normalen metabolischen Prozessen geringe Mengen freier Radikale (Superoxide, Hydroxyle und Peroxide). Liegen jedoch Zellschäden vor, werden hohe Mengen dieser Substanzen produziert. Freie Radikale unterstützen die anfängliche Schädigung durch weitere Gewebezerstörung. Das Hydroxylradikal ist äußerst reaktionsfähig, kann eine Lipidperoxidation auslösen und die Zellmembran schädigen. Freie Radikale können mit Hilfe enzymatischer und nichtenzymatischer Antioxidanzien neutralisiert werden. Zu den nichtenzymatischen Antioxidanzien zählen Vitamin C, Vitamin E und das reduzierte Glutathion. Glutathionperoxidase, Katalase und die Superoxiddismutase sind die wichtigsten enzymatischen Systeme. DMSO (Dimethylsulfoxid) ist ein bekannter Radikalfänger.

Bei der Behandlung atopischer Hunde mit Vitamin E (400 IU alle 12 h) oder Vitamin C (39 mg/kg alle 12 h) konnte bei keinem der Tiere eine Besserung des Pruritus erzielt werden (Miller, 1989; Miller et al., 1992b). Dieses Ergebnis deutet darauf hin, dass entweder freie Radikale bei allergischem Pruritus keine wichtige Rolle spielen oder dass nichtenzymatische Antioxidanzien nicht in der Lage sind, diese zu neutralisieren. Orgotein, eine Kupfer-Zink-Superoxiddismutase, wurde für die Behandlung von Hunden zugelassen. Obwohl erste Arbeiten vielversprechende Ergebnisse zeigten, wurde das Produkt vor einer abschließenden Bewertung bei allergischen Erkrankungen vom Markt genommen. Es ist nicht bekannt, ob andere Antioxidanzien oder deren Kombinationen allergischen Pruritus beeinflussen können.

Sonstige Wirkstoffe

6.7 Mastzellstabilisatoren

Mastzellstabilisatoren haben keine direkte entzündungshemmende Wirkung. Sie stabilisieren Membranen und verhindern die Degranulation sensibilisierter Mastzellen. Wie bereits erwähnt, kann Hydroxyzin solche Effekte haben. Die Autoren dieses Buches haben Mastzellstabilisatoren bei Hunden getestet und festgestellt, dass diese nach einer Lag-Phase von 2–3 Wochen eine äußerst hohe Wirksamkeit zeigten. Bisher ist auf dem Markt jedoch noch keines dieser Medikamente erhältlich. Ein Bericht erläutert, dass der Mastzellstabilisator Oxatomid in einer Dosis von 15–30 mg/Katze alle 12 h bei etwa 50 % der atopischen Katzen Besserung bringt (Prost, 1993).

6.8 Sonstige Wirkstoffe

Zahlreiche andere potentiell nutzbringende Wirkstoffe wurden getestet und zeigten nur eine minimale Wirkung (siehe Tabelle 6.2) (Scott und Buerger, 1988; Miller, 1989; Scott und Cayatte, 1993; DeBoer et al., 1994, Paradis, 1995). Wir leben im Zeitalter der Genmanipulation, Zytokin-Isolation und -Reinigung sowie der Immunmodulation, die AIDS-Patienten helfen sollen. Diese Forschungen können auch zur Entwicklung von Stoffen führen, die allergischen Haustieren helfen. Autoimmun bedingte und immunvermittelte Hauterkrankungen sind in der Veterinärdermatologie gut bekannt und werden mit immunsuppressiven Wirkstoffen behandelt, die weitreichende immunologische Auswirkungen haben (Scott et al., 1995). Die Behandlungspläne sind wohlerprobt. Da die Allergie als ein Zustand einer immunologischen Hyperaktivität angesehen werden kann, ist die Annahme, dass Immunsuppressiva hilfreich sein könnten, durchaus berechtigt. Eine Behandlung mit den im folgenden behandelten Wirkstoffen ist radikal, kostspielig, möglicherweise lebensgefährlich und von unbekannter Effizienz. Sie sollten daher nur dann verwendet werden, wenn das Tier auf alle herkömmlichen Behandlungsmethoden nicht anspricht. Darüber hinaus muss dem Tierhalter ausführlich erläutert werden, dass eine solche Behandlung experimentellen Charakter hat.

◂◂ Hydroxyzin

6.8.1 Zytotoxische Wirkstoffe

Der Antimetabolit Azathioprin und der alkylierende Wirkstoff Chlorambucil sind die beiden am häufigsten eingesetzten Immunsuppresiva in der Veterinärdermatologie (Griffin, 1993; Scott et al., 1995). Sie senken u. a. die Antikörperproduktion und die Anzahl der Leukozyten. Da Katzen auf Azathioprin empfindlich reagieren, wird dieser Wirkstoff vor allem bei Hunden in einer Dosierung von 1,5–2,5 mg/kg alle 24 h verwendet. Sollen Katzen mit Hauterkrankungen mit zytotoxischen Wirkstoffen behandelt werden, wird zumeist 0,1–0,2 mg/kg Chlorambucil alle 24 h verabreicht. Erwartungsgemäß können beide Substanzen zu einer Knochenmarksdepression sowie anderen Nebenwirkungen führen. Der Leser sollte sich daher vor der Behandlung ausführlich mit beiden Wirkstoffen auseinandersetzen. Soweit es den Autoren bekannt ist, wurde die Behandlung bisher ausschließlich bei Hunden eingesetzt (Miller und Scott, 1994). Wie bei den meisten Behandlungsplänen für autoimmun bedingte Hauterkrankungen wird das Medikament täglich verabreicht, bis nach ca. 2–3 Wochen die maximale Wirkung eintritt. Anschließend wird es zur Erhaltungstherapie an alternierenden Tagen eingesetzt. In den bekannten Fällen wurde der Pruritus des Hundes mit dieser Behandlung zwar kontrolliert, aber nicht vollständig beseitigt. Den Autoren sind jedoch auch Fälle bekannt, in denen keine positive Wirkung erzielt wurde.

◂ Azathioprin

◂ Chlorambucil

Medikamentöse Behandlung allergischer Erkrankungen

6.8.2 Chrysotherapie

Die Chrysotherapie wird zur Behandlung der rheumatoiden Arthritis und bestimmter autoimmun bedingter Hauterkrankungen eingesetzt (Scott et al., 1995). Goldverbindungen können u. a. die Lyosomenmembran stabilisieren, die Migration und die Phagozytoseleistung der Makrophagen und neutrophilen Granulozyten reduzieren, die Prostaglandinsynthese herabsetzen und die Immunglobinsynthese hemmen.

▶ Aurothioglukose

Aurothioglukose ist die Goldverbindung mit der größten Verbreitung in der Veterinärmedizin und wird nach zwei Testinjektionen bei einer Dosierung von 1 mg/kg einmal pro Woche intramuskulär injiziert. In der Regel ist mit einer Lag-Phase von 6–12 Wochen zu rechnen. Es sind nur wenige Nebenwirkungen bekannt, u. a. Nephrotoxizität und Knochenmarksdepression. Während der Einleitungsphase sollte einmal wöchentlich eine Urinuntersuchung und alle zwei Monte ein Blutbild erstellt werden.

6.8.3 Tetracyclin und Nicotinamid

▶ Nicotinamid

Tetracyclin besitzt eine Reihe entzündungshemmender und immunmodulatorischer Eigenschaften, z. B. Reduktion der Antikörperproduktion, Hemmung der Aktivität von Lipasen und Kollagenasen sowie der Prostaglandinsynthese (White et al., 1992). Nicotinamid kann den Antigen-IgE-induzierten Histaminausstoß blockieren, die Degranulation von Mastzellen verhindern, Phosphodiesterasen hemmen und die Freisetzung von Proteasen reduzieren.

▶ Tetracyclin

Tetracyclin wurde beim Menschen erfolgreich in der Behandlung unterschiedlicher nichtinfektiöser Hauterkrankungen eingesetzt, z. B. Akne, Rosazea, Pannikulitis, bullöses Pemphigoid und sterile eosinophile pustulöse Dermatitis (Scott et al., 1995). Abgesehen von einer Studie, bei der Hunde mit atopisch bedingtem Pruritus mit Doxycyclin behandelt wurden, wurde die entzündungshemmende Wirkung der Tetracycline bei Hunden und Katzen bisher nicht untersucht. In der erwähnten Studie konnte bei keinem der Hunde ein zufriedenstellendes Ergebnis erzielt werden. Nicotinamid wurde als Einzelwirkstoff ebenfalls nicht bei Tieren getestet.

Als Hunde mit diskoidem Lupus erythematodes oder Pemphigus erythematosus mit einer Kombination aus Tetracyclin und Nicotinamid behandelt wurden, sprachen 25–65 % der Tiere auf diese Therapie an (White et al., 1992). Darüber hinaus wurde diese Kombination zur erfolgreichen Behandlung von Hunden mit Dermatomyositis, steriler Granulomatose, steriler Pannikulitis, Metatarsalfisteln bei Deutschen Schäferhunden, erblicher Lupoiddermatose beim Deutsch Kurzhaar und lupoider Onychodystrophie angewendet (Rosychuk, 1995). Zu Beginn der Therapie wird jedes Medikament dreimal täglich verabreicht. Hunde mit einem Körpergewicht von über 10 kg erhalten je 500 mg Tetracyclin und Nicotinamid. Hunde mit einem geringeren Körpergewicht erhalten je 250 mg. Sobald eine Reaktion zu erkennen ist, wird die Anwendung auf zunächst zwei Dosen pro Tag und dann, wenn möglich, fehlte auf eine Dosis reduziert. Nebenwirkungen treten nur selten auf. Zumeist handelt es sich um Appetitlosigkeit, Übelkeit, Durchfall, erhöhte Erregbarkeit, Depressionen oder Lahmheit.

Nach Wissen der Autoren wurde sowohl Tetracyclin als auch Nicotinamid bei der Behandlung von allergischem Pruritus bisher nicht getestet. Die Wirkungsweise von Nicotinamid legt jedoch nahe, dass es äußerst effektiv sein kann.

6.9 Literatur

BOND R, LLOYD DH. Randomized single-blind comparison of an evening primrose oil and fish oil combination and concentrates of these oils in the management of canine atopy. Vet. Dermatol. 3: 215, 1992a.

BOND R, LLOYD DH. A double-blind comparison of olive oil and a combination of evening primrose oil and fish oil in the management of canine atopy. Vet. Rec. 131: 558, 1992b.

BOND R, LLOYD DH. Double-blind comparison of three concentrated essential fatty acid supplements in the management of canine atopy. Vet. Dermatol. 4: 185, 1994a.

BOND R, LLOYD DH. Combined treatment with concentrated essential fatty acids and prednisolone on the management of canine atopy. Vet. Rec. 134: 30, 1994b.

DEBOER DJ, MORIELLO KA, POLLET RA. Inability of short-duration treatment with a 5-lipoxygenase inhibitor to reduce clinical signs of canine atopy. Vet. Dermatol. 5: 13, 1994.

GRIFFIN CE. Canine atopic disease. In Griffin CE, Kwochka KW, MacDonald JM (eds) Current Veterinary Dermatology. Mosby Year Book, St Louis, 1993, p. 133.

HARVEY RG. Management of feline miliary dermatitis by supplementing the diet with essential fatty acids. Vet. Rec. 128: 326, 1991.

HARVEY RG. Essential fatty acids and the cat. Vet. Dermatol. 4: 175, 1993.

HORROBIN DF. Medical uses of essential fatty acids (EFAs). Vet. Dermatol. 4: 161, 1993.

KWOCHKA KW. Shampoos and moisturizing rinses in veterinary dermatology. In Bonagura JD (ed) Kirk's Current Veterinary Therapy XII. W. B. Saunders, Philadelphia, 1995, p. 590.

LLOYD DH, THOMSETT LR. Essential fatty acid supplementation in the treatment of canine atopy. A preliminary study. Vet. Dermatol. 1: 41, 1989.

LOGAS DB, KUNKLE GA. Double-blinded study examining the effects of evening primrose oil on feline pruritic dermatitis. Vet. Dermatol. 4: 181, 1993.

LOGAS D, KUNKLE GA. Double-blinded crossover study with marine oil supplement containing high-dose eicosapentaenoic acid for the treatment of canine pruritic skin disease. Vet. Dermatol. 5: 99, 1994.

MELMAN SA. Use of Prozac in animals for selected dermatological and behavioral conditions. Vet. Forum August: 19, 1995.

MILLER WH Jr. Non-steroidal anti-inflammatory agents in the management of canine and feline pruritus. In Kirk RW (ed). Current Veterinary Therapy X. Philadelphia. W. B. Saunders, 1989, p. 566.

MILLER WH Jr. Fatty acid supplements as anti-inflammatory agents. In Kirk, RW (ed.) Current Veterinary Therapy X. Philadelphia. W. B. Saunders, p. 563, 1989.

MILLER WH Jr, SCOTT DW. Efficacy of chlorpheniramine maleate for the management of allergic pruritus in cats. J. Am. Vet. Med. Assoc. 197: 67, 1990.

MILLER WH Jr, SCOTT DW, WELLINGTON JR. A clinical trial on the efficacy of clemastine in the management of allergic pruritus in dogs. Can. Vet. J. 34: 25, 1993.

MILLER WH Jr, SCOTT DW. Medical management of chronic pruritus. Compend. Cont. Ed. 16: 449, 1994a.

MILLER WH Jr, SCOTT DW. Clemastine fumarate as an antipruritic agent in pruritic cats. Results of an open clinical trial. Can. Vet. J. 35: 502, 1994b.

MILLER WH Jr, GRIFFIN CE, SCOTT DW. Clinical trial of DVM Derm Caps in the treatment of allergic diseases in dogs. A nonblinded study. J. Am. Anim. Hosp. Assoc. 25: 163, 1989.

MILLER WH Jr, SCOTT DW, WELLINGTON JR. Nonsteroidal management of canine pruritus with amitriptyline. Cornell Vet. 82: 53, 1992a.

MILLER WH Jr, SCOTT DW, WELLINGTON JR. Investigation of the antipruritic effects of ascorbic acid given alone and in combination with a fatty acid supplement to dogs with allergic skin disease. Canine Pract. 17: 11, 1992b.

MILLER WH Jr, SCOTT DW, WELLINGTON jr, et al. Efficacy of DVM Derm Caps liquid in the management of allergic and inflammatory dermatoses of the cat. J. Am. Anim. Hosp. Assoc. 29: 37, 1993.

OTTO CM, GREENTREE WF. Terfenadine toxicosis in dogs. J. Am. Vet. Med. Assoc. 205: 1004, 1994.

PARADIS M, SCOTT DW, GIROUX D. Further investigations on the use of nonsteroidal and steroidal antiinflammatory agents in the management of canie pruritus. J. Am. Anim. Hosp. Assoc. 27: 44, 1991a.

Medikamentöse Behandlung allergischer Erkrankungen

PARADIS M, LEMAY S, SCOTT DW. The efficacy of clemastine (Tavist), a fatty acid-containing product (DVM Derm Caps), and the combination of both products in the management of canine pruritus. Vet. Dermatol. 2: 17, 1991b.

PARADIS M. Nonsteroidal antipruritic drugs. Proc. Eur. Soc. Vet. Derm. 12: 203, 1995.

PATERSON S. Additive benefits of EFAs in dogs with atopic dermatitis after partial response to antihistamine therapy. J. Sm. Anim. Pract. 36: 389, 1995.

PROST C. Les dermatoses allergiques du chat. Pract. Med. Chirurg. Anim. Comp. 28: 151, 1993.

ROSYCHUK RAW. Newer diseases and therapies in veterinary dermatology. Proceedings of the Fall Skin Seminar. DVM Pharmaceuticals, Inc. Key West, p. 18, 1995

SCARFF DH, LLOYD DH. Double blind, placebo-controlled crossover study of evening primrose oil in the treatment of canine atopy. Vet. Rec. 131: 97, 1992.

SCOTT DW. Rational use of glucocorticoids in dermatology. In Bonagura, JD (ed). Kirk's Current Veterinary Therapy XII. Philadelphia, W. B. Saunders, 1995, p. 573.

SCOTT DW, BUERGER RG. Nonsteroidal anti-inflammatory agents in the management of canine pruritus. J. Am. Anim. Hosp. Assoc. 24: 425, 1988.

SCOTT DW, CAYATTE SM. Failure of papaverine hydrochloride and doxycycline hyclate as antipruritic agents in pruritics dogs. Results of an open clinical trial. Can. Vet. J. 34: 164, 1993.

SCOTT DW, MILLER WH Jr. The combination of an antihistamine (chlorpheniramine) and an omega-3/omega-6 fatty acid-containing product (DVM Derm Caps) in combination, and the fatty acid supplement at twice the manufacturer's recommended dosage. Cornell Vet. 80: 381, 1990.

SCOTT DW, MILLER WH Jr, DECKER GA, et al. Failure ofterfenadine as an antipruritic agent in atopic dogs: Results of a double-blinded, placebo-controlled study. Can. Vet. J. 35: 286, 1994.

SCOTT DW, MILLER WH Jr, DECKER GA, et al. Comparison of the clinical efficacy of two commercial fatty acid supplements (Efa Vet and DVM Derm Caps), evening primrose oil, ond cold water marine fish oil in the management of allergic pruritus in dogs. A double-blinded study. Cornell Vet. 82: 319, 1992.

SCOTT DW, MILLER WH Jr, GRIFFIN CE. Muller and Kirk's Small Animal Dermatology, 5th edition. W. B. Saunders, Philadelphia, 1995.

SCOTT DW, MILLER WH Jr, REINHART GA, et al. Effect of an omega-3/omega-6 fatty acid-containing commercial lamb and rice diet on pruritus in atopic dogs: Results of a single-blinded study. Can. J. Vet. Res. 61: 145, 1997.

SCOTT DW, MILLER WH Jr. The combination of an antihistamine (chlorpheniramine) and an omega-3/omega-6 fatty acid-containing product (DVM Derm Caps Liquid) for the management of pruritic cats. Results of an open clinical trial. N. Z. Vet. J. 43: 29, 1995.

SCOTT DW, MILLER WH Jr. Medical management of allergic pruritus in the cat, with emphasis on feline atopy. J. S. Afr. Vet. Assoc. 64: 103, 1993.

SHANLEY KJ. Pathophysiology of pruritus. Vet. Clin. North Am. 18: 971, 1988.

SHOULBERG N. The efficacy of fluoxetine (Prozac) in the treatment of acral lick and allergic-inhalant dermatitis in canines. Proc. Am. Acad. Vet. Derm. and Am. Coll. Vet. Derm 7: 31, 1990.

VAUGHN DM, REINHART GA, SWAIM SF, et al. Evaluation of effects of dietary n-6 to n-3 fatty acids ratios on leukotriene B synthesis in dog skin and neutrophils. Vet. Dermatol. 5: 163, 1994.

WHITE SD, ROSYCHUCK RA, REINKE ST, et al. Use of tetracycline and niacinamide for treatment of autoimmune skin disease in 31 dogs. J. Am. Vet. Med. Assoc. 200: 1497, 1992.

7 Futtermittelallergie

Vereinfacht ausgedrückt ist die unerwünschte Wirkung eines Futtermittels jede anormale oder übertriebene klinische Reaktion auf den Verzehr eines Futtermittels oder Futtermittelzusatzes. Dabei handelt es sich entweder um eine Futtermittelallergie (Hypersensibilität) oder eine Futtermittelunverträglichkeit. Im ersten Fall steht eine immunologische-, im zweiten eine nicht-immunologische Ursache im Vordergrund. Da die Begriffe jedoch unterschiedlich interpretiert werden, ist die zur Beschreibung von unerwünschten Wirkungen eines Futtermittels verwendete Terminologie häufig irreführend. Zur Standardisierung der Nomenklatur haben die American Academy of Allergy and Immunology (AAAI) und das National Institute of Allergy and Infectious Disease (NIAID) die folgende Definition vorgeschlagen (AAAI, 1984): »Die Begriffe Nahrungsmittelallergie und Nahrungsmittelhypersensibilität werden synonym verwendet und beschreiben eine anormale oder übertriebene immunologische Reaktion auf den Verzehr eines bestimmten Nahrungsmittelallergens.« Nahrungsmittelallergien können in zwei Kategorien unterteilt werden: IgE-vermittelte (Typ I) Allergien sowie Allergien, die von anderen Immunmechanismen ausgelöst werden. Der Begriff Futtermittelunverträglichkeit bezieht sich auf eine anormale physiologische Reaktion auf den Verzehr eines Futtermittels oder Futtermittelzusatzes, die keine immunologische Ursache hat, z. B. eine durch Idiosynkrasie verursachte, metabolische, pharmakologische oder toxische Reaktion.« Nahrungsmittelunverträglichkeiten machen beim Menschen wahrscheinlich den größten Teil der unerwünschten Wirkungen eines Nahrungsmittels aus, es ist jedoch nicht bekannt, ob dies für Hunde und Katzen ebenfalls zutrifft.

Die Unterscheidung von Futtermittelallergien und Futtermittelunverträglichkeiten ist klinisch äußerst schwierig. Durch Elimination und Provokation kann das betreffende Futtermittel zwar ermittelt werden, der zu Grunde liegende Mechanismus lässt sich so aber nicht definieren. Um eine Futtermittelallergie eindeutig zu identifizieren, muss jedoch ein immunologischer Mechanismus nachgewiesen werden, was sich bei Kleintieren u. U. schwierig gestalten kann. In der Vergangenheit wurden die Begriffe Futtermittelallergie und -hypersensibilität auch zur Beschreibung von unerwünschten Wirkungen eines Futtermittels verwendet, bei denen es sich eigentlich um Futtermittelunverträglichkeiten handelte.

Futtermittelallergie (Hypersensibilität)

Die Mehrzahl der bekannten allergischen Reaktionen auf Lebensmittel beim Menschen sind IgE-vermittelte Hypersensibilitäten (Typ I), es sind jedoch auch nicht-IgE-vermittelte Immunmechanismen für allergische Erkrankungen verantwortlich. Unerwünschte Wirkungen eines Lebensmittels können sich durch kutane, gastrointestinale, neurologische, respiratorische oder hämatologische Symptome äußern, die sich auf ein oder mehrere Organsysteme erstrecken können. Selbst innerhalb eines Organsystems sind die Symptome einer Reaktion auf Lebensmittel meist nicht spezifisch.

7.1 Pathogenese

Lebensmittel sind eine enorme Belastung des Immunsystems mit Fremdallergenen. Beim Verdauungsprozess verhindert die gastrointestinale Schranke durch immunologische sowie nicht-immunologische Mechanismen das Eindringen von Fremdallergenen in den Körper. Das Immunsystem des Darms (gut-associated lymphoid tissue, GALT) muss dabei schnell und wirksam vor potentiell schädlichen Fremdsubstanzen und pathogenen Organismen schützen, gleichzeitig muss es jedoch Nährstoffe passieren lassen. Gelangen Lebensmittelallergene regelmäßig in den Körper, entwickeln die meisten Personen eine Toleranz gegenüber diesen Nahrungsmitteln, der zugrunde liegende

Futtermittel-
unverträglichkeit

7 Futtermittelallergie

Mechanismus ist bisher allerdings nicht vollständig geklärt.

Obwohl nach einer oralen Behandlung mit Antigenen alle Immunglobulinklassen produziert werden können, haben Studien mit Mäusen (Mowat et al., 1982) gezeigt, dass nach einmaliger Verabreichung eines Proteinantigens systemische IgM-, IgG- und IgE-Antikörperreaktionen sowie zellvermittelte Immunreaktionen unterdrückt werden. Es wird angenommen, dass dies auf die Aktivierung von $CD8^+$-Suppressorzellen zurückzuführen ist, die sich im Immunsystem des Darms befinden. Kann der empfindliche Wirt keine orale Toleranz entwickeln oder schlägt diese fehl, führt der Verzehr eines Lebensmittelantigens ggf. zu einer Überempfindlichkeitsreaktion.

▶ **Hypersensibilitätsmechanismus**

Lebensmittelallergien können mehr als einen Hypersensibilitätsmechanismus umfassen. Es wurden beispielsweise allergische Reaktionen vom Typ I und IV registriert. Das aufgrund eines Lebensmittelallergens produzierte IgE kann Mastzellen im Darm oder anderen Organen sensibilisieren. Darüber hinaus wurden bei Lebensmittelallergien auch Reaktionen des Typs III festgestellt, diese waren jedoch nicht eindeutig. Bis neue Erkenntnisse vorliegen, werden Lebensmittelallergien daher auf Reaktionen vom Typ I, Typ III oder Typ IV zurückgeführt. Die exakte Auswirkung der IgA- und IgG-Konzentration im Serum ist nicht bekannt, da Immunglobuline nicht nur bei Patienten mit Lebensmittelallergien identifiziert wurden, sondern auch bei nicht-allergischen Patienten und Patienten mit anderen Erkrankungen nachgewiesen werden können.

Die vollständige Verdauung von Lebensmittelproteinen hat eine Produktion freier Aminosäuren und kleiner Peptide zur Folge, die nur als schwache Antigene zu betrachten sind. Nicht vollständig verdaute Lebensmittelproteine haben aus diesem Grund ein höheres Allergiepotential (Roudebish et al., 1994). Überempfindlichkeitsreaktionen auf Lebensmittelallergene können zu einer Fehlfunktion der Darmschleimhaut und des physiologischen Proteintransfers führen und eine erhöhte Penetration intakter Proteine auslösen. Die Art und Weise, in der ein Antigen die dünne Darmschleimhaut durchdringt, hat eine erhebliche Auswirkung auf die Initiierung der Immunreaktion. Eine abweichende Antigenabsorption kann zu einer verstärken Immunreaktion führen und dabei die Sensibilität ausweiten. Es wird vermutet, dass eine erhöhte Durchlässigkeit der Darmschleimhaut für Makromoleküle Teil des Hauptdefekts der Permeabilität ist (Roudebush et al., 1994).

Eine Studie beim Menschen hat ergeben, dass Patienten mit atopischer Dermatitis und Lebensmittelallergie unter subklinischer Malabsorption leiden, die bei Vermeidung der Lebensmittelallergene rückgängig gemacht werden kann (Sampson, 1993). Die erhöhte Anfälligkeit von Kleinkindern für Lebensmittelallergien ist vermutlich darauf zurückzuführen, dass das Immunsystem und teilweise auch der Darm noch nicht vollständig entwickelt sind. Bei atopischen Kindern wird häufig zunächst die Dünndarmschleimhaut von Inhalationsallergenen sensibilisiert (Scala, 1995). Es ist nicht bekannt, warum Lebensmittel bei verschiedenen Personen unterschiedliche Symptome hervorrufen, da ihre immunpathologischen Mechanismen noch weitgehend unbekannt sind.

7.2 Prävalenz

Die tatsächliche Verbreitung von Futtermittelallergien bei Kleintieren ist nicht bekannt. Die hohen Verkaufszahlen von »hypoallergenem« Hunde- und Katzenfutter lassen jedoch vermuten, dass die Gefahr einer allergischen Reaktion auf Lebensmittel von den Haltern als relativ hoch eingeschätzt wird. Frühe Studien gingen von einer Verbreitung von Futtermittelallergien bei Kleintieren von unter 1% aus (Walton, 1967), aktuellere Forschungen zeigen jedoch, dass Futtermittelallergien wesentlich

Futtermittelallergene

verbreiteter sind, als angenommen wurde (Baker, 1974).

Bei Hunden liegt der Prozentsatz zwischen 1–5 % aller Hauterkrankungen und beträgt bei Fällen mit nicht-saisonaler allergischer Dermatitis sogar 23 % (Baker, 1974; Reedy und Miller, 1989; Scott et al., 1995; Walton, 1967). 1–6 % der Dermatitisfälle bei Katzen werden durch Futtermittelallergien ausgelöst (Carlotti et al., 1990). Futtermittelallergien sind bei Hunden die dritthäufigste und bei Katzen die zweithäufigste Ursache allergischer Hauterkrankungen (Scott et al., 1995), d. h. die Häufigkeit scheint bei Katzen höher zu sein als bei Hunden (MacDonald, 1993). Die Verbreitung von nichtdermatologischen Futtermittelallergien bei Kleintieren, z. B. von gastrointestinalen oder neurologischen Beschwerden, ist nicht bekannt. Futtermittelallergien können offensichtlich zusammen mit anderen Allergien auftreten. In einer Studie (White und Squoia, 1989) litten 43 % der Hunde mit einer Futtermittelallergie unter einer weiteren Allergie, z. B. einer Atopie. Bei Patienten mit mehreren Allergien sind Futtermittelallergien häufig nur schwer zu diagnostizieren und dokumentieren.

Laut Bundesregister schätzt das amerikanische Landwirtschaftsministerium, dass 15 % der Bevölkerung gegen mindestens ein Lebensmittel allergisch ist (U.S. Department of Agriculture, 1983). In klinischen Studien litten 8 % der Kinder unter sechs Jahren unter einer Lebensmittelunverträglichkeit und 2–4 % unter habituellen allergischen Reaktionen auf Lebensmittel. Studien lassen jedoch vermuten, dass 70–80 % der Kinder diesen Lebensmittelallergien »entwachsen« (Sampson, 1993). Für Erwachsene liegen keine vergleichbaren Studien vor, es wird jedoch davon ausgegangen, dass 1–2 % der Bevölkerung auf Lebensmittel oder Lebensmittelzusätze allergisch reagieren. Nur 8 % der Patienten, bei denen eine Lebensmittelallergie vermutet wurde, reagierten auf orale Provokationstests mit den entsprechenden Lebensmitteln (Bock, 1987).

7.3 Futtermittelallergene

Lebensmittel bestehen aus Proteinen, Kohlenhydraten und Lipiden. Bei den bisher identifizierten Lebensmittelallergenen handelt es sich im Allgemeinen um wasserlösliche Glykoproteine mit Molekulargewichten zwischen 10 000 und 60 000 Dalton. Die meisten sind hitze-, säure- und proteasebeständig, werden sie jedoch gekocht oder verdaut, entstehen u. U. neuartige Antigene. Im Prinzip können alle Lebensmittel oder Lebensmittelzusätze Allergien auslösen, zumeist sind allergische Reaktionen aber auf einige wenige Lebensmittelallergene zurückzuführen. Eier, Erdnüsse und Kuhmilch sind bei amerikanischen Kindern für 80 % der allergischen Reaktionen verantwortlich. Bei Erwachsenen sind Erdnüsse, Nüsse und Meerestiere die Hauptursache (Sampson, 1993). Erdnussallergien scheinen in den USA zuzunehmen, und bleiben zumeist auch im Erwachsenenalter bestehen. In Skandinavien reagieren hingegen viele Kinder allergisch auf Meerestiere.

Walton (1967) stellte fest, dass bei Hunden in Großbritannien 23 % der Futtermittelallergien durch Milch, 10 % durch Weizen, 13 % durch Rindfleisch und 3 % durch Eier ausgelöst wurden. Harvey (1993), der ebenfalls in Großbritannien eine Studie mit Hunden durchführte, berichtete, dass Getreide (28 %), Milchprodukte (28 %) und Rindfleisch (8 %) die häufigsten Allergene waren. Die Ergebnisse eines Provokationstests in den USA mit 21 Hunden, die nachweislich Futtermittelallergien aufwiesen, belegen, dass Rindfleisch, Kuhmilch, Weizen, Sojabohnen, Hühnerfleisch, Hühnereier und Mais die wichtigsten Allergene darstellen (Jeffers et al., 1991). Provokationstests in den USA identifizierten bei Katzen Fisch (42 %) und Milchprodukte (14 %) als Hauptallergene (White und Sequoia, 1991). In Großbritannien ermittelte Walton, dass bei Katzen vor allem Milch (7 %) und Rindfleisch (5 %) Futtermittelallergien auslösten. Andere bekannte Futtermittel-

7 Futtermittelallergie

allergene bei Kleintieren sind Lamm oder Hammel, Schweinefleisch, Kaninchenfleisch, Pferdefleisch, Truthahn, Klaffmuscheln, Walfleisch, Reis, Kartoffeln, Hafermehl, Mais, Kidneybohnen und Schokolade sowie Konservierungsmittel und Lebensmittelzusätze (Scott et al., 1995). Einer der Wissenschaftler (Harvey, 1993) stellte fest, dass 52 % der Hunde auf nur ein Allergen und 48 % auf mehrere Allergene reagierten.

Kuhmilch ist ein komplexes Lebensmittel, das mindestens 20 Proteinkomponenten enthält (Sampson, 1993). Die Milchproteinanteile werden in Kaseinproteine (76–86 %) und Molkeproteine (14–24 %) unterteilt. β-Laktoglobulin ist das wichtigste Allergen, gefolgt von Kasein, Laktalbumin und bovinem Serumalbumin (Reedy und Miller, 1989). Die antigenen Eigenschaften einiger Milchproteine können durch Hitze verändert werden. Bovines Serumalbumin ist die am wenigsten hitzebeständige Komponente. α-Kasein und β-Laktoglobulin weisen hingegen die höchste Hitzebeständigkeit auf. Vollmilch, entrahmte Milch und Milchpulver können gleichermaßen Allergien auslösen. Harvey (1993) berichtet, dass Hunde, die auf Milch allergisch reagierten, auch keinen Käse vertrugen und umgekehrt. Beim Menschen wurden Kreuzallergien zwischen Kuh-, Ziegen- und Schafmilchproteinen nachgewiesen (Sampson, 1993). Jeffers et al. (1996) konnten bei Hunden jedoch keine vergleichbare Kreuzallergie zwischen Milch und Rindfleisch feststellen. Milch bzw. Milchprodukte sind auf den Etiketten der Futtermittel leicht zu erkennen. Milchkomponenten wie Kasein, Kasinat, Laktose und Molke, die häufig Bestandteil von Futtermitteln sind, werden jedoch oft nicht gekennzeichnet. Darüber hinaus können Milchproteine in zahlreichen Lebensmitteln enthalten sein, in denen keine Milch vermutet wird, z. B. Thunfisch in Dosen, Hot Dogs und andere Produkte (Yunginger, 1995).

In vielen Ländern werden Katzen und Hunde mit Lamm oder Hammel gefüttert, weshalb diese Lebensmittel dort Futtermittelallergien auslösen können (Walton, 1967). Da in den USA jedoch nur selten Lamm in kommerziellen Futtermitteln verarbeitet wurde, empfehlen Tierärzte es häufig als Proteinquelle in selbstzubereiteten Eliminationsdiäten (siehe Kapitel 7.5.1). Seit einigen Jahren werden Lamm und Hammel allerdings zunehmend in kommerziellem »hypoallergenem« Futter verwendet, was die Öffentlichkeit und einige Veterinärmediziner zu der fälschlichen Annahme veranlasste, dass Lamm »hypoallergene« Eigenschaften besitzt, durch die Allergien nicht nur gelindert, sondern sogar verhindert werden. Die Autoren möchten aus diesem Grund nochmals darauf hinweisen, dass *alle Lebensmittel* Allergien auslösen können.

Fisch ist im Gegensatz zu anderen Lebensmitteln leicht durch Erhitzen oder Gefriertrocknen zu manipulieren (Sampson, 1993). Menschen, die auf frischen Lachs oder Thunfisch allergisch reagierten, zeigten teilweise bei Lachs oder Thunfisch aus Dosen keine Reaktion. Zu Kreuzreaktionen zwischen Fischproteinen liegen bisher noch keine Erkenntnisse vor. Das bekannteste Fischallergen ist das Parvalbumin des Kabeljaus, Allergen M (*Gad c 1*). Verdorbene oder bei zu hohen Temperaturen gelagerte Thunfische und Makrelen enthalten möglicherweise große Mengen Histamin (Reedy und Miller, 1989).

Sojabohnen, Hülsenfrüchte (Leguminosen) mit qualitativ hochwertigen Proteinen, sind in vielen kommerziellen Futtermitteln enthalten. Sie enthalten vier Proteinfraktionen mit gleich hohem Allergiepotential. Obwohl europäische Wissenschaftler (Porras et al., 1985) auch im Sojaöl Proteine nachgewiesen haben, reagieren viele auf Soja allergische Patienten nicht auf Sojaöl.

Weizen und andere Getreidearten lösen vor allem bei Hunden häufig Allergien aus. IgE-vermittelte Reaktionen werden hauptsächlich auf die Globulin- und Gluteninfraktionen zurückgeführt. Bei Getreide, vor allem bei Buchweizen und Reis (Yamada et al., 1995) sowie Weizen,

Klinisches Erscheinungsbild

Roggen und Gerste treten häufig Kreuzallergien auf. Der Umfang von Kreuzallergien zwischen Getreide und Gräsern ist nicht bekannt, bei Menschen mit Pollenallergien wurden jedoch häufig auch Futtermittelallergien festgestellt (Boccafogli et al., 1994). Die Autoren möchten den Leser darauf aufmerksam machen, dass Reis zwar häufig in hypoallergenen Futtermitteln verwendet wird, er beim Hund jedoch unerwünschte Reaktionen auslösen kann.

Verwandte Lebensmittelgruppen können Allergene enthalten, die klinische Kreuzreaktionen hervorrufen, z. B. Gemüse, Meerestiere und tierische Produkte (Guilford, 1992). Innerhalb einer Spezies treten jedoch in der Regel keine Kreuzreaktionen auf. Ein auf Kuhmilch allergisches Tier kann beispielsweise problemlos Rindfleisch fressen (Reedy und Miller, 1989). Patienten, die auf Rindfleisch allergisch reagieren, sollten hingegen Kalbfleisch und andere Rinderprodukte wie Leber, Bries und Gelatine vermeiden. Der Umfang von Kreuzreaktionen zwischen Hühnerfleisch und Hühnereiern ist derzeit nicht bekannt. Es wurde nachgewiesen, dass IgE-Antikörper von Kindern mit Eierallergien Kreuzreaktionen zu Eiproteinen anderer Vögel zeigen (Sampson, 1993). Eiweiß ist wahrscheinlich weniger allergen als Eigelb, das 23 verschiedene Glykoproteine enthält.

Verborgene Allergene stellen ein weiteres Problem bei Lebensmittelallergien dar. Pflanzliche Mischöle setzten sich aus zahlreichen Ölsorten zusammen, einschließlich Mais- und Sojaöl. Tierische Fette, Fleischnebenprodukte sowie Futtermittel mit Knochenzusatz können Rindfleisch, Schweinefleisch oder Hühnerfleisch enthalten. Dosenfleisch, einschließlich Babynahrung wird häufig in einer Soße angeboten, in der Weizenmehl enthalten ist. Um die Verpackungsqualität von Dosenthunfisch zu verbessern, wird ihm häufig Natrium-Kaseinat, ein Milchprotein, beigemischt (Yunginger, 1995). Natürliches Vitamin A kann Fisch enthalten. Der Begriff »Parve« kennzeichnet koschere Lebensmittel, die weder Fleisch noch Geflügel oder Milch enthalten. Stärke oder modifizierte Stärke kann aus Weizen, Mais, Sorghum, Pfeilwurz, Tapioka oder Kartoffeln gewonnen werden. Medikamente enthalten ggf. ein Bindemittel wie Kalzium- oder Magnesiumstearin, das aus der Stearinsäure von Schweine-, Rinder- oder Lammfett gewonnen wird. Geschmacksstoffe in Medikamenten oder Lebensmitteln werden zumeist nicht gekennzeichnet. Häufig bestehen sie aus Schweinefleisch, Rindfleisch oder Fisch. Einige bekannte Snacks für Hunde enthalten Weizen, Sojabohnen, Fleisch (ohne genaue Spezifikation), Milch, Fisch, Mais und Gerste.

◂◂ **Kreuzreaktionen**

7.4 Klinisches Erscheinungsbild

Die klinischen Symptome einer Futtermittelallergie sind höchst unterschiedlich und können die Haut, den Magen-Darm-Trakt, die Atemwege, das zentrale Nervensystem oder eine Kombination dieser Systeme einbeziehen. IgE-vermittelte Überempfindlichkeitsreaktionen zeigen sich häufig auf der Haut. Der Verzehr von Lebensmittelallergenen kann zu einem schnellen Auftreten kutaner Symptome führen oder chronische Erkrankungen verschlimmern. Die kutanen Anzeichen von Futtermittelallergien sind sehr variabel und häufig nicht von anderen dermatologischen Erkrankungen zu unterscheiden.

◂◂ **Verborgene Allergene**

Die am stärksten verbreitete klinische Präsentation von Futtermittelallergien ist bei Hunden der nicht-saisonale allgemeine Pruritus mit oder ohne Hautläsionen. Die Stärke des Pruritus kann unterschiedlich ausfallen, und die Verteilung am Körper lässt sich häufig nicht von einer Atopie unterscheiden. Rosser (1993a) berichtet, dass 80 % von 51 untersuchten Hunden mit Futtermittelallergien unter Pruritus der Ohren und Pinnae litten, 61 % ihre Pfoten und 53 % die Leistengegend leckten. Weitere Anzeichen waren lokaler Pruritus, Flohallergieähnlicher Pruritus (Abb. 7.1), Erytheme, Papula,

◂ **Hund**

7 Futtermittelallergie

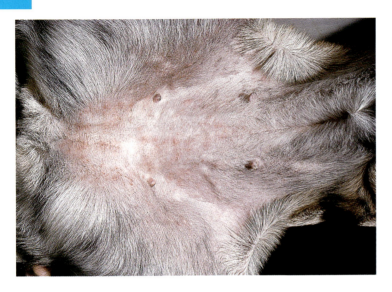

Abb. 7.1: Abdominales Erythem und Hautausschlag bei einem Hund als Folge einer Futtermittelallergie.

▶▶ **Katze**

habituelle akute nässende Dermatitis, habituelle Pyodermie, epidermale Collarette, beidseitige oder einseitige Otitis externa, Seborrhö, Ödeme der Augenlider, Nesselsucht sowie Angioödeme. Ein Autor (TW) erläutert, dass Hunde mit Futtermittelallergien häufig eine abdominale Dermatitis mit Pusteln zeigten. Beim Menschen sind zwar Fälle einer systemischen Anaphylaxie durch Lebensmittel bekannt, bei Kleintieren wurde jedoch nichts dergleichen festgestellt. Die Symptome können einzeln oder zusammen mit anderen auftreten. Nicht dermatologische Symptome, z. B. gastrointestinale oder neurologische Beschwerden können mit Hautläsionen einher gehen. Oft treten gleichzeitig andere Allergien auf, z. B. Flohbissallergien, Atopien und allergische Kontaktdermatitis. Rosser (1993a) berichtet beispielsweise von zwei Hunden mit idiopathischer Epilepsie, deren Zustand sich durch eine Eliminationsdiät zwar verbesserte, die nach einer Provokation jedoch erneut allergisch reagierten.

Es wird angenommen, dass etwa 10–15 % der betroffenen Tiere neben den dermatologischen Anzeichen einer Futtermittelallergie gastrointestinale Symptome aufweisen (Carlotti et al., 1990), z. B. Erbrechen, Durchfall, Aufblähungen und Magen-Darm-Krämpfe. Der Kot kann okkultes Blut oder polymorphkernige bzw. eosinophile Granulozyten enthalten. Die Häufigkeit, mit der gleichzeitig gastrointestinale Symptome auftreten, wäre wesentlich höher, wenn auch Blähungen, Borborygmus und geringfügige Veränderungen der physiologischen Darmtätigkeit berücksichtigt würden. Griffin (Scott et al., 1995) beobachtete, dass bei Hunden mit mehr als drei Darmentleerungen pro Tag (normal 1,5/Tag) häufiger Futtermittelallergien festgestellt wurden.

Anhand des Alters, des Geschlechts oder der Rasse lässt sich keine bestimmte Prädisposition für eine Futtermittelallergie festmachen. Die Symptome können in jedem Alter auftreten. Im Rahmen einer Studie (Rosser, 1993a) wurde festgestellt, dass bei 33 % der Tiere die ersten Symptome bereits in einem Alter von unter einem Jahr, bei 51 % zwischen dem 1. und 3. Lebensjahr und bei 16 % zwischen dem 4. und 11. Lebensjahr auftraten. Das jüngste Tier war erst zwei Monate alt und das Älteste 11 Jahre. Hunde aller Rassen, auch Mischlinge können Allergien entwickeln, z. B. Soft Coated Wheaton Terrier, Dalmatiner, West Highland White Terrier, Collie, Shar Pei, Lhasa Apso, Cockerspaniel, Springerspaniel, Zwergschnauzer und Labrador Retriever (Rosser). MacDonald (1993) berichtete, dass im Südosten der USA Futtermittelallergien am häufigsten bei Shar Peis und Pudeln registriert wurden.

Die klinischen Symptome von Futtermittelallergien sind bei Katzen ebenfalls vielfältig, u. a. zeigen sich Pruritus, traumatischer Haarausfall und Miliardermatitis (Abb. 7.2). Pruritus kann zwar auch am gesamten Körper auftreten, konzentriert sich jedoch zumeist auf Gesicht, Nacken oder Ohren (Abb. 7.3). In einer Studie mit 13 Katzen, die unter Futtermittelallergien litten (Rosser, 1993b), waren bei 69 % das Gesicht und bei 62 % die Ohren betroffen. Nur 8 % litten am gesamten Körper unter den Symptomen der Allergie. Weitere Symptome sind eosinophile Plaques und lymphozytäre-plasmazytäre Kolitis (Nelson et al., 1984). Bei einer Katze mit chronischem Durchfall wurde in zwei separaten endo-

Klinisches Erscheinungsbild 7

skopischen Biopsien ein duodenales Lymphosarkom diagnostiziert. Nachdem die medikamentöse Behandlung fehlschlug, wurde eine Eliminationsdiät getestet. Die klinischen Symptome konnten so zwar bekämpft werden, sie traten jedoch bei jeder Provokation erneut auf (Wasmer et al., 1995). Wie bei Hunden ist auch hier keine Prädisposition aufgrund des Alters, des Geschlechts oder der Rasse zu erkennen. Darüber hinaus leiden auch Katzen mit Futtermittelallergien häufig zusätzlich unter anderen Allergien, z. B. Flohbissallergien oder Atopien.

Wird die Ernährung zu häufig oder nie umgestellt, kann dies Futtermittelallergien begünstigen. Die Ursache hierfür sind wahrscheinlich ähnliche Allergene in kommerziellem Tierfutter. Walten (1967) berichtete in den von ihm untersuchten Fällen von Futtermittelallergien von einer zweijährigen Sensibilisierung. Obwohl Futtermittelallergien bei Kleintieren häufig ganzjährig Symptome erkennen lassen, sind den Autoren auch Tiere mit saisonalen oder einem episodenhaften Auftreten von Futtermittelreaktionen bekannt. Saisonale Symptome, die durch den Verzehr saisonaler Allergene ausgelöst werden, sind bei Tieren jedoch äußerst selten. Ihre Ursache sind wahrscheinlich ganzjährige Grenzallergien, die bei zunehmender Pollenbelastung klinische Symptome auslösen. Zurückgeführt werden kann dies auf Kreuzreaktionen zwischen Lebensmittel- und Pollenallergenen oder auf das Schwellenwert-Phänomen. Kreuzreaktionen zwischen Inhalations- und Lebensmittelallergenen (z. B. Graspollen und Getreide) sind beim Menschen relativ häufig, bei Kleintieren sind sie hingegen nur wenig dokumentiert. Handelt es sich sowohl bei der Pollen- als auch bei der Futtermittelallergie um Grenzallergien, treten nur dann Symptome auf, wenn beide Allergene vorhanden sind. Einzelne Futtermittelreaktionen, die nur dann auftreten, wenn das Tier das entsprechende Allergen aufnimmt, sind relativ selten und vermutlich eher auf eine Futtermittelunverträglichkeit zurückzuführen (nicht-immunologisch). Den Autoren sind Fälle bekannt, in denen unerwünschte Wirkungen auftraten, wenn ein Hund Pizza oder Abfälle oder eine Katze eine Maus fraß.

Die Reaktionen auf Glukokortikoide sind zwar unterschiedlich, sie können bei Patienten mit Futtermittelallergien jedoch positive Ergebnisse erzielen. Im Allgemeinen sprechen Hunde und Katzen mit Futtermittelallergien weniger gut auf Glukokortikoide an als Tiere mit anderen Allergien (z. B. Atopien). Wenn beispielsweise bei einer Katze mit starkem Pruritus im Gesicht Glukokortikoide nur schlecht wirken, sollte zunächst eine Futtermittelallergie ausgeschlos-

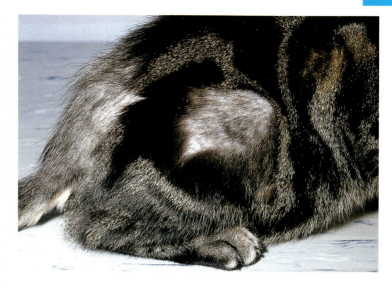

Abb. 7.2:
Traumatischer Fellverlust im Bereich der Hintergliedmaßen und der Schwanzwurzel aufgrund einer Futtermittelunverträglichkeit (Katze).

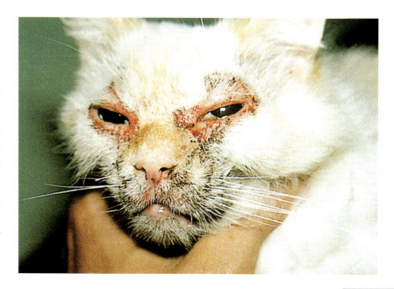

Abb. 7.3:
Pruritus im Bereich des Gesichts, ausgelöst durch eine Nahrungsmittelunverträglichkeit gegen Milch.

7 Futtermittelallergie

sen werden. Die Ursache dieser schlechten Reaktion auf Glukokortikoide bei manchen Patienten ist nicht bekannt. Dies bedeutet jedoch nicht, dass im Umkehrschluss bei einer positiven Reaktion auf die Glukokortikoidtherapie keine Futtermittelallergie vorliegt. 39 % (Rosser, 1993a) bzw. 50 % (Scott et al., 1995) der Hunde und 64 % der Katzen (Rosser, 1993b) mit einer Futtermittelallergie sprachen gut auf systemische Glukokortikoide an.

7.5 Diagnostische Vorgehensweise

▶▶ Elimination, Belastung, Provokation

Bei vielen Erkrankungen sind die klinische Manifestation, die Krankengeschichte und die verfügbaren Laboruntersuchungen charakteristisch oder sogar krankheitskennzeichnend für das verursachende Agens. Bei Futtermittelallergien ist dies jedoch nicht der Fall. Sie ähneln häufig anderen, auch nicht-allergischen Erkrankungen. Je nach Symptomen und Krankengeschichte sollte daher bei der Differenzialdiagnose auch stets eine Futtermittelallergie in Betracht gezogen werden. Ausgeschlossen werden sollten Atopien, Flohbissallergien, Räudemilben, Infektionen (bakterielle, Hefepilz- und Pilzinfektionen) und idiopathische Seborrhö.

▶ Ausschluss

Es besteht die Notwendigkeit, Futtermittelallergien schnell und zuverlässig zu diagnostizieren. Der ideale Test sollte zuverlässig sein, die verursachenden Allergene sicher identifizieren und einen immunologischen Mechanismus nachweisen können. Da es bei Futtermittelallergien zahlreiche immunologische Mechanismen gibt und ein Patient von mehreren betroffen sein kann, ist es äußerst unwahrscheinlich, dass die immunologische Ursache aller allergischen Symptome mit nur einem Labortest ermittelt werden kann. In der Veterinärmedizin basiert die Diagnose einer Futtermittelallergie derzeit vor allem auf klinischen Grundlagen, und der Beweis für eine immunologische Reaktion auf ein Futtermittelallergen ist nur schwer zu erbringen. Es werden haupt-sächlich die folgenden vier Methoden eingesetzt (Tabelle 7.1):

- Eliminationsdiät
- Intradermale Haut- oder *In-vivo*-Tests
- Serum- oder *In-vitro*-Tests – z. B. der Radio-Allergo-Sorbens-Test (RAST) und der heterogene Enzym-Immunassay (enzyme-linked immuno-sorbent-assay, ELISA)
- Gastroskopische Lebensmittelsensibilitätstests

7.5.1 Eliminationsdiät

Die Standardmethoden zur Diagnose von unerwünschten Wirkungen eines Lebensmittels sind Elimination, Belastung und Provokation. Bevor jedoch eine Eliminationsdiät begonnen wird, sollten andere Probleme wie Flöhe oder Infektionen beseitigt sein. Eine Besserung nach einer Antibiotikabehandlung schließt Futtermittelallergien als Ursache nicht aus. Die Diät muss anhand der Zutaten in der normalen Ernährung des Tieres individuell zusammengestellt werden, einschließlich der Snacks und Medikamente mit Geschmacksstoffen. Der Halter sollte sich bewusst sein, dass alle verzehrten Futtermittel Ursache der Allergie sein können und daher während der Testphase vermieden werden müssen. Da die meisten kommerziellen Futtermittel ähnliche Zutaten enthalten, reicht es nicht aus, die Marke zu wechseln. Eine kurze Fastenzeit, in der Abführmittel verabreicht werden, kann eine Reaktion des Tieres beschleunigen, dies ist jedoch meist nicht erforderlich und wird zudem von zahlreichen Haltern abgelehnt. Eine Abweichung vom Ernährungsplan durch ein Familienmitglied, einen Freund oder einen Nachbarn kann den gesamten Test ungültig machen, sodass dieser erneut begonnen werden muss. Haustiere, die frei herumlaufen, jagen oder Abfälle fressen, können nicht angemessen getestet werden, es sei denn, sie können vorübergehend unter Aufsicht gehalten werden. In Haushalten mit meh-

Diagnostische Vorgehensweise

reren Tieren muss darauf geachtet werden, dass das vermeintlich allergische Tier nicht das Futter der anderen Tiere frisst. Außerdem müssen Katzentoiletten aus der Reichweite des Hundes entfernt werden, da der Verzehr von Katzenfäkalien eine Quelle von »Futtermittelallergenen« sein kann.

7.5.1.1 Selbstzubereitete Eliminationsdiäten

In der Testphase wird zur Diagnose von Futtermittelallergien bei Kleintieren eine strikte selbstzubereitete Eliminationsdiät empfohlen. Hunde benötigen sowohl eine Kohlenhydrat- als auch eine Proteinquelle, bei Katzen reicht hingegen eine Proteinquelle aus. Wurde das Tier zuvor nie mit Lamm gefüttert, kann dies als Proteinquelle verwendet werden. Wenn Lamm allerdings bereits im Speiseplan enthalten war, müssen statt dessen je nach Fressgewohnheiten des Tieres andere Proteinquellen genutzt werden, z. B. Kaninchen, Hirsch, Ziege, Fisch, Truthahn oder Pferdefleisch. Die Proteinquelle kann gekocht, gebraten oder gebacken werden. Bei Hackfleisch vom Lamm ist Kochen vorzuziehen, um überschüssiges Fett zu entfernen. Ganze Fische können im Dampfkochtopf zubereitet werden, sodass die Gräten zerfallen. Als Kohlenhydratquelle dienen im Allgemeinen Reis oder Kartoffeln. Fleisch und Kohlenhydrate können in großen Mengen vorbereiten und portionsweise eingefroren werden, so dass diese nur noch aufgetaut und erhitzt werden müssen.

◄ **Proteinquelle**

◄ **Kohlenhydratquelle**

Tabelle 7.1: Diagnostische Tests auf Futtermittelallergien

Art des Tests	Beispiel
Screening	
Diagnostische Eliminationsdiäten	Selbstzubereitete Eliminationsdiäten
	Kommerzielles »hypoallergenes« Futter
Hauttests	Intrakutan-Test
	Patch-Test
Serumtests	RAST
	ELISA
Weniger gebräuchliche Tests	Serumspezifische IgG-, IgM- oder IgA-Antikörper
	Leukozyten-Histaminausstoß
	Zirkulierende Immunkomplexe
	Lymphokinproduktion
	Lymphoblastentransformation
	Darmschleimhaut-Biopsie
	Organkultur-Provokationstest (Jejunale Biopsie)
	Sublinguale Provokation
	Zytotoxischer Leukozyten-Test
	Serumspezifische IgG4-Antikörper
	Neutrophiler chemotaktischer Assay
Verifikation	
Elimination-Provokations-Test	

7 Futtermittelallergie

Anschließend werden Reis bzw. Kartoffeln in einem Verhältnis von 5:1 bis 2:1 mit der Proteinquelle gemischt. Sollte dieses Futter Verstopfung verursachen, kann ihm Wasser hinzugefügt werden.

Da eine plötzliche Ernährungsumstellung zu gastrointestinalen Störungen führen kann, sollten Sie die neuen Zutaten vorsichtig über 3–4 Tage einführen. Bei den meisten Katzen dauert es länger, bis sie sich an das neue Futter gewöhnt haben.

In der Regel wird die gleiche Menge gefüttert wie zuvor. Einige Tiere brauchen ggf. eine etwas größere Menge, Sie sollten jedoch darauf achten, dass Sie das Tier nicht überfüttern. Während der Testphase darf das Tier nichts anderes fressen – weder Essensreste, noch Kauknochen, Hundekuchen oder Medikamente mit Geschmacksstoffen. Hunde, die etwas zum Beissen brauchen, können verkochtes Fleisch oder Nylonknochen bekommen. Wenn Arzneimittel erforderlich sind, muss dem Tier eines ohne Geschmacksstoffe verabreicht werden.

▶▶ Belastung

7.5.1.2 Kommerzielles »hypoallergenes« Futter

Hypoallergenes Futter enthält nur eine begrenzte Anzahl von Allergenen (z. B. nur eine Protein- und Kohlenhydratquelle), sodass das auslösende Allergen möglicherweise vermieden wird. Sie reduzieren somit theoretisch die Wahrscheinlichkeit bzw. das Ausmaß von Futtermittelallergien. Leider enthalten jedoch viele kommerzielle »hypoallergene« Futtermittel neben den gekennzeichneten Zutaten, z. B. Reis und Lamm, andere Inhaltsstoffe (z. B. Milch, Soja, Weizen, Mais oder Geflügel) (Brown et al., 1995). Aus diesem Grund ist während der ersten Testphase einer Eliminationsdiät von kommerziellem »hypoallergenem« Futter abzuraten. Es sind zahlreiche »hypoallergene« Futtermittel erhältlich, und es kommen ständig neue hinzu. Die Autoren empfehlen jedoch, dieses Futter erst in der Erhaltungsphase nach der Diagnose einer Futtermittelallergie und der Isolierung des Allergens einzusetzen (siehe Kapitel 7.6).

7.5.1.3 Reaktionszeit

Bei den meisten Patienten mit einer Futtermittelallergie tritt durch die Eliminationsdiät nach ca. 3–4 Wochen eine Besserung ein, bei einigen kann es jedoch 6–10 Wochen dauern. In einer Untersuchung (Harvey, 1993) reagierten alle 25 getesteten Hunde innerhalb von drei Wochen. Rosser (1993a) gab hingegen an, dass von seinen 51 getesteten Fällen 30 % innerhalb von 1–3 Wochen, 53 % innerhalb von 4–6 Wochen und der Rest innerhalb von 7–10 Wochen reagierten.

7.5.1.4 Provokation

Tritt bei der Eliminationsdiät eine Besserung ein, sollte der Patient mit den früheren Futtermitteln belastet werden. Wenn ein Rückfall ausbleibt, können auch Snacks zugefüttert werden. Die Zeit, nach der eine erneute Verschlechterung eintritt, ist unterschiedlich. Je länger es dauert, bis die Eliminationsdiät anschlägt, um so länger dauert es im Allgemeinen auch, bis erneut Symptome auftreten. Die Zeit zwischen der Provokation und den ersten Symptomen ist bei Hunden mit Getreideallergien (8,3 Tage) und Hunden mit Milchproduktallergien (4,1 Tage) sehr verschieden (Harvey, 1993), der Rückfall hat jedoch nie länger als 14 Tage auf sich warten lassen. Bei der Provokation von Katzen (Rosser, 1993b) kehrten bei zwei Tieren bereits nach 15–30 Minuten die Symptome zurück. Bei zwei weiteren dauerte es 24 Stunden, bei vier Katzen 2–3 Tage, bei anderen vier Katzen 6–8 Tage und bei einer 10 Tage.

Kehren die Symptome nach der Provokation nicht zurück, war die Besserung rein zufällig. Wenn jedoch erneut Symptome auftreten, sollte die Ernährung wieder auf die Eliminationsdiät umgestellt werden. Erfährt der Patient anschließend eine Besserung, wurde eine Futtermittelallergie oder -unverträglichkeit nachgewiesen. Wenn die Symptome zwar nachlassen, jedoch nicht vollständig abklingen, liegt neben der Futtermittelallergie wahrscheinlich eine weitere Erkrankung vor. Den Autoren sind Fälle bekannt, in denen die Symptome bei der Eliminationsdiät nicht vollständig zurückgingen, was auf eine weitere Erkrankung schließen lässt (z. B. Futtermittelallergie plus Atopie oder Futtermittelallergie plus Flohbefall).

Provokationstests sind erforderlich, um einzelne Allergene zu identifizieren. Dabei wird der restriktiven Ernährung alle 7–14 Tage jeweils eine reine Zutat beigemischt (z. B. Rindfleisch, Milch, Weizen). Beim Menschen gelten Doppelblind Plazebo-kontrollierte orale Nahrungsmittel-Provokationstests (double-blind placebo-controlled oral food challenges, DBPCFC) als beste Methode zur Diagnose von Nahrungsmittelallergien (Sampson, 1993). Wenn während der Provokationsphase die Symptome erneut auftreten oder zunehmen, verträgt das Tier diese Zutat nicht, und sie sollte wieder abgesetzt werden. Sobald die Symptome auf das Niveau vor der Belastung abgeklungen sind, wird ein weiteres Lebensmittel getestet, bis das Ende der Liste der Testlebensmittel (Tabelle 7.2) erreicht ist. Zeigt der Eliminations-Provokations-Test zweifelhafte Ergebnisse, sollte er wiederholt werden. Die Diagnose einer Futtermittelallergie ist abgeschlossen, wenn die Vermeidung eines Allergens in der Ernährung zu einem vollständigen Abklingen der Symptome führt und drei aufeinander folgende Provokationen mit diesem Allergen die Schwere der Symptome verdoppeln (Goldman et al., 1963). Leider werden diese strikten Bedingungen in der Tiermedizin nur selten eingehalten. Futtermittelallergien sind zweifelsfrei eine Tatsache. Es ist jedoch äußerst schwierig, sie von vergleichbaren Mechanismen bei Lebensmittelunverträglichkeiten abzugrenzen.

7.5.2 *In-vivo*- und *In-vitro*-Tests

Mit Hilfe von Haut- und Serumtests werden beim Menschen spezifische IgE-Antikörper für ein Lebensmittelallergen nachgewiesen. Die Ergebnisse dieser Tests können klinisch signifikant sein, dies ist jedoch nicht notwendigerweise der Fall. Dieser Mangel an Genauigkeit lässt sich u. a. auf Veränderungen der Zusammensetzung von Lebensmittelantigenen durch Kochen, Verarbeitung, Verdauung und Verstoffwechselung zurückführen. Einige Forscher (Goldman et al., 1963) stellten bei Patienten mit Milchallergien fest, dass sie in Haut- und Serumtests nicht auf das reine Protein, sondern nur auf β-Laktoglobulin reagierten. Darüber hinaus sind bei verschiedenen Lebensmitteln erhebliche Differenzen in der Genauigkeit von Haut- und Serumtest zu erkennen. Die klinische Bedeutung von positiven Haut- und Serumtests muss daher mittels Provokationstests bewiesen werden.

◀◀ Provokationstests

Hauttests lassen nicht nur erkennen, ob Antikörper vorhanden sind, sondern zeigen darüber hinaus, in welchem Maß Mediatoren von den Mastzellen produziert werden. Beim Menschen können mit Hilfe von Hauttests direkte Lebensmittelallergien ausgeschlossen werden, sie können jedoch lediglich auf klinische Hypersensibilitäten »hindeuten« (Sampson, 1993). Intradermale Tests auf Lebensmittelantigene führen häufig zu falsch-positiven Ergebnissen (60–65 %), negative Ergebnisse belegen jedoch das Fehlen IgE-vermittelter Reaktionen

◀ Hauttests

Tabelle 7.2: Lebensmittel für Belastungstests	
Rindfleisch	Mais
Hühnerfleisch	Soja
Schweinefleisch	Weizen
Lamm	Bierhefe
Eier	Milch
Fisch	

7 Futtermittelallergie

▶ Serumtests
▶▶ Futtermitteltests

▶▶ Vermeidung

(negative Vorhersage-Wahrscheinlichkeit von über 95 %). Kommerzielle Lebensmittelextrakte sind bei Hauttests wesentlich weniger effektiv als frische Lebensmittel. Etwa 41 % der Allergologen in der Humanmedizin führen regelmäßig Hauttests auf Lebensmittelallergien durch. In der Veterinärmedizin ist die Angemessenheit von Hauttests hingegen nicht belegt. Die Sensitivität von Hauttests (d. h. der Anteil von erkrankten Testpatienten mit einem positiven Testergebnis) lag bei Hunden bei 33 % und die Spezifität (d. h. der Anteil gesunder Patienten mit negativem Testergebnis) bei 50,5 % (Kunkle und Horner, 1992). Der Nachweis von Futtermittelallergien mit Hilfe von Serumtests ist sogar noch ungenauer.

Die positive Vorhersage-Wahrscheinlichkeit eines ELISA liegt beispielsweise bei nur 40 %, und der RAST wurde als vollkommen unzuverlässig eingestuft (Jeffers et al., 1996). Aufgrund dieser Ergebnisse ist bei der Diagnose von Futtermittelallergien bei Hunden von Haut- und Serumtests abzuraten. Für Katzen liegen derzeit keine Daten über die Zuverlässigkeit dieser Tests vor.

7.5.3 Sonstige Diagnostikmethoden

In der Humanmedizin unterstützen andere *In-vivo-* und *In-vitro*-Tests die Diagnose von Lebensmittelallergien. Zytotoxische Tests erwiesen sich jedoch als unzuverlässig oder konnten nicht reproduziert werden, sie sollten daher nicht eingesetzt werden (Sampson, 1993). Im Gegensatz dazu sind Basophilen-Degranulationstests und Leukozyten-Histaminfreisetzungsassays eindeutig und können jederzeit wiederholt werden. In der Veterinärmedizin wurden sie jedoch noch nicht getestet, und aufgrund technischer Schwierigkeiten sind ihre Einsatzmöglichkeiten begrenzt.

Bei gastroskopischen Futtermittelallergietests (gastroscopic food sensitivity testing, GFST) wird die Reaktion der Magenschleimhaut nach Verabreichung reiner Lebensmittelextrakte endoskopisch beobachtet. Diese Methode wurde bislang nur bei wenigen Hunden angewendet (Guilford et al., 1994) und muss eingehender analysiert werden, bevor Aussagen über ihre Brauchbarkeit getroffen werden können. Eine interessante Beobachtung war, dass die Sensitivität des Tests besser war, wenn das Tier zuvor eine hypoallergene Ernährung erhielt.

Hautbiopsien sind für die Diagnose von Futtermittelallergien von minimalem Wert. Die Veränderungen – eine oberflächliche perivaskuläre Dermatitis mit einigen hyperplastischen epidermalen Veränderungen – sind bei den meisten Allergien eine häufige Erscheinung. Strikte Futtermitteltests bleiben somit weiterhin die bevorzugte Diagnostikmethode für Futtermittelallergien bei Kleintieren.

7.6 Therapie

Futtermittelallergien lassen sich am besten mit einer strikten Vermeidung behandeln. Um dies jedoch zu gewährleisten, müssen zunächst die betreffenden Allergene identifiziert werden. Kann der Tierarzt die Futtermittelallergie nicht eindeutig diagnostizieren, kommt es bei einem Großteil der Haustiere aufgrund eines falschen Verständnisses von Futtermittelallergien immer wieder zu Ernährungsumstellungen. Die meisten Tiere mit einer Futtermittelallergie können ein speziell ausgewähltes kommerzielles »hypoallergenes« Futter erhalten. Es müssen lediglich die Inhaltsstoffe mit den Ergebnissen des Provokationstests verglichen werden, um ein geeignetes Futter auszuwählen. Verträgt das Tier dieses Futter nicht, kann dies entweder daran liegen, dass das Futter verborgene Allergene enthält, oder dass das Tier allergisch bzw. empfindlich auf Zusätze, künstliche Geschmacksverstärker, Färbemittel oder Konservierungsmittel reagiert. In diesem Fall sollte auf ein anderes, vergleichbares kommerzielles Futter umgestiegen werden. Dosenfutter enthält weniger Konservierungsmittel als Trockenfutter und ist daher ggf. besser verträglich (Guilford, 1992). White (1986) gab an, dass sich bei 54 % seiner Patienten mit Futtermittelallergie, die eine selbstgemachte Reis- und Lammernährung erhielten, der Zustand verschlimmerte, wenn Lamm und Reis aus Dosen gefüttert wurde. Die Ursache hierfür ist jedoch unbekannt.

Etwa 20 % aller Hunde mit einer Futtermittelallergie vertragen kein kommerzielles Futter und benötigen eine selbstzubereitete Diät (Scott et al., 1995). Erhält das Tier allerdings über einen längeren Zeitraum unausgewogenes Futter, kann dies zu Fehl- oder Mangelernährung, Stoffwechselanomalien und Fressstörungen führen. Die Diät muss daher mit Fetten, Vitaminen und Mineralstoffen angereichert werden (Tabelle 7.3). Wird über eine längere Zeit nur eine Proteinquelle gefüttert, erhöht sich die Wahrscheinlichkeit, dass das Tier eine Allergie gegen dieses Protein entwickelt. Reedy (1994) berichtet beispielsweise, dass eine Katze mit einer Fischallergie eine Hypersensibilität gegen Lamm entwickelte, nachdem sie zwei Jahre lang ausschließlich mit Lamm gefüttert wurde.

Bei Menschen, vor allem bei Kindern, sind Fälle einer plötzlichen Remission der Lebensmittelallergie bekannt (Sampson, 1993). Dieses Phänomen kann auf die Entwicklung einer Immuntoleranz durch die Reifung des Immunsystems und/oder des Verdauungssystems zurückgeführt werden. Bei Tieren ist eine solche Entwicklung jedoch nicht festgestellt worden. Um eine spontane Remission nachzuweisen, wäre ca. alle sechs Monate eine Provokation des Tieres mit dem Allergen erforderlich, wozu nur wenige Halter bereit sind.

Es gibt derzeit keine angemessenen klinischen Studien zur Wirksamkeit einer Immuntherapie mittels Injektionen, oraler Desensibilisierung oder subkutaner Provokation und Neutralisierung der Futtermittelallergie (Sampson, 1993). Einige Forscher haben die verbreitete Annahme (Fehlannahme), die Immuntherapie eigne sich nicht zur Behandlung von Futtermittelallergien, in Frage gestellt. Es sind jedoch weitere kontrollierte Studien erforderlich, um die Wirksamkeit nachzuweisen, Therapiekriterien festzulegen und die Behandlungsmethode, die Behandlungsdauer, die erforderlichen Schutzmaßnahmen und die potentiellen langfristigen Risiken zu ermitteln. Es müssen zum Einen sichere Impfstoffe entwickelt werden, zum Anderen kann möglicherweise anhand neuer Erkenntnisse über die IgE-Regulierung eine direktere Form der Immunmodulation gefunden werden.

Tabelle 7.3: Hypoallergene Erhaltungsdiät für Hunde und Katzen

Inhaltsstoff	Menge
Lamm	113,4 g
gekochter Reis	1 Tasse
Pflanzenöl	1 Teelöffel
Dikalziumphosphat	1, 5 Teelöffel
Ausgewogener Vitamin- und Mineralstoff-Zusatz ohne Geschmacksstoffe	
	Ertrag: ca. 330 g (530 kcal)

(aus Lewis und Morris, 2000)

◀◀ selbstzubereitete Diät

7.7 Literatur

AMERICAN ACADEMY OF ALLERGY AND IMMUNOLOGY/NATIONAL INSTITUTE OF ALLERGY AND INFECTIOUS DISEASE (NIH). Adverse reactions to Foods. Anderson JA, Sogn DD (eds), NIH Publication 84–2442, pp. 1-6, 1984.

BAKER E. Food allergy. In Chamberlain KW (ed) Vet. Clin. North Am., Symposium on Allgery in Small Animal Practice, volume 4. WB Saunders, Philadelphia, 79-89, 1974.

BOCCAFOGLI A, VICENTINI L, CAMERANI A, et al. Adverse food reactions in patients with grass pollen allergic respiratory disease. Ann. Allergy 73: 301–308, 1994.

BOCK SA. Prospective appraisal of complaints of adverse reaction to food in children during the first 3 years of life. Pediatrics 79: 683–688, 1987.

Futtermittelallergie

BROWN CM, ARMSTRONG PJ, GLOBUS H. Nutritional management of food allergy in dogs and cats. Compend. 17: 637–659, 1995.

CARLOTTI DN, REMY I, PROST C. Food allergy in dogs and cats: a review and report of 43 cases. Vet. Dermatol. 1: 55–62, 1990.

GOLDMAN AS, ANDERSON DW, SELLERS WA, et al. Milk allergy: oral challenge with milk and isolated milk proteins in allergic children. Pediatrics 32: 425–443, 1963. Guilford WG. What constitutes a hypoallergenic diet? Proc. ACVIM Forum 10: 674, 1992.

GUILFORD WG, STROMBECK DE, ROGERS Q, et al. Development of gastroscopic food sensitivity testing in dogs. J. Vet. Internal. Med. 8: 414–422, 1994.

HARVEY RG. Food allergy and dietary intolerance in dogs: a report of 25 cases. J. Small Animal Pract. 34: 175–179, 1993.

JEFFERS JG, SHANLEY KJ, MEYER EK. Diagnostic testing of dogs for food hypersensitiv-ity. J. Am. Vet. Med. Assoc. 198: 245–250, 1991.

JEFFERS JG, MEYER EK, SOSIS EJ. Responses of dogs with food allergies to single ingredient dietary provocation. J. Am. Vet. Med. Assoc. 209: 608–611, 1996.

KUNKLE G, HORNER S. Validity of skin testing for diagnosis of food allergy in dogs. J. Am. Vet. Med. Assoc. 200: 677–680, 1992.

LEWIS LD, MORRIS M Jr (eds) Small Animal Clinical Nutrition, 4th edition Topeka, KS USA: Mark Morris Associates, 2000.

MACDONALD JM. Food allergy. In Griffin CE, Kwochka KW, MacDonald JM (eds) Current Veterinary Dermatology. Griffin Mosby, St Louis, p. 121, 1993.

MOWAT AM, STROBEL S, DRUMMOND HE, et al. Immunological responses to fed protein antigens in mice. I. Reversal of oral tolerance to ovalbumin by cyclophosphamide. Immunology 45: 105–113, 1982.

NELSON RW, DIMPERIO ME, LONG GG. Lymphocytic-plasmacytic colitis in the cat. J. Am. Vet. Med. Assoc. 184: 1133–1135, 1984.

PORRAS O, CARSSON B, FALLSTROM SP, et al. Detection of soy protein in soy lecithin, margarine, and occasionally soy oil. Int. Arch. Allergy Appl. Immunol. 78: 30–32, 1985.

REEDY LM. Food hypersensitivity to lamb in a cat. J. Am. Vet. Med. Assoc. 204: 1039, 1994.

REEDY LM, MILLER WH Jr. Allergic Skin Diseases of Dogs and Cats. WB Saunders, Philadelphia, pp. 147–158, 1989.

ROSSER EJ. Diagnosis of food allergy in dogs. J. Am. Vet. Med. Assoc. 203: 259–262, 1993a.

ROSSER EJ. Food allergy in the cat: a prospective study of 13 cats. In Ihrke PJ, et al (eds). Advances in Vet. Dermatol. II. Pergamon Press, New York, p. 33, 1993b.

ROUDEBUSCH P, GROSS KL, LOWRY SR. Protein characteristics of commercial canine and feline hypoallergenic diets. Vet. Dermatol. 5: 69–74, 1994.

SAMPSON HA. Adverse reactions to food. In Middleton E Jr, Reed CE, Ellis EF (eds) Allergy: Principles and Practice, 4th edition, Mosby, St. Louis, pp. 1661–1685, 1993.

SCALA G. House dust mite ingestion can induce allergic intestinal syndrome. Allergy 50: 517–519, 1995.

SCOTT DW, MILLER WH Jr, GRIFFIN CE. Small Animal Dermatol. 5th Edition. WB Saunders, Philadelphia, pp. 528–535, 1995.

U.S. Department of Agriculture. Rules and Regulations. Fed. Regist. 1983, 48: 32749.

WALTON GS. Skin responses in the dog and cat to ingested allergens: observations on 100 confirmed cases. Vet. Record. 81: 709–713, 1967.

WASMER ML, WILLARD MD, HELMAN RG, et al. Food intolerance mimicking alimentary lymphosarcoma. J. Am. Hosp. Assoc. 31: 463–466, 1995.

WHITE SD. Food hypersensitivity in 30 dogs. J. Am. Vet. Med. Assoc. 188: 695–698, 1986.

WHITE SD, SEQUOIA D. Food hypersensitivity in cats: 14 cases. J. Am. Vet. Med. Assoc. 194: 692–695, 1989.

YAMADA K, URISU A, MORITA Y, et al. Immediate hypersensitive reactions to buckwheat ingestion and cross allergenicity between buckwheat and rice antigens in subjects with high levels of IgE antibodies to buckwheat. Ann. Allergy Asthma Immunol. 75: 56–61, 1995.

YUNGINGER JW. Current views. In Allergy and Immunology: Food Allergies and Hidden Substances. Current Views, Inc., November 1995.

8 Allergische Kontaktdermatitis

Der Begriff Kontaktdermatitis kann auf zweierlei Weise verwendet werden. Er kann zum einen jegliche Reizung durch Substanzen beschreiben, die mit der Haut in Berührung kommen und zum anderen als Synonym für die allergische Kontaktdermatitis verwendet werden.

Substanzen, die mit der Haut in Berührung kommen, können mittels allergischer und nichtallergischer Mechanismen eine Dermatitis verursachen. Handelt es sich um einen allergischen Mechanismus, wird das resultierende Exanthem als allergische Kontaktdermatitis bezeichnet. Eine irritative Kontaktdermatitis ohne immunologische Grundlagen, die wesentlich häufiger auftritt als eine allergische Kontaktdermatitis, resultiert aus dem Kontakt der Haut mit einer chemisch wirksamen Substanz, z. B. Säuren, Alkalien, Lösungsmittel, oberflächenaktive Substanzen, Reinigungsmittel, Trockenmittel, Enzyme oder Oxidanzien. Die resultierende Hautirritation ist bei den Substanzen unterschiedlich stark ausgeprägt. Sie kann bei einem stark reizenden Mittel wie beispielsweise Batteriesäure bereits nach dem ersten Kontakt auftreten. Bei schwächer wirksamen Substanzen, wie z. B. Reinigungs- oder Lösungsmitteln, kann ein wiederholter Kontakt zur Ausbildung einer Hautirritation nötig sein (kumulative Reizstoffe). Einige Stoffe, z. B. Zement, zählen sowohl zu den Reizstoffen als auch zu den Allergenen.

Eine irritative Kontaktdermatitis ist das Ergebnis einer unmittelbaren Schädigung der Keratinozyten durch die die Reizung auslösende Verbindung. Die Konzentration der Chemikalie gibt Aufschluss über das Ausmaß der Hautläsionen. Die gravierendste Auswirkung einer irritativen Kontaktdermatitis ist eine chemische Verbrennung. Die geringfügigsten Verletzungen sind vorübergehende epidermale Ödeme. Eine Sensibilisierungsphase ist nicht erforderlich. Es gibt keinen diagnostischen Test, um festzustellen, ob eine Dermatitis durch Reizstoffe ausgelöst wird. Bei den meisten Patienten ist dies jedoch die häufigste Ursache für eine plötzlich auftretende Dermatits.

Eine allergische Kontaktdermatitis entsteht, wenn eine Substanz mit Haut in Berührung kommt, die eine erworbene spezifische Veränderung ihrer Reaktivität aufweist. Diese veränderte Reaktivität ist auf eine vorherige Exposition der Haut mit der entsprechenden Substanz und der darauf folgenden Entwicklung spezifischer T-Zellen gegen den Kontaktstoff zurückzuführen (d. h. auf eine Hypersensibiltätsreaktion vom Typ IV; zellvermittelte Immunität). Da die allergische Kontaktdermatitis eine immunologische Ursache hat, entwickeln nur wenige Individuen einer betroffenen Population Symptome der Erkrankung. Sie treten vor allem bei Tieren mit einer zusätzlichen entzündlichen Hauterkrankung, z. B. Atopie, irritative Kontaktdermatitis oder Seborrhö, auf, da die epidermale Schranke in ihrer Funktion beeinträchtigt und die Haut durchlässiger ist (Olivry et al., 1990). Feuchtigkeit begünstigt ebenfalls den Kontakt zwischen dem Patienten und dem Allergen. Giftefeu und Gifteiche sind beim Menschen die bekanntesten Auslöser einer allergischen Kontaktdermatitis und belegen darüber hinaus, dass es sich um eine erworbene Allergie handelt. Personen, die diesen Pflanzen nicht ausgesetzt sind (z. B. Europäer), sind von dieser Art der Allergie nicht betroffen.

Eine Photokontaktdermatitis wird von Photoallergenen ausgelöst, bei denen es sich um einfache Chemikalien handelt, die erst durch die Absorption von Licht aktiviert werden. Nach der Einwirkung von langwelligem ultravioletten Licht (UVA des Sonnenlichts mit einer Wellenlänge von 320–400 nm) treten an den dem Licht ausgesetzten Stellen Ekzeme auf (Maibach et al., 1993). Einige Photoallergene verursachen eine langfristige Sonnenallergie. Betroffene Patienten weisen daher eine anhaltende Lichtempfindlichkeit auf. Phototoxische Hautreaktionen haben keine immunologische

◀ allergische Kontaktdermatitis

◀◀ irritative Kontaktdermatitis

◀ Photokontaktdermatitis

8 Allergische Kontaktdermatitis

▶▶ **Sensibilisierung**

▶ **Kontakturtikaria**

▶ **Kontaktstoff**

▶▶ **Symptome**

Ursache. Beim Menschen wird eine allergische Photokontaktdermatitis vor allem durch Duftstoffe, Korbblütengewächse, Sonnenschutzmittel und einige systemisch verabreichte Medikamente wie Phenothiazinderivate oder antibakterielle Chemikalien ausgelöst (Maibach et al., 1993). Photoallergische Reaktionen auf unpigmentierter Haut mit Gefäßthrombosen und anschließendem Infarkt, die Ähnlichkeit mit Hautläsionen aufweisen, wie sie bei der Photosensibilität von Rindern und Schafen zu beobachten sind (Araya und Ford, 1981), wurden auch bei einer Harrierzucht festgestellt (Fairley, 1994). Das verantwortliche photoaktive Agens konnte jedoch nicht identifiziert werden.

Kontakturtikaria äußert sich nicht durch eine anhaltende Dermatitis, sondern durch eine vorübergehende Quaddel-Erythem-Reaktion. Sie kann sowohl immunologisch als auch nicht-immunologisch bedingt sein (Maibach et al., 1993). Bei der immunologischen Form handelt es sich vermutlich um eine Art der sofortigen Hypersensibilität.

8.1 Pathogenese

Der Kontaktstoff kann ein vollständiges Allergen, eine Substanz mit geringem Molekulargewicht oder ein Photoallergen sein. Die meisten Kontaktstoffe sind einfache Chemikalien oder Haptene, die nach der Hautpenetration mit einem Trägerprotein der Haut konjugieren müssen, um eine allergische Reaktion auszulösen. Bei einer allergischen Kontaktdermatitis kann es sich um elektrophile und lipophile Haptene oder um Prohaptene handeln. Einige Kontaktallergene, z. B. bestimmte Pflanzen, Konservierungsmittel oder Medikamente, weisen ähnliche chemische Eigenschaften auf und können daher Kreuzreaktionen verursachen. Der Hapten-Proein-Komplex wird von Langerhans-Zellen phagozytiert. Langerhans-Zellen gehören dem Makrophagen-System an, sie liegen in der Epidermis und bedecken wie ein gleichmäßig verteiltes Netz die gesamte Hautoberfläche. Nach der Haptenpinozytose migriert die Langerhans-Zelle über afferente Lymphbahnen zum parafollikulären Cortex des regionalen Lymphknotens, wo sie das Allergen über Zytokine (z. B. den Ausstoß von Interleukin-1) den nicht-sensibilisierten T-Zellen präsentiert. Die auf diese Weise sensibilisierten T-Zellen verbreiten sich anschließend in der gesamten Haut.

Nachdem die Sensibilisierung begonnen hat, dauert es zwischen 5–10 Tage bis zu einem Jahr, bis eine Allergie klinisch nachgewiesen werden kann. Bei einem erneuten Kontakt mit dem gleichen Allergen setzen die sensibilisierten T-Zellen an der Kontaktstelle Lymphokine (z. B. IL-2R) frei. Beim Menschen wurde durch Epikutantests festgestellt, dass die IL-1-Konzentration in der Blasenflüssigkeit allergischer Hautreaktionen höher ist, als bei Irritationsreaktionen (Maibach et al., 1993). Darüber hinaus ist Interferon (IFN) a als wichtiger Mediator bei klassischen Kontaktallergien identifiziert worden (Scott et al., 1995). Diese Lymphokine:
- induzieren die Proliferation polyklonaler Lymphozyten,
- ziehen polymorphkernige Zellen an,
- binden entzündungsfördernde Zellen an der Kontaktstelle,
- aktivieren die Phagozytose,
- verursachen eine erhöhte Gefäßpermeabilität mit Extravasation von Blutzellen und Plasmaproteinen.

Die daraufhin klinisch beobachteten Symptome wie Induration, Erythem und Pruritus dienen wahrscheinlich einer Bekämpfung des Allergens. Diese Läsionen treten nicht direkt nach einem wiederholten Kontakt auf, sondern zumeist erst nach 24–48 Stunden. Die Latenzzeit kann jedoch zwischen wenigen Stunden und fünf Tagen schwanken (Reedy und Miller, 1989). Klinische Symptome können nicht nur an der ersten Kontaktstelle, sondern an beliebigen Stelle des Körpers, die mit dem Allergen in Berührung kommen, auftreten. Diese Art der verzögerten Kontaktallergie wird von Lymphozyten übertragen (nicht vom Serum). Sobald eine Sensibilisierung erfolgt ist, kann eine allergische Kontaktdermatitis jahrzehntelang bestehen bleiben. Wenn der Kontakt zum auslösenden Agens jedoch eingeschränkt wird, reduziert sich die Reaktivität. Beim Hund kann die allergische Kontaktdermatitis eine unterschiedliche Pathogenese aufweisen als bei anderen Spezies. Selbst unter Hunden sind je nach beteiligten Allergenen Abweichungen festzustellen (Scott et al., 1995). Ähnliche Variationen von allergischer Kontaktdermatitis innerhalb einer Spezies treten auch bei Labortieren auf. Bei Meerschweinchen kann eine allergische Kontaktdermatitis beispielsweise leichter provoziert werden als bei Kaninchen oder Ratten, und einige Meerschweinchenrassen sind wiederum anfälliger als andere (Polak, 1980). Beim Menschen erfolgt die Infiltration hauptsächlich über mononukleäre Zellen (Maibach et al., 1993). Einige Studien an Hunden ergaben, dass dort neutrophile Granulozyten die vorherrschenden Entzündungszellen waren (Thomson und Thomson, 1989). Andere Untersuchungen (Fadok und Gross, 1993; Merchant et al., 1993; Walder und Conrol, 1994; Frank und McEntee, 1995) identifizierten auch Eosinophile als eine der Zellkomponenten der allergischen Kontaktdermatitis des Hundes.

8.2 Prävalenz

Aufgrund der problematischen Unterscheidung zwischen allergischer und irritativer Kontaktdermatitis ist es schwierig, die exakte Verbreitung der allergischen Kontaktdermatitis bei Hunden und Katzen zu ermitteln. Es wird jedoch vermutet, dass diese äußerst selten auftritt. Der exakte Grund für diese geringe Verbreitung ist nicht bekannt, sie ist jedoch vermutlich auf die schützenden Eigenschaften des Fells, die geringe Anfälligkeit von Hunden und Katzen für Hypersensibilitäten des Typs IV sowie andere Mechanismen zurückzuführen. Hunde und Katzen können sensibilisiert werden, die meisten sind jedoch während ihres gesamten Lebens zahlreichen potentiellen Kontaktallergenen ausgesetzt und entwickeln keine klinische Sensibilität (Reedy und Miller, 1989). Zwischen 1 % (Walton, 1977) und 10 % (Nesbitt, 1977; Grant, 1980) der Dermatitisfälle bei Hunden wurden durch eine allergische Kontaktdermatitis ausgelöst. Katzen können experimentell auf chemische Kontaktstoffe sensibilisiert werden (Schultz und Maguire, 1982). Die Häufigkeit der allergischen Kontaktdermatitis bei Katzen ist nicht bekannt, vermutlich ist die Erkrankung jedoch selten. Darüber hinaus wurde auch bei einem Pferd eine allergische Kontaktdermatitis festgestellt (Reddin und Steven, 1946).

Schätzungsweise leiden 20–30 % der Dermatologiepatienten in der Humanmedizin unter einer allergischen Kontaktdermatitis. In den USA sind vermutlich 25–60 % der Bevölkerung auf Giftefeu und Gifteiche allergisch (Maibach et al., 1993). Die Anfälligkeit für eine allergische Kontaktdermatitis ist äußerst variabel. Einige Patienten können leicht sensibilisiert werden, während ein geringer Anteil der gesunden Bevölkerung (ca. 5 %) selbst durch starke Allergene wie Dinitrochlorobenzol (DNCB) nicht sensibilisiert werden kann. Bei einigen Patienten ist die Entwicklung einer allergischen Kontaktdermatitis wahrscheinlicher als bei anderen. Experimentelle Studien beim Menschen (Walker et al., 1967) zeigen eine genetische Prädisposition. Die Kinder von Patienten, die sensibilisiert werden können, sind in der Regel ebenfalls anfälliger für eine Sensibilisierung. Auch Patienten, die auf einen chemischen Stoff sensibilisiert sind, können leichter für eine weitere Substanz sensibilisiert werden. Es liegen außerdem Beweise vor, dass bestimmte Labortierrassen eine genetische Prädisposition aufweisen (Walker et al., 1967), bisher gibt es

Allergische Kontaktdermatitis

jedoch keine Daten zu genetischen Faktoren bei Haustieren.

Die Beziehung zwischen allergischer Kontaktdermatitis und Atopie ist beim Menschen äußerst komplex und kontrovers. Patienten mit einer atopischen Dermatitis leiden häufig unter einer allergischen Kontaktdermatitis, die durch topische Medikamente hervorgerufen wird. Insgesamt sind diese Patienten jedoch schwieriger zu sensibilisieren als gesunde Menschen (Maibach et al., 1993). Unter Atopie leidende Personen reagieren im Allgemeinen weniger stark auf klassische Kontaktallergene wie DNCB. Die dennoch hohe Verbreitung von allergischer Kontaktdermatitis bei diesen Patienten resultiert zumeist aus der regelmäßigen Anwendung zahlreicher topischer Arzneimittel auf der entzündeten Haut. Eine interessante Übereinstimmung ist bei Hunden festzustellen: etwa 20 % der unter allergischer Kontaktdermatitis leidenden Hunde haben zudem eine Atopie (Nesbitt, 1977; Thomson und Kristensen, 1986). Des weiteren wurde bei Menschen (De Groot und Young, 1989) und Hunden (Joshua, 1956; Frank und McEntee, 1995) mit Atopie häufig eine Kontaktallergie auf Aeroallergene identifiziert. Diese Erkenntnisse zeigen, dass bei der Atopie ein perkutaner Sensibilisierungsweg beteiligt ist (Olivry et al., 1995), sie belegen jedoch keinen verzögerten Hypersensibilitätsmechanismus.

Wie bereits erwähnt, sind einige Patienten für eine allergische Kontaktdermatitis anfälliger als andere. Junge und ältere Menschen sind beispielsweise schwieriger zu sensibilisieren als junge Erwachsene und Personen mittleren Alters (Maibach et al., 1993). Bzgl. des Alters von Hunden und Katzen, in dem die ersten Symptome einer allergischen Kontaktdermatitis auftreten, gibt es keine eindeutigen Studien. Ein wiederholter oder großflächiger Kontakt der verletzten oder entzündeten Haut mit einem hochkonzentrierten Allergen oder unter Luftabschluss erhöht die Penetration und das Sensibilisierungspotential.

Pflanzen

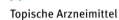
Topische Arzneimittel

8.3 Ätiologische Wirkstoffe

Die Ursachen von Kontaktallergien sind äußerst vielfältig und unterliegen einem kontinuierlichen Wandel. Praktisch alle Medikamente, Chemikalien und Pflanzen können je nach Sensibilisierungspotential, Expositionsgrad und Umfang der perkutanen Penetration eine Sensibilisierung hervorrufen. Wie bereits erläutert wurde, sind die meisten nordamerikanischen Fälle von allergischer Kontaktdermatitis beim Menschen auf Giftefeu und Gifteiche zurückzuführen, bislang sind jedoch keine natürlichen Kontaktallergien auf diese Pflanzen bei Kleintieren nachgewiesen worden. Patienten mit einer Giftefeu- oder Gifteichenallergie weisen häufig Kreuzallergien zu chemisch verwandten Substanzen wie Mango oder Lacken, die aus bestimmten Bäumen hergestellt werden, auf. *Primula obconica* und Chrysanthemen wurden in Europa wiederholt als ätiologische Wirkstoffe identifiziert (Maibach et al., 1993). Bei Hunden wurden natürliche Kontaktallergien auf bestimmte Pflanzen festgestellt, z. B. auf *Tradescantia fluminensis* (Kunkle und Gross, 1983), *Hippeastrum* (Willemse und Vroom, 1988), asiatischen Jasmin (Merchant et al., 1993), Oleander (Werner, 1993) und Löwenzahnblätter (Dunstan et al., 1993).

Topische Arzneimittel sind beim Menschen eine verbreitete Ursache von Kontaktallergien. Ähnliche Reaktionen wurden zwar auch bei Tieren festgestellt, diese traten jedoch relativ selten auf, was vermutlich durch die geringere Anwendung von topischen Medikamenten erklärt werden kann. Neomycin, Ethylendiamin, bestimmte Lokalanästhetika, Formaldehyd und Lanolin sind beim Menschen gängige Allergene. Bei Tieren werden Allergien vor allem durch Neomycin ausgelöst (Reedy und Miller, 1989). Es wird vermutet, dass auch andere topische Produkte, z. B. teer- oder insektizidhaltige, eine Sensibilisierung zur Folge haben können. Da diese Produkte jedoch Reizstoffe sind, handelt es sich bei der Reaktion ggf. nicht um ein rein

Klinisches Erscheinungsbild

allergisches Phänomen. Die Sensibilisierung wird bei topischen Arzneimitteln nicht notwendigerweise durch den Wirkstoff selbst ausgelöst. Auch die Trägersubstanz, Duftstoffe, Stabilisatoren oder Konservierungsmittel (z. B. Paraben, Parachlormetaxylenol, Dichlorphen) haben allergene Eigenschaften. Studien zeigen, dass etwa 3–5 % der Menschen allergisch auf topische Kortikosteroide reagieren (English et al., 1990). Bei Epikutantests wurde häufig nur eine geringgradige Reaktion auf topische Steroide nachgewiesen, die bei der Diagnose oft vernachlässigt wurde. Sie ist aber dennoch klinisch relevant. Viele Personen, die bereits auf Kortikosteroide sensibilisiert sind, reagieren auch auf systemische Kortikosteroide (Lauerma et al., 1991). Lanolin und Lanolinderivate können eine anhaltende, nicht erwartete allergische Kontaktdermatitis verursachen, da sie in zahlreichen Salben enthalten sind. Reinigungsmittel, Shampoos, Seifen, Kosmetika, Duftstoffe, Farbstoffe, Klebstoffe, Nickel, Chrom, Kobalt, Gummi und topische Antibiotika wurden beim Menschen als Ursache für allergische Kontaktdermatitis identifiziert.

Bei Hunden sind neben Pflanzen und Medikamenten auch andere Kontaktallergene nachgewiesen worden: Plastik (z. B. Napf, Spielzeug, Flohhalsbänder), Teppichpflegemittel (Comer, 1988), Zedernholz (Clark und Tailor, 1993), Leder, Motoröl, Geschirrspülmittel (Fadok und Gross, 1993), Bodenwachs, Wolle, synthetische Teppiche, Düngemittel, Zement (Dichromat und Nickel) (Olivry, 1993), Insektizide und Reinigungssprays (Schwartzman, 1974). In einer dänischen Studie (Thomsen und Kristensen, 1986) reagierten 63 % der getesteten Hunde auf nur ein Allergen und 23 % auf mehrere Allergene. Die in Kunststoffen enthaltenen Allergene sind zum Großteil nicht bekannt, die Flohhalsband-Dermatitis wird allerdings durch Dichlorvos ausgelöst (Muller, 1970). Eine Studie unter Menschen hat jedoch gezeigt, dass es sich bei der Flohhalsband-Dermatitis um eine irritative Dermatitis handelt (Cronce und Alden, 1968).

Von einer Kontaktdermatitis bei Katzen wurde nur selten berichtet (Walton, 1977; Willemse, 1980; Halliwell und Gorman, 1989; Calderwood Mays und Messinger, 1993). Sie wurde vor allem auf Flohhalsbänder, Neomycin und Teppichpflegemittel zurückgeführt. Darüber hinaus wurde bei einem Pferd eine allergische Kontaktdermatitis diagnostiziert (Reddin und Steven, 1946). Es reagierte in einem Epikutantest positiv auf eine Kombination aus Sattelseife und Lederpflegemittel, war jedoch auf keine dieser Substanzen separat allergisch. Nach Angaben des Autors ist die Allergie nicht wieder aufgetreten, nachdem eine Sattelseife ohne Farbstoffe verwendet wurde. Es liegt daher nahe, dass die Allergie durch einen Farbstoff verursacht wurde.

8.4 Klinisches Erscheinungsbild

Die Verbreitung der Hautläsionen beschränkt sich bei der irritativen Kontaktdermatitis logischerweise auf die Kontaktstellen, sie wird jedoch zudem von den Eigenschaften des Kontaktstoffes beeinflusst. Durch den natürlichen Schutz des Fells treten Verletzungen durch Umwelt-Kontaktallergene zumeist nur an Stellen mit geringer oder ohne Behaarung auf, z. B. Abdomen, Scrotum, Perineum, Kinn, ventraler Schwanz, ventraler Nacken, ventrale Brust, Druckpunkte und Pfoten. Scott (1989) berichtet, dass es sich bei Hautläsionen des Scrotums hauptsächlich um Irritationen und kaum um eine allergische Kontaktdermatitis handelt. Hautläsionen im Bereich des Rückens sind äußerst selten. Die Pododermatitis, ein relativ häufiges Phänomen, tritt normalerweise an den ventralen Interdigitalflächen und nicht an den Ballen selbst auf, es sei denn, der Kontaktstoff befindet sich auf einer glatten Oberfläche (z. B. Bodenwachs). Allergene auf unregelmäßigen Oberflächen, z. B. Teppichfasern oder Pflanzen, können sich auf die gesamte Palmar- und Plantarfläche der Pfoten sowie auf die distalen Be-

◂ irritative Kontaktdermatitis

◂◂ andere Kontaktallergene

8 Allergische Kontaktdermatitis

reiche der Extremitäten auswirken. Tiere mit einer Atopie weisen normalerweise auf der Oberseite der Pfoten Läsionen auf, während eine allergische Kontaktdermatitis zumeist an der Palmar- und Plantarfläche der Pfoten Auswirkungen zeigt. Im Allgemeinen ist die Verbreitung der Symptome um so größer, je mehr die Allergie einen chronischen Charakter zeigt. Die Ursache dieser Regel liegt in der Schädigung der Haut durch den Pruritus und den damit einhergehenden Haarausfall, durch den neue Körperstellen den Allergenen ausgesetzt werden.

Es wäre zu erwarten, dass Reaktionen auf topische Medikamente nur an der Stelle auftreten, an der diese angewendet werden. Da die Tiere die Medikamente jedoch durch Kratzen und Lecken verteilen, treten auch an den Pfoten bzw. im Maul Hautläsionen auf. Arzneimittel, die am gesamten Körper angewendet werden (z. B. Shampoos, Bäder, Spülungen, Lotionen, Sprays oder Puder) verursachen generalisierte Hautläsionen. Körperfalten, z. B. im Bereich der Achseln oder der Leistengegend sowie die Haut zwischen den Pfoten sind am stärksten betroffen, da sich dort Material ansammeln kann und ein enger Hautkontakt besteht.

Die frühen klinischen Symptome der allergischen Kontaktdermatitis umfassen Erytheme, Schwellungen, Pusteln und Plaquebildung (Abb. 8.1). Blasen und Vesicula sind selten. Pruritus kann in unterschiedlicher Stärke auftreten. Im Verlauf der Erkrankung können Schorfbildung, Alopezie, Lichenifizierung und Hyperpigmentierung entstehen.

Sekundäre Pyodermien sind ebenfalls häufige Begleiterscheinungen, die bei 40 % der Fälle registriert wurden (Nesbitt, 1977). Die klinischen Anzeichen von allergischer Kontaktdermatitis sind nicht eindeutig, bei einer Differenzialdiagnose müssen daher ebenfalls eine irritative Kontaktdermatitis, Atopien, Futtermittelallergien, Räudemilben, Hautinfektionen (bakterielle, *Malassezia*- oder Pilzinfektionen), seborrhoische Dermatitis, Hakenwurm-Dermatitis und *Pelodera*-Dermatitis in Betracht gezogen werden.

Es scheint zwar keine geschlechtsspezifische Prädisposition für eine allergische Kontaktdermatitis zu bestehen, in einer Studie (Thomsen und Kristensen, 1986) waren allerdings 73 % der betroffenen Hunde Rüden. Es besteht hingegen die Möglichkeit einer genetischen Prädisposition. In der zuvor erwähnten Studie entfielen 50 % der 22 in Dänemark registrierten Fälle von allergischer Kontaktdermatitis auf Deutsche Schäferhunde, die jedoch nur 16 % des Gesamtbestandes ausmachen. In Großbritannien handelt es sich bei über 20 % der Fälle um Yellow Labrador Retriever (Walton, 1977). Andere besonders gefährdete Rassen waren Pudel (Muller, 1967), Golden Retriever, Drahthaar-Foxterrier, Schottische Terrier und West Highland White Terrier (Olivry et al., 1990).

8.5 Diagnostische Vorgehensweise

Die Diagnose einer allergischen Kontaktdermatitis ist kein gradliniger Prozess, indem zunächst die Krankengeschichte begutachtet wird, anschließend eine Untersuchung erfolgt und danach die Ergebnisse der diagnostischen Tests ausgewertet werden. Es handelt sich viel-

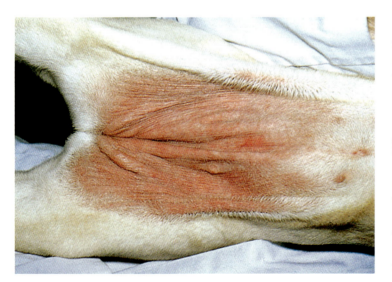

Abb. 8.1:
Alopezie, Erythem und Lichenifikation des ventralen Abdomens bei einem Hund mit einer Hypersensibilität gegen Bohnerwachs.

Diagnostische Vorgehensweise

mehr um eine kontinuierliche Interaktion, bei der Informationen aus jedem dieser Schritte verwendet und andere Möglichkeit ausgeschlossen werden. Die Krankengeschichte kann je nach Art des Kontaktstoffes sowohl saisonale als auch nicht-saisonale Symptome enthalten. Im Allgemeinen deuten saisonale Erkrankungen auf eine Quelle aus der freien Natur hin. Wenn mehrere Tiere betroffen sind oder den Hautläsionen Pruritus vorausgeht, ist eine allergische Kontaktdermatitis höchst unwahrscheinlich. Ist in der Krankengeschichte zu erkennen, dass die Erkrankung gleichzeitig mit einer Umgebungsveränderung begonnen hat, handelt es sich vermutlich eher um eine irritative Dermatitis. Eine allergische Kontaktdermatitis kann bei Hunden zwar bereits nach einer 3- bis 5-wöchigen Sensibilisierung auftreten, die meisten natürlichen Fälle folgen jedoch auf eine längere Exposition von meist über zwei Jahren und nur selten unter sechs Monaten (Walton, 1977; Thomsen und Kristensen, 1986). In einer Studie (Nesbitt, 1977) waren dennoch 50 % der untersuchten Tiere nur 2–12 Monate alt, ein Dalmatiner war beispielsweise erst 12 Wochen alt (Werner, 1993). Nachdem die Untersuchung und die Routinediagnostik abgeschlossen wurde, kann die vorläufige Diagnose einer Kontaktdermatitis gestellt werden.

Hautbiopsien bei allergischer Kontaktdermatitis sind mit denen anderer Dermatitiden vergleichbar und tragen daher nicht zur Krankheitskennzeichnung bzw. Diagnose bei. Sie können jedoch zum Ausschluss anderer Erkrankungen herangezogen werden, vor allem wenn die Hautveränderung noch relativ frisch ist (vorzugsweise nicht älter als 48 Stunden). Da mikroskopische Veränderungen früher vorliegen als makroskopische Veränderungen zu erkennen sind, werden die meisten Gewebeveränderungen durch die Dauer der Läsion beeinflusst. Sie reichen von geringfügigen bis hin zu schweren Schädigungen. Darüber hinaus können sich die mikroskopischen Veränderungen in den einzelnen Feldern der Gewebeabschnitte unterscheiden. Zu den Leitmerkmalen einer allergischen Kontaktdermatitis zählen interzelluläre Ödeme in der Epidermis (Spongiose) und Infiltration von mononukleären Zellen, Neutrophilen und Eosinophilen. Andere Veränderungen sind Akanthose, Parakeratose sowie sekundäre bakterielle oder *Malassezia*-Infektionen. Liegt eine epidermale Nekrose vor, handelt es sich vermutlich eher um eine irritative Dermatitis (Walder und Conroy, 1994).

◀ **Leitmerkmale**

Die allergische Kontaktdermatitis wird hauptsächlich mit Hilfe von Isolationstechniken (Vermeidung) oder Epikutantests (offen oder geschlossen) diagnostiziert. Bevor jedoch ein Test auf allergische Kontaktdermatitis durchgeführt wird, sollte der Patient mit einem hypoallergenen Shampoo gebadet werden, um Allergenreste im Fell oder auf der Haut zu entfernen. Darüber hinaus müssen Kortikosteroide 3–6 Wochen vor dem Test abgesetzt werden.

8.5.1 Isolationstechniken

Isolationstechniken dienen zur Unterstützung der Diagnose einer allergischen Kontaktdermatitis, sie ermöglichen jedoch keine Abgrenzung einer allergischen von einer irritativen Kontaktdermatitis. Wendet der Halter des Tieres diese Techniken strikt an, kann die verursachende Substanz isoliert werden. Im Idealfall wird das Tier für 10–30 Tage von potentiell auslösenden Substanzen oder Umgebungen ferngehalten. Am besten eignet sich zu diesem Zweck die vorübergehende Unterbringung in einer in einer Tierklinik. Die Isolation zu Hause durchzuführen, ist äußerst schwierig. In der Regel muss das Tier in einem Zwinger, Laufstall oder Keller eingesperrt werden, um jeglichen Kontakt mit potentiellen Allergenen wie Gräsern oder Zement zu vermeiden. Tritt während dieser Isolation eine Besserung ein, stützt dies zwar die Diagnose einer allergischen Kontaktdermatitis, diese kann so jedoch nicht abschließend be-

◀ **Unterstützung der Diagnose**

Allergische Kontaktdermatitis

wiesen werden. Zu diesem Zweck ist eine Provokation des Tieres durch erneute Exposition erforderlich. Treten in den folgenden 48–72 Stunden bis zu 10 Tagen erneut Symptome auf, bestätigt dies die Diagnose.

Handelt es sich bei dem Kontaktstoff um einfache Gegenstände, z. B. den Fressnapf oder ein Spielzeug, kann die Isolation problemlos erfolgen. Bei Umweltallergenen ist das Verfahren hingegen wesentlich komplizierter. Wenn das Tier während seines Aufenthaltes in der Tierklinik keine Allergie zeigt, die Symptome aber nach der Rückkehr in die normale Umgebung wiederkehren, sind umfangreiche diagnostische Ermittlungen erforderlich. Dabei werden potentielle Allergene, z. B. Teppiche und Putzmittel, nacheinander in ausreichender Menge in einen »sauberen« Raum gebracht, so dass das Tier mit diesen Substanzen in Berührung kommt. Um eine Allergie auszuschließen, dürfen selbst nach mehreren Tagen keine Symptome auftreten. Findet eine Reaktion statt, wird die Substanz entfernt und das Tier umgehend gebadet. Lässt die Krankengeschichte mehrere Allergien vermuten, sollte der Test mit den restlichen Substanzen fortgesetzt werden, sobald sich die Haut wieder im Normalzustand befindet. Diese Art des Tests erfordert allerdings einen äußerst engagierten Halter sowie die Kooperation des Tieres.

▶▶ Konzentrationen und Trägersubstanzen

8.5.2 Epikutantest

Epikutantests dienen dem Nachweis einer Typ IV-Allergie auf bestimmte Substanzen. Potentielle Allergene werden in einer die Haut nicht reizenden Konzentration und mit direktem Kontakt auf die gesunde Haut aufgebracht. Diese Teststelle wird nach 48–72 Stunden auf eine Reaktion hin untersucht (Erytheme und Ödeme). Epikutantests sind die einzige in der Praxis durchführbare Methode zum Nachweis einer Kontaktallergie. Sie bestätigen nicht nur die Diagnose, sondern geben darüber hinaus Aufschluss über die betreffenden Allergene. Epikutantests werden bei allen ungewöhnlichen Dermatitisfällen angewendet, die nicht wie erwartet auf eine Behandlung ansprechen.

Epikutantests können sowohl offen als auch geschlossen durchgeführt werden. Am häufigsten wird der Test auf dem Rücken oder am lateralen Brustkorb vorgenommen. Die Teststelle sollte mindestens 24 Stunden vorher rasiert werden, da Hautirritationen nach der Rasur zu falsch-positiven Ergebnissen führen können. Verletzungen der Teststelle können den Test ungültig machen, daher sollten eine Halskrause sowie Pfotenverbände angebracht werden. Es wird empfohlen, den Patienten vorübergehend in einer Tierklinik unterzubringen. Im Allgemeinen sollten Flüssigkeiten (z. B. Shampoos, Bäder, Desinfektionsmittel) in der gleichen Konzentration getestet werden, in der sie normalerweise verwendet werden.

Walton hat bestimmte Konzentrationen und Trägersubstanzen für Epikutantests bei Hunden empfohlen. Als Standardverdünnungsmittel wird Vaseline verwendet, einige Chemikalien führen jedoch bei Verdünnung mit Vaseline zu falsch-negativen Testergebnissen (z. B. Chlorhexidin oder Formaldehyd). Topische Arzneimittel werden in der Regel auf die entzündete Haut aufgetragen, Epikutantests müssen hingegen auf gesunder Haut durchgeführt werden. Aus diesem Grund liefern Arzneimittel, die die Haut nur schlecht durchdringen (z. B. Neomycin), häufig falsch-negative Testergebnisse. Wenn ein topisches Arzneimittel im Epikutantest keine Entzündung hervorruft, kann die Penetration verbessert werden, indem dessen Konzentration erhöht wird. Auf diese Weise werden falsch-negative Ergebnisse ausgeschlossen. Epikutantests mit Neomycin werden beispielsweise in einer 20%igen Konzentration durchgeführt, obwohl die normale Konzentration bei topischer Anwendung nur 0,5 % beträgt.

8.5.2.1 Offener Epikutantest

Das Testmaterial, das in der entsprechenden Trägersubstanz oder dem Verdünnungsmittel aufgelöst wurde, wird auf die Haut aufgebracht, und die Teststellen werden an fünf aufeinander folgenden Tagen täglich untersucht. Um zu verhindern, dass sich die verschiedenen Testantigene vermischen, sollten die einzelnen Teststellen weit genug voneinander entfernt sein. Die Anzahl der getesteten Substanzen sollte daher relativ gering sein. Darüber hinaus muss die Teststelle vor Wasser, Schmutz und Selbsttrauma geschützt werden.

Falsch-negative Ergebnisse können aufgrund mangelnder Penetration des getesteten Stoffes erzielt werden. Falsch-positive Ergebnisse sind zumeist auf Entzündungen in Zusammenhang mit Selbsttrauma zurückzuführen. Aufgrund dieser Probleme sind offene Epikutantests in der Veterinärmedizin meist ungeeignet.

8.5.2.2 Geschlossener Epikutantest

Der geschlossene oder okklusive Epikutantest ist die derzeit beste Diagnostikmethode bei allergischer Kontaktdermatitis. Bei der nichtstandardisierten Form dieses Tests wird eine Lösung mit der verdächtigen Substanz für 48–72 Stunden unter einem Gazeläppchen verdeckt auf der Haut fixiert. Dabei muss die Substanz bekannt und eine ausreichende Fläche an gesunder Haut vorhanden sein. Falsch-negative Testergebnisse oder ein Verrutschen der Abdeckung stellen häufige Problem dar. Wenn ein positives Ergebnis erzielt wird, sollte der Test bei einem gesunden Tier wiederholt werden, um eine Irritationsreaktion auszuschließen. Darüber hinaus sollten verschiedene Trägersubstanzen (z. B. Wasser, Alkohol, Vaseline) und verschiedene Konzentrationen des vermuteten Allergens getestet werden. Dieser nichtstandardisierte Test wird ausschließlich bei seltenen Allergenen angewendet (z. B. Pflanzen), die in standardisierten Epikutantest-Kits nicht enthalten sind. Reinigungsmittel, Shampoos und Seifen müssen vor dem Epikutantest verdünnt werden (0,1–2 % in Wasser), dennoch können selbst diese Konzentrationen unter Abdeckung Irritationsreaktionen auslösen.

In der Humanmedizin sind standardisierte kommerzielle Epikutantest-Kits erhältlich, die verbreitete Allergene in nicht-irritativer Konzentration enthalten. In der Veterinärmedizin werden hingegen derzeit keine kommerziellen Testkits angeboten. Ein aus der Humanmedizin bekannter Test, der auf der europäischen Standardliste für Kontaktallergene (European Standard Battery Test) basiert, wird von der International Contact Dermatitis Research Group empfohlen und konnte zur Diagnose der allergischen Kontaktdermatitis bei Hunden erfolgreich eingesetzt werden (Thomsen und Kristensen, 1986; Willemse, 1986; Olivry und Heripret, 1989). Als Testallergene dienen 22 Extrakte aus Metallen, Gummi, Chemikalien, tierischen Derivaten und pflanzlichen Produkten auf Vaselinebasis (Tabelle 8.1, Abb. 8.2). Bei einigen dieser Allergene handelt es sich um Mischungen, bei denen im Falle eines positiven Ergebnisses zusätzliche Tests mit einzelnen Extrakten erforderlich sind. Der Testkit kann in einem dunklen Raum bei einer Temperatur unter 4 °C bis zu zwei Jahre gelagert werden. Die enthaltenen Allergene lösen weder beim Menschen noch bei Hunden Irritationsreaktionen aus (Olivry et al., 1990). In einer Studie (Olivry und Heripret, 1989) konnte mit diesem Test bei über 50 % der Fälle, in denen eine allergische Kontaktdermatitis vermutet wurde, ohne falsch-positive Ergebnisse bei gesunden Hunden diese Vermutung bestätigt werden. Vermeidung und Elimination der verursachenden Substanz zeigte bei 32 von 54 Hunden Erfolg. Die Vorteile dieses Tests sind standardisierte Allergene, eine geringe Hautoberfläche, die zur Ausführung des Tests benötigt wird, sowie die einfache Anwendung und Auswertung.

◀ standardisierte Tests

◀◀ nichtstandardisierte Tests

8 Allergische Kontaktdermatitis

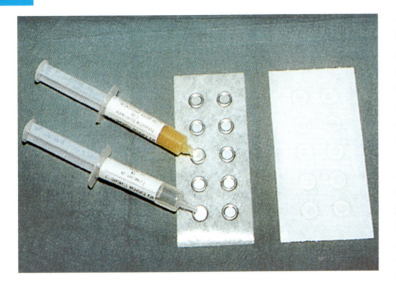

Abb. 8.2:
Patch-Testset für allergische Kontaktdermatitis. (mit freundlicher Genehmigung von Dr. Thierry Olivry).

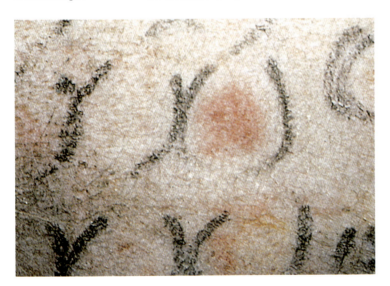

Abb. 8.3:
3+-Reaktion auf Nickel bei einem Hund mit Zement-Allergie.

8.5.2.3 Interpretation der Ergebnisse von Epikutantests

Der Epikutantest wird nach 48 und 72 Stunden überprüft. Willemse (1986) fand heraus, dass positive Testergebnisse, die mit der Zeit stärker wurden, eher auf eine allergische Kontaktdermatitis zurückzuführen sind (Abb. 8.3). Es ist praktisch unmöglich, falsch-positive Ergebnisse von echt-positiven Ergebnissen zu unterscheiden. Eine Irritationsreaktion kann jedoch ausgeschlossen werden, indem die Art der Reaktion an der Teststelle analysiert und die Testsubstanz verdünnt wird. Irritationsreaktionen beschränken sich im Allgemeinen auf die Teststelle, allergische Reaktionen gehen hingegen meist über die eigentliche Stelle der Anwendung hinaus. Darüber hinaus reagieren allergische Tiere auch noch bei einer zehnfachen Verdünnung des Allergens, während bei dieser Konzentration in der Regel keine Irritationsreaktionen auftreten.

Alle positiven Reaktionen sind zwar von Bedeutung, sie müssen jedoch nicht unbedingt klinisch relevant sein. Sie können ebenso auf eine frühere Allergie oder ein zukünftiges Problem hindeuten. Anhand der Krankengeschichte muss ermittelt werden, ob das Allergen in der Umwelt vorhanden ist. Größere Probleme treten bei falsch-positiven oder negativen Reaktionen auf. Falsch-negative Ergebnisse entstehen, wenn beispielsweise nicht alle Allergene getestet wurden oder einige Allergene eine mangelhafte Penetration aufweisen. Letztere kann sowohl auf eine schlechte Abdeckung oder schlechten Schutz der Teststelle als auch auf zu geringe Antigenkonzentrationen zurückzuführen sein.

8.6 Therapie

Die Symptome einer allergischen Kontaktdermatitis können durch Vermeidung der Allergene geheilt werden, zu diesem Zweck muss jedoch zunächst das betreffende Agens identifiziert werden. Eine geringgradige Dermatitis kann innerhalb von 7–14 Tagen geheilt werden. Schwerere Fälle heilen hingegen langsamer. Mit Hilfe von Bädern werden verbleibende Kontaktstoffe beseitigt. Darüber hinaus tragen Kortikosteroide zur Reduzierung des Pruritus und der Entzündung bei. Häufig wird der Fehler gemacht, bereits zu Beginn der Behandlung unangemessen hohe Mengen systemischer Steroide zu verabreichen. Besser eignet sich die orale Gabe von Prednison (1 mg/kg für Hunde und 2 mg/kg für Katzen) für 7–14 Tage (Scott und Miller, 1995). Antihistaminika bekämpfen zwar nicht die akute Entzündung bei einer allergi-

Therapie 8

schen Kontaktdermatitis, durch ihre beruhigende Nebenwirkung tragen sie jedoch zum Wohlbefinden des Patienten bei. Topische Arzneimittel sollten vermieden werden, da sie Entzündungen oder neue Allergien verursachen können. Beim Menschen wurde nachgewiesen, dass eine Hyposensibilisierung (topische, orale, injizierte) für bestimmte Allergene möglich ist (Kligman, 1958). Dieses Verfahren ist allerdings äußerst mühsam und zeigt häufig keine oder nur vorübergehende Erfolge. Nachdem die Hyposensibilisierung beendet wird, kehrt die Allergie in der Regel innerhalb von 6–10 Monaten in gleichem Umfang zurück. Bei Mäusen und Menschen führt ultraviolettes Licht (UVB) bei gleichzeitiger Applikation von Allergenen zu einer spezifischen Hyporeaktivität (Troost et al., 1995). Dies kann ggf. auf die Verarmung der Langerhans-Zellen in der Haut und die Abschwächung der durch T-Zellen vermittelten Reaktionen auf Kontaktallergene zurückgeführt werden. Kann das betreffende Allergen nicht identifiziert oder vermieden werden, ist eine symptomatische Behandlung mit Kortikosteroiden erforderlich (siehe Kapitel 6). Regelmäßiges Baden kann die Allergenbelastung reduzieren, so dass eine geringere Kortikosteroiddosis verabreicht werden kann.

Tabelle 8.1: Europäische Standardliste der Kontaktallergene (European Standard Battery of Allergens)

Allergen	Konz. (%)	Umweltquellen und Verwenung
Kaliumdichromat	0,5	Zement, Farbstoffe, Leder, Legierungen, Öle, Farben
Neomycinsulfat	20,0	Antibiotikum in topischen Arzneimitteln
Thiuram-Mix	1,0	Gummi, Konservierungsmittel, Insektizide, Fungizide
p-Phenylendiamin	1,0	Farbstoffe, Antioxidanzien, Tinte
Kobaltchlorid	1,0	Zement, Legierungen, Farbstoffe, Farben, Pelze, Öle
Benzocain	5,0	Topische Arzneimittel
Formaldehyd (in Wasser)	1,0	Desinfektionsmittel, Putzmittel, Konservierungsmittel, Kunststoffe, Leder
Colophonium	20,0	Klebstoffe, Wachs, Tinte, Linoleum, Leder
Chinolinemischung	6,0	Topische Arzneimittel
Peru-Balsam	25,0	Topische Arzneimittel, Aromastoffe, Deodorants
PPD-Mix, Gummi-Mix	0,6	Schwarzes Gummi, Öle
Wollwachsalkohol/Lanolin	30,0	Topische Arzneimittel, Leder, Pelze, Polituren
Thiol-Mix	2,0	Gummi, Öle, Antiinfektiva, Fungizide
Epoxidharz	1,0	Kunststoffe, Klebstoffe, Farben, Lacke, Tinte
Paraben-Mix	15,0	Konservierungsmittel, Klebstoffe, Polituren
Butylphenol	1,0	Schuhsohlen, Klebstoffe
Carba-Mix	3,0	Gummi, Insektizide, Fungizide
Duftstoff-Mix	8,0	Parfums, topische Arzneimittel, Putzmittel, Öle
Ethylendiamin	1,0	Stabilisatoren, Insektizide, Fungizide, Gummi
Quaternium 15	1,0	Antiinfektiva, Fungizide, Konservierungsmittel
Nickelsulfat	5,0	Legierungen, Edelstahl, Putzmittel, Farben, Zement
Primin	0,01	Primeln (Kreuzreaktion mit anderen Chinonen)

Allergische Kontaktdermatitis

8.7 Literatur

ARAYA OS, FORD EJH. An investigation of the type of photosensitization caused by the ingestion of St John's Wort (Hypericum perforatum) by calves. N. Z. Vet. J. 35: 27–30, 1981.

CALDERWOOD MAYS MB, MESSINGER LM. Carpet deodorant contact dermatitis in a cat. Proc. Annu. Memb. Meet. Am. Acad. Vet. Dermatol./Am. Coll. Vet. Dermatol. 9: 67, 1993.

CLARK EJ, TAYLOR JBH. Cedar wood-induced allergic contact dermatitis in a dog. Proc. Annu. Memb. Meet. Am. Acad. Vet. Dermatol./Am. Coll. Vet. Dermatol. 9: 68, 1993.

COMER KM. Carpet deodorized as a contact allergen in a dog. J. Am. Vet. Med. Assoc. 193(2): 1553–1554, 1988.

CRONCE PC, ALDEN HS. Flea collar dermatitis. J. Am. Med. Assoc. 206: 1563, 1968.

DEGROOT AC, YOUNG E. The role of contact allergy to aeroallergens in atopic dermatitis. Contact Dermatitis 21: 209–214, 1989.

DUNSTAN RW, ROSSER EJ, KENNIS R. Histologic features of allergic contact dermatitis in four dogs. Proc. Annu. Memb. Meet. Am. Acad. Vet. Dermatol./Am. Coll. Vet. Dermatol. 9: 69, 1993.

ENGLISH JS, FORD G, BECK MH, et al. Allergic contact dermatitis from topical systemic steroids. Contact Dermatitis 23: 196, 1990.

FADOK VA, GROSS TL. Generalized allergic contact dermatitis induced by topical dishwashing detergent in a dog. Proc. Annu. Memb. Meet. Am. Acad. Vet. Dermatol./Am. Coll. Vet. Dermatol. 9: 66, 1993.

FAIRLEY RA, MACKENZIE IS. Photosensitivity in a kennel of harrier hounds. Vet. Dermatol. 5(1)1–7, 1994.

FRANK LA, MCENTEE MF. Demonstration of aeroallergen contact sensitivity in dogs. Vet. Allerg. Clin. Immunol. 3(3): 75–80, 1995.

GRANT DI, THODAY KL. Canine allergic contact dermatitis: A clinical review. J. Sm. Anim. Pract. 21: 17–27, 1980.

HALLIWELL REW, GORMAN NT. Veterinary Clinical Immunology. W.B. Saunders, Philadelphia, 1989, pp. 253–258.

JOSHUA LO. Some allergic conditions in the dog and cat. Vet. Rec. 68: 682, 1956.

KLIGMAN AM. Hyposensitization against Rhus dermatitis. Arch. Dermatol. 78: 47, 1958.

KUNKLE GA, GROSS TL. Allergic contact dermatitis to *TRADESCANTIA FLUMINENSIS* (wandering Jew) in a dog. Comp. Cont. Educ. 5: 925, 1983.

LAUERMA A, REITAMO S, MAIBACH HI. Systemic hydrocortisone/cortisol induces allergic skin reactions in presensitized subjects. J. Am. Acad. Dermatol. 24: 182, 1991.

MAIBACH HI, DANNAKER CJ, LAHTI A. Contact skin allergy. In Middleton E Jr, Reed CE, Ellis EF (eds), Allgergy: Principles and Practice, 4th edition. Mosby, St Louis, pp. 1605–1641, 1993.

MERCHANT SR, HODGIN EC, LEMARE SL. Eosinophilic pustules and eosinophilic dermatitis secondary to patch testing a dog with Asian jasmine. Proc. Annu. Memb. Meet. Am. Acad. Vet. Dermatol./Am. Coll. Vet. Dermatol. 9: 64, 1993.

MULLER GH. Contact dermatitis in animals. Arch. Dermatol. 96: 423–426, 1967.

MULLER GH. Flea collar dermatitis in animals. J. Am. Vet. Med. Assoc. 157: 1616, 1970.

NESBITT GH. Contact dermatitis in the dog: A review of 35 cases. J. Am. Anim. Hosp. Assoc. 13: 155–163, 1977.

OLIVRY T. Allergic contact dermatitis to cement: A delayded hypersensitivity to dichromates and nickel. Proc. Annu. Memb. Meet. Am. Acad. Vet. Dermatol./Am. Coll. Vet. Dermatol. 9: 63, 1993.

OLIVRY H, HERIPRET D. Use of a closed patch test technique in the diagnosis of allergic contact dermatitis in the dog. Proc. Acad. Vet. Allergy Annual Meeting, pp. 11–12, 1989.

OLIVRY T, PRELAND P, HERIPRET D, et al. Allergic contact dermatitis in the dog. Vet. Clin. North Am. (Small Anim. Pract.) 20: 1443–1456, 1990.

OLIVRY T, MOORE PF, NAYDEN DK. Characterization of the inflammatory infiltrate in canine atopic dermatitis. Proc. Annu. Memb. Meet. Am. Acad. Vet. Dermatol./Am. Coll. Vet. Dermatol. 11: 98–100, 1995.

POLAK L. Immunologic aspects of contact sensitivity. Monogr. Allergy 15, 1980.

REDDIN L, STEVEN DW. Allergic contact dermatitis in the horse. North Am. Vet. 27: 561, 1946.

REEDY LM, MILLER WH Jr. Allergic Skin Diseases of Dogs and Cats. W. B. Saunders, Philadelphia, pp. 159–169, 1989.

SCHULTZ KT, MAGUIRE HC. Chemically induced delayed hypersensitivity in the cat. Vet. Immunol. Immunopathol. 3: 585, 1982.

SCHWARTZMAN RM. Contact dermatitis. In Kirk RW (ed.) Current Veterinary Therapy, V.W.B. Saunders, Philadelphia, p. 405, 1974.

SCOTT DW. Recent advances in the diagnosis and management of contact dermatitis. World Small Anim. Vet. Med. Assoc. Annual Meeting, Harrogate, UK, 1989.

SCOTT DW, MILLER WH Jr. GRIFFIN CE. Small Animal Dermatology, 5th edition. W.B. Saunders, Philadelphia, pp. 523–528, 1995.

THOMSEN MK, KRISTENSEN F. Contact dermatitis in the dog: A review and clinical study. Nord. Vet. Med. 38: 129, 1986.

THOMSEN MK, THOMSEN HK. Histopathological changes in canine allergic contact dermatitis patch test reactions: A study on spontaneously hypersensitive dogs. Acta Vet. Scand. 30: 379, 1989.

TROOST RJJ, et al. Hyposensitization in nickel allergic contact dermatitis: Clinical and immunologic monitoring. J. Am. Acad. Dermatol. 32: 576–583, 1995.

WALDER EJ, CONROL JD. Contact dermatitis in dogs and cats: Pathogenesis, histopathology, experimental induction and case reports. Vet. Dermatol. 5(4): 149–162, 1994.

WALKER FB, SMITH PD, MAIBACH HI. Genetic factors in human allergic contact dermatitis. Int. Arch. Allerg. Appl. Immunol. 32: 453, 1967.

WALTON GS. Allergic contact dermatitis. In Kirk RW (ed.) Current Veterinary Therapy VI. W.B. Saunders, Philadelphia, pp. 571–575, 1977.

WERNER A. Contact allergic dermatitis in a young Dalmatian dog. Proc. Annu. Memb. Meet. Am. Acad. Vet. Dermatol./Am. Coll. Vet. Dermatol. 9: 65, 1993.

WILLEMSE T. Crusting dermatoses in cats. In Kirk RW (ed.) Current Veterinary Therapy VII. W.B. Saunders, Philadelphia, pp. 469–472, 1980.

WILLEMSE TW. Contact dermatitis Eur. Soc. Vet. Dermatol. Annual Meeting, Paris, 1986.

WILLEMSE TW, VROOM MA. Allergic dermatitis in a Great Dane due to contact with Hippeastrum. Vet. Rec. 122: 490–491, 1988.

9 Hypersensibilität gegen Arthropoden

Zum Stamm der Arthropoden zählen vier Klassen, die in der Veterinärmedizin von Bedeutung sind (Soulsby, 1982; Bowman, 1995). Unter diesen vier können die Klassen Hexapoda (Insekten) und Arachnida (Spinnen) dermatologische Erkrankungen verursachen. Es gibt weltweit tausende verschiedener Arten von Insekten und Arachniden. Einige Gattungen sind als Auslöser von traumatischer Dermatitis bekannt, z. B. die Dermatitis durch Gemeine Stechfliegen (*Stomoxys calcitrans*) (Bowman, 1995; Scott et al., 1995), während andere als unbedeutend für dermatologische Erkrankungen eingestuft werden bzw. wurden. Jahrelang wurde nur bei Flöhen, Bienen, Wespen und Hornissen von einem allergischen Potential für Haustiere ausgegangen. Zu den bedeutsamen allergenen Arachniden zählen Zecken, parasitäre Milben und Umweltmilben. Heute ist jedoch bekannt, dass auch andere Insekten und Arachniden IgE-Antikörperreaktionen bei Hunden und Katzen auslösen können. In gewissen Fällen (z. B. Mückenstichallergien) wurde die Bedeutung der allergischen Antikörperreaktion nachgewiesen (Mason und Evans, 1991; Ihrke und Gross, 1994). In anderen Fällen wird eine klinische Allergie zwar vermutet, konnte jedoch nicht nachgewiesen werden (Holtz, 1990; Griffin, 1993; Gross, 1993; Buerger, 1995; Willis und Kunkle, 1996). Durch die zunehmende Verwendung von Insekten- und Arachnidenantigenen in intradermalen und serologischen Allergietests kann die Rolle dieser Parasiten bei Hunde- und Katzenallergien besser definiert werden.

9.1 Hypersensibilität gegen Insekten

Über 70 % der bekannten Arthropoden sind Insekten (Soulsby, 1982; Bowman, 1995). Sie können aus den folgenden Gründen problematisch für Tiere sein:

- Sie ernähren sich von dem Tier.
- Sie injizieren beim Fressen oder Stechen allergenen Speichel oder Gift.
- Sie lassen potentiell allergische Körperbestandteile oder Exkremente an Orten zurück, an denen das Tier diese einatmet, frisst oder transdermal absorbiert.

◀◀

Hexapoda (Insekten)
Arachnida (Spinnen)

Die Injektion allergener Körperflüssigkeiten ist als Sensibilisierungsmethode gut bekannt, da Flohspeichelallergien die häufigste allergische Erkrankung bei Hunden und Katzen darstellen. Die Rolle inhalierter, gefressener oder transdermal absorbierter Allergene ist noch unbekannt.

9.1.1 Flohspeichelallergie

Flöhe sind Insektenparasiten, die bei Hunden, Katzen, Schweinen, Menschen, Nagetieren, Kaninchen und Vögeln auftreten. Flöhe sind nicht nur lästig, sondern können zudem zahlreiche Erkrankungen übertragen sowie allergische Reaktionen hervorrufen. Flöhe sind die häufigsten Ektoparasiten bei Haustieren und der Hauptauslöser von Hauterkrankungen. In Regionen mit Flohbefall werden über 50 % der Dermatologiefälle bei Kleintieren auf Flöhe zurückgeführt (Scott et al., 1995).

9.1.1.1 Anatomie und Lebenszyklus

Flöhe (Gattung Siphonaptera) sind kleine, flügellose Insekten mit seitlich abgeflachten Körpern und einer dicken, braunen Kutikula aus Chitin (Soulsby, 1982; Dryden, 1993a; Bowman, 1995). Die Kutikula ist mit einer dünnen Lipidschicht bedeckt, der Epikutikula. Diese ist wasserundurchlässig, lässt jedoch Lipide und lipidlösliche Substanzen passieren (Bowman, 1995). Starke Hinterbeine, die zum Springen

Hypersensibilität gegen Arthropoden

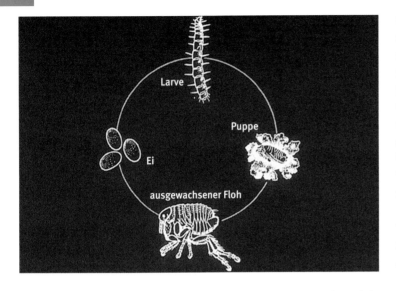

Abb. 9.1:
Lebenszyklus des Flohs mit Anteilen der einzelnen Entwicklungsstadien zu den verschiedenen Zeiten (von L. Veith, Vet-Kem Corp. Des Plaines, IL).

Abb. 9.2:
Floheier (von Vet-Kem Corp. Des Plaines, IL).

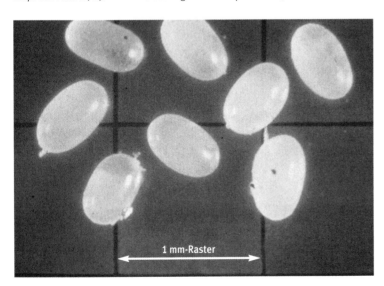

ausgebildet sind, ermöglichen es dem Floh, schnell von einem Wirt zum anderen zu wechseln. Es gibt über 2000 Spezies und Unterspezies. Weltweit sind *Ctenocephalides* spp., vor allem *C. felis felis*, für Hunde und Katzen besonders problematisch, unter bestimmten Umständen können jedoch auch *Pulex irritans*, *Echidnophaga gallinacea*, *Spilopsyllus cuniculi*, *Tunga penetrans* sowie andere Arten von Bedeutung sein (Dryden, 1993a, 1993b; MacDonald, 1995; Scott et al., 1995).

Alle adulten Flöhe sind wirtsabhängige, blutsaugende Ektoparasiten, die bei Warmblütern zu finden sind. Ausgewachsene Flöhe können den Wirt zwar verlassen und in einer normalen Haushaltsumgebung überleben, sie sterben jedoch relativ schnell, wenn sie keinen neuen Wirt finden. Flöhe sollten daher nicht als vorübergehende, sondern als permanente Parasiten betrachtet werden. Die meisten Spezies zeigen keine Vorliebe für einen bestimmten Wirt, vor allem nicht, wenn sie Hunger haben. Während der Nahrungsaufnahme stechen spezielle Mundwerkzeuge in die Haut des Wirtes, um Blut zu saugen. Dabei wird Speichel in die Wunde injiziert, um eine Gerinnung des Blutes zu verhindern. Ausgewachsene Flöhe können auf einem Wirt lange Zeit ohne Nahrung überleben, für die Reproduktion ist jedoch eine Blutaufnahme erforderlich.

Flöhe entwickeln sich durch eine vollständige Metamorphose (Abb. 9.1) (Dryden, 1993a, 1993b; MacDonald, 1995). Der Lebenszyklus von *C. felis felis* wurde umfassend untersucht und wird in diesem Kapitel zur Erläuterung herangezogen. Für Katzenflöhe ermittelte Daten gelten u. U. nicht für andere Spezies. Die Kopulation findet nach einem Blutmahl statt, und das Weibchen legt bis zu 20 Eier.

Die Eier werden zumeist nachts, während der Wirt schläft, abgelegt. Nach mehreren Nahrungsaufnahmen kann das Weibchen bis zu 50 Eier pro Tag legen. Floheier sind klein, oval, weiß und nicht klebrig (Abb. 9.2). Normalerweise werden die Eier auf dem Wirt gelegt und fallen zur weiteren Entwicklung in die Umgebung. Da das Eierlegen zumeist beim schlafenden Wirt erfolgt, sind die Orte, an denen das Tier schläft oder ruht, am stärksten befallen. Der weibliche Geflügelfloh (*E. gallinacea*) sticht in die Haut des Wirtes und legt seine Eier dort ab. Die Eier werden dort ausgebrütet und die Larven fallen anschließend in der Umgebung ab, um dort ihren Entwicklungszyklus zu vollenden. Der weibliche Katzenfloh kann bis zu 1000 Eier in den ersten 50 Lebenstagen und über 2000 während der gesamten Lebensdauer legen.

Hypersensibilität gegen Insekten

Es gibt drei Phasen in der Larvenentwicklung, die als Entwicklungsstadien bezeichnet werden. Die Eier reifen zu Larven im ersten Entwicklungsstadium heran. Frisch geschlüpft sind diese gelb, beinlos und madenartig mit Mundwerkzeugen zum Kauen und zwei hinteren hakenförmigen Fortsätzen, die als Nachschieber (»anal struts«) bezeichnet werden (Abb. 9.3). Diese werden zur Fortbewegung, zum Greifen und zum Halten verwendet. Die Larven sind äußerst aktiv, negativ-phototaktisch und positiv-geotaktisch. Sie kriechen vom Brutplatz aus schnell in Bodenritzen, Polster, Teppiche oder unter organische Abfälle, um Sonnenlicht zu vermeiden (Dryden, 1993a; Robinson, 1995). Für ihre Entwicklung benötigen sie nur wenig Nahrung, die Larven nehmen jedoch organische Stoffe zu sich, vor allem bluthaltige Exkremente des Wirtes. Die Larven im ersten Entwicklungsstadium bewegen sich nicht weit vom Brutort weg. Im zweiten Entwicklungsstadium legen sie weitere Strecken zurück und können über 1 Meter vom Brutort entfernte Bereiche befallen (Robinson, 1995). Kurz nach der Häutung spinnt die Larve im dritten Entwicklungsstadium einen ovalen, klebrigen Kokon, in dem sie sich verpuppt (Abb. 9.4) und zum ausgewachsenen Insekt heranreift. Je nachdem, ob entsprechende Stimuli für die Entpuppung vorhanden sind (z. B. Druck, Kohlendioxidgehalte, Hitze), schlüpfen adulte Flöhe nach wenigen Tagen oder verbleiben lange Zeit in einem Ruhestadium (Dryden, 1993a). Vor der Entpuppung können Flöhe unter geeigneten Umständen bis zu 140 Tage in einem Ruhezustand verbringen.

Die Geschwindigkeit, mit der ein Floh die verschiedenen Entwicklungsphasen durchläuft, ist stark von der Umgebungstemperatur und Luftfeuchtigkeit abhängig (Dryden, 1993a, 1993b). Mittlere Temperaturen (18–27 °C) und eine hohe Feuchtigkeit (70–80 %) fördern eine schnelle Entwicklung, während geringe Temperaturen und Feuchtigkeit diese verlangsamen. Selbst wenn die eigentlichen Witterungsbedingungen in einer Region nicht förderlich sind

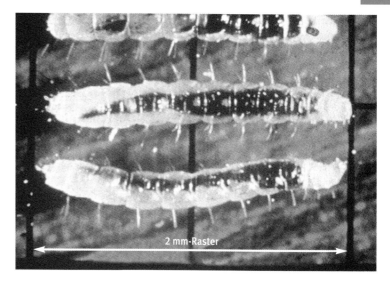

(z. B. heiß und trocken), können die klimatischen Bedingungen in Teppichen oder unter organischen Abfällen ganz anders aussehen.

Unter günstigen Bedingungen schlüpfen die Eier des Katzenflohs in 1–10 Tagen, das Larvenstadium dauert 5–11 Tage und der adulte Floh schlüpft aus dem Kokon fünf Tage nach der Verpuppung. In einer anderen Umgebung kann der normale Entwicklungszyklus von 21–28 Tagen auf 12–14 Tage beschleunigt oder auf 174 Tage verlangsamt werden. Temperaturen über 35 °C und eine relative Luftfeuchtigkeit unter 50 % fördern eine Dehydrierung und den Tod der

Abb. 9.3:
Flohlarven (von Vet-Kem Corp. Des Plaines, IL).

Abb. 9.4:
Flohlarven und -puppen in einem Kokon (von Vet-Kem Corp. Des Plaines, IL).

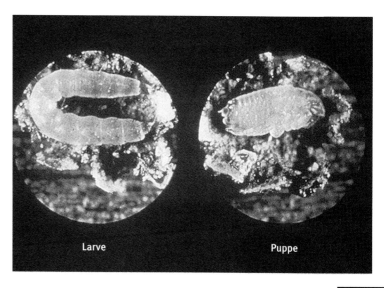

9 Hypersensibilität gegen Arthropoden

Larven. Bei starken Regenfällen können Larven und Puppen ertrinken. Sehr niedrige Temperaturen von unter 1 °C sind für alle Stadien des Flohs tödlich. Vor dem Schlüpfen können ausgewachsene Flöhe diese Temperaturen überleben, vorausgesetzt der Kokon ist gut geschützt.

In einer kontrollierten Laborumgebung sind frisch entpuppte Katzenflöhe äußerst robust und können für lange Zeit überleben (Dryden, 1993a, 1993b). Unter normalen Bedingungen im Haus bei Raumtemperaturen von ca. 22,5–24 °C und einer relativen Luftfeuchtigkeit von 60–78 % sterben die meisten ausgewachsenen Flöhe ohne Wirt innerhalb von 12–14 Tagen. Bei höheren Temperaturen und geringerer Feuchtigkeit sterben sie noch schneller. Nach der Nahrungsaufnahme erfordert der Metabolismus des Katzenflohs eine konstante Blutquelle. Eine dauerhafte Trennung vom Wirt nach der Nahrungsaufnahme führt innerhalb von Tagen zum schnellen Tod des Katzenflohs. Ausgewachsene Flöhe können auf dem Wirt für über 100 Tage überleben, vorausgesetzt sie nehmen von Zeit zu Zeit Blut auf.

9.1.1.2 Wirtsdistribution

▶▶ Flohspeicheldermatitis

Obwohl die allgemeinen Namen der Flöhe (z. B. Hundefloh, Katzenfloh) auf einen bestimmten Wirt hinzudeuten scheinen, liegt eine strenge Wirtsspezifität nicht vor (Scott et al., 1995). Hungrige Flöhe ernähren sich von fast allen Warmblütern. Die meisten Floharten sind anscheinend in der Lage, ihren Lebenszyklus auch dann zu durchlaufen, wenn sie sich von einem »nicht-natürlichen« Wirt ernähren. *C. felis felis* lebt beispielsweise auf Hunden, Waschbären, Opossums, Eichhörnchen und zahlreichen anderen Wild- und Haustieren. *C. canis* entwickelt sich jedoch nicht über das erste Larvenstadium hinaus, wenn er auf Katzen lebt.

Die meisten Spezies bewegen sich über den Körper des Wirtes und können an zahlreichen Stellen auftreten. *E. gallinacea* bevorzugt allerdings das Gesicht und *S. cuniculi* das äußere Ohr und unmittelbar an das Ohr angrenzende Körperteile (Scott et al., 1995).

9.1.1.3 Klinische Erkrankungen

Während der Nahrungsaufnahme injiziert der Floh Speichel in die Wunde, um ein Gerinnen des Blutes zu verhindern. Flohspeichel ist eine komplexe Substanz, die sowohl entzündungsfördernd als auch allergen wirkt. Der Speichel von *C. felis*, *P. irritans* und *P. simulans* verfügt über gleiche Antigene (Scott et al., 1995). Ein Tier, das auf eine dieser Floh-Arten allergisch reagiert, ist daher wahrscheinlich ebenfalls für die anderen Arten sensibilisiert. Da ein Flohbiss sowohl auf mechanischem als auch chemischem Weg Entzündungen auslöst, entwickeln alle Tiere eine entzündete Papel am Ort des Bisses. Der Geflügelfloh (*E. gallinacea*) und der Sandfloh (*T. penetrans*) bohren sich in die Haut des Wirtes und verursachen starke lokale Hautveränderungen. Die Reaktion des Tieres auf den Flohbiss lässt erkennen, welche Art der Dermatitis es entwickeln wird.

Flohspeicheldermatitis. Die Flohspeicheldermatitis ist eine nicht-allergische Erkrankung, die durch eine Entzündung aufgrund des Flohbisses entsteht. Das Ausmaß der Dermatitis steht in direktem Zusammenhang zu der Anzahl der Flöhe, denen das Tier als Wirt dient. In der Regel verursachen ein oder zwei Flöhe keine klinische Dermatitis. Als klinische Größe nimmt die Flohspeicheldermatitis in der normalen tierärztlichen Praxis nur eine unbedeutende Rolle ein. Die meisten Halter wissen, dass ihr Tier von Flöhen befallen werden kann. Fangen Hund oder Katze bei den ersten Flöhen an, sich zu kratzen oder zu beißen, kann der Halter dies entweder ignorieren oder das Tier auf Flöhe untersuchen. Werden die ersten Anzeichen ignoriert, kann das Kratzen und Knabbern mit zu-

Hypersensibilität gegen Insekten

nehmender Flohbelastung eskalieren. Zu diesem Zeitpunkt ist der Befall mit Flöhen bereits offensichtlich. Die meisten betroffenen Halter behandeln die Flöhe, ohne den Tierarzt aufzusuchen.

Die klinischen Symptome einer Flohspeicheldermatitis sind variable pruriginös-papuläre Ausschläge. Beim Hund sind vor allem der untere Rückenbereich, der Schwanz, der hintere und mediale Oberschenkelbereich sowie die Leistengegend betroffen. Bei Katzen sind zwischen den Schulterblättern und entlang des unteren Rückens krustöse Papeln zu erkennen. Einige Katzen weisen keine Primärläsionen auf, sondern putzen sich nur besonders ausgiebig, vor allem am unteren Rücken und in der Leistengegend. Bei einer echten Flohspeicheldermatitis steht das Ausmaß der Symptome in direktem Zusammenhang mit der Anzahl der Flöhe. Einige nervöse Tiere oder Tiere mit extrem sensibler Haut verspüren einen überproportionalen Juckreiz und erwecken den Eindruck, unter einer Flohallergie zu leiden.

Die Diagnose einer Flohspeicheldermatitis wird mit Hilfe einer Untersuchung und dem Nachweis der Flöhe oder der Flohexkremente gestellt. Hauttests mit Flohantigenen sollten weder eine Sofort- noch eine verzögerte Reaktion zeigen.

Flohspeichelallergie. Eine Flohspeichelallergie ist eine pruriginöse, papulokrustöse Dermatitis bei Tieren, die auf Antigenmaterial im Flohspeichel sensibilisiert sind. Flohspeichelallergien, die auch als Flohallergie-Dermatitiden bezeichnet werden, sind weltweit die häufigste allergische Hauterkrankung bei Hunden und Katzen. Die Häufigkeitsrate variiert je nach Klima, Flohpopulation und der Anfälligkeit der Tierpopulation für Allergien. Atopische Haustieren sind für Flohspeichelallergien besonders anfällig (Scott et al., 1995; Willis und Kunkle, 1996).

Die Unterscheidung zwischen nicht-allergischer Flohspeicheldermatitis und Flohspeichelallergie kann u. U. schwierig sein. Bei der nicht-allergischen Flohspeicheldermatitis besteht im Allgemeinen ein direkter Zusammenhang zwischen dem Ausmaß der Erkrankung und der Anzahl der Flöhe. Bei Tieren, die unter einer anderen Allergie (z. B. Atopie, Futtermittelallergie) leiden oder auf Flohbisse allergisch reagieren, besteht dieser Zusammenhang nicht immer. Bei stark allergischen Patienten können bereits wenige Flohbisse schwerwiegende Reaktionen verursachen.

9.1.1.4 Pathogenese

Die Pathogenese der Flohspeichelallergien wurde beim Hund umfassend untersucht (Halliwell, 1984; Halliwell und Longino, 1985; Halliwell und Schemmer, 1987; Scott et al., 1995).

Flohspeichel enthält histaminähnliche Verbindungen, Enzyme, Polypeptide, Aminosäuren, aromatische Verbindungen und fluoreszierendes Material (Halliwell, 1984; Greene et al., 1993a, 1993b; Trudeau et al., 1993; McKeon und Opdebeech, 1994; Scott et al., 1995). In Gelfiltrationsstudien wurden zahlreiche Polypeptidbanden nachgewiesen, von denen etwa 15 von Bedeutung zu sein scheinen (Greene et al., 1993a). Einige dieser Antigene wurden aus Messenger-RNA von Flöhen synthetisiert (Greene et al., 1993b). Studien zur Identifizierung der wichtigen Antigene haben gezeigt, dass es kein Antigen gibt, das bei allen allergischen Hunden und Katzen von Bedeutung ist. Über alles Andere herrscht weiter Uneinigkeit. Einige Forschungsgruppen berichten, dass die am stärksten reagierenden Fraktionen im Bereich 40–58 kDa zu finden sind (Greene et al., 1993a, 1993b; Trudeau et al., 1993), während andere die höchste Reaktionsbereitschaft über 66 kDa nachwiesen (McKeon und Obdebeech, 1994). Eine Studie entdeckte deutliche Unterschiede in der Reaktionsbereitschaft bei allergischer und nicht-allergischer Tiere (Greene et al., 1993a) während andere einen solchen Unterschied nicht feststellen konnten (McKeon und

◄◄
Flohspeichelallergie

9 Hypersensibilität gegen Arthropoden

▶▶ allergische Reaktionen vom Typ I und Typ IV

▶▶ kutane Basophilen-Hypersensibilitäten

Obdebeech, 1994). Die Ursache dieser Differenzen ist nicht bekannt, sie können jedoch u. U. auf den Aufbau der Studien zurückgeführt werden. In zukünftigen Untersuchungen sollten diese Fragen geklärt werden. Die Antigene des Flohspeichels verursachen eine Allergie vom Typ I, Typ IV oder eine Basophilen-Hypersensibilitätsreaktion. Darüber hinaus sind IgE-vermittelte Spät-Reaktionen ebenfalls von Bedeutung.

Der regelmäßige Vorgang der Sensibilisierung und Desensibilisierung, der beim Meerschweinchen nachgewiesen wurde, ist bei Hunden und Katzen nicht zu verzeichnen. Häufig gehen verzögerte Reaktionen Sofortreaktionen voraus, es wurde jedoch auch bestätigt, dass verzögerte Reaktionen gleichzeitig oder nach Sofortreaktionen auftreten können. Im Allgemeinen weisen Hunde mit Flohspeichelallergien sowohl verzögerte als auch Sofortreaktionen auf Hauttests auf. Nur 5–10 % zeigen entweder eine verzögerte oder eine Sofortreaktion, nicht jedoch beide gleichzeitig. Verzögerte Reaktionen können nach 4–8 Stunden, 24 Stunden oder 48 Stunden auftreten.

In Studien zur Pathogenese von Flohspeichelallergien beim Hund fand Halliwell heraus, dass Hunde, die Flöhen gelegentlich ausgesetzt waren, innerhalb von 2–12 Wochen positive Hauttests aufwiesen, während die Reaktion bei Tieren, die Flöhen ständig ausgesetzt waren, wesentlich später eintrat und unbedeutender war (Halliwell, 1984). Hunde die nur zeitweise unter Flohbefall litten, wiesen hohe Konzentrationen von IgE und IgG im Serum gegen Flohallergene auf, während bei den kontinuierlich befallenen Hunden beide Antikörper kaum nachgewiesen werden konnten (Halliwell und Longino, 1985). Diese Ergebnisse legen die Vermutung nahe, dass eine kontinuierliche Exposition eine partielle oder vollständige Immuntoleranz zur Folge haben kann. Wenn die Hunde, die zuvor kontinuierlich Flöhen ausgesetzt waren, nur noch zeitweise mit diesen in Berührung kamen, entwickelten auch sie eine Reaktivität

in Hauttests sowie IgG- und IgE-Antikörperreaktionen, d. h. die Toleranz ging verloren. Sobald ein Hund Reaktionen zeigte, hielten diese für die gesamte Dauer der Studie (44 Wochen) an und gingen nicht bereits früh zurück, wie dies beim Meerschweinchen der Fall war.

Bei Hunden wurden allergische Reaktionen vom Typ I und Typ IV nachgewiesen, das variable histologische Erscheinungsbild und die Möglichkeit einer um 48 Stunden verzögerten Reaktionen lassen jedoch vermuten, dass zudem ein weiterer immunologischer Mechanismus eine Rolle spielt. Eine späte IgE-Reaktion und kutane Basophilen-Hypersensibilität wurden als fördernde immunologische Mechanismen vermutet.

Kutane Basophilen-Hypersensibilitäten stellen eine Art verzögerte Allergien mit einer Basophileninfiltration dar, die innerhalb von 24 Stunden nach der erneuten Provokation mit dem Sensibilisierungsantigen auftreten und über die bisher wenig bekannt ist. Sie treten beispielsweise als Schutzmechanismus bei Reaktionen auf Zeckenbisse auf. Antigenspezifische IgE-Moleküle verbinden sich mit den Rezeptoren auf der Oberfläche von basophilen Granulozyten. Diese Basophilen wandern anschließend zum Ort des Zeckenbisses. Wenn die Granulozyten mit den Antigenen des Speichels in Berührung kommen, degranulieren sie. Der Haupteffektor, der von Basophilen freigesetzt wird, ist Histamin, das den Tod der Zecke zur Folge hat.

In einer Studie zu kutanen Basophilen-Hypersensibilitäten bei Hunden mit Flohallergie nahm die Anzahl der basophilen Granulozyten am Ort der intradermalen Injektion des Flohantigens in den folgenden 4–18 Stunden nach der Injektion zu (Halliwell und Schemmer, 1987). Die höchste Konzentration wurde nach 12 Stunden erreicht und nach 48 Stunden hatte die Anzahl merklich abgenommen. Die Menge der mononukleären Zellen stieg nach 18 Stunden, während der Anteil der Eosinophilen relativ konstant blieb. Diese Daten stützen die Vermu-

Hypersensibilität gegen Insekten

tung, dass kutane Basophilen-Hypersensibilitäten eine Rolle bei der Immunpathogenese von Flohspeichelallergien spielen.

Da Flöhe in der Regel nicht lange auf der Haut bleiben, kann eine kutane Basophilen-Hypersensibilität bei Flohspeichelallergien mehr schaden als nutzen. Ein gewisser Grad an Schutz wird anscheinend dadurch erreicht, dass Hunde mit Flohspeichelallergie weniger weibliche Flöhe aufweisen als gesunde Hunde. Weibliche Flöhe verbringen mehr Zeit mit der Nahrungsaufnahme als männliche Flöhe und werden daher eher durch die kutane Basophilen-Hypersensibilität getötet. Der Geflügelfloh (*E. gallinacea*) und der Sandfloh (*T. penetrans*) bohren sich in die Haut des Tieres und sind aus diesem Grund stärker von einer Basophilen-Hypersensibilität betroffen. Die nachteiligen Auswirkungen der kutanen Basophilen-Hypersensibilitäten ergeben sich durch den Verbleib der Antigene am Ort des Flohbisses. Die Basophilen degranulieren und setzen vasoaktive Substanzen frei, die eine Entzündung der Haut hervorrufen, ohne jedoch den Floh zu töten, da dieser die Hautoberfläche bereits verlassen hat.

9.1.1.5 Klinisches Erscheinungsbild

Es ist weltweit keine Prädisposition einer bestimmten Rasse oder eines bestimmten Geschlechts für Flohspeichelallergien festzustellen. In einigen Regionen, in denen in einzelnen Zuchtlinien eine genetische Konzentration anzutreffen ist, können bestimmte Rassen eine Prädisposition aufweisen. Atopische Hunde reagieren zu 80 % positiv auf Hauttests mit Flohantigenen, während maximal 40 % der allgemeinen Population eine positive Reaktion zeigt (Scott et al., 1995). Dies lässt vermuten, dass Atopien die Entwicklung oder das Bestehen von Flohallergien begünstigen. Atopische Rassen sind daher besonders anfällig für Flohspeichelallergien.

Wie bei allen Allergien muss einer klinischen Erkrankung zunächst eine Sensibilisierungsphase vorausgehen. Es wäre anzunehmen, dass Tiere mit einer genetischen Prädisposition für die Entwicklung von Allergien schneller sensibilisiert werden als Tiere ohne eine solche Empfänglichkeit. Lebt ein Tier ohne Prädisposition in einer Region mit geringer Flohexposition, die nur an drei oder vier Monaten im Jahr auftritt, nimmt die Sensibilisierung häufig drei oder mehr Jahre in Anspruch. Bei einer unterschiedlichen Flohexposition kann die Sensibilisierungsphase länger oder kürzer ausfallen. Liegt jedoch eine genetische Prädisposition vor, kann die Sensibilisierung sehr schnell erfolgen und bereits während der ersten Flohsaison eine klinische Erkrankung ausprägen. Ein Autor (WHM) macht Hundebesitzer von sehr jungen Tieren (z. B. von 6–18 Monaten), die unter Flohspeichelallergie leiden, darauf aufmerksam, dass die Tiere vermutlich auch weitere Allergien entwickeln werden.

In Regionen mit einem deutlichen klimatischen Unterschied zwischen Frühling, Sommer, Herbst und Winter handelt es sich bei Flohspeichelallergien um eine saisonale Erkrankung. Zumeist fällt die Hauptzeit der Allergie in den frühen bis späten Sommer und frühen Herbst. Chronisch erkrankte Tiere leiden jedoch bereits zuvor unter Juckreiz und weisen auch im Winter Symptome auf. Vorausgesetzt das Haus ist nicht befallen, gehen die Symptome im Winter jedoch zurück. In Regionen mit einem konstant warmen Klima oder bei Befall des Hauses handelt es sich bei Flohspeichelallergien um nicht-saisonale Erkrankungen mit saisonal unterschiedlichem Schweregrad.

◀ saisonale Erkrankung

Die Symptome von Flohspeichelallergien gleichen denen einer nicht-allergischen Flohspeicheldermatitis, sie sind jedoch wesentlich stärker ausgeprägt. Die Intensität der Symptome steht in keinem Zusammenhang zur Anzahl der Flöhe. Die Primärläsionen sind sowohl beim Hund als auch bei der Katze Papeln, die von Erythemen umgeben sein können. Die Papeln ver-

◀ Symptome

9 Hypersensibilität gegen Arthropoden

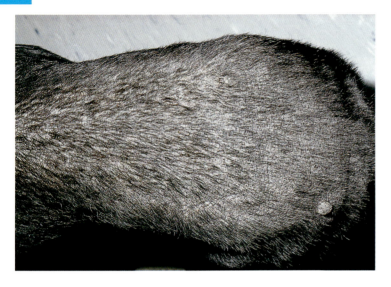

Abb. 9.5:
Chronische Dermatitis und traumatischer Haarverlust, einhergehend mit einer Flohspeichelallergie (Hund).

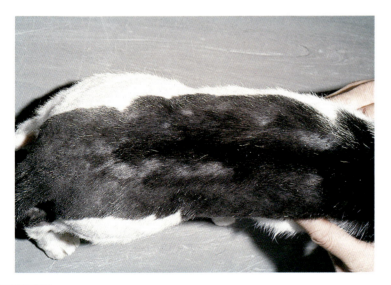

Abb. 9.6:
Flohspeichelallergie bei einer Katze.

krusten im Allgemeinen. Läsionen sind an allen Stellen zu finden, an denen der Floh Blut gesaugt hat. Beim Hund handelt es sich um den unteren Rücken (Abb. 9.5), den Schwanz, den hinteren und medialen Oberschenkelbereich sowie die Leistengegend, während Katzen häufig zusätzlich unter Läsionen zwischen den Schulterblättern leiden (Abb. 9.6). Aufgrund der allergischen Natur der Erkrankung werden die ersten Läsionen oft mit selbst zugefügten Verletzungen verwechselt. Akute nässende Ekzeme, sekundäre oberflächliche bakterielle Follikulitis, Alopezie und sekundäre Seborrhö sind bei Hunden häufig festgestellt worden. Bei Katzen können schwere Exkoriationen, eosinophile Plaques und eosinophile Granulome die zugrunde liegende miliare Dermatitis überlagern. Einige Katzen zeigen keine Primärläsionen, sondern weisen einen weit verbreiteten, selbst induzierten Haarverlust auf.

Bei stark allergischen Tieren kann eine generalisierte Hautreaktion auftreten.

Einige Hunde mit einer starken Flohspeichelallergie weisen ähnliche klinische Symptome auf wie Fälle mit Sarkoptes-Räude. Die Halter klagen beispielsweise über Pruritus im Gesicht und an den Pfoten, der zusätzlich zu einem Juckreiz des Rumpfes auftritt. Dieser Atopie-artige Pruritus kann in betroffenen Regionen durch Flohbisse, zusätzliche Atopie, Futtermittelallergie oder generalisierte IgE-vermittelte Flohallergie erklärt werden.

9.1.1.6 Diagnose

Anhand der Untersuchungsergebnisse kann der Verdacht auf eine Flohspeichelallergie geäußert werden. Der Nachweis von Flöhen oder Flohexkrementen stützt die Diagnose zwar, kann diese jedoch nicht bestätigen, da die Flöhe eine zufällige Nebenerscheinung sein könnten. Darüber hinaus können auch Flohspeichelallergien existieren, ohne dass Flöhe bei einem Tierarztbesuch nachgewiesen wurden. Wenn die klinischen Symptome nach Beseitigung der Flöhe zurückgehen, stützt dies ebenfalls die Diagnose, ohne sie zu bestätigen, da so keine immunologische Anomalie nachgewiesen wird.

Die Differentialdiagnose umfasst bei Hunden und Katzen Atopie, Futtermittelallergie, oberflächliche bakterielle Follikulitis, Arzneimittelallergie und eine Allergie gegen Darmparasiten. Die häufigste Ursache einer miliaren Dermatitis bei Katzen sind Flohallergien, es müssen jedoch auch alle anderen möglichen Ursachen in Betracht gezogen werden, z. B.

Hypersensibilität gegen Insekten

Cheyletiella-Befall, Futtermittelallergie und Dermatophytose.

In den meisten Fällen reicht das gleichzeitige Auftreten von entsprechenden klinischen Symptomen und Flöhen aus, um eine Flohspeichelallergie vorläufig zu diagnostizieren. Der Tierarzt findet häufig Flöhe, die der Halter selbst nicht erkennen kann. Ein Flohkamm ist daher ein ausgezeichnetes Hilfsmittel, mit dem Flöhe und Flohexkremente aus dem Fell des Tieres entfernt und dem Halter gezeigt werden können. Dem Tierbesitzer sollte erläutert werden, wie er Flohexkremente erkennt, da diese nach Beginn der Flohbekämpfung häufig das einzige Anzeichen eines Flohbefalls darstellen. Ein angefeuchtetes Fließpapier verfärbt sich um die Schmutzpartikel rotbraun, wenn es sich bei diesen um Flohexkremente handelt (Abb. 9.7). Bei normalem Schmutz tritt keine vergleichbare Farbänderung ein. Blutige Krusten von Hautverletzungen erzeugen allerdings eine ähnliche Färbung. Diese sind jedoch größer als bei Flohexkrementen, und die Farbänderung tritt erst nach längerer Zeit ein.

Hautbiopsien können eine oberfläche perivaskuläre Dermatitis zeigen, die für allergische Erkrankungen typisch ist. Wenn der vorherrschende dermale Zelltyp eosinophile Granulozyten sind oder eosinophile intraepidermale Mikroabszesse auftreten, liegt die Diagnose einer Flohspeichelallergie nahe. Diese Befunde liegen jedoch nicht in allen Fällen vor. Das Blutbild kann eine periphere Eosinophilie zeigen, dies ist allerdings nicht notwendigerweise der Fall.

Intradermale Hauttests mit Flohantigenen werden zur Diagnose von Flohspeichelallergien empfohlen. Die Ergebnisse der Hauttests sind jedoch nicht absolut sicher. Negative Befunde schließen die Diagnose nicht aus, und positive Ergebnisse kennzeichnen lediglich eine Sensibilität, die nicht notwendigerweise die Ursache des aktuellen Problems des Tieres sein muss. Die Daten zur Sensibilität und Spezifizität von Hauttests mit Flohantigenen variieren stark

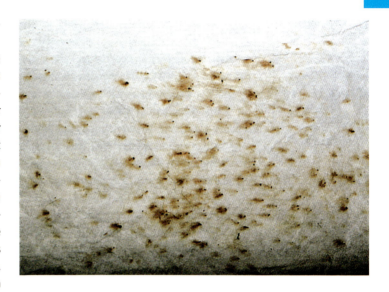

Abb. 9.7:
Flohexkremente verfärben ein feuchtes Papiertuch rotbraun.

(Van Winkle, 1981; Halliwell, 1984; Slacek und Opdebeech, 1993; Stolper und Opdebeech, 1994; Scott et al., 1995; Willemse, 1996). Studien haben gezeigt, dass die Reaktivität auf kommerzielle Flohextrakte von der auf Membranantigene oder lösliche Antigene abweicht (Slacek und Opdebeech, 1993; Stolper und Opdebeech, 1994). Bei Verwendung eines kommerziellen Extraktes stellte Halliwell fest, dass ca. 80 % der Hunde mit einem positiven Hauttest eine Sofort- und 10 % eine verzögerte Reaktion zeigten. Der Rest der Tiere wies beide Reaktionen auf. Hauttests sollten direkt (15–30 Minuten), nach 4–8 Stunden (kutane Basophilen-Hypersensibilität) sowie nach 24 und 48 Stunden (verzögerte Hypersensibilitätsreaktion) abgelesen werden. Häufig ist es dem Tierarzt nur möglich, die ersten Testergebnisse abzulesen. Die Besitzer werden daher aufgefordert, die verzögerten Reaktionen zu überprüfen. Diese Berichte können allerdings fehlerhaft sein.

Derzeit sind intradermale Hauttests mit Flohallergenen als unterstützende, jedoch nicht als alleinige Tests zur Diagnose heranzuziehen. Wässrige glyzerinfreie Extrakte sollten in einer Konzentration von nicht mehr als 1:1000 (w/v) oder 1000 Noon-Einheiten/ml verwendet und mit entsprechenden Positiv- und Negativkon-

9 Hypersensibilität gegen Arthropoden

▶ neue Insektizide

den vor allem Pyrethrin- und Pyrethroid-haltige Präparate oder neue Insektizide eingesetzt. Diese Insektizide werden mit verschiedenen Insekten-abweisenden Stoffen und Potentiatoren versetzt, um die Wirksamkeit zu erhöhen und die Residualwirkung zu verlängern. Insektizide sind in unzähligen Zusammensetzungen erhältlich und können über Flohhalsbänder, Shampoos, Sprays, Pumpsprays, Schaum, Puder, Dips oder Spot-On-Anwendung aufgetragen werden. Ein Organophosphat, Cythioat, ist für die orale Anwendung zugelassen.

Der wichtigste Aspekt einer äußeren Flohbekämpfung ist nicht der schnelle Tod der Flöhe, sondern die Residualwirkung der Produkte. Viele Produktbeschreibungen preisen für die Residualwirkung eine Dauer an, die in klinischen Situationen nicht bewiesen werden konnte (MacDonald, 1995). Diese Diskrepanz kann durch mangelhafte Anwendung durch den Halter, andere Faktoren, wie z. B. Baden oder Putzen der Tiere, oder den Befall der Umwelt erklärt werden. Eine effektive, erfolgreich angewendete Dip-Flohbehandlung hat eine Wirkung von nur 12–24 Stunden, wenn die Umgebung des Tieres stark befallen ist. Neuere technologische Fortschritte wie die Entwicklung der synthetischen Pyrethroide und die Mikroverkapselungstechnologien haben die Residualwirkung von Flohprodukten erhöht. Fipronil verfügt offensichtlich über eine klinische Residualwirkung von etwa 60 Tagen (Postal et al., 1995).

▶ Auswahl des Insektizids

Die Auswahl des Insektizids hängt von der lokalen Resistenz der Flohpopulation, der Rasse und dem Alter des behandelten Tieres, der Art des Fells des Tieres und den Wünschen des Halters ab. Einige Halter lehnen die Verwendung von »giftigen« Chemikalien bei ihrem Tier ab, wodurch sie auf pflanzliche Produkte beschränkt sind. Flöhe können eine Resistenz gegen Insektizide entwickeln und gerade diese lokale Resistenz muss ebenfalls berücksichtigt werden. Zumeist handelt es sich bei der Vermutung einer »Resistenz« jedoch nicht um eine echte biochemische Resistenz sondern vielmehr um eine mangelhafte Wirkung aufgrund einer fehlerhaften Anwendung oder eines schlechten Bekämpfungsprogrammes. Ein Großteil der Insektizide tötet die Flöhe, aufgrund einer flohverseuchten Umgebung oder einer geringen Residualwirkung sind die Tiere jedoch schnell wieder von Flöhen befallen.

In vielen Ländern wird der Einsatz von Pestiziden sorgfältig überwacht. Der Einsatz eines Pestizids entgegen der Gebrauchsbestimmung ist illegal. Einige Tierärzte erhielten bereits Strafen, weil sie Pestizide anders als in den Gebrauchsbestimmungen dargelegt verwendet haben, selbst wenn der »Standardgebrauch« nahelegt, dass eine solche Anwendung sicher und effektiv ist. Es sollten daher Produkte verwendet werden, deren Gebrauchsbestimmung einen flexiblen Einsatz zulässt. Produkte, die alle 2–3 Wochen nur einmal angewendet werden dürfen, bieten dem Tierarzt nur wenig Flexibilität. In einer klinischen Situation sind nur wenige Insektizide für drei Wochen voll wirksam. Eine häufigere Anwendung dieser Produkte kann jedoch giftig sein und entspricht zudem nicht der Gebrauchsanweisung, d. h. sie ist nicht zulässig. Am besten sollten Produkte eingesetzt werden, die die Anwendungsabstände nicht einschränken oder deren Anwendungsbestimmungen unter Anleitung des Tierarztes verändert werden können. Diese Insektizide können so oft wie nötig eingesetzt werden, ohne dass rechtliche Einschränkungen oder Toxizität dies verhindern. Ist das Produkt zudem für Hunde, Welpen, Katzen und Katzenwelpen zugelassen, kann der Tierarzt mit nur wenigen Produkten ein äußerst effektives Flohbekämpfungsprogramm entwickeln.

Der Schlüssel zum Erfolg eines Flohbekämpfungsprogrammes ist eine routinemäßige und regelmäßige Anwendung eines wirksamen Produktes. Die Häufigkeit der Anwendung hängt vom verwendeten Produkt und der Flohbelastung in der Umgebung ab. Das beste Produkt ist nicht erfolgreich, wenn der Tierhalter es falsch oder gar nicht anwendet. In der Vergangenheit

Hypersensibilität gegen Insekten

waren oft Tierhalter nicht gewillt, ihr Tier wiederholt mit toxischen Chemikalien zu behandeln. Heutzutage haben der regelmäßige Einsatz pflanzlicher Produkte und die Verwendung von Pyrethroiden die Ängste der Halter jedoch minimiert. Diese weniger toxischen Produkte müssen jedoch häufiger angewendet werden, wodurch sie für manche Besitzer zu arbeitsintensiv sind. Es gibt kein Produkt oder Bekämpfungsprogramm, das für alle Haushalte gleichermaßen wirksam ist. Die Produktwahl ist von den behandelten Tieren, den Lebensumständen des Tieres sowie den Wünschen und Möglichkeiten des Halters abhängig. Insektizide in Form von Pumpsprays sind für Hunde mit dichtem Unterfell wie Chow Chows nicht geeignet. Hunde, die täglich schwimmen, müssen anders behandelt werden, als andere Hunde. Die meisten Probleme entstehen in Haushalten mit mehreren Tieren, die frei herumlaufen. Bei Flohprogrammen, die nicht auf die spezifischen Umstände des Haushalts abgestimmt sind, ist ein Misserfolg bereits vorprogrammiert.

Flohkämme. Flohkämme sind ein ausgezeichnetes, chemikalienfreies Mittel zur Flohbekämpfung, vor allem wenn das Tier nicht ständig neuen Flöhen ausgesetzt ist. Vor kurzem wurde ein batteriebetriebener Kamm, der Flöhe durch einen Stromschlag tötet, auf den Markt gebracht. Es stehen jedoch bisher keine klinischen Informationen zur Wirksamkeit und Sicherheit zur Verfügung. Der Halter muss auf jeden Fall die notwendige Zeit und Geduld aufbringen, das Tier mindestens ein- bis zweimal pro Tag sorgfältig zu kämmen. Die höchste Wirksamkeit erzielen Flohkämme bei kleinen Hunden mit kurzem oder mittelangem Fell und Katzen, die die meiste Zeit im Haus verbringen. Auch in Kombination mit einem Insektizidprogramm ist er ein sinnvolles Hilfsmittel. Bei den meisten Bekämpfungsprogrammen verschwinden die Flöhe aus der Sicht der Halter, lange bevor sie tatsächlich beseitigt sind. Wenn das Tier jedoch ein- bis zweimal pro Woche gekämmt wird und der Halter das ausgekämmte Fell sorgfältig auf Flöhe und Flohexkremente untersucht, lässt sich der Erfolg des Flohbekämpfungsprogramms gut überwachen.

Flohhalsbänder. In der frühen veterinärmedizinischen Literatur sind zahlreiche Berichte zur Wirksamkeit von Flohhalsbändern mit Insektiziden zu finden. Für die heute angebotenen und verkauften Halsbänder liegen jedoch keine vergleichbaren Berichte vor. Als einziges Mittel sind Flohhalsbänder in einem professionellen Flohbekämpfungsprogramm wertlos. Sie können zwar einige der Flöhe töten oder vom Tier fernhalten, dies reicht jedoch für ein auf Flohbisse allergisches Tier nicht aus. Die mangelnde alleinige Wirksamkeit schließt deren Verwendung jedoch nicht aus. Wenn die Insektizide kompatibel sind, können Flohhalsbänder zusammen mit anderen Produkten eingesetzt werden um die Gesamtwirkung des Programms zu erweitern.

Wachstumsregulatoren, das Rückgrat der Bekämpfungsprogramme für die Umgebung, können auch bei der Behandlung am Tier wirksam sein. Es sind bereits Halsbänder mit diesen Mitteln erhältlich, und es werden weiterhin neue Wirkstoffe entwickelt (Miller und Blagburn, 1996). Daten, die vor der Markteinführung gewonnen wurden, belegen, dass diese Halsbänder ein Absterben der auf dem Hund oder der Katze gelegten Eier fördern. Es liegen jedoch bisher keine kontrollierten klinischen Studien zur Wirksamkeit dieser Halsbänder vor.

Flohshampoos und Cremespülungen. Ein Großteil der Flohshampoos und nach Wissen der Autoren alle Cremespülungen gegen Insektizide enthalten Pyrethrine oder Pyrethroide. Flohshampoos sind ausgezeichnete Reinigungsmittel und Cremespülungen pflegen das Fell des Tieres. Beide Produkte töten während ihrer Anwendung Flöhe, vorausgesetzt die Kontaktzeit ist ausreichend. Um Flöhe zu töten, benötigen natürliche und synthetische Pyrethrine eine

9 Hypersensibilität gegen Arthropoden

Kontaktzeit von 10–15 Minuten (Dryden, 1993b). Eine kürzere Kontaktzeit betäubt den Floh zwar, tötet ihn jedoch nicht. Shampoos haben nur eine geringe oder keine Residualwirkung, nachdem sie abgespült wurden. Die Produktbeschreibungen der Hersteller von Cremespülungen sprechen von einer Residualwirkung von bis zu sieben Tagen, vorausgesetzt das Produkt wird sorgfältig angewendet und nur leicht ausgespült. Es liegen jedoch keine klinischen Studien vor, die diese Angaben bestätigen oder widerlegen, so dass die Position von Cremespülungen in einem seriösen Bekämpfungsprogramm unklar ist.

Flohshampoos reinigen das Fell und entfernen die oberflächliche Lipidschicht der Haut. Die Reinigung ist zwar von Vorteil, das Entfernen der Lipidschicht kann die Haut allerdings austrocknen und so die Residualwirkung von Sprays oder Dips reduzieren. Flohshampoos können bei manchen Tieren Hautirritationen auslösen und sind kostspieliger als Pflegeprodukte ohne Insektizide. Aufgrund dieser Mängel sowie der Tatsache, dass kaum ein Halter das Shampoo auf seinem Tier für die erforderlichen 10–15 Minuten einwirken lassen wird, sind Flohshampoos von fraglichem Nutzen.

Flohpuder. Die Mehrzahl der Flohpuder enthält als Hauptbestandteil Carbamate (5–12,5 %). Ihre Anwendung ist jedoch mit relativ viel Staubbildung verbunden, der sowohl das Tier als auch den Halter umgibt. Alle Puder verwenden Talkum als Trägersubstanz und einige enthalten darüber hinaus Kieselsäureanhydrid und Kieselgur. Die Integration dieser beiden Substanzen muss ernsthaft in Frage gestellt werden, da sie chronische Lungenerkrankungen verursachen können (Smith, 1995). Wenn Flohpuder auf behaarter Haut sorgfältig aufgetragen werden, können sie eine extrem lange Residualwirkung entfalten. Die Anwendung auf wenig oder nicht behaarter Haut ist hingegen nicht sinnvoll, da der Puder leicht abfällt, wenn das Tier aufsteht oder sich schüttelt. Talkum absorbiert Talg, so dass eine mehrfache Anwendung die Haut austrocknet. Da die meisten Hunde am Bauch wenig behaart sind und die meisten Tiere mit Flohallergien darüber hinaus große Bereiche mit Haarausfall aufweisen, ist eine vollständige Flohbekämpfung mit Hilfe eines Flohpuders schwierig. Puder müssen daher mit Sprays für die haarlosen Bereiche ergänzt werden. Aufgrund dieser Mängel, ist der Einsatz von Flohpudern in den vergangenen Jahren drastisch zurückgegangen.

Flohdips, Schaum und Sprays. Dips, Schaum und Sprays stellen eine alternative Möglichkeit dar, flüssige Insektizide auf die Haut des Tieres aufzubringen. Je nach den enthaltenen, aktiven Inhaltsstoffen und der Sorgfältigkeit der Anwendung sind diese Flohbekämpfungsmethoden die wirksamste Art, Flöhe zu beseitigen. Des Weiteren hat ein wiederholter Einsatz von Pyrethrin- und Pyrethroidprodukten ohne zwischenzeitliches Baden abstoßende Wirkung. Für Halter mit einer Körperbehinderung kann die Anwendung dieser Produkte jedoch problematisch sein. Durch den wiederholten Einsatz dieser Flüssigkeiten kann sich das Produkt im Fell des Tieres ansammeln, so dass das Tier von Zeit zu Zeit gebadet werden muss.

Flohdips (Spülungen) sind besonders günstig und bieten die schnellste und gründlichste Methode, ein Insektizid auf die Haut des Tieres aufzubringen. Sie sind allerdings gleichzeitig auch besonders unsauber, und das Fell kann stundenlang feucht bleiben. Bei Katzen ist eine mehrmalige Anwendung selten möglich. Bei warmen Wetter können die Tiere im Freien behandelt werden, wo sie schnell trocknen. Bei Kälte oder Regen sind viele Halter hingegen nicht bereit, einen Flohdip anzuwenden. Kleine und mittelgroße Hunde können in der Badewanne behandelt werden, große Hunde stellen jedoch für die meisten Besitzer ein Problem dar. Wenn die Anwendung durch einen Experten nicht möglich ist, sollten andere Kontrollmethoden eingesetzt werden.

▶▶ **Flohdips**

▶ **Flohpuder**

Hypersensibilität gegen Insekten

Flohschaum (Mousse) ist ein relativ neues Produkt, das im Prinzip eine teurere Version der Flohsprays darstellt. Er wird vor allem bei Katzen verwendet. Auch bei Hunden wäre Schaum als einzige Kontrollmethode möglich, die damit verbundenen Kosten verhindern dies jedoch häufig. Eine gezielte Verwendung an Stellen, für die die Halter keine Sprays oder Dips verwenden möchten (z. B. das Gesicht), nimmt jedoch zu. Das Produkt kommt als Schaum aus dem Behälter, der in das Fell des Tieres eingerieben wird. Durch das Platzen der Blasen erreicht das Insektizid die Haut. Bei der Behandlung von kleinen Tieren, vor allem Katzen, sollte sich der Halter strikt an die Produktanweisungen halten. Das Tier kann leicht vergiftet werden, wenn das Produkt in größerem Umfang, als vom Hersteller empfohlen, angewendet wird.

Bei Flohsprays handelt es sich im Grunde um verdünnte Flohdips, die stabilisiert wurden und eine bequemere Anwendung ermöglichen. Sie werden in Spraydosen oder Pumpflaschen angeboten. Da Aerosolsprays laut und kalt sind, finden sie in der Behandlung von Tieren keine Anwendung. Pumpsprays haben den gleichen Effekt wie ein leichtes Eintauchen des Tieres in eine Flohspülung. Tiere mit kurzem Fell können problemlos mit Sprays behandelt werden. Bei längerem Fell ist die Handhabung hingegen etwas schwieriger. Das Fell muss mit der freien Hand angehoben werden, so dass das Spray direkt auf die Haut aufgebracht werden kann. Eine Spraybehandlung ist bei großen Hunden mit langem Fell, wie beispielsweise dem Golden Retriever, extrem arbeitsintensiv und verbraucht eine große Menge an Produkt. Bei Hunden mit dichtem Unterfell wie dem Chow Chow ist eine effektive Spraybehandlung im Prinzip unmöglich. Außerdem können die Kosten eine Spraybehandlung vereiteln, wenn der Halter zwei oder mehr große Hunde hat. In einem solchen Fall ist es möglich, aus einem Flohdip ein eigenes Spray herzustellen, vorausgesetzt dies ist laut Gebrauchsbestimmung des Produkts möglich. Der Halter verdünnt dabei eine ausreichende Menge des Dipkonzentrates mit Wasser, um den Behälter einer Sprühflasche damit zu füllen. Reste des verdünnten Dips müssen beseitigt werden, es sei denn, das verwendete Produkt ist ausdrücklich auch nach einer Verdünnung weiterhin stabil. Nach einigen Behandlungen weiß der Halter, welche Menge er benötigt, und kann das Spray entsprechend herstellen.

Während der letzten Jahre wurden einigen Flohsprays und -dips neben Insektiziden auch Regulatoren für das Insektenwachstum hinzugefügt. Vor 1996 waren Produkte mit Methopren und Fenoxycarb erhältlich. 1996 wurden dann Produkte mit Pyriproxifen, einem starken Wachstumsregulator mit adultizider Wirkung (Smith, 1995), freigegeben und Fenoxycarb wurde in den USA durch den Hersteller vom Markt genommen. Je nach Produkt wird vom Hersteller angegeben, dass der Wachstumsregulator Eier abtötet oder deren Entwicklung für mindestens 30 Tage verhindert. Abgesehen von einem Halsband, das die Entwicklung des Floheis verhindert, werden alle externen Wachstumsregulatoren mit Insektiziden kombiniert, die mindestens einmal pro Woche angewendet werden müssen. Diese häufige Anwendung des Insektizids ergänzt den Wachstumsregulator und stellt somit ein effektives externes Mittel zur Flohbekämpfung dar.

Spot-On-Produkte. Vor 1996 gab es zwei Produkte, die theoretisch den gesamten Hund vor einem Flohbefall schützen konnten, indem das Insektizid nur in einem äußerst begrenzten Bereich auf dem Rücken aufgetragen wurde. 1996 wurde dann ein weiteres Produkt mit Spot-On-Anwendung auf den Markt gebracht, das Imidacloprid enthielt.

Diese Produkte sind leicht und schnell anzuwenden und daher besonders für Halter mit einer körperlichen Behinderung geeignet. Alle Produkte werden als Teil (nicht alleine) eines Flohbekämpfungsprogramms vermarktet. Das erste Produkt ist ein 65 %iges Permethrinkon-

◀◀ **Flohschaum**

◀◀ **Flohsprays**

◀ **Spot-On-Produkte**

9 Hypersensibilität gegen Arthropoden

zentrat, das aus 1-ml-Beuteln auf die Haut am Rücken des Hundes aufgetragen wird. Den Produktinformationen zufolge wandert das Permethrin innerhalb von drei Tagen über die gesamte Hautoberfläche, wobei es für bis zu vier Wochen Flöhe abtötet und abhält. Durch Shampoos kann das Produkt entfernt werden, gelegentliches Schwimmen soll jedoch Berichten zufolge kaum Auswirkungen auf die Wirksamkeit haben. Hersteller-Statistiken zur Wirksamkeit sind vom Gewicht des Hundes und von der Dauer der Anwendung abhängig und liegen zwischen 92 und 100 %. Die Packungsbeilage gibt keine genaue Zeit für eine erneute Anwendung an, kennzeichnet jedoch, dass das Produkt nicht öfter als einmal pro Woche verwendet werden darf. Für Katzen ist dieses Produkt hoch giftig. Die Packungsbeilage warnt den Halter davor, eine Katze mit einem kurz zuvor behandelten Hunden spielen oder diesen ablecken zu lassen, da die Katze auf diese Weise vergiftet werden kann.

Das zweite Produkt für Spot-On-Anwendungen enthält das Organophosphat Fenthion. Dieses Produkt ist in Beuteln unterschiedlicher Größe für Hunde mit unterschiedlichem Gewicht erhältlich. Je nach dem Gewicht des Hundes, enthält des Produkt, so wie es in den USA vermarktet wird, 4–8 mg/kg Fenthion, das vom Körper der Tieres absorbiert wird. Nach der transdermalen Absorption kann das Produkt durch Baden oder Schwimmen nicht mehr entfernt werden. Flöhe werden, wenn sie bei einem behandelten Tier Blut saugen und das Fenthion aufnehmen, getötet. Da dieses Produkt Flöhe erst nach der Nahrungsaufnahme tötet, können behandelte Tiere dennoch eine durch Flöhe verursachte Dermatitis entwickeln. Daten des Herstellers besagen, dass die höchste Wirksamkeit frühestens nach drei Tagen erreicht wird und bei Hunden, die 8 mg/kg erhalten, höher ist. Die Effektivitätszahlen des Herstellers liegen zwischen 97 und 100 % für 24 Tage nach der Anwendung. Das Produkt darf höchstens einmal alle zwei Wochen angewendet werden.

Ein neues Produkt enthält Imidacloprid, eine Nitroguanidinverbindung, die sowohl für Hunde als auch für Katzen zugelassen ist und auf den Rücken aufgetragen wird. Es wandert, genau wie das 65 %ige Permethrinprodukt, über den Körper des Tieres und bildet so eine Insektizidschicht. Dem Hersteller zufolge ist das Produkt sicher, geruchlos und tötet innerhalb von 24 Stunden 98–100 % der Kontaktflöhe. Darüber hinaus hat es bei Katzen eine Residualwirkung von bis zu vier Wochen und bei Hunden von mindestens vier Wochen. Diese Merkmale, vor allem die Möglichkeit, es auch bei Katzen einzusetzen, sind begrüßenswert; welche zukünftige Rolle dieses Produkt im Rahmen der Flohbekämpfung spielen wird, muss die Praxis zeigen. Zwei weitere neue Produkte sind auf dem deutschen Markt erschienen. Das erste enthält Fipronil, ist für Hunde und Katzen zur Floh- und Zeckenbekämpfung zugelassen und ist sowohl als Spray als auch als Spot-on formuliert. Das zweite Produkt enthält den Wirkstoff Selemectin und ist in unterschiedlichen Konzentrationen für Hunde und Katzen als Endektozid im Spot-On-Verfahren anzuwenden.

Die Mittel zur Spot-On-Anwendung sind aufgrund ihrer einfachen Handhabung besonders beliebt, vor allem bei Haltern deren Hunde häufig schwimmen, Haltern mit mehreren Hunden oder Haltern mit körperlichen Behinderungen. Umfangreiche klinische Studien zur Wirksamkeit dieser Spot-On-Produkte liegen nicht vor. Es ist unwahrscheinlich, dass ihre Wirkung den Angaben der Hersteller entsprechen. Daten aus den 70er Jahren über die Verwendung einer 20 %igen Fenthionlösung mit 20–30 mg/kg alle 7–14 Tage legen nahe, dass die Effektivitätszahlen der Hersteller für das Fenthionprodukt übertrieben positiv sind. In den damaligen Studien ermöglichten Fenthiondosen von unter 20 mg/kg eine moderate Kontrolle für etwa sieben Tage (Mason et al., 1984). Um eine maximale Effektivität zu erzielen, muss das Produkt zusammen mit einem kompatiblen topischen Mittel oder anders, als in der Gebrauchsanweisung erläutert, angewendet werden. Unbestätigten Informationen zufolge, muss das Produkt mit 65 % Permethrin bei einigen Hunden extrem häufig (z. B. wöchentlich) angewendet werden, um die von den Herstellern angegebene Wirksamkeit zu erlangen. Bei so häufiger Anwendung wird die Behandlung für Halter mittelgroßer und großer Hunde jedoch teuer.

Es gibt Bedenken, dass Produkte, die sich wie ein Mantel auf der Haut verteilen, zu einer biochemischen Resistenz der Flöhe gegen das Insektizid führen können. Da das Insektizid den Körper einhüllt, erhalten einige Bereiche, vor allem die distalen Extremitäten, keine ausreichende Menge des Produktes, um Flöhe zu töten oder abzuhalten. Einige Hunde, die mit dem 56 %igen Permethrinprodukt behandelt wurden, weisen beispielsweise an den Pfoten Flöhe auf. Es bleibt abzuwarten, ob subletale Dosen des Insektizids eine Resistenz verursachen.

Orale Produkte. Derzeit sind drei orale Produkte zur Flohbekämpfung erhältlich. Cythioat ist ein Organophosphat, das an jedem dritten Tag oral verabreicht wird. Hunde erhalten 3 mg/kg und Katzen 1,5 mg/kg. In den USA wird dieses Produkt von der Behörde für Arzneimittelwesen (Food and Drug Administration, FDA) kontrolliert und ist für den Einsatz bei Katzen nicht zugelassen. Flöhe werden abgetötet, wenn sie Blut saugen, während die Cythioatkonzentration im Blut ausreichend hoch ist. Die Effektivitätszahlen des Herstellers liegen zwischen 90 und 95 %. Diese Zahlen sind jedoch irreführend, da die Cythioatkonzentration im Blut nicht während der gesamten drei Tage über dem tödlichen Niveau bleibt. Der Gebrauchsbestimmung entsprechend angewendet, kann Cythioat Flöhe für 24 Stunden oder weniger abtöten.

Die anderen beiden oralen Flohprodukte verhindern die Entwicklung der Insekten, indem sowohl Eier als auch Larven abgetötet werden. Ausgewachsene Flöhe werden jedoch nicht getötet oder abgehalten. Es handelt sich bei diesen Produkten im Grunde um eine Behandlung der Umgebung, die am Tier eingesetzt wird. Das Produkt mit der weitesten Verbreitung, Lufenuron, ist eine Benzyl-Phenol-Harnstoff-Verbindung, die während der Entwicklungsphase des Flohs die Chitinsynthese verhindert (Hink et al., 1994; Shipstone und Masson, 1995; Blagburn et al., 1996; Smith et al., 1996). Es wird Hunden (10 mg/kg) und Katzen (30 mg/kg) alle 30 Tage oral verabreicht. Flöhe, die während dieser Zeit Blut saugen, nehmen das Lufenuron auf, wodurch die Eier und Larven sterben. Das zweite Mittel, das eine Entwicklung der Flöhe verhindert, ist Cyromazin und wird für Hunde nur in Kombination mit Diethylcarbamazin angeboten (Shipstone und Masson, 1995). Das Arzneimittel wird täglich in einer Dosierung von 10 mg/kg verabreicht. Cyromazin zählt zur Gruppe der Triazine. Es verhindert nicht die Chitinsynthese, erhöht allerdings dessen Festigkeit, so dass eine für das Wachstum erforderliche Expansion unmöglich ist. Auf diese Weise steigt der Innendruck in der Larve, der tödliche Körperwanddefekte verursacht. Laborstudien und klinische Studien belegen eine Wirksamkeit von über 90 % bei beiden Produkten (Hink et al., 1994; Shipstone und Masson, 1995). Da Säugetiere kein Chitin produzieren, hat sowohl Lufenuron als auch Cyromazin ein breites Sicherheitsspektrum.

Da orale Mittel, die eine Entwicklung der Insekten verhindern, keine Auswirkungen auf den ausgewachsenen Floh haben, müssen die Halter informiert werden, dass sie auch weiterhin Flöhe feststellen werden. Diese müssen mit einem entsprechenden Adultizid getötet werden. Da jedoch kaum neue Flöhe vorhanden sind, die den Platz der durch das Insektizid getöteten Flöhe einnehmen können, werden Insektizide nur für kurze Zeit benötigt. Wenn keine Adultizide verwendet werden, nimmt die Anzahl der ausgewachsenen Flöhe nach 21-tägiger Behandlung merklich ab und nach zwei Monaten kann bereits eine Bekämpfungserfolg

Orale Produkte

9 Hypersensibilität gegen Arthropoden

von über 90 % erzielt werden (Blagburn et al., 1996; Smith et al., 1996). Dieser Rückgang ist auf den natürlichen oder traumatischen Tod der Flöhe während der Nahrungsaufnahme zurückzuführen.

9.1.1.8 Behandlung von Kontakttieren

Im Idealfall werden alle Kontakttiere mit der gleichen Sorgfalt behandelt wie das Tier mit Flohallergie. Wenn der Halter viele Tiere, vor allem Katzen hat, können die Kosten und der Zeitaufwand eine intensive Therapie vereiteln. In diesen Fällen kommen vor allem Produkte mit Spot-On-Anwendung und Cythioate in Frage. Diese Produkte sind für das allergische Tier möglicherweise nicht wirksam genug, tragen jedoch dazu bei, die Gesamtflohbelastung in einem Haushalt mit mehreren Tieren zu mindern. Flohhalsbänder oder Cythioate können, wenn sie zugelassen sind, die Flohbelastung bei Katzen reduzieren, wenn keine anderen Produkte verwendet werden können.

9.1.1.9 Behandlung der Umgebung

▶▶ **Kammerjäger**

Die Behandlung der Umgebung ist der wichtigste Teil eines jeden Flohbekämpfungsprogrammes. Selbst bei intensivster Behandlung ist keines der beim Tier verwendeten Produkte zu 100 % wirksam, wenn die Umgebung außer Acht gelassen wird. Die Behandlung eines betroffenen Haushaltes ist teuer und zeitintensiv. Die Verhinderung eines Flohbefalls ist daher oberstes Ziel. In Regionen mit einer Flohsaison sollte mit allen Mitteln versucht werden, die Flöhe während des Winters aus dem Haus, dem Zwinger oder dem Stall zu entfernen. Zu Beginn des Frühlings sollten dann Flohbekämpfungsmaßnahmen bei den Tieren und / oder in der Umgebung aufgenommen werden. Ziel dieser frühzeitigen Behandlung ist die Vermeidung eines Befalls. Wenn die Umgebung des Tieres fast oder ganz flohfrei ist, wurde bereits der größte Teil des Kampfes gewonnen.

Es besteht kein Sinn darin, die Umgebung von Flöhen zu befreien und anschließend ein Tier mit Flohbefall herein zu lassen. An den Tagen, an denen die Umgebung behandelt wird, sollten alle Hunde und Katzen mit einem äußerst wirksamen topischen Produkt behandelt werden.

Flohbekämpfung im Haus. Die meisten Flöhe die ein Halter an seinem Tier feststellt, stammen aus dem Haus. Wie bereits erwähnt, machen ausgewachsene Flöhe ohne Wirt nur einen geringen Teil der Flohbelastung im Haus aus. Die meisten Probleme stellen die vorherigen Entwicklungsstadien dar, da sie sich vor allem in den Bereichen, in denen das Tier schläft oder ausruht, aufhalten. Flöhe und ihre Entwicklungsstadien sind überall dort zu finden, wo sich das Tier aufhält. Wenn das Tier bestimmte Räume nicht betritt, sind dort vermutlich auch keine Flöhe zu finden. Alle anderen Bereiche müssen jedoch behandelt werden. In großen Häusern, in denen sich mehrere Tiere frei bewegen, nimmt die Flohbehandlung der Innenräume viel Zeit und Geld in Anspruch. Halbherzige Versuche haben geringe oder keine Auswirkungen. Wenn der Halter nicht die Zeit oder Geduld hat, sein Haus sorgfältig zu behandeln, sollte ein professioneller Kammerjäger mit dieser Aufgabe betraut werden. Da einige Kammerjäger jedoch kein optimales Bekämpfungsprogramm empfehlen oder Insektizide verwenden, die nicht mit denen des Tieres kompatibel sind, sollte das Programm des Kammerjägers vor einer Behandlung des Hauses sorgfältig überprüft werden.

Ausgewachsene Flöhe, die keinen Wirt haben oder sich gerade erst entpuppt haben, sind leicht zu töten, da sie an die Oberfläche des Teppichs kriechen, um einen neuen Wirt zu finden (Dryden, 1993a; Robinson, 1995). Eier, Larven und Puppen sind schwieriger zu beseitigen, da sie sich in Regionen befinden, die mit

Hypersensibilität gegen Insekten

Chemikalien nur schwer zu erreichen sind. Daher reicht wahrscheinlich eine einzelne Behandlung des Hauses nicht aus. Der Halter sollte im voraus darüber informiert werden, und es muss eine erneute Behandlung in das Bekämpfungsprogramm integriert werden.

Die Reinigung ist ein wichtiger Bestandteil der Flohbekämpfung. Eier, Larven und Puppen haben an ungeschützten Orten (z. B. Fensterbänke, nahtlos verlegte Küchenböden) zwar nur eine geringe Lebenserwartung, diese Bereiche sollten aber dennoch mit einem geeigneten Reinigungsmittel gesäubert werden. Schlafkörbe oder Decken, auf denen das Tier häufig schläft, sollten regelmäßig gewaschen werden. Teppichböden und Polstermöbel sind besonders problematisch, da sich die Eier, Larven und Puppen tief im Gewebe befinden, wo sie nicht entfernt werden können und von aufgesprühten Insektiziden nicht erreicht werden. Staubsaugen ist in den meisten Haushalten die erste Verteidigungsmaßnahme. Auf diese Weise werden Larven und Puppen zwar kaum entfernt, Eier und Lebensmittel, die für die Entwicklung der Larven notwendig sind, können jedoch so beseitigt werden. Teppiche, Kissen, die Bereiche unter den Kissen, Spalten im Boden und die Fugen entlang von Fußleisten sollten sorgfältig abgesaugt werden, um eine möglichst große Anzahl der noch nicht ausgereiften Insekten und deren Nahrungsquellen zu entfernen. Für Teppiche mit tiefem Flor werden Staubsauger mit hoher Leistung benötigt. Das Staubsaugen kann dazu führen, dass sich Puppen aus ihrer Hülle befreien, so dass diese durch ein Insektizid, das nach dem Saugen angewendet wird, getötet werden können. Der Staubsaugerbeutel muss nach der Reinigung beseitigt werden, damit sich in ihm keine ausgewachsenen Flöhe entwickeln und anschließend in die Umgebung gelangen. Temperaturen über 35 °C sind für Larven und Puppen tödlich. Die Reinigung von Teppichen und Möbeln mit einem Dampfreiniger ist eine hervorragende, chemikalienfreie Flohbekämpfungsmethode. Die meisten Reinigungsgeräte, die ausgeliehen werden können, erreichen nicht die nötige Temperatur, um verborgene Larven zu töten. Aus diesem Grund sollte ein professioneller Reinigungsservice beauftragt werden. Die Dampfreinigung hat den Nachteil, dass sie die relative Feuchtigkeit in den Fasern erhöht, wodurch die Entwicklung der Eier noch beschleunigt werden kann. Es ist unwahrscheinlich, dass mit Hilfe der Reinigung alle Flöhe beseitigt werden können, daher sind zusätzliche Chemikalien erforderlich, um den Prozess abzuschließen.

◀◀ **Reinigung**

Bei Tierärzten, Kammerjägern und in Fachgeschäften sind zahlreiche Insektizide erhältlich. Alle diese Produkte sind stark reguliert und müssen gemäß der Anweisung verwendet werden. Die einzelnen Produkte haben unterschiedliche Wirkungspotentiale und Wirkungsdauern. Produkte mit geringer Residualwirkung (Quick-Kill-Insektizide) sind als einziger Wirkstoff ungeeignet, da das Haus aufgrund der unausgereiften Formen schnell erneut befallen ist. Mittel, die einen Quick-Kill-Wirkstoff und einen Wachstumsregulator kombinieren, oder ein Insektizid mit Residualwirkung sind daher vorzuziehen.

◀ **Insektizide**

Viele Halter und Tierärzte lehnen die Anwendung starker Insektizide mit Residualwirkung ab. Diese Bedenken werden jedoch durch die Mikroverkapselungstechnologie reduziert. Dabei bedeckt eine dünne chemische Hülle eine geringfügige Menge des Insektizids. Die Hülle schützt das Insektizid und ermöglicht eine langsame, kontinuierliche Abgabe einer geringen Menge des Insektizids, die jedoch für Insekten tödlich ist. Die Toxizität für Säugetiere wird somit stark gesenkt. Im Haushalt verwendete mikroverkapselte Pyrethrine sind Berichten zufolge 30 Tage wirksam. Mikroverkapselte Chlorpyrifos-Wirkstoffe ermöglichen eine Kontrolle für bis zu 90 Tage. Einige Halter sind aber trotz dieser Verbesserungen nicht bereit, ein solches Produkt einzusetzen.

9 Hypersensibilität gegen Arthropoden

Wachstumsregulatoren

Wachstumsregulatoren greifen in den normalen Entwicklungsprozess der Larven ein (Dryden, 1993a; Plama et al., 1993; MacDonald, 1995; Scott et al., 1995; Smith, 1995). Klassische Wachstumsregulatoren sind juvenile Hormonanaloga, die den Wachstumshormonen von Insekten ähneln. Diese Wachstumshormone sind für die frühe Entwicklung der Larven erforderlich, für die Larvenmetamorphose muss die Konzentration jedoch absinken. Eine gleichbleibend hohe Wachstumshormon-Konzentration aufgrund natürlicher oder künstlicher Faktoren unterbricht den Entwicklungsprozess, verhindert die Verpuppung und führt letztlich zum Tod der Larven. Diese Unterbrechung des Entwicklungsprozesses tritt ein, wenn der ausgewachsene weibliche Floh, die Eier oder die Larven der Verbindung ausgesetzt werden. Ausgewachsene Flöhe werden von diesem Mittel nicht getötet, sondern legen Eier, die sich nicht weiterentwickeln können. Die Wirkung von Wachstumsregulatoren auf ausgewachsene Flöhe und Eier ist der Grund, aus dem diese in Produkte zur externen Anwendung integriert werden. Je nach gewähltem Produkt, verhindern diese Produkte für 30–52 Wochen eine Entwicklung der Flöhe.

Die gründliche Anwendung eines Insektizids mit Residualwirkung oder eines Quick-Kill-Wirkstoffes mit einem Wachstumsregulator tötet alle Flöhe ohne Wirt sowie vor kurzem entpuppte Flöhe in dem behandelten Areal. Wenn alle Bereiche mit einem Flohbefall sorgfältig behandelt werden, ist das Haus noch am selben Tag flohfrei. Einige Tage oder Wochen später werden die Halter vermutlich erneut Flöhe feststellen. Die Zeit bis zu einem Neubefall ist von den Umweltbedingungen und dem Ausmaß des Befalls abhängig. Diese neuen Flöhe schlüpfen aus vorhandenen Puppen. Der Kokon nimmt Insektizide zwar auf und tötet die Puppe bzw. das herangewachsene Insekt. Es ist jedoch äußerst schwierig, die Kokons mit den Insektiziden zu erreichen, so dass wahrscheinlich nicht alle Puppen getötet werden. Wurde das Haus mit einem Insektizid mit Residualwirkung behandelt, sterben auch diese neuentwickelten Flöhe. Wurden jedoch Quick-Kill-Produkte und Wachstumsregulatoren eingesetzt, muss das Haus erneut behandelt werden, da das Adultizid nicht länger vorhanden ist. Es wäre zwar möglich, das Haus mit einem Quick-Kill-Insektizid zu behandeln, es wird jedoch empfohlen, das vorherige Produkt erneut zu verwenden, um eine ausreichend hohe Konzentration des Wachstumsregulators sicherzustellen. Bei kaltem Wetter, bei dem die Entpuppung mehr Zeit in Anspruch nehmen kann, ist es ggf. erforderlich, Häuser mit starkem Befall ein drittes Mal zu behandeln.

Der Schlüssel zu einer erfolgreichen Behandlung der Umgebung ist die Art der Anwendung. Das beste Insektizid nützt wenig, wenn es nicht gebrauchsgemäß appliziert wird. Unzureichendes Wissen über die Gewohnheiten und Lebensart der Flöhe gekoppelt mit einem falschen Verständnis der Wirkungsweise der Produkte hat unnütze Bemühungen des Halters zur Folge. Die meisten Missverständnisse herrschen bei Foggern. Fogger enthalten Insektizide und/oder Wachstumsregulatoren, die zu Tröpfchen zerstäubt werden, sobald der Fogger betätigt wird. Diese Tröpfchen bleiben einige Zeit in der Luft und fallen anschließend zu Boden, wo sie beim Auftreffen trocknen. Die Art der Düse und das Drucksystem bestimmen die Größe der Tröpfchen und somit die Dispersion des Insektizids. Große Tropfen fallen schnell zu Boden, während feine Partikel länger in der Luft bleiben und sich weiter verbreiten können.

Fogger erreichen Ecken im Raum nur schlecht und durchdringen zudem Polster und Kissen nur unzureichend. In diesen mangelhaft behandelten Bereichen ist der Flohbefall jedoch meist am stärksten. Die Tropfen trocknen beim Kontakt und dringen nicht tief in die Teppiche oder Polster ein. Die Produktinformationen zu zahlreichen Foggern geben an, dass große Flächen mit jedem Fogger behandelt wer-

Hypersensibilität gegen Insekten

den können. Die Halter kaufen daraufhin meist die Anzahl von Foggern, die zur Behandlung der Quadratmeter ihrer Wohnräume erforderlich sind. Da jedoch Türen und Flure die Verteilung behindern, sind bei den meisten Häusern mehr Fogger erforderlich, als tatsächlich verwendet werden. Um eine maximale Wirkung zu erzielen, muss für fast jeden Raum ein separater Fogger eingesetzt werden. Wenn die notwendigen Fogger für die erste Behandlung und die Folgebehandlung gekauft werden, ist dies eine extrem teure Behandlung. Viele Personen nutzen Fogger nur für große, unmöblierte Räume, z. B. den Keller.

Die effizienteste Art, ein Haus zu behandeln, besteht darin, das Produkt in dem Bereich zu versprühen, der behandelt werden soll. Raumprodukte werden in standardmäßigen Aerosoldosen, invertierten Aerosoldosen, als Pumpsprays oder als Konzentrate angeboten. Mechanische Pumpsprays sind für die Behandlung großer Flächen ungeeignet, da der Benutzer schnell ermüden wird. Spraybehälter mit einem unter Druck stehenden Reservoir sind wesentlich benutzerfreundlicher. Da die meisten veterinärmedizinischen Raumprodukte nicht als Konzentrat erhältlich sind, muss der Halter diese bei einem Kammerjäger erwerben. Heute werden vor allem Aerosolprodukte angewendet. Standardmäßige Aerosoldosen funktionieren manchmal nicht, wenn die Dose umgedreht wird, um unter Möbel zu sprühen. Bei invertierten Aerosoldosen tritt dieses Problem nicht auf. Egal welche Methode gewählt wird, der Halter muss das Produkt entsprechend der vom Hersteller angegebenen Menge anwenden. Wird eine zu geringe Menge verwendet, um ein paar Mark zu sparen, ist mit einem Fehlschlag der Behandlung zu rechnen.

Viele Personen sind nicht bereit, ein Insektizid in ihrer Umgebung anzuwenden. Dies führte zur Entwicklung von Raumsprays, die ausschließlich Wachstumsregulatoren enthalten und zur Verwendung von Umgebungs-Trockenmitteln. Da diese Produkte keine ausgewachsenen Flöhe töten, werden die Menschen und Tiere im Haushalt solange von Flohbissen geplagt sein, bis alle Flöhe altersbedingt sterben. Da jedoch keine neuen Flöhe aus Eiern heranreifen, wird auch so die Umgebung nach einiger Zeit frei von Flöhen sein, vorausgesetzt es kommen keine neuen Flöhe von draußen herein. Die verfügbaren Raumsprays enthalten die zuvor beschriebenen Produkte. In der soeben dargestellten Situation können elektronische Flohfallen dazu beitragen, die Belastung durch ausgewachsene Flöhe zu mindern.

Kieselgur und Borat finden als insektizidfreie Raumprodukte die weiteste Verbreitung (MacDonald, 1995). Kieselgur zerstört die Epikutikula des Flohs und der Larve, was eine Dehydrierung und den Tod zur Folge hat (Bowman, 1995; Smith, 1995). Personen, die dieses Produkt beruflich abbauen, leiden zum Teil unter chronischen Lungenerkrankungen (Smith, 1995). Da das Produkt nicht sauber angewendet werden kann, seine Wirkung nicht bewiesen ist und sein Einatmen nur schwer zu vermeiden ist, sollte Kieselgur nicht mehr zum Einsatz komen.

◀ **Kieselgur**

Bei Boraten wurde zunächst angenommen, dass sie aisschließlich durch Dehydrierung wirken (MacDonald, 1995; Smith, 1995). Diese zählt zwar sicherlich zu den Hauptwirkungsweisen, neuere Arbeiten belegen jedoch, dass die Larven sterben, wenn sie das Produkt aufnehmen. Es herrscht die verbreitete Meinung, Borate seien völlig ungefährlich. Wie bei den meisten Chemikalien trifft dies jedoch nicht zu. Das US-Unternehmen Borax hat daher eine nachdrückliche Warnung veröffentlicht, in der auf die Gefahren einer breiten Verwendung von Boraten im Haus hingewiesen wird (Smith, 1995). Es dürfen keine Boratprodukte verwendet werden, die nicht speziell für die Nutzung im Haus zugelassen sind. Natriumpolyborat hat eine akute orale LD_{50} von 3,5 g/kg bei Labortieren. Nach Wissen der Autoren sind keine Erkrankungen oder Todesfälle von Tieren aufgrund von Natriumpolyborat bekannt. Dennoch hat die ame-

◀ **Borate**

9 Hypersensibilität gegen Arthropoden

rikanische Giftzentrale für Tiere (National Animal Poison Control Center) zahlreiche Anrufe wegen vermuteter Toxikose bei Tieren erhalten (Smith, 1995). Es liegen keine Verkaufszahlen vor, anhand der die Häufigkeit von Nebenwirkungen pro behandeltem Haushalt ermittelt werden könnten. Das Vorkommen ist jedoch vermutlich sehr gering (MacDonald, 1995). Da Borate erst seit kurzem verwendet werden, bestehen Zweifel hinsichtlich der Auswirkungen einer chronischen Boratexposition auf Tiere und Menschen im Haushalt. Solange die langfristige Sicherheit von Boraten nicht bekannt ist, sollten potentielle Anwender über die bestehenden Bedenken gründlich informiert werden.

Das bekannteste Boratprodukt kann entweder von technischen Mitarbeitern des Unternehmens oder den Haltern selbst angewendet werden. Bis vor kurzem wurde es jedoch ausschließlich von Technikern angewendet. Wenn es durch den Hersteller mit speziellen Maschinen angewendet wird, ist der Teppich voller Natriumpolyboratkristalle und für mindestens ein Jahr garantiert frei von Flöhen (MacDonald, 1995). Die Wirksamkeit wird durch Staubsaugen nicht gemindert, der Teppich sollte jedoch nicht shamponiert werden. So behandelte Teppichböden unterdrücken eine Flohentwicklung für über 18 Monate. Die Anzahl der zufriedenen Benutzer, einschließlich Fachtierärzten für Dermatologie ist sehr hoch. Dieser Hersteller bietet, wie andere Hersteller, auch Boratprodukte an, die der Halter selbst anwenden kann. Es gibt keine Studien, die eines dieser Produkte zur Selbstanwendung besser beurteilen als andere. Wie bei allen Produkten, die selbst angewendet werden, muss die Möglichkeit einer falschen Verwendung mit erhöhter Toxizität bedacht werden. Halter, die an dieser Möglichkeit der Flohbekämpfung für die Umgebung interessiert sind, müssen darauf aufmerksam gemacht werden, dass die Angaben des Herstellers sorgfältig beachtet werden müssen. Bei einer sorgfältigen Anwendung sollten diese selbstangewendeten Produkte genauso oder fast so effektiv sein, wie die durch Mitarbeiter des Herstellers angewendeten Produkte.

Flohbekämpfung bei Zwingerhaltung. In einem modernen, gut gebauten Zwinger können Flöhe leicht bekämpft werden. Sie verfügen über Glasfaser- oder Edelstahlkäfige, separate Pflege- und Stationsräume und gefliese Außenbereiche. Es ist kaum mehr als der regelmäßige Einsatz eines Hochdruckschlauches erforderlich, um die Umgebung vor einem Flohbefall zu schützen. Am anderen Ende des Spektrums befinden sich Zwinger, die schon fast mit einem Slum zu vergleichen sind. Der gesamte Außenbereich ist verschmutzt, und die Tiere leben alleine oder zu mehreren in Holzhütten, die mit Stroh, Heu oder Holzspänen ausgelegt sind. Hygiene ist im Allgemeinen nicht vorhanden, und der Halter ist meist nicht gewillt, Verbesserungen vorzunehmen. Es ist hoffnungslos, diese Art von Zwinger zu behandeln, und nur die wiederholte Anwendung von Insektiziden mit Residualwirkung kann die Flohbelastung der Hunde mindern.

Einige besorgte Halter haben einen oder mehrere Hunde, die in Hundehütten leben, die von einem Außenbereich umgeben sind. Diese Zwinger können effektiv behandelt werden, vorausgesetzt ein entsprechend entwickelter Plan wird streng befolgt. Zunächst müssen alle Heureste und organischen Abfälle aus dem Auslaufbereich entfernt werden. Hundehütten die direkt oder annähernd direkt auf dem Boden stehen, müssen entfernt werden, um den Boden unter ihnen zu reinigen. Im Idealfall werden die Hundehütten auf Blöcken oder Pfosten neu aufgebaut, so dass der Bereich unter ihnen regelmäßig gesäubert werden und Luft unter ihnen zirkulieren kann. Wenn Bodenkontakt nicht vermieden werden kann, sollte der Bereich mit einem für die Anwendung im Freien zugelassenen Insektizid mit Residualwirkung (z. B. Carbamatpuder) oder einer Kombination aus Quick-

▶▶ Hochdruckschlauch

▶▶ Insektizid mit Residualentwicklung

Hypersensibilität gegen Insekten

Kill-Insektiziden (Sofortwirkung) und Wachstumsregulatoren behandelt werden. Die Hundehütte muss mit einem Produkt aus Quick-Kill-Insektiziden und Wachstumsregulatoren besprüht und mit frischem Heu ausgestattet werden. Dieser Vorgang muss mindestens einen Monat lang alle 14 Tage wiederholt werden. Der Außenbereich sollte wie unten erläutert behandelt werden.

Flohbekämpfung im Freien. Meistens stammt bei Tieren, die ausschließlich auf dem eigenen Grundstück gehalten werden, nur etwa 5 % der Flohbelastung aus der Umgebung. Unbehandelte Tiere aus der Nachbarschaft, die unter Flöhen leiden, sind eine wesentlich bedeutendere Quelle für Tiere, die ins Freie dürfen. Hunde und Katzen, die in Vorstädten oder ländlichen Gebieten frei herumlaufen, sind den Flöhen ihrer unbehandelten Artgenossen, aus Höhlen und Bauten von Wildtieren sowie von häufig aufgesuchten Ruhestätten, die durch sie selbst und ihre Artgenossen infiziert wurden, ausgesetzt. Bei frei herumlaufenden Tieren kann wenig gegen den Flohbefall unternommen werden. Die einzige Möglichkeit diese Flohquelle zu umgehen, besteht darin, das Tier einzusperren.

Es sind Produkte erhältlich, die ein Insektizid oder einen Wachstumsregulator für draußen enthalten. In den meisten Fällen ist es nicht erforderlich, den gesamten Garten damit zu behandeln. Zudem zeigt das Produkt bei Regen nur geringe Wirkung und kann, wenn es sich um ein Insektizid handelt, außerdem umweltschädlich sein. Eier können zwar überall vom Körper des Tieres abfallen, wenn es durch den Garten läuft, sie sammeln sich jedoch in der Regel dort, wo sich das Tier ausruht und durch Kettenhaltung oder durch einen Zaun auf einen bestimmten Bereich beschränkt wird. In einem typischen Garten wird der Rasen kurz gehalten, enthält keine organischen Abfälle und ist der Sonne voll ausgesetzt. Unter diesen Bedingungen trocknet der Boden schnell aus und erreicht sehr hohe Temperaturen. Die Wahrscheinlichkeit, dass ein Ei unter diesen erschwerten Bedingungen zu einem ausgewachsenen Insekt heranreift, ist äußerst gering. Die Bodenbeschaffenheit in schattigen Bereichen mit hoher Vegetation sind jedoch ideal für die Entwicklung der Flöhe. Blumenbeete, nicht gemähte Felder und Bereiche unter großen schattenspendenden Bäumen sind natürliche Problemzonen. Von Menschen erzeugte Problemzonen sind Bereiche unter Terrassen, Vorbauten oder Hundehütten sowie im Schatten gelegene unbefestigte Wege oder Wege mit Kieselsteinen. Durch Mähen des Rasens, Zurückschneiden der Pflanzen zur Reduzierung der Schattenbereiche und entsprechende Zäune kann die Anzahl der Bereiche, die mit Insektiziden behandelt werden müssen, enorm gesenkt werden.

Tiere, die viel Zeit im Freien verbringen müssen, brauchen Schatten. Wenn der Boden im Aufenthaltsbereich gefliest ist, entwickeln sich im Allgemeinen kaum Flöhe, und die verbleibenden Parasiten können problemlos durch häufiges Abspritzen der Fliesen beseitigt werden. Handelt es sich bei dem Untergrund hingegen um Erde, Sand, Kieselsteine oder ein Holzbrett, das direkt auf dem Boden oder kurz darüber angebracht ist, sind die Umweltbedingungen geradezu ideal für die Entwicklung der Flöhe. Hier sollten zugelassene Garten- und Zwingerprodukte verwendet werden, da sie so formuliert sind, dass sie bei allen Wetterbedingungen eine maximale Residualwirkung erzielen. Die Angaben des Herstellers müssen strikt eingehalten werden. Wenn Insektizide verwendet werden, müssen alle Insektizide, die für das Tier und Haus eingesetzt werden, sorgfältig überprüft werden, um eine Intoxikation des Tieres durch die Kumulation der verschiedenen Produkte zu vermeiden. Enthält das für den Garten oder den Zwinger verwendete Spray ein Organophosphat oder Carbamat, sollten im Haus oder am Tier selbst keine ähnlichen Mittel benutzt werden.

◂◂ Wachstumsregulatoren

◂ Insektizide

9 Hypersensibilität gegen Arthropoden

Der Einsatz »biologischer Waffen« zur Flohbekämpfung im Freien gewinnt zunehmende Aufmerksamkeit. Als solche Waffe wird u. a. eine Nematoden-Art, *Steinernema carpocapsae*, angeboten (Henderson et al., 1995). Sobald die Nematoden in ausreichender Menge auf feuchtem Boden ausgesetzt wurden, suchen sie nach Flohlarven und -puppen und töten sie. Die Nematoden müssen in regelmäßigen Abständen erneuert werden und sie sterben, sobald alle Flohlarven beseitigt wurden. Sie benötigen zum Überleben eine Bodenfeuchtigkeit von ca. 20 %, weshalb meist eine regelmäßige Bewässerung notwendig ist. Wenn der Boden das Wasser nur schlecht aufnimmt und das Tier im Schlamm liegen muss, kann die Notwendigkeit einer Bewässerung zum Problem werden. Laboruntersuchungen zeigten vor allem bei Kies eine hohe Wirksamkeit, es wurden jedoch bisher keine klinischen Studien zur Wirksamkeit in klinischen Situationen veröffentlicht (Henderson et al., 1995).

9.1.1.10 Immuntherapie

Die Wirksamkeit einer Immuntherapie bei Flohspeichelallergien ist stark umstritten. Einige frühe klinische Berichte rühmen ihre Vorzüge, kontrollierte Studien können deren Erkenntnisse jedoch nicht stützen. In zwei Doppelblindversuchen an der Universität Florida wurde herausgefunden, dass die derzeit erhältlichen Flohantigeninjektionen nicht zur Behandlung empfohlen werden können (Halliwell, 1981; Kunkle und Milcarsky, 1985). Halliwell untersuchte die Reaktion von Hunden auf sechs wöchentliche intradermale Injektionen mit verschiedenen kommerziellen Flohantigenen, und Kunkle führte einen vergleichbaren Versuch bei Katzen mit 20 wöchentlichen intradermalen oder subkutanen Injektionen eines bestimmten Antigens durch. Kunkle fand heraus, dass zwei der 18 behandelten Katzen umfangreich reagierten und eine weitere Katze eine mäßige Besserung zeigte. Eine der beiden Katzen mit umfangreicher Reaktion erhielt intradermale und die andere Katze subkutane Injektionen. Die dritte Katze wurde ebenfalls mit subkutanen Injektionen behandelt. In Halliwells Studie konnte bei einigen Hunden eine Besserung erzielt werden, die Gesamtbewertung stufte diesen Behandlungsplan jedoch als wenig sinnvoll ein.

Die offensichtliche Unwirksamkeit von Flohimmuntherapien bei Tieren entspricht den Ergebnissen, die bei Menschen mit Insektenallergie gewonnen wurden. Dort wurden in Studien komplette Insektenextrakte zur Immuntherapie eingesetzt (Wilson et al., 1993). Beim Menschen wurde nachgewiesen, dass die Immuntherapie mit einzelnen Insektengiften wesentlich effektiver ist als die Verwendung ganzer Insektenextrakte. Ein verbessertes Flohantigen würde wahrscheinlich auch bei Haustieren die Wirkung der Immuntherapie erhöhen.

Zu diesem Zeitpunkt kann die Immuntherapie bei einer Flohallergie nur als letzter, verzweifelter Versuch vor dem Einschläfern oder einer chronischen hochdosierten Glukokortikoidbehandlung empfohlen werden. Wenn der Versuch einer Immuntherapie unternommen wird, sollte diese mit dem besten Flohbekämpfungsprogramm kombiniert werden. Es sollten wöchentliche subkutane Injektionen von 0,5–1,0 ml eines kommerziellen Flohantigens verabreicht werden. Da es sich bei mindestens 15 der Antigene, die in Flohspeichel gefunden wurden, um vollständige Antigene und nicht um Haptene handelt (Halliwell, 1984; Scott et al., 1995), ist die zuvor erwähnte intradermale Injektion wahrscheinlich nicht erforderlich. Tritt tatsächlich eine Besserung auf, sollten die Injektionen während der Flohsaison je nach Bedarf erfolgen. Ist nach sechsmonatiger Behandlung keine Besserung eingetreten, ist nicht damit zu rechnen, dass eine Weiterführung der Immuntherapie hilfreich sein wird.

Hypersensibilität gegen Insekten

9.1.2 Mückenstichallergie

Bei dieser Erkrankung handelt es sich anscheinend um eine seltene Erkrankung, die bisher nur bei Katzen beschrieben wurde (Mason und Evans, 1991; Ihrke und Gross, 1994), die wahrscheinlich jedoch häufiger auftritt, als zunächst angenommen. Die Krankengeschichte und Hautveränderungen einiger Hunde sind mit denen bei Katzen vergleichbar, es ist daher zu vermuten, dass diese Erkrankung auch bei Hunden auftritt (Scott et al., 1995). Positive Reaktionen auf intradermale Hauttests mit Stechmückenantigenen sind bei beiden Spezies zu verzeichnen (Mason und Evans, 1991; Willis und Kunkle, 1996).

9.1.2.1 Pathogenese

Betroffene Katzen zeigen eine sofortige intradermale Reaktion auf Stechmückenantigene, was auf eine Allergie vom Typ I hindeutet. Bei einigen Katzen zeigen Hautbiopsien eosinophile Granulome mit Kollagendegeneration ohne nennenswerte diffuse eosinophile Dermatitis. Dies lässt vermuten, dass die Pathogenese komplizierter ist als bei einer einfachen Typ-I-Allergie.

9.1.2.2 Klinisches Erscheinungsbild

Es wurde keine Prädisposition einer bestimmten Rasse, Altersgruppe oder eines bestimmten Geschlechts festgestellt. Die betroffen Tiere sind den Berichten zufolge nicht auf andere Allergene allergisch. Alle Fälle traten in Regionen mit hoher Stechmückenbelastung und bei Katzen, die draußen bzw. im Haus und im Freien lebten, auf. Wohnungskatzen, die sich in ungeschützten Räumen aufhalten, können allerdings gleichermaßen betroffen sein. Die ersten Symptome treten bei warmer Witterung auf. Die erste Episode kann jederzeit während des Frühlings oder Sommers auftreten. Weitere Episoden in den folgenden Jahren beginnen wahrscheinlich früher, da die Katze bereits sensibilisiert ist.

Stechmücken stechen im Allgemeinen in wenig oder nicht behaarte Haut, bei Katzen z. B. in die Nasenspitze, den Nasenrücken, der an die Nasenspitze angrenzt, die Ohren und die Pfoten. Darüber hinaus können Körperstellen betroffen sein, die durch Scheren oder übermäßiges Putzen freigelegt sind. Die meisten Katzen leiden unter Gesichtsdermatitis, die unterschiedlich stark pruriginös sein kann. Die ersten Läsionen sind entzündete Papeln oder Knötchen zumeist mit Erosionen und Verkrustungen. Wenn die Katze starken Juckreiz aufweist oder von vielen Stechmücken gestochen wurde, ist es u. U. schwer, einzelne Läsionen zu identifizieren. Fortgeschrittene Fälle weisen eine ulzerative verkrustete Dermatitis (Abb. 9.8) im Bereich des Nasenrückens auf. Einige Katzen zeigen hingegen nur papulo-noduläre Läsionen im Bereich der Ohren (Abb. 9.9).

Diese Läsionen sind nur geringfügig symptomatisch für die Erkrankung. Eine Beschränkung von Veränderungen auf die Ballen ist selten. Wenn diese betroffen sind, dann meist als Begleiterscheinung von Läsionen des Gesichtes. Sie sind durch Schwellung und Hyperkeratose gekennzeichnet.

◀ **Körperstellen**

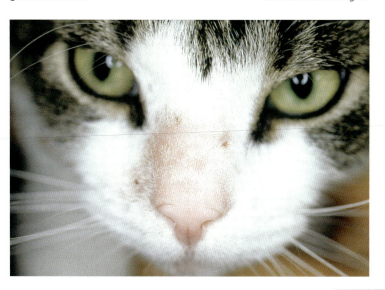

Abb. 9.8: Schwellung, Ulzeration und Depigmentation des Nasenrückens und -planums bei einer Katze mit Mückanstichallergie.

Hypersensibilität gegen Arthropoden

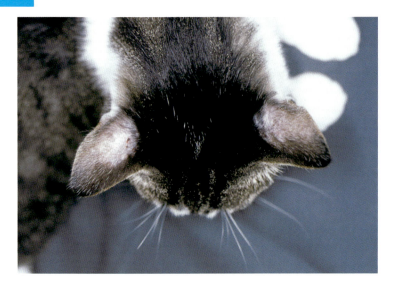

Abb. 9.9: Papuläre Läsionen an den Ohrmuscheln einer Katze mit Mückenstichallergie.

▶ **Differentialdiagnose**

9.1.2.3 Diagnose

Die Chancen eine Diagnose stellen zu können sind von der Dauer des Problems und dem Ausmaß des Pruritus der Katze abhängig. In frühen Fällen mit nicht-traumatisierten papulo-nodulären Veränderungen an den entsprechenden Stellen kann eine vorläufige Diagnose leicht gestellt werden. Die Differentialdiagnose umfasst alle anderen Ursachen von Follikulitis und Furunkulose. Bei Mückenstichallergien zeigt die Aspirationszytologie einer Papel ein starkes eosinophiles Infiltrat. Bei Fällen mit chronischem Pruritus beinhaltet die Hauptdifferentialdiagnose Pemphigus foliaceus und erythematosus, feline Scabies, Atopie und Futtermittelallergie. Hautbiopsien zeigen eine perivaskulär-diffuse eosinophile Dermatitis mit oder ohne Kollagendegeneration und schließen bis auf Atopie und Futtermittelallergie alle Differentialdiagnosen aus. Wenn dem Pruritus der Katze schwere Läsionen vorausgegangen sind, sind Atopie und Futtermittelallergie unwahrscheinlich. Intradermale Tests mit Stechmückenantigenen (1000 PNU, Protein Nitrogen Units) weisen bei betroffenen Tieren positive Ergebnisse auf. Die Spezifität dieses Tests ist unbekannt, da dieses Verfahren dem Wissen der Autoren nach nur bei einer kleinen Anzahl gesunder Katzen getestet wurde.

9.1.2.4 Therapie

Der Schutz vor Stechmücken ist grundlegend, um diese Erkrankung behandeln und vermeiden zu können. Sobald keine Stechmücken mehr in die Nähe des Tieres kommen, erfahren leichte Fälle innerhalb von 7–10 Tagen eine spontane Besserung. Kortikosteroide können die Heilung beschleunigen und sind bei fortgeschrittenen Fällen erforderlich. Es können, je nach Behandlungsmethode, sowohl orale als auch injizierbare Medikamente verwendet werden. Oral verabreichtes Prednisolon (2,2 mg/kg q. 24 h) und injizierbares Methylprednisolonacetat sind am weitesten verbreitet (siehe Kapitel 6). Prävention ist von herausragender Bedeutung, da eine nachfolgende Exposition schwerere Hautläsionen zur Folge haben wird. Im Idealfall sollte die Katze ab der Dämmerung in einem geschützten Raum gehalten werden, da Stechmücken vor allem während der Dämmerung und Nachts fressen. Wenn es nicht möglich ist, die Katze einzusperren, kann die häufige Anwendung von Flohschutzmitteln hilfreich sein. Bei betroffenen Katzen wird vor allem Flohschaum eingesetzt. Es müssen nur die wenig behaarten Körperstellen behandelt werden.

9.1.3 Eosinophile Gesichtsfurunkulose des Hundes

Dies ist eine relativ häufige Erkrankung mit akutem Auftreten papulös-nodulärer Gesichtsläsionen. In den meisten Fällen sind die Schnauze und der Nasenrücken betroffen, Läsionen können jedoch überall auftreten.

9.1.3.1 Pathogenese

Die Pathogenese ist rein spekulativ (Holtz, 1990; Gross, 1993; Scott et al., 1995). Das plötzliche Auftreten der Läsionen sowie das

Hypersensibilität gegen Insekten

deutliche eosinophile Infiltrat haben Forscher zu der Vermutung veranlasst, dass es sich um eine allergische Reaktion vom Typ I auf Insektenbisse oder -stiche handelt. Bienen, Wespen, Blattläuse und Pferdebremsen wurden mit dieser Erkrankung in Verbindung gebracht (Griffin, 1993; Gross, 1993). Da die Reaktion bei manchen Hunden auch im Winter zu sehen ist, können auch Spinnen, andere Arachniden oder Haushaltsinsekten an der Pathogenese beteiligt sein (Scott et al., 1995).

9.1.3.2 Klinisches Erscheinungsbild

Es können Hunde aller Altersgruppen, Rassen und Geschlechter betroffen sein, zumeist handelt es sich jedoch um mittelgroße und große Hunde, die viel Zeit im Freien verbringen. Die typische Krankengeschichte besagt, das der Hund vollkommen gesund war, als er das Haus verließ, und Stunden später mit auffälligen Läsionen zurück kam. Die Läsionen entwickeln sich innerhalb von 24 Stunden zu ihrem vollen Ausmaß. Sie sind zwar druckempfindlich, in der Regel aber nicht pruriginös.

Die zuerst auftretenden Läsionen sind erythematöse oder hämorrhagische Blasen und Papeln, von denen meist mehrere vorhanden sind (Abb. 9.10). Diese Läsionen entwickeln sich zu Papeln und Knoten, die häufig ulzerativ und verkrustet sind. Zumeist ist die Haut um die Nasenspitze betroffen, entweder an der Schnauze oder am Nasenrücken. Darüber hinaus können Läsionen um die Augen, an den Ohren und an anderen Körperstellen zu sehen sein. Vorausgesetzt der Hund unterliegt keiner weiteren Exposition und traumatisiert die bestehenden Läsionen nicht, entstehen nach den ersten 24 Stunden keine neuen Veränderungen und die vorhandenen Läsionen gehen langsam zurück.

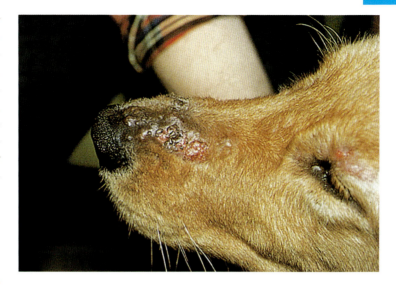

Abb. 9.10:
Multiple Papeln und Ulzera auf dem Nasenrücken und den Augenlidern eines Hundes mit eosinophiler Gesichtsfurunkulose.

9.1.3.3 Diagnose

Das plötzliche Ausbrechen von empfindlichen furunkuloiden Läsionen, die nach 24 Stunden weder an Größe noch Menge zunehmen, ist typisch für diese Erkrankung. Wenn das Tier während der ersten 24 Stunden zum Tierarzt gebracht wird, müssen auch andere Ursachen von Furunkulose in Betracht gezogen werden, z. B. Staphylokokken und Dermatophyten. Aspirationszytologie von intakten Papeln oder Knoten zeigt bei dieser Erkrankung eine intensive eosinophile Infiltration. Bei ulzerativen oder chronischen Läsionen können ggf. Anzeichen einer sekundären Staphylokokken-Infektion gesehen werden.

Hauttests mit Insekten- oder Arachniden-Antigenen können zur Bestimmung der Krankheitsursache beitragen.

9.1.3.4 Therapie

Durch den Schutz vor weiteren Insektenbissen oder -stichen gehen die Läsionen spontan zurück. Die Heilung erfolgt jedoch nur langsam und kann eine dauerhafte Narbenbildung zur Folge haben. Die Reaktion auf Glukokortikoide ist schnell und überzeugend. Die meisten Fälle

◄ Schutz vor Insektenbissen

◄ Glukokortikoide

9 Hypersensibilität gegen Arthropoden

werden für 3–14 Tage mit oralem Prednisolon (1–2 mg/kg q. 24 h) behandelt. Einige Hunde vertragen eine so hohe Dosis Prednisolon nicht und wurden daher mit starken topischen Steroiden oder anderen oralen Kortikosteroiden erfolgreich behandelt.

Nur selten erleidet ein Hund mehr als eine Krankheitsepisode. Im Falle eines Rückfalls muss mit Hilfe von Hauttests der verursachende Parasit ermittelt werden. Effektive Präventionsmaßnahmen sind vom Lebenszyklus des entsprechenden Parasiten abhängig.

9.1.4 Weitere Erkrankungen

▶▶ Insekten- und Arachnidenallergene

Etwa 10 % aller atopischen Hunde weisen negative Ergebnisse bei intradermalen oder serologischen Allergietests auf Pollen, Schimmelpilze, Hausstaub und Hausstaubmilben, Flöhe und andere Umweltallergene auf und zeigen bei einer restriktiven Ernährung gegen Futtermittelallergien keine Besserung (Griffin, 1993; Griffin et al., 1993). Die Zahlen für Katzen sind nicht bekannt, vermutlich sind sie jedoch niedriger. Dies führte zu einem Test mit verschiedenen Insektenantigenen bei potentiell allergischen Tieren. Es gibt hunderte stechende, beißende und nicht-parasitäre Insekten, die für Hunde und Katzen ein Problem darstellen können. Leider sind für die Meisten keine kommerziellen Antigene erhältlich, so dass wir vermutlich nie erfahren werden, welche Rolle sie bei Allergien bei Haustieren spielen.

▶ beißende Insekten

Wissenschaftler testen derzeit Hunde auf die folgenden beißenden Insekten: Feuerameisen (100 PNU/ml), Blattläuse (1000 PNU/ml), Chrysops-Fliegen (1000 PNU/ml), Pferdebremsen (1000 PNU/ml), Mücken (1000 PNU/ml) und *Culicoides*-Stechmücken (1:1000 w/v) (Griffin, 1993; Koch und Peters, 1994; Buerger, 1995; Scott et al., 1995; Rothstein et al., 1996; Willis und Kunkle, 1996). Die entsprechenden Verdünnungen in den Hauttests sind in Klammern hinter dem Insekt angegeben und basieren auf der Arbeit von Willis und Kunkle (1996). Diese Forscher testeten verschiedene Verdünnungen von Insektenallergenen bei 26 gesunden Hunden und stellen fest, dass diese Konzentrationen keine Entzündungen verursachten. Sie und andere Untersucher ermittelten, dass allergische Hunde im Allgemeinen auf eines oder mehrere dieser Insektenallergene reagierten, entweder als alleinige Reaktion oder in Kombination mit einer Reaktion auf Flöhe oder andere klassische Antigene. Der Anteil der positiv reagierenden Hunde variiert mit der Studie und dem verwendeten Insekt, liegt jedoch zwischen 2 und 32 % (Griffin, 1993; Buerger, 1995; Willis und Kunkle, 1996).

Serologische Tests mit Insekten- und Arachnidenallergenen werden auf experimenteller Ebene durchgeführt. Hunde weisen häufig bei einem oder mehreren Antigenen eine positive Reaktion auf (Griffin et al., 1993; Grier et al., 1994; Picheu-Haston et al., 1995). Reziproke Hemmungstests haben eine *In-vitro*-Kreuzreaktion zwischen Extrakten von Flöhen, schwarzen Ameisen, Blattläusen und Küchenschaben gezeigt (Picheu-Haston et al., 1995).

Willis und Kunkle fanden keine statistisch signifikanten Unterschiede zwischen der Hauttestreaktivität von gesunden und allergischen Hunden auf Insektenantigene (Willis und Kunkle, 1996). Die Bedeutung positiver Testergebnisse ist daher fraglich. Die Reaktion kennzeichnet zwar, dass sich das Insekt oder ein Insekt mit einer Kreuzreaktion in der Umgebung des Tieres befindet, dieses gebissen hat und eine IgE- oder IgGd-Reaktion ausgelöst hat, die klinische Bedeutung des Antikörpers muss jedoch noch nachgewiesen werden.

Rothstein et al. (1996) untersuchten die Reaktivität von zwei Gruppen von Hunden auf eine Immuntherapie. Die Allergenrezeptur für die Immuntherapie der ersten Gruppe mit 31 Hunden enthielt Insektenallergene, während das der zweiten Gruppe mit 13 Hunden nur standardmäßige Umweltallergene enthielt. Es gab statistisch gesehen keinen Unterschied in der Reak-

Hypersensibilität gegen Arachniden

tion auf die Immuntherapie zwischen den beiden Gruppen. Diese vorläufigen Erkenntnisse lassen vermuten, dass klinische Insektenallergien abgesehen von Flohallergien bei Hunden äußerst selten sind. Serologische und intradermale Tests mit einer größeren Anzahl Hunden werden diese Frage hoffentlich klären. Bevor diese Daten jedoch vorliegen, kann eine Immuntherapie nicht empfohlen werden. Die Ergebnisse der Hauttests sollten verwendet werden, um ein Schutz- und Präventionsprogramm vor Insekten zu entwickeln.

Das Allergiepotential von Hausstaubmilben und anderen Vorratsmilben ist bekannt (siehe Kapitel 3). Diese Arachniden lassen Körperbestandteile und Exkremente in der Umgebung zurück, wo Hunde und Katzen diese einatmen, fressen oder transdermal absorbieren. Ein häufig in Haushalten auftretendes Insekt, die Küchenschabe, ist beim Menschen ein wichtiges Allergen, das den gleichen Mechanismus aufweist. Berichte über die Hauttestreaktivität allergischer Hunde auf Küchenschabenantigene variieren von 0–60 % (Nesbitt, 1978; Griffin, 1993; Buerger, 1995; Willis und Kunkle, 1996). Diese Daten veranlassten einen Test an Hunden mit verschiedenen Umweltinsektenantigenen. Derzeit werden Stubenfliegen (100 PNU/ml), schwarze Ameisen (100 PNU/ml), Köcherfliegen (1000 PNU/ml), Motten (100 PNU/ml) und Küchenschaben (1000 PNU/ml) untersucht. Auch in diesem Fall konnten Willis und Kunkle keinen Unterschied bei der Reaktivität von gesunden und allergischen Hunden auf diese Insekten feststellen. Bevor die Bedeutung von »eingeatmeten« Insektenallergenen nicht geklärt ist, raten die Autoren von einer Immuntherapie mit diesen Allergenen ab. Eine Ausnahme bilden ggf. Tiere, die ausschließlich auf diese nicht-beißenden Insekten reagieren. Da bei der Immuntherapie nur diese Allergenmischung verwendet würden, könnte die Wirksamkeit leicht festgestellt werden.

9.2 Hypersensibilität gegen Arachniden

Die Rolle von Arachniden bei allergischen Erkrankungen von Hunden und Katzen ist bekannt. Abgesehen von den weit verbreiteten Problemen aufgrund von Hausstaubmilben und anderen Umweltmilben sind die hier erläuterten Erkrankungen relativ selten.

9.2.1 Zeckenallergie

Zecken können je nach Umweltbedingungen in großer Menge auftreten. Sie stellen für Hunde und Katzen ein ernsthaftes Gesundheitsrisiko dar, da sie Blut saugen, die verschiedensten Infektionskrankheiten übertragen und die Haut schädigen. Die Hautverletzung ist von der Anzahl der Zecken und deren Position auf der Haut abhängig (Scott et al., 1995). Bei einer großen Menge an Parasiten leckt oder knabbert das Tier möglicherweise an der betroffenen Körperstelle, um die Zecken zu lösen. In den meisten Fällen handelt es sich bei den einzelnen Läsionen um kleine erythematöse Stechwunden ohne Verdacht auf eine Allergie. Nur selten entwickelt der Hund oder die Katze einen größeren ulzerativen Knoten oder einen fokalen Bereich mit einer Nekrose an der Stelle, an der sich die Zecke befindet. Hautbiopsien können Veränderungen nachweisen, die für Allergien vom Typ III oder Typ IV typisch sind. Zur Behandlung muss die Zecke entfernt, einer erneuten Infektion durch topische Produkte oder das Amitraz-Zeckenhalsband vorgebeugt und die Hautläsionen mit einem topischen oder oralen Glukokortikoid symptomatisch behandelt werden.

◀ Zecken

9.2.2 Ohrmilbenallergie

Otitis externa parasitaria verursacht durch *Otodectes cynotis* ist bei Hunden und Katzen häufig. Die Symptomatologie im Ohr ist höchst variabel und reicht von keinen (asymptomatisch) bis hin

◀ Otodectes cynotis

Hypersensibilität gegen Arthropoden

zu intensiven pruriginösen Ohrerkrankungen mit oder ohne Exsudation. Manche Tiere traumatisieren auch andere Bereiche ihres Körpers.

O. cynotis ist eine Psoroptesmilbe, die sich nicht in die Haut gräbt und sich von der Lymphe und dem Blut des Wirtes ernährt. Während der Nahrungsaufnahme ist der Wirt Milbenantigenen ausgesetzt und kann eine Immunreaktion auf diese Allergene entwickeln. Powell et al. (1980) wies bei Katzen, die künstlich mit *O. cynotis* infiziert wurden, IgE-ähnliche Reagine nach. Diese Katzen zeigten zwar eine Sofort- jedoch keine verzögerte Reaktion auf Hauttests mit dem Milbenextrakt. Nach einer Exposition von 35 Tagen traten innerhalb von zwei Stunden Hauttestreaktionen mit den histologischen Merkmalen einer Arthus-Reaktion (Typ III) auf. Präzipitierende Antikörper im Serum traten am 45. Tag auf.

Diese Daten belegen, dass Katzen und vermutlich auch Hunde auf Ohrmilben allergisch reagieren können. Asymptomatische Tiere sind wahrscheinlich nicht allergisch, während stark pruriginöse Tiere unter Hypersensibilität leiden.

9.2.3 Räudemilbenallergie

▶ **Räudemilben**

Räudemilben sind Arachniden, die sich in die Haut bohren und dem Immunsystem des Wirtes ausgesetzt sind. Beim Menschen sind Allergien gegen Räudemilben bekannt (Wilson et al., 1993). Nach der Infektion durch Räudemilben bleibt die Person im Allgemeinen für ca. vier Wochen frei von Symptomen, bis Pruritus und Läsionen auftreten. Die Symptome können 1–2 Wochen nach Beseitigung der Milben bestehen bleiben. Wenn diese behandelten Patienten erneut infiziert werden, entwickeln nur 40 % eine klinische Erkrankung, und die Symptome können innerhalb von 24 Stunden nach der Exposition auftreten. Menschen zeigen eine Sofortreaktion bei Hauttests mit Räudemilbenextrakten, wenn sie innerhalb des letzten Jahres vor dem Test diese Erkrankung hatten. Darüber hinaus wurden verzögerte Hauttestreaktionen beobachtet. Diese Ergebnisse sowie die Möglichkeit, Immunkomplexe im Blutkreislauf und veränderte Immunglobulinspiegel nachzuweisen, stützen die Vermutung, dass diese Erkrankung eine allergische Komponente aufweist.

Hunde mit Sarkoptes-Räude leiden meist unter erheblichem Juckreiz, der in keinem Verhältnis zur Anzahl der Milben steht; sie weisen eine bedeutsame periphere Lymphadenopathie auf und sprechen nur schlecht auf eine Glukokortikoidtherapie an (Scott et al., 1995). Hunde können auch asymptomatisch sein, obwohl Sarkoptes-Milben nachgewiesen wurden. Diese Erkenntnisse sowie die Möglichkeit, bei einigen Hunden eine Eosinophilie, Proteinurie oder Immunkomplex-Glomerulonephritis nachzuweisen, stützen die Theorie, dass auch Hunde auf Räudemilben allergisch sein können (Baker und Stannard, 1974). Neuere Studien mit Hunden haben Räude-spezifische Antikörper bei infizierten Hunden festgestellt (Bornstein und Zarkrisson, 1993; Thoday, 1993). Diese Antikörper bilden sich nach der Behandlung zurück. Angesichts der Allergie, die durch den Tod der Milben nicht einfach zurück geht, sollten Halter von Hunden mit Räudemilbenbefall darüber informiert werden, dass der Pruritus für 2–5 Wochen nach Beginn der Behandlung bestehen bleiben kann.

9.2.4 Weitere Erkrankungen

Allergien auf *Cheyletiella*- oder *Notoedres*-Milben wurden nicht untersucht. Da die Symptome bei infizierten Tieren von keinen (asymptomatischer Parasitenbefall) bis hin zu intensivem Pruritus reichen, spielt die Hypersensibilität zweifellos eine Rolle beim Ausmaß der klinischen Erkrankung. Darüber hinaus kann bei Tieren, die vorübergehend mit Getreidemilben, nordischen Vogelmilben oder anderen Milben infiziert sind, eine übermäßig starke Reaktion erwartet werden.

9.3 Literatur

BAKER BB, STANNARD AA. A look at canine scabies. J. Am. Anim. Hosp. Assoc. 10: 513, 1974.

BLAGBURN BL, HENDRIX CM, VAUGHAN JL, et al. Efficacy of lufenuron against developmental stages of fleas (*CTENOCEPHALIDES FELIS FELIS*) in dogs housed in simulated home environments. Am. J. Vet. Res. 56: 464, 1996.

BORNSTEIN W, ZAKRISSON G. Humoral antibody response to experimental *SARCOPTES SCABIEI* var *VULPES* infection in the dog. Vet. Dermatol. 4: 107, 1993.

BOWMAN DD. Georgis' Parasitology for Veterinarians, 6th edition. W.B. Saunders, Philadelphia, p. 2, 1995.

BUERGER RG. Insect and arachnid hypersensitivity disorders of dogs and cats. In Bonagura JD (ed.) Kirk's Current Veterinary Therapy XII. W.B. Saunders, Philadelphia, p. 631, 1995.

DRYDEN MW. Biology of fleas of dogs and cats. Comp. Cont. Ed. 15: 569, 1993a.

DRYDEN MW. Biology of fleas on dogs and cats. Proc. Am. Acad. Vet. Dermatol. Am. Coll. Vet. Dermatol. 9: 75, 1993b.

GREENE WK, CARNEGIE RL, SHAW SE, et al. Characterization of allergens of the cat flea, Ctenocephalides felis: Detection and frequency of IgE antibody in canine sera. Parasit. Immunol. 15: 69, 1993a.

GREENE WK, PENHALE WJ, THOMPSON RCA. Isolation and in vitro translation of messenger RNA encoding allergens of the cat flea, Ctenocephalides felis. Vet. Immunol. Immunopath. 37: 15, 1993b.

GRIER TJ, WILLIS EL, ESCH RE, et al. Canine insect hypersensitivity: immunochemical evidence for common or cross-reactive antigens. Proc. Am. Acad. Vet. Dermatol. Am. Coll. Vet. Dermatol. 10: 21, 1994.

GRIFFIN CE. Insect and arachnid hypersensitivity. In: Griffin CE, Kwochka KW, McDonald JM (eds) Current Veterinary Dermatology. St Louis: Mosby Year Book, p. 133, 1993.

GRIFFIN CE, ROSENKRANTZ WS, ALABA S. Detection of insect/arachnid specific IgE in dogs: comparison of two techniques utilizing western blots as the standard. In Ihrke PJ, Mason IS, White SD (eds). Advances in Veterinary Dermatology – Volume 2. Oxford: Pergamon Press, p. 263, 1993.

GROSS TL. Canine eosinophilic furunculosis of the face. In Ihrke PJ, Mason IS, White SD (eds) Advances in Veterinary Dermatology Volume 2. Pergamon Press, Oxford, p. 239, 1993.

HALLIWELL REW. Hyposensitization in the treatment of flea bite hypersensitivity: Results of a double-blinded study. J. Am. Anim. Hosp. Assoc. 17: 249, 1981.

HALLIWELL REW. Factors in the development of fleabite allergy. Vet. Med. 79: 1273, 1984.

HALLIWELL REW, SCHEMMER KR. The role of basophils in the immunopathogenesis of hypersensitivity to fleas (Ctenocephalides felis) in dogs. Vet. Immunol. Immunopathol. 15: 203, 1987.

HALLIWELL REW, LONGINO SJ. IgE and IgG antibodies to flea antigen in differing dog populations. Vet. Immunol. Immunopathol. 8: 215, 1985.

HENDERSON G, MANWEILER SA, LAURENCE WJ, et al. The effects of *STEINERNEMA CARPOCAPSEA* (Weiser) application to different life stages on adult emergence of the cat flea *CTENOCEPHALIDES FELIS* (Bouche). Vet. Dermatol. 6: 159, 1995.

HINK WF, ZAKSON M, BARNETT S. Evaluation of a single oral dose of lufenuron to control flea infestations in dogs. Am. J. Vet. Res. 55: 822, 1994.

HOLTZ CS. Eosinophilic dermatitis in a Siberian Husky. Calif. Vet. 44: 11, 1990.

IHRKE PJ, GROSS TL. Conference in dermatology – No. 2. Vet. Dermatol. 5: 33, 1994.

KOCH HJ, PETERS S. 207 Intrakutantests bei Hunden mit Verdacht auf atopische Dermatitis. Kleintierpraxis 39: 25, 1994.

KUNKLE GA, MILCARSKY J. Double-blind flea hyposensitization in cats. J. Am. Vet. Med. Assoc. 186: 677, 1985.

MACDONALD JM. Flea control: An overview of treatment concepts for North America. Vet. Dermatol. 6: 121, 1995.

MASON KV, EVANS AG. Mosquito bite caused eosinophilic dermatitis in cats. J. Am. Vet. Med. Assoc. 198: 2086, 1991.

MASON KV, RING J, DUGGAN J. Fenthione for flea control on dogs under field conditions: Dose response efficacy studies and effect on cholinesterase activity. J. Am. Anim. Hosp. Assoc. 20: 591, 1984.

Hypersensibilität gegen Arthropoden

MCKEON SE, OPDEBEECH JP. IgG and IgE antibodies against antigens of the cat flea, Ctenocephalides felis felis, in sera of allergic and non-allergic dogs. Int. J. Parasitol. 24: 259, 1994.

MILLER TA, BLAGBURN BL. Ovisterilant efficacy of pyriproxyfen collars on dogs and cats. Proc. Am. Acad. Vet. Dermatol. Am. Coll. Vet. Dermatol. 12: 63, 1996.

NESBITT GH. Canine allergic inhalant dermatitis: A review of 230 cases. J. Am. Vet. Med. Assoc. 172: 55, 1978.

NICHOLSON SS. Toxicity of insecticides and skin care products of botanical origin. Vet. Dermatol.l 6: 139, 1995.

PALMA KG, MEOLA SM, MEOLA RW. Mode of action of pyriproxifen and methoprene on eggs of *CTENOCEPHALIDES FELIS* (Siphonaptera: Pulicidae) J. Med. Entomol. 30: 421, 1993.

POSTAL JR, JEAMIN PC, CONSALVI P. Field efficacy of a mechanical pump spray formulation containing 0.25 % fipronil in the treatment and control of flea infestation and associated dermatological signs in dogs and cats. Vet. Dermatol. 6: 153, 1995.

POWELL MB, WEISBROTH SH, ROTH L, et al. Reaginic hypersensitivity in *OTODECTES CYNOTIS* infection of cats and mode of mite feeding. Am. J. Vet. Res. 41: 877, 1980.

PUCHEU-HASTON CM, GRIER TJ, ESCH R, et al. Allergenic cross-reactivity in fleareactive canine sera. Proc. Am. Acad. Vet. Dermatol. Am. Coll. Vet. Dermatol. 11: 26, 1995.

ROBINSON WH. Distribution of cat flea larvae in the carpeted household environment. Vet. Dermatol. 6: 145, 1995.

ROTHSTEIN E, MILLER WH Jr, SCOTT DW, et al. Investigation of insect hypersenstivity and response to immunotherapy in allergic dogs. Vet. Dermatol. 1996.

SCOTT DW, MILLER WH Jr, GRIFFIN CE. Muller and Kirk's Small Animal Dermatology, 5th edition. W.B. Saunders, Philadelphia, 1995.

SLACEK B, OPDEBEECH JP. Reactivity of dogs and cats to feeding fleas and to flea antigens injected intradermally. Aust. Vet. J. 70: 313, 1993.

SHIPSTONE MA, MASSON KV. The use of isect development inhibitors as an oral medication for control of the fleas Ctenocephalides felis, Ct. canis in the dog and cat. Vet. Dermatol. 6: 131, 1995.

SMITH CA. Current concepts: Searching for safe methods of flea control. J. Am. Vet. Med. Assoc. 206: 1137, 1995.

SMITH RD, PAUL AJ, KITRON UD, et al. Impact of an orally administered insect growth regulator (lufenuron) on flea infestations of dogs in a controlled simulated home environment. Am. J. Vet. Res. 57: 502, 1996.

SOULSBY EJL. Helminths, Arthropods, and Protozoa of Domesticated Animals. Lea & Febiger, Philadelphia, 1982, p. 357.

STOLPER R, OPDEBEECH JP. Flea allergy dermatitis in dogs diagnosed by intradermal skin test. Res. Vet. Sci. 57: 21, 1994.

THODAY KL. Serum immunoglobulin concentrations in canine scabies. In: Ihrke PJ, et al, (eds) Advances in Veterinary Dermatology – Volume 2. Oxford, Pergamon Press, 1993, p. 211.

TRUDEAU WL, FERNANDEZ-CALLAS E, FOX RW, et al. Allergenicity of the cat flea (*CTENOCEPHALIDES FELIS FELIS*). Clin. Exp. Allergy 23: 377, 1993.

VAN WINKLE KA. An evaluation of flea antigens used in intradermal skin testing for flea allergy in the canine. J. Am. Anim. Hosp. Assoc. 17: 343, 1981.

WILSON DC, LEVNA WH, KING LE Jr. Arthropod bites and stings. In: Fitzpatrick TB. Eisen AZ, Wolff K, et al. (eds): Dermatology in General Medicine 4th edition. New York: McGraw Hill Book Company, 1993, p. 2810.

WILLEMSE T. The diagnostic value of whole-body flea extract in dogs with clinical flea bite hypersensitivity. Proc. World. Cong. Vet. Dermatol. 3: 11, 1996.

WILLIS CE, KUNKLE GA. Intradermal reactivity to various insect and arachnid allergens in dogs from the southeastern United States. J. Am. Vet. Med. Assoc. 209: 1431, 1996.

10 Verschiedene allergische Erkrankungen

10.1 Bakterielle Hypersensibilität

Der Begriff bakterielle Hypersensibilität wird zwar bereits seit den späten 60er Jahren zur Beschreibung stark pruriginöser Erkrankungen durch eine Staphylokokken-Infektion verwendet, die Angemessenheit dieser Bezeichnung war und ist jedoch Anlass heftiger Diskussionen. Einige klinische und immunologische Daten unterstützen zwar die Theorie einer bakteriellen Hypersensibilität, es existieren jedoch keine unwiderlegbaren Beweise. Die Autoren haben sich aber dennoch entschieden, bis zur endgültigen Definition der Erkrankung den Begriff bakterielle Hypersensibilität zu verwenden.

Hautinfektionen durch Staphylokokken treten bei Hunden relativ häufig auf. Zumeist leiden diese Hunde unter einer dermatologischen Erkrankung, die sie für Infektionen besonders anfällig macht (Scott et al., 1995). Die meisten Hunde mit einer bakteriellen Pyodermie weisen einen gewissen Grad an Pruritus auf, der mit angemessener Antibiotikabehandlung jedoch zum Stillstand gebracht werden kann. Pathologischer Pruritus wird durch verschiedene Mediatoren ausgelöst, z. B. Histamin, Proteasen, Kallikrein und Bradykinin. Bei Hautinfektionen durch Staphylokokken hat die Antikörperproduktion zur Opsonisierung der Erreger und somit die Aktivierung der Phagozytose und des Abtötens durch Neutrophile einen wichtigen Anteil an der Beseitigung der Organismen. Die von den Neutrophilen freigesetzten proteolytischen Enzyme oder andere durch das humorale Verstärkersystem gebildeten Modulatoren sind für den Juckreiz der infizierten Haut verantwortlich. Bei einigen Tieren können Staphylokokken-Antigene eine Degranulation der Hautmastzellen zur Folge haben, die sich in unverhältnismäßig starkem Pruritus äußert (Mason und Lloyd, 1989).

Der Begriff klinische bakterielle Allergie wurde durch Walton 1966 zum ersten Mal für Hunde eingeführt, Baker (1974) war jedoch der erste Forscher, der Staphylokokkenallergien bei Hunden beschrieb. Baker stellte fest, dass Hunde mit einer bakteriellen Allergie entweder unter regelmäßigen bakteriellen Infektionen oder unter klassischen Allergien mit oder ohne Infektion litten. Die Hunde mit der allergischen Erkrankung wiesen darüber hinaus sekundäre seborrhoische Veränderungen und Haarausfall auf. Bei einigen Hunden wurde außerdem eine Blepharitis und Iritis beobachtet. Die Krankengeschichte dieser Tiere ließ häufig eine vorhergehende Staphylokokken-Infektion erkennen, durch die der Hund vermutlich sensibilisiert wurde. Baker stellte die Hypothese auf, dass bei Hunden ohne offensichtliche Hautinfektion nicht bemerkte Staphylokokken-Infektionen der Mandeln, der Analdrüse oder der inneren Organe Quelle der Antigenfreigabe waren. Des weiteren muss eine Verbreitung auf gesunder Haut in Betracht gezogen werden (Mason und Lloyd, 1989).

◂◂ Staphylokokken-Infektion

10.1.1 Pathogenese

Die ersten Theorien zu bakteriellen Hypersensibilitäten wurden anhand von Daten aus Hauttests bei Hunden, bei denen Staphylokokkenantigene vermutet wurden, und den Ergebnissen von Hautbiopsien aufgestellt (Baker, 1974; Scott et al., 1978). Die Hauttests wurden mit Hilfe eines Staphylokokkus-Zellwandantigens und einer Toxoid-Mischung durchgeführt. Sie führten bei allen Hunden zu einer sofortigen Reaktion (d. h. innerhalb von 15 bis 30 Minuten), die durch erythematöse Quaddeln mit einem Durchmesser zwischen 14 und 20 mm gekennzeichnet waren. Bei gesunden Hunden ließen die Läsionen nur langsam nach, und selbst bei späteren Kontrollen nach

◂ Staphylokokkenantigene

10 Verschiedene allergische Erkrankungen

24–48 Stunden verblieben verhärtete, teilweise erythematöse Knoten mit einem Durchmesser von 5–9 mm. Bei allergischen Hunden waren die Reaktionen hingegen stark entzündet und wiesen eine Größe von 9 bis 75 mm auf. Es handelte sich dabei weniger um Quaddeln als um erythematöse, verhärtete, nässende und teilweise nekrotische Knoten. Biopsien der Hauttestreaktionen und klinischen Läsionen wiesen in der Regel Anzeichen einer Vasculitis auf. Diese Daten legen nahe, dass Staphylokokken-Hypersensibilitäten große Ähnlichkeit mit Allergien vom Typ III haben.

Neuere Arbeiten haben sich auf die IgG- und IgE-Antikörpertiter gegen Stayphylokokken und die Auswirkung von Staphylokokkusantigenen auf die Mastzelldegranulation konzentriert (Mason und Lloyds, 1989; Morales et al., 1994). Dabei wurde festgestellt, daß Hunde mit rezidivierenden Infektionen höhere IgG- und IgE-Antikörpertiter gegen Staphylokokken aufweisen als gesunde Hunde (Morales et al., 1994). Bei Hunden mit nicht-rezidivierender Pyodermie, rezidivierender Pyodermie und gleichzeitiger Atopie und idiopathischer rezidivierender Pyodermie war das Titerniveau von Anti-Staphylokokkus-IgG wesentlich höher. Die höchsten Werte wurden bei Hunden mit tiefer Pyodermie registriert. Der IgE-Titer war bei Hunden mit rezidivierender idiopathischer superfizieller Pyodermie oder rezidivierender Pyodermie und gleichzeitiger Atopie am höchsten. Staphylokokkusprotein A, ein Zellwandantigen, das bei vielen Arten von *Staphylococcus intermedius* nachgewiesen wurde, kann eine unspezifische Verbindung zu Mastzell-gebundenem IgE eingehen und eine Mastzelldegranulation verursachen (Mason und Lloyd, 1989). Diese Mastzelldegranulation erhöht die Permeabilität der Epidermis für Staphylokokusantigene, wodurch bei Hunden mit einem Anti-Staphylokokkus-IgE-Titer die Wahrscheinlichkeit einer weiteren Mastzelldegranulation zunimmt. Wenn man neben diesen Informationen die Häufigkeit von rezidivierender, pruriginöser, superfizieller Follikulitis berücksichtigt, liegt die Vermutung nahe, dass bakterielle Hypersensibilitäten häufiger vorkommen, als angenommen wurde, und sich nicht allein auf Allergien von Typ III beschränken.

10.1.2 Klinisches Erscheinungsbild

Anhand der Arbeiten von Baker, Breen und Scott wurden die klinischen Läsionen durch Staphylokokken-Hypersensibilität beschrieben. Konkret handelte es sich dabei um erythematöse Pusteln, hämorrhagische Vesikel und Blasen oder Flecken mit seborrhoischer Dermatitis (Baker, 1974; Breen, 1976; Scott et al., 1978). Alle Symptome können mit angemessenen Antibiotikabehandlung bekämpft werden. Bei erythematösen Pusteln handelt es sich um Pusteln oder Papeln mit einem großen erythematösen Ring. Auch hämorrhagische Blasen (Abb. 10.1) weisen einen Ring mit peripheren Erythemen auf. Seborrhoische Flecken können hingegen unterschiedliche Formen haben. Kleinere Läsionen sind meist ringförmige Bereiche mit Haarausfall und Erythemen, die sich peripher ausbreiten und am Rand Entzündungen und Hautabschuppungen (epidermale Collarette) aufweisen (Abb. 10.2). Die epidermale Col-

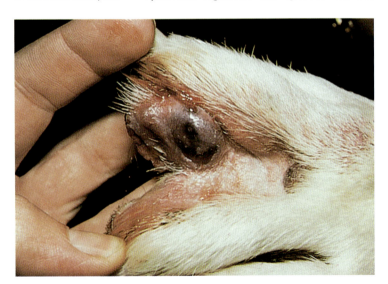

Abb. 10.1: Hämorrhagische Blase im Zwischenzehenspalt.

Bakterielle Hypersensibilität

larette zeigt an, dass zuvor Pusteln, Vesikel oder Blasen vorhanden waren, die jedoch vor kurzem aufgebrochen sind. Je älter die Läsion ist, um so größer wird sie. Dabei nimmt das zentrale Erythem ab und wird häufig hyperpigmentiert. Einzelne Läsionen können sich verbinden und große Bereiche mit Haarausfall bilden, die im Zentrum inaktiv wirken (Abb. 10.3). Eine Untersuchung des äußeren Randes der Läsion zeigt jedoch, dass eine aktive Entzündung vorliegt. »Allergische« Hunde, die nicht auf Glukokortikoide reagieren, haben nur selten keine sichtbare Pyodermie oder Pruritus. Der Pruritus wird durch eine offensichtliche Infektion ausgelöst und ist wesentlich intensiver, als die Stärke der Infektion dies vermuten lässt (Miller, 1991). Baker nahm an, dass der Pruritus ohne Läsionen auf eine Antigenfreisetzung zurückzuführen ist, die durch eine nicht eindeutige Entzündung der Tonsillen, der Analdrüsen oder der inneren Organe verursacht wurde. Neuere Erkenntnisse über die Auswirkung von transepidermalem Protein A belegen jedoch, dass ein verborgener Infektionsherd nicht unbedingt erforderlich ist.

Die mit Staphylokokken-Hypersensibilität einhergehenden Läsionen sind nicht krankheitskennzeichnend. Erythematöse Pusteln und seborrhoische Flecken treten auch bei Hunden auf, die zwar unter Pyodermie leiden, aber keine Staphylokokken-Hypersensibilität aufweisen. Hämorrhagische Blasen sind wesentlich typischer für Staphylokokken-Hypersensibilitäten, sie wurden jedoch ebenfalls bei Hunden mit Vasculitis festgestellt. Die Krankengeschichte des Tieres kann die Diagnose einer bakteriellen Allergie stützen, z. B. wenn der Pruritus des Tieres bei angemessener Glukokortikoidtherapie nicht abnimmt, mit einer anhaltenden Antibiotikabehandlung jedoch zum Stillstand gebracht werden kann. Wie bereits erwähnt, können auch normale Infektionen pruriginös sein, eine Reaktion auf eine antibakterielle Behandlung reicht daher zur Diagnose nicht aus. Hunde mit Staphylokokken-Hyper-

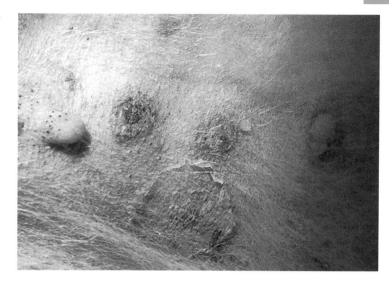

Abb. 10.2: Herdförmige Bereiche einer bakteriellen Hypersensibilität mit epidermaler Collarette.

sensibilität sollten auch nach dem Absetzen der Antibiotika für eine gewisse Zeit symptomfrei sein, sie entwickeln jedoch plötzlich neue Läsionen oder Juckreiz auf gesunder Haut. Die Symptome kehren in der Regel nach 30–60 Tagen zurück. Hunde, bei denen Läsionen auf erkrankter Haut auftreten, leiden entweder neben der Staphylokokken-Hypersensibilität unter einer anderen Erkrankung oder unter einer rezidivierenden Pyodermie zusätzlich zu einem anderen Problem. Wenn bei einem Juckreiz ohne Hautveränderungen der Pruritus durch die Antibiotikabehandlung aufhört und

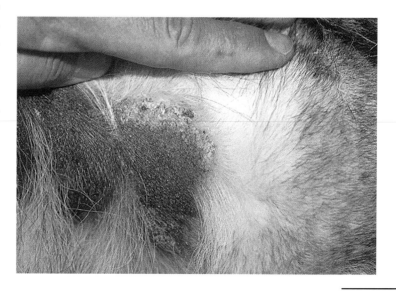

Abb. 10.3: Verbindung einzelner Läsionen in einem größeren Bereich.

Verschiedene allergische Erkrankungen

nach dem Absetzen der Antibiotika wieder zunimmt, liegt die Vermutung nahe, dass der Hund unter einer bakteriellen Allergie leidet.

10.1.3 Diagnose

Die Krankengeschichte und Untersuchungsergebnisse können die Diagnose einer Staphylokokken-Hypersensibilität zwar stützen, eine endgültige Diagnose erfordert jedoch Hautbiopsien und/oder Hauttests. Das Zellwandantigen, das von Baker und anderen zur Dokumentation der Staphylokokken-Hypersensibilität verwendet wurde, wird nicht länger hergestellt. In den USA gibt es nur ein für Hunde zugelassenes Staphylokokken-Antigen (Scott et al., 1995). Dieses Produkt ist ein Phagenlysat von *S. aureus*, das bei der Behandlung von Hunden mit rezidivierender Pyodermie weite Verbreitung findet (De Boer et al., 1990; Scott et al., 1995). Angaben des Herstellers zufolge wird das Antigen für Hauttests in voller Stärke (0,05–0,1 ml) verwendet. Ein Autor (LMR) wendet dieses Produkt regelmäßig in einer Verdünnung von 1:10 an und gewann dabei den Eindruck, dass es in dieser Konzentration Entzündungen verursachen kann. Obwohl zahlreiche Forscher bekannt gaben, dass der Test mit diesem Produkt genauso exakt ist wie der mit dem Staphylokokken-Toxoid, waren die Autoren nicht in der Lage, einen Vergleich der Reaktivität dieses Produkts bei gesunden Hunden und Hunden mit nicht-rezidivierender Pyodermie, rezidivierender Pyodermie ohne bakterieller Allergie und rezidivierender Pyodermie mit vermuteter Allergie zu erstellen. Aufgrund des Entzündungspotentials interpretiert ein Autor (LMR) positive Ergebnisse mit besonderer Vorsicht. Bevor keine detaillierten Daten zu diesem Produkt vorliegen, sind die Ergebnisse der Hauttests nicht vollkommen zuverlässig.

Mason und Lloyd führten bei einer kleinen Gruppe gesunder Hunde einen Hauttest mit unterschiedlichen Verdünnungen von Staphylokokkusprotein A und speziell angefertigten Extrakten von *S. aureus* und *S. intermedius* durch (Mason und Lloyd, 1995). Die Hunde zeigten bei gleicher Verdünnung eine größere Reaktionsbereitschaft auf *S. aureus* als auf *S. intermedius*, und die Extrakte mit Protein A riefen stärkere Reaktionen hervor als die beiden Staphylokokken-Produkte. Es wurden jedoch bisher keine erkrankten Hunde getestet. Da *S. intermedius* bei Hunden der wichtigste kutane Erreger ist, werden die Testergebnisse von erkrankten Hunden dringend erwartet.

Die Biopsieergebnisse variieren je nach Art der klinischen Läsion und die Gefäßveränderungen sind von herausragender Bedeutung. Erythematöse Pusteln und hämorrhagische Blasen weisen Anzeichen von Gefäßentzündungen mit Extravasation roter Blutkörperchen oder dermalen Blutungen auf (Scott et al, 1978, 1995). Diese sind jedoch bei nicht-allergischer Pyodermie atypisch. Seborrhoische Läsionen zeigen im Allgemeinen eine größere Gefäßerweiterung und Infiltration neutrophiler Granulozyten, häufig sind sie jedoch nicht von anderen seborrhoischen Hautveränderungen zu unterscheiden.

10.1.4 Behandlung

Die Diagnose einer Staphylokokken-Hypersensibilität bedeutet nicht zwingend, dass der Hund eine spezielle Therapie benötigt. Erkrankte Haut kann leicht infiziert werden, und rezidivierende Infektionen können das Tier sensibilisieren. Leidet der Hund unter einer Grunderkrankung, die identifiziert und behandelt werden kann, führt eine Behandlung dieser Erkrankung gekoppelt mit einer längeren (d. h. 4–8-wöchigen) Antibiotikabehandlung ggf. zur »Heilung« des Hundes. Scott gab an, dass 43 % seiner 31 Fälle in diese Kategorie fielen (Scott et al., 1978). Die Hypersensibilität kann zwar einige Zeit bestehen bleiben, durch die Normalisierung der Haut kann jedoch die Antigen-

▶ **Hauttests**
▶▶ **Biopsieergebnisse**

Bakterielle Hypersensibilität

exposition des Tieres verhindert oder zumindest minimiert werden.

Hunde, die aus keinem ersichtlichen Grund unter Staphylokokken-Hypersensibilität leiden oder nach einer Behandlung der Grundkrankung keine Besserung erfahren, benötigen eine langfristige, wahrscheinlich lebenslange Therapie. Diese kann entweder mit Hilfe von Antibiotika oder durch eine Immuntherapie erfolgen. Dabei ist die Immuntherapie vorzuziehen. Hunde, die auf diese Behandlung nicht ansprechen, müssen jedoch langfristig mit Antibiotika behandelt werden.

Eine Immuntherapie ist sicher und relativ günstig. Da es sich bei den verwendeten Produkten um Immunstimulanzien handelt, wird sie ebenfalls bei rezidivierender Pyodermie und gleichzeitiger Immuninsuffizienz eingesetzt. Die in der Immuntherapie zum Einsatz kommenden bakteriellen Antigene haben vermutlich unterschiedliche antigene Eigenschaften und werden bei verschiedenen Hunden unterschiedlich zur Behandlung einzelner Erkrankungen verwendet. Es ist daher schwierig, wenn nicht gar unmöglich, eine Erfolgsquote in der Behandlung der Staphylokokken-Hypersensibilität zu ermitteln.

Baker berichtete von einem Behandlungsplan, bei dem 0,1 ml intradermal und größere Mengen entweder subkutan oder zur Hälfte subkutan und zur anderen Hälfte intramuskulär verabreicht wurden (Baker, 1974). Er gab an, dass diese Therapie bei allen Hunden wirksam war und zumeist nur ein Behandlungsdurchlauf erforderlich war. Die restlichen Hunde benötigten regelmäßige Booster-Behandlungen. Scott testete ebenfalls diesen Behandlungsplan von Baker und erzielte bei 6 von 9 Hunden eine Besserung (Scott et al., 1978). Diese benötigten jedoch alle 1–3 Monate eine Booster-Behandlung. Pukay (1985) setzte einen ähnlichen Behandlungsplan ein und stellte bei 14 der 16 behandelten Hunde exzellente Ergebnisse fest. 33 % der Hunde, die auf diese Behandlung ansprachen, benötigten bereits nach 30 Tagen eine Auffrischung, bei dem Rest der Tiere reichte hingegen eine Auffrischung alle zwei Monate aus. Die bekannte Erfolgsquote des Behandlungsplans von Baker liegt somit zwischen 67 und 88 %.

Bakterielle Antigene werden zur Behandlung von Hunden mit rezidivierender idiopathischer Pyodermie eingesetzt (Becker et al., 1989; De Boer et al., 1990; Scott et al., 1995). Autogene Bakterine, Lysate von Staphylokokkus-Zellen und eine Lösung mit *Propionibacterium acnes* scheinen am weitesten verbreitet zu sein. Zur Wirksamkeit der beiden letzteren Produkte liegen Berichte vor (Becker et al., 1989; De Boer et al., 1990), aus diesen geht jedoch nicht hervor, ob die Patienten eine Staphylokokken-Hypersensibilität hatten oder aus anderen Gründen eine rezidivierende Pyodermie entwickelten. Aufgrund der Auslegung der Studie und der Berichtsmethode ist eine kritische Analyse der Forschungsergebnisse schwierig. Beide Produkte waren in einigen Fällen erfolgreich, die in den Berichten genannten Zahlen sind jedoch möglicherweise zu euphemistisch.

Da das *Propionibacterium* intravenös und Staphylokokkuszellen-Lysate und autogene Bakterine subkutan verabreicht werden, finden die beiden letzteren Produkte die häufigste Anwendung (De Boer et al., 1990; Scott et al., 1995). Es gibt keine Berichte zur Wirksamkeit der verschiedenen Produkte bei der gleichen Patientengruppe. Solange diese Daten nicht vorliegen, sollte ein anderes Produkt getestet werden, wenn der erste Behandlungsplan keine Wirkung zeigt. Die Autoren kennen keine Behandlungspläne, bei denen eine Komponente intradermal verabreicht wird, wie dies bei Baker der Fall ist. Die bakteriellen Antigene werden wöchentlich in zunehmender Dosierung von 0,1 oder 0,2 ml verabreicht, bis die Erhaltungsdosis von 0,5 bzw. 1,0 ml erreicht wird. Bei großen Hunden wurden Dosierungen von bis zu 2,0 ml verwendet. Ein Autor (WHM) verabreicht an jedem zweiten Tag eine steigende Dosis von 0,1 oder 0,2 ml, bis die endgültige Dosis erreicht

◂◂

Immuntherapie

Verschiedene allergische Erkrankungen

▶ Antibiotikatherapie

wird, und hat bei diesem schnelleren Behandlungsplan keine Nebenwirkungen festgestellt. Erhaltungsinjektionen erfolgen anschließend einmal pro Woche. Bei Tieren, die nach dreimonatiger Erhaltungstherapie keine Reaktion zeigen, ist nicht mit einer Besserung zu rechnen. Die zusätzliche intradermale Injektion von 0,1 ml kann bei Hunden, die nicht auf eine subkutane Anwendung reagieren, die Wirksamkeit verbessern. Bei Hunden, die auf die wöchentliche Anwendung ansprechen, reichen ggf. Injektionen in größeren Abständen aus.

Tiere, die unter Staphylokokken-Hypersensibilität oder rezidivierender idiopathischer Pyodermie leiden und auf die Immuntherapie nicht ansprechen, können mit einer langfristigen Antibiotikatherapie erfolgreich behandelt werden. Bei dieser Behandlung kann entweder die volle Dosis periodisch verabreicht oder ein Erhaltungsplan entwickelt werden. Wenn die Phasen, in denen das Tier Symptome der Erkrankung aufweist, mehrere Monate auseinander liegen, sollte jede Erkrankung bis zur endgültigen Beseitigung der Infektion behandelt und das Medikament anschließend abgesetzt werden. Dieser Krankheitsverlauf ist jedoch relativ selten. Die meisten Tiere mit Staphylokokken-Hypersensibilität sind nur für kurze Zeit infektionsfrei. Bei häufigen Rezidiven sollte das Tier mit einem Erhaltungsplan behandelt werden, um diese Rückfälle zu vermeiden. Eine Erhaltungsdosis der Antibiotika kann jedoch keine vorhandenen Infektionen bekämpfen. Das Tier muss daher vor Beginn der Erhaltungstherapie mit einer vollen Dosis Antibiotika behandelt werden. Zur Zeit werden drei verschiedene Erhaltungspläne für die Antibiotikabehandlung eingesetzt, es liegen jedoch keine Daten zur Sicherheit und Wirksamkeit der einzelnen Pläne vor (Scott et al., 1995). Wir gehen hier davon aus, dass die volle therapeutische Dosis 500 mg beträgt und das Medikament zweimal täglich verabreicht werden muss. Der älteste Erhaltungsplan reduziert diese Dosis auf 500 mg einmal täglich. Wenn das Tier bei diesem Verfahren mindestens 60 Tage frei von Infektionen ist, wird die Dosis von einigen Forschern auf 500 mg an jedem zweiten Tag oder 250 mg täglich reduziert. Die beiden anderen Erhaltungspläne sehen ebenfalls zu Beginn eine volle Dosis (d. h. 500 mg in 12 h) vor, geben diese jedoch nicht kontinuierlich. Bei dem ersten Plan wird das Medikament mit 500 mg in 12 h an jedem zweiten Tag gegeben. Der zweite Plan sieht eine periodische Anwendung vor. Dabei wird das Medikament an sieben aufeinander folgenden Tagen mit 500 mg in 12 h verabreicht und anschließend für weitere sieben Tage abgesetzt. Tritt bei dem Tier nach 60 Behandlungstagen kein Rezidiv auf, wird die Dosis weiter reduziert. Im ersten Fall kann das Medikament beispielsweise an jedem dritten Tag verabreicht werden und im zweiten Fall die Zeit zwischen den Wochen, in denen das Medikament gegeben wird, auf 10 bis 14 Tage erhöht werden. Weitere Reduzierungen sind jedoch wahrscheinlich nicht möglich. Chronische Erhaltungspläne mit Antibiotika sind äußerst wirksam und erstaunlich sicher, sie sollten jedoch erst aufgenommen werden, wenn alle anderen Behandlungsmethoden fehlgeschlagen sind. Die chronische Antibiotikabehandlung ist teuer und kann verschiedene andere Probleme verursachen, z. B. bakterielle Resistenz, chronische Intoxikation, veränderte Darmfunktion und Arzneimittelreaktionen. Bevor die Erhaltungstherapie aufgenommen wird, muss das Tier gründlich untersucht werden, einschließlich eines intradermalen und serologischen Allergietests auf Atopie und eines restriktiven Ernährungstests auf Futtermittelallergie.

10.2 Arzneimittelallergie

Arzneimittel sind Verbindungen mit geringem Molekulargewicht, die sowohl erwartete als auch unerwartete Nebenwirkungen haben können (Van Arsdel, 1988; Blacker et al., 1993; Scott et al., 1995). Obwohl auch erwartete

Arzneimittelallergie

Nebenwirkungen nicht wünschenswert sind (z. B. Haarausfall nach der Anwendung bestimmter chemotherapeutischer Wirkstoffe), können sie zumindest durch pharmakologische oder physiologische Auswirkungen des Arzneimittels erklärt werden. Unerwartete Hautreaktionen werden als Arzneimittelexantheme bezeichnet. Sie können sowohl eine immunologische als auch eine nicht-immunologische Ursache haben. Beim Menschen wird geschätzt, dass etwa 2–3 % der stationär behandelten Patienten Arzneimittelexantheme entwickeln (Blacker et al., 1993). Berichte zu Arzneimittelexanthemen bei Tieren sind selten, diese treten jedoch wahrscheinlich häufiger auf, als die Literatur dies vermuten lässt (Affolter und von Tscharner, 1993; Noli et al., 1995; Scott et al., 1995).

10.2.1 Pathogenese

Arzneimittelexantheme können vom Arzneimittel selbst, von Verunreinigungen im Arzneimittel, den Stoffwechselprodukten des Arzneimittels, Bindemitteln (z. B. Stärke oder Stearate) sowie Geschmacksstoffen verursacht werden. Größere und komplexere Moleküle wirken stärker immunogen, und Arzneimittel mit bestimmten Proteinen haben ein höheres Allergiepotential. Da es sich bei den meisten Arzneimitteln um Haptene handelt, müssen diese zunächst eine Bindung mit einem Wirtsprotein eingehen, bevor sie Allergien auslösen können. Bei Arzneimitteln, die diese Art der Bindung leicht eingehen, ist die Wahrscheinlichkeit eines Arzneimittelexanthems höher.

Das Auftreten von Arzneimittelexanthemen wird beim Menschen nicht nur von der Art des Medikaments, sondern auch von der Dosis, dem Verabreichungsweg, einer vorherigen Behandlung mit diesem Arzneimittel sowie früheren Arzneimittelallergien beeinflusst. Die Wahrscheinlichkeit eines Arzneimittelexanthems ist größer, wenn das gleiche Medikament sowohl lokal als auch systemisch angewendet wird, das Arzneimittel intermittierend verwendet wird oder eine Depotform des Arzneimittels verabreicht wird. Andere Risikofaktoren sind genetische Faktoren des Patienten, die Art der behandelten Erkrankung, eine konkomitierende Arzneimitteltherapie sowie interkurrente Infektionen. Die meisten dieser zugrundeliegenden Faktoren wurde jedoch bei Tieren bisher nicht untersucht.

◀◀ **Arzneimittelexantheme**

Immunologische Arzneimittelexantheme entstehen nicht nach der ersten Anwendung des Arzneimittels. Der Patient muss zunächst sensibilisiert werden, was normalerweise mindestens eine Woche in Anspruch nimmt. Die bei zahlreichen Patienten bereits nach der ersten Anwendung des Arzneimittels festgestellten Reaktionen, haben keine immunologische Ursache. Arzneimittelexantheme können von Hypersensibilitätsreaktionen des Typs I, II, III oder IV ausgelöst werden. Obwohl einige Arzneimittel typischerweise eine bestimmte Art der Reaktion zur Folge haben, gibt es kein spezifisches Reaktionsmuster für die einzelnen Medikamente. Makulo-papulöse Hautausschläge und urtikarielle Reaktionen sind die häufigsten Anzeichen eines Arzneimittelexanthems. Weniger verbreitete Reaktionsmuster sind fixe Arzneimittelexantheme, Kontaktdermatitis, Erythema multiforme, Lyell-Syndrom (engl.: toxische epidermale Nekrolyse), pemphigusartige Exantheme, lupusartige Exantheme, Vasculitis und Photosensibilisierung. Abgesehen von den fixen Arzneimittelexanthemen, treten diese Reaktionsmuster plötzlich mit symmetrischer und weiter Verbreitung auf.

Die Liste der Medikamente, die beim Menschen Arzneimittelexantheme verursachen können, ist enorm umfangreich (van Ansdel, 1988; Blacker et al., 1993). Bei Tieren werden die folgenden Arzneimittel von dieser Liste häufig eingesetzt: Penicilline*, Cephalosporine*, Chloramphenicol*, Sulfonamide*, Tetracycline*, Griseofulvin*, Ketoconazol*, Barbiturate*, Cimetidin*, Phenytoin*, Phenylbutazon, Aspirin, Furosemid, Neomycin*, Retinoide* und topische

◀ **Liste der Medikamente**

10 Verschiedene allergische Erkrankungen

▸▸ kutane Symptome

Anästhetika. Weniger stark verbreitete Arzneimittel sind Phenothiazine*, Propylthiouracil*, Goldsalze*, weibliche Sexualhormone*, Dapson*, Chinidin*, Thiabendazol* und Nystatin. Die mit einem Sternchen (*) gekennzeichneten Arzneimittel verursachen Exantheme bei Haustieren (Scott et al., 1995). Andere Arzneimittel, die bei Hunden und Katzen Reaktionen auslösen, sind 5-Fluorocytosin, Diethylcarbamazin, Thiacetarsamid, Levamisol, Prednisolon, Schilddrüsenextrakte, Gentamicin, Ivermectin sowie zahlreiche topische und biologische Produkte (Bluttransfusionen, Impfungen, Bakterine, Antisera) (Scott et al., 1995). Höchstwahrscheinlich haben bereits alle in der Veterinärmedizin häufig verwendeten Arzneimittel bei dem einen oder anderen Tier eine Arzneimittelreaktion ausgelöst. Es stellt sich daher die Frage, welche Arzneimittel die meisten Nebenwirkungen bei Haustieren auslösen. Um diese Frage jedoch korrekt beantworten zu können, sind detaillierte Verkaufszahlen erforderlich. Außerdem müssten alle Veterinärmediziner die in ihrer Praxis erlebten Fälle an eine zentrale Verarbeitungsstelle weiterleiten. Diese Daten stehen jedoch nicht zur Verfügung. Die Autoren haben die Erfahrung gemacht, dass am häufigsten Reaktionen auf Sulfonamid-Antibiotika zu verzeichnen waren.

10.2.2 Klinisches Erscheinungsbild

▸ systemische Symptome

Arzneimittelallergien können sich durch systemische Symptome (z. B. Appetitlosigkeit, Fieber unbekannter Genese und Lahmheit), systemische Erkrankungen (z. B. hämolytische Anämie, immunvermittelte Thrombozytopenie), rein dermatologische Erkrankungen oder eine Kombination dieser Anzeichen äußern (Abb. 10.4) (Noli et al., 1995). Wird einem sensibilisierten Tier dasselbe Arzneimittel erneut verabreicht, können die gleichen oder neue Symptome auftreten. In der Regel nimmt die Schwere der Symptome von Arzneimittelallergien im Verlauf der Erkrankung zu.

Die kutanen Symptome einer Arzneimittelallergie bei Tieren machen sich im Allgemeinen durch unterschiedliche Läsionen der Haut bemerkbar. Die Reaktionen führen zu Exfoliation, Papel- und Vesikelbildung, Ulzerationen und zahlreichen anderen Läsionen, die schmerzhaft und pruriginös sein können. Nicht-eruptiver Pruritus, der einer Atopie, Futtermittelallergie oder anderen in diesem Kapitel erläuterten Allergien ähnelt, ist selten. Da es sich bei dieser Reaktion vermutlich um eine Allergie vom Typ I handelt, sollte der Pruritus des Tieres kurz nach Anwendung des Arzneimittels zunehmen und bei dessen Abbau zurückgehen. Dieser Verlauf ist jedoch nicht bei Arzneimitteln mit langer Halbwertzeit festzustellen. Wenn die Krankengeschichte des »allergischen« Tieres nicht sorgfältig analysiert wird, werden Arzneimittelallergien häufig übersehen.

Die Läsionen eines Arzneimittelexanthems können leicht mit anderen Dermatosen verwechselt werden. Es kann sich um Urtikaria, Angioödeme, Papeln (Abb. 10.5), Exfoliation (Abb. 10.6), Vesikel- bzw. Blasenbildung (Abb. 10.7), Erythrodermie, Purpura (Abb. 10.8) oder Ulzerationen handeln. Weitere Reaktionen sind nässende knotenförmige Läsionen, herdförmige oder diffuse Alopezien, fixe Arzneimittelexantheme und pseudolymphomatöse Veränderungen (Affolter und von Tscharner, 1993; Scott et al., 1995). Je nach Art und Verteilung der Läsionen kann der Patient den Anschein erwecken, unter einer einfachen Erkrankung wie Follikulitis oder einer seltenen Erkrankung wie Pemphigus, chronischem diskoiden Lupus erythematosus, Erythema multiforme (Abb. 10.9), Lyell-Syndrom (Abb. 10.10) oder kutanen Lymphomen zu leiden. Wenn die kutanen Symptome von systemischen Krankheitsanzeichen begleitet werden, muss der Patient zudem auf systemischen Lupus erythematosus, verschiedene systemische Infektionskrankheiten, nekrolytische migratorische Erytheme und andere ernsthafte Erkrankungen untersucht werden.

Arzneimittelallergie

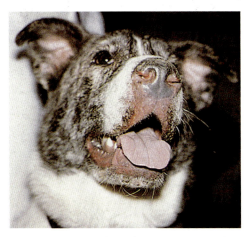

Abb. 10.4: Nasale und mukokutane Depigmentation und Erosion aufgrund einer Arzneimittelreaktion gegen Trimethoprim-Sulfadiazin. Der Hund wies außerdem Fieber, Lahmheit und eine Thrombozytopenie auf.

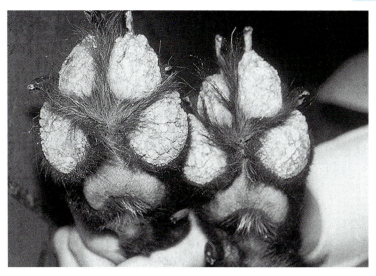

Abb. 10.6: Hyperkeratose und Exfoliation der Ballen aufgrund einer Arzneimittelreaktion auf Oxacillin.

10.2.3 Diagnose

Um ein Arzneimittelexanthem zu diagnostizieren, muss zumindest ein begründeter Verdacht vorhanden sein, da diese Reaktionen vielen anderen Hauterkrankungen ähneln können. Besondere Bedeutung kommt dabei einer sorgfältig geführten Krankengeschichte und exakten Informationen zu Futtermittelzusätzen zu. Nach der ersten Sensibilisierungsphase können jederzeit während der Arzneimittelanwendung und selbst einige Tage nach Absetzen des Medikaments Arzneimittelexantheme auftreten. Wurde das Tier bereits mit verschiedenen Medikamenten behandelt, ist ein Verdacht auf Arzneimittelallergie durchaus begründet.

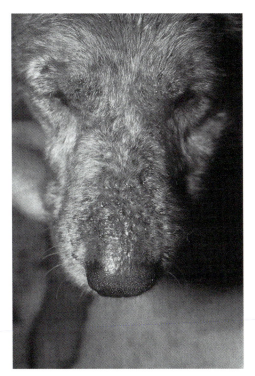

Abb. 10.5: Multiple verkrustete und ulzerative Papeln aufgrund einer Arzneimittelreaktion gegen Trimethoprim-Sulfadiazin.

10 Verschiedene allergische Erkrankungen

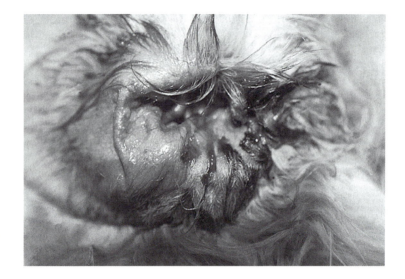

Abb. 10.7:
Akute vesikuläre Reaktion aufgrund einer topischen Miconazol-Lösung.

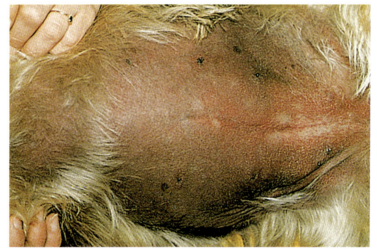

Abb. 10.8:
Diffuse, nichtverblassende Hämorrhagie aufgrund einer Arzneimittelreaktion gegen Amoxicillin.

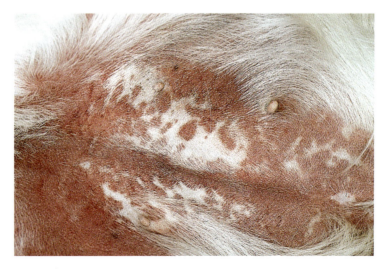

Abb. 10.9:
Erythema multiforme bei einem Hund im Zusammenhang mit einer Arzneimittelreaktion gegen Trimethoprim-Sulfadiazin.

Arzneimittelallergie

Die Verdachtsdiagnose einer Arzneimittelallergie ist am einfachsten zu stellen, wenn das Arzneimittel für eine nicht-dermatologische Erkrankung verwendet wurde und das Tier im Verlauf der Behandlung entsprechende Hautläsionen entwickelt. Bei Tieren, die aufgrund einer dermatologischen Erkrankung behandelt werden, ist die Diagnose schwieriger. Wenn der Halter angibt, dass das Tier zunächst auf die Behandlung reagierte, anschließend jedoch keine weitere Verbesserung oder sogar eine Verschlechterung eingetreten ist, kann zu der eigentlichen Erkrankung ein Arzneimittelexanthem hinzugekommen sein. Es besteht aber ebenfalls die Möglichkeit, dass das Arzneimittel an Wirkung verloren hat und das Fortschreiten der Krankheit auf eine unwirksame Behandlung zurückzuführen ist. Sucht der Halter den erstbehandelnden Tierarzt erneut auf, kann eine sorgfältige Untersuchung, bei der besonderes Augenmerk auf die Art und Verteilung der neuen Läsionen gelegt wird, darüber Aufschluss geben, ob es sich bei der Hautläsion um die gleiche Erkrankung handelt wie zuvor. Ein anderes Läsionsmuster lässt eine Arzneimittelreaktion vermuten. Sucht der Halter hingegen einen anderen Tierarzt auf, um eine zweite Meinung einzuholen, kann die Diagnose einer Arzneimittelallergie durchaus verzögert werden.

Derzeit sind keine zuverlässigen, spezifischen Tests zum Nachweis einer Arzneimittelallergie bei Tieren im Handel erhältlich. Bei einer spontanen Besserung nach Absetzen des Medikamentes ist dieses wahrscheinlich der auslösende Faktor, eine immunologische Ursache kann so jedoch nicht belegt werden.

Ein Arzneimittel-Provokationstest könnte die definitive Diagnose zwar unterstützen, hiervon wird jedoch abgeraten, da die Folgereaktion wesentlich stärker ausfallen kann.

Hautbiopsien sind bei der Diagnose von Arzneimittelallergien von großem Wert, da sie die genaue Ursache für die Läsionen des Tieres

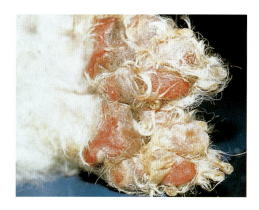

Abb. 10.10:
Tiefe Ulzeration der Ballen bei einem Hund mit Lyell-Syndrom (toxische epidermale Nekrolyse).

kennzeichnen können, dazu beitragen, andere Erkrankungen auszuschließen, und die Diagnose eines Arzneimittelexanthems stützen.

In einer histologischen Studie mit 67 Fällen einer weit verbreiteten Arzneimittelreaktion litten 40 % der Probanden unter einer lichenoiden Dermatitis, 37 % unter Erythema multiforme, 9 % unter Vasculitis, 9 % unter dem Lyell-Syndrom und 6 % unter pemphigusartigen Reaktionen (Affolter und von Tscharner, 1993). Alle diese histologischen Reaktionsmuster können bei verschiedenen Erkrankungen und u. a. auch bei Arzneimittelreaktionen beobachtet werden. Selbst wenn histologische Reaktionsmuster nicht pathognomonisch für Arzneimittelreaktionen sind, sollte die Tatsache, dass ein Medikament diese Reaktionen verursacht haben *könnte*, eine sorgfältige Analyse der Arzneimittelgeschichte des Patienten zur Folge haben.

10.2.4 Behandlung

Bei dem Verdacht auf ein Arzneimittelexanthem muss das entsprechende Medikament abgesetzt werden. Wenn das Tier mehrere Medikamente erhält, müssen zunächst alle abgesetzt werden. Ist dies nicht möglich, sollte auf das zuletzt hinzugefügte Arzneimittel verzichtet werden, da dieses die wahrscheinlichste Ursache der Reaktion darstellt. In der Regel kann so das Fortschreiten des Arzneimittelexanthems ge-

◀◀
Hautbiopsien

10 Verschiedene allergische Erkrankungen

▶ **Absetzen des Arzneimittels**

stoppt werden, und nach 7–14 Tagen setzt meist eine spontane Heilung ein. Je nach dem Ausmaß der Hautläsion kann diese Heilung jedoch auch mehrere Wochen oder Monate in Anspruch nehmen. Exantheme, die durch eine Depotwirkung oder durch im Körper gespeicherte Antigene (z. B. Goldsalz) verursacht wurden, halten häufig lange an und sind nur schwer therapierbar.

Neben dem Absetzen des Arzneimittels gibt es keine einheitliche Behandlung für Tiere mit einer Arzneimittelreaktion. Geringgradige Fälle erfahren eine spontane Besserung und verschiedene symptomatische Maßnahmen (z. B. Baden) werden im Einzelfall in Erwägung gezogen. Tiere mit schwerwiegenden Reaktionen, z. B. mit einem Lyell-Syndrom, erfordern intensive Pflege und können trotz größter Bemühung an der Erkrankung sterben. Der Erfolg eines Autors (TW) bei der Behandlung des Lyell-Syndroms wurde dadurch gesteigert, indem das erkrankte Tier einfach weniger berührt und gestreichelt wird. Das Tier wird weder geschoren noch gebadet.

Bei Tieren, die bekanntermaßen unter Arzneimittelexanthemen leiden, ist Prophylaxe von herausragender Bedeutung. Die erneute Anwendung des Arzneimittels oder eines ähnlichen Medikaments kann zu verstärkten Reaktionen führen. Der Halter muss unbedingt über die Allergie des Tieres informiert werden, so dass er im Falle einer Reise mit dem Tier das Medikament meiden kann. Patienten mit einer Penicillinallergie sollten mit keinem anderen Wirkstoffe aus der Familie der Penicilline behandelt werden. Darüber hinaus sollten Cephalosporine mit äußerster Vorsicht angewendet werden, da diese Arzneimittel den gleichen β-Laktam-Ring enthalten wie Penicillin.

10.3 Pilzallergien

Obwohl Pilzinfektionen bei Tieren relativ häufig vorkommen und die immunologische Reaktion auf den Organismus komplex ist, spielen Allergien bei den meisten Hautpilzerkrankungen eine minimale Rolle (Lehmann, 1985). Eine Ausnahme bilden lediglich gewisse Dermatophytose- und *Malassezia*-Fälle.

10.3.1 Dermatophytose

Bei den meisten Hunden und Katzen sind Entzündungen und Pruritus im Rahmen einer *Microsporum-canis*-Infektion minimal. Pruritus tritt bei *M. canis*-Infektionen in der Regel erst bei fortgeschrittenen klinischen Erscheinungen auf. Handelt es sich bei dem infektiösen Organismus um eine *Trichophyton* spp., einen geophilen Pilz wie *Microsporum gypseum* oder einen anderen ungewöhnlichen Organismus, können erhebliche Entzündungen und Pruritus hervorgerufen werden; der Pruritus kann sogar der Grund sein, weshalb das Tier dem Tierarzt überhaupt vorgestellt wird. Das klinische Erscheinungsbild gekoppelt mit einer starken Entzündung lassen eine Allergie vermuten (Lehmann, 1985; Scott et al., 1995).

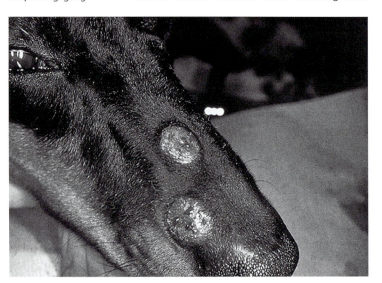

Abb. 10.11:
Zwei Kerionreaktionen auf dem Nasenrücken. Der serosanguinöse Ausfluss verdeckt die Ausführungsgänge.

Pilzallergien 10

10.3.1.1 Klinisches Erscheinungsbild

Eine fokale Inokulation der Haut durch Dermatophyten, vor allem durch atypische Dermatophyten wie *M. gypseum*, kann eine Kerionreaktion verursachen. Dabei handelt es sich um eine gut abgegrenzte, knotenartige Läsion, die akut auftritt und stark entzündet ist (Abb. 10.11). Eine genaue Untersuchung, vor allem nachdem die Läsion Druck ausgesetzt war, lässt mehrere Ausführungsgänge erkennen. Häufig liegt eine sekundäre Staphylokokken-Infektion vor. In der Regel werden Dermatophytenarten, die sich dem fraglichen Wirt nicht gut angepasst haben, isoliert (z. B. *Trichophyton mentagrophytes* beim Hund). Hautbiopsien zeigen eine stark entzündete Furunkulose mit nur wenigen Pilzelementen.

Bei auf ein Hautareal begrenzten oder generalisierten Infektionen durch ungewöhnliche Dermatophyten, vor allem *Trichophyton* spp., ist die betroffene Haut erythematös, haarlos, schuppig und pruriginös. Die meisten Halter geben an, dass Pruritus das erste Anzeichen einer Hauterkrankung des Tieres war. Handelt es sich bei der betroffenen Körperstelle um eine Lokalisation, die besonders anfällig für Allergien ist (z. B. das Gesicht), werden die Veränderungen leicht auf atopischen Pruritus zurückgeführt. Kortikosteroide haben jedoch nur geringe Auswirkungen auf den Pruritus und können die Infektion verstärken. Es ist erforderlich, den Grenzbereich zwischen der behaarten und unbehaarten Haut sorgfältig zu untersuchen. Pruriginöse, durch Dermatophyten verursachte Hautläsionen haben eindeutige, scharf abgegrenzte Ränder (Abb. 10.12), während Kratzwunden, die sich das Tier selbst zugeführt hat, nur schlecht abgegrenzt sind und einen nahtlosen Übergang zwischen der behaarten und unbehaarten Haut zeigen. Die Diagnose erfolgt mittels Trichografie oder Pilzkultur.

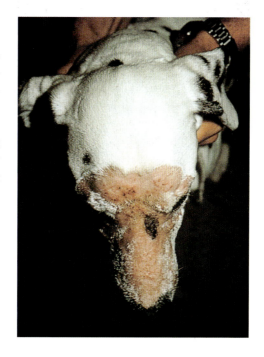

Abb. 10.12: Deutlich abgegrenztes Erythem und Haarausfall bei einem Hund mit einer Trichophyton mentagrophytes-Infektion. (Mit freundlicher Genehmigung von DW Scott.)

10.3.1.2 Behandlung

Bei Kerionreaktionen sollte die Läsion auf sekundäre Staphylokokken-Infektionen untersucht werden, und im Falle eines positiven Ergebnisses muss dem Tier über einen Zeitraum von 2–4 Wochen ein entsprechendes orales Antibiotikum verabreicht werden. Die Läsion wird am besten mit einem topischen Präparat behandelt, das einen antifungalen Wirkstoff und ein Kortikosteroid enthält. Systemische antimykotische Wirkstoffe werden nur selten benötigt. Bei großflächigen Erkrankungen sollten topische antimykotische Shampoos oder Dips verwendet werden. Um eine schnellere Reaktion des Tieres zu erzielen, werden im Allgemeinen systemische Antimykotika eingesetzt.

10.3.2 *Malassezia*-Dermatitis

Obwohl *Malassezia pachydermatis* bereits vor Jahren als Ursache von Hauterkrankungen bei Hunden identifiziert wurde (Dufait, 1982), hat die Anzahl der Fälle von *Malassezia*-Dermatitis

Verschiedene allergische Erkrankungen

▶▶ Hefepilzallergien

beim Hund kontinuierlich zugenommen (Mason und Evans, 1991; Scott et al., 1995). Auch bei Katzen sind Fälle bekannt, diese sind jedoch seltener (Bond et al., 1995; Scott et al., 1995). Fachtierärzte für Dermatologie sind häufig mit mehreren betroffenen Hunden pro Woche konfrontiert. Die gesteigerte Häufigkeit ist teilweise auf das Wissen um diese Erkrankung und die Notwendigkeit, den Patienten daraufhin zu untersuchen, zurückzuführen. Dies erklärt jedoch nicht die aktuelle Verbreitung dieser Erkrankung. Zu den Faktoren, die eine sekundäre *Malassezia*-Dermatitis begünstigen, zählen die Rasse des Tiers, eine langfristige Anwendung von Glukokortikoiden oder Antibiotika, bakterielle Hauterkrankungen sowie allergische oder seborrhoische Hauterkrankungen (Plant et al., 1992). Da alle Prädispositionsfaktoren bereits seit Jahren Probleme in der Dermatologie darstellen, können auch andere, nicht identifizierte Ursachen von Bedeutung sein.

10.3.2.1 Pathogenese

M. pachydermatis ist ein nicht-myzelbildender, lipophiler Hefepilz, der Teil der normalen Hautflora des Hundes ist (Plant et al., 1992; Scott et al., 1995). Bei gesunden Tieren ist die Anzahl der Organismen pro cm^2 relativ gering. Durch die Produktion von Talg oder erhöhte Feuchtigkeit nimmt die Verbreitung jedoch zu. Bei einer zu hohen Anzahl an Organismen verändern diese die oberflächliche Lipidschicht der Haut und verursachen seborrhoische Veränderungen, die ggf. pruriginös sein können. Einige Hunde mit *Malassezia*-Dermatitis leiden zwar unter einer schuppigen Dermatitis, die meisten Läsionen sind allerdings fettig und übelriechend. Das Ausmaß des Pruritus ist variabel und reicht von geringem bis hin zu manischem, intensivem Juckreiz, der durch Steroide nicht gelindert werden kann. Da Hefepilz-Lipasen entzündungsfördernde Fettsäuren aus dem Talg lösen, kann geringfügiger Pruritus auf eine biochemische Irritation zurückgeführt werden. Um jedoch intensiven Pruritus zu erklären, ist ein anderer Mechanismus erforderlich, vor allem angesichts der Tatasche, dass bei einigen Tieren nur eine geringe Anzahl von Organismen vorhanden ist. Wahrscheinlich handelt es sich um Zellwandkomponenten oder metabolische Nebenprodukte des Hefepilzes, eine Vermutung, die durch zahlreiche vorläufige Ergebnisse gestützt wird.

Bisher wurden keine Studien veröffentlicht, in denen bei einer großen Anzahl von Hunden die histologischen und klinischen Merkmale der *Malassezia*-Dermatitis verglichen wurden. Die verfügbaren histologischen Daten lassen vermuten, dass es Hefepilzallergien gibt. Hunde mit einer pruriginösen *Malassezia*-Dermatitis oder West Highland Terrier mit epidermaler Dysplasie zeigen eine oberflächliche, vor allem lymphohistiozytäre, perivaskuläre, interstitielle Dermatitis mit auffälliger Exozytose der Lymphozyten in die Epidermis und das follikuläre Epithelgewebe (Scott und Miller, 1989; Scott et al., 1995). West Highland White Terrier weisen auch eine subepidermale und perifollikuläre ringförmige Mastzellanhäufung auf (Scott und Miller, 1989). Nach dem Rückgang der Pilzinfektion nehmen diese Entzündungen ebenfalls ab. Diese Erkenntnisse lassen vermuten, dass einige Hunde eine Allergie vom Typ I und / oder IV gegen Hefepilze entwickeln.

Menschen, die unter Atopie leiden, zeigen bei Hauttests mit *Malassezia*-Extrakten direkte oder verzögerte Reaktionen (Kieffer et al., 1990). Diese Tests sind für Hunde gerade in der Entwicklung. Morris testete gesunde Hunde, atopische Hunde ohne *Malassezia*-Dermatitis und atopische Hunde mit *Malassezia*-Dermatitis mit *Malassezia*-Extrakten in verschiedenen Verdünnungen und acht chromatographischen Fraktionen davon (Morris und Rosser, 1995). Bei einer Verdünnung von 1:10 der meisten Fraktionen wiesen die Hunde erhebliche Unter-

Pilzallergien

schiede bei der direkten Reaktivität auf die Hauttests auf. Atopische Hunde mit *Malassezia*-Dermatitis zeigten im Allgemeinen die größte Reaktivität, während gesunde Hunde kaum reagierten. Die Reaktivität von atopischen Hunden ohne *Malassezia*-Dermatitis lag im mittleren Bereich. Nagata entwickelte ein eigenes *Malassezia*-Antigen und verglich die Hauttestreaktivität von gesunden Hunden mit der von Hunden mit seborrhoischer Dermatitis (Nagata und Ishida, 1995). Die gesunden Hunde reagierten nicht, bei den seborrhoischen Hunde zeigten hingegen 30 % eine direkte und 7 % eine verzögerte Reaktion. Über 90 % der Hunde mit einer negativen Hauttestreaktion reagierten auf Shampoobehandlungen, bei 67 % der Hunde mit positiven Ergebnissen war hingegen eine systemische, antimykotische Therapie erforderlich, um die Dermatitis zu behandeln. In weiteren Studien der Immunologie von *Malassezia*-Dermatitis werden diese vorläufigen Erkenntnisse zweifelsfrei bestätigt werden.

10.3.2.2 Klinisches Erscheinungsbild

Die aktuelle veterinärmedizinische Literatur kennzeichnet bei verschiedenen Rassen eine Prädisposition für *Malassezia*-Dermatitis. Zumeist handelt es sich um Tiere mit ausgeprägten Körperfalten (z. B. Bassets), einer allergischen Prädisposition (z. B. Jack Russel Terrier), einer seborrhoischen Prädisposition (z. B. Cockerspaniel) oder einer Kombination dieser Faktoren (z. B. West Highland White Terrier) (Scott et al., 1995). Wahrscheinlich sind alle Hunde mit einer allergischen oder seborrhoischen Prädisposition für dieses Problem besonders anfällig. Ist der Hund nicht bereits durch vorherige Erkrankung für den Pilz besonders sensibilisiert, handelt es sich bei den ersten klinischen Anzeichen zumeist um die der zugrundeliegenden Erkrankung. Durch die Entwicklung der Pilzallergie kann sich die Krankengeschichte enorm verändern. Ein häufig angeführtes Beispiel sind atopische Hunde, bei denen der auf Glukokortikoide ansprechende, saisonale Pruritus plötzlich eskaliert, auf steigende Glukokortikoiddosen schlecht anspricht und dabei nicht-saisonalen Charakter annimmt.

Hunde mit einer *Malassezia*-Allergie haben eine lokale oder generalisierte pruriginöse seborrhoische Dermatitis. Der Umfang des Pruritus ist unterschiedlich, zumeist handelt es sich jedoch um Fälle mit starkem Juckreiz, die nur schlecht auf die Kortikosteroidbehandlung reagieren. Körperfalten und Gelenkbeugen (Abb. 10.13), vor allem an den Pfoten sind

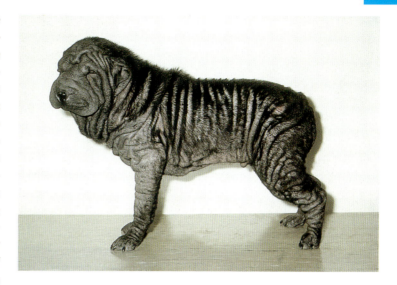

Abb. 10.13: Alopezie, Hyperpigmentation und Fettigkeit der Hautfalten bei einem chinesischen Shar Pei.

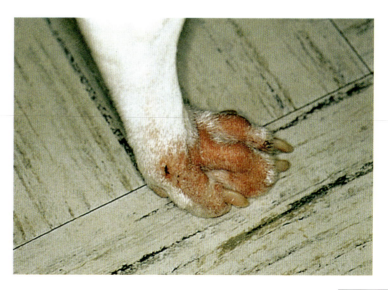

Abb. 10.14: Alopezie und Erythem an den Pfoten eines Hundes mit Malassezia-Pododermatitis.

Verschiedene allergische Erkrankungen

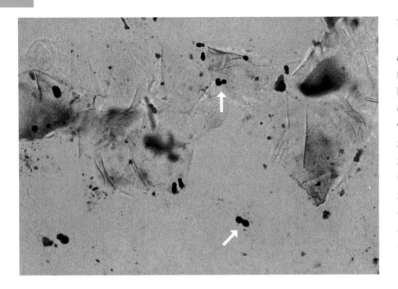

Abb. 10.15: Multiple Malassezia-Organismen, die bei einer Katze mit generalisierter seborrhoischer Dermatitis entnommen wurden. (Diff Quik 100X)

10.3.2.3 Diagnose

M. pachydermatis ist zwar Bestandteil der normalen Hautflora, bei gesunden Hunden ist ein Nachweis jedoch schwierig (Plant, 1992; Scott et al., 1995). Die Organismen können anhand von Kulturen oder Exfoliativzytologie identifiziert werden. Bei erkrankten Tieren wird jedoch zumeist die Exfoliativzytologie angewendet. Oberflächlicher Gewebedebris wird durch Kratzen oder Reiben der betroffenen Stelle mit einem angefeuchteten Wattestäbchen oder einem Skalpell, durch direkte Exfoliation mit Cellophanstreifen oder durch Aufbringen eines sauberen Objektträgers auf die betroffene Stelle entnommen. Proben, die mit Hilfe von Cellophan gesammelt wurden, werden in der Regel mit einer Methylenblau-Färbung untersucht, während die anderen Proben hitzefixiert und mit einer konventionellen Differenzialfärbung gefärbt und untersucht werden (Abb. 10.15). Im Allgemeinen kann die erste Diagnose direkt bestätigt oder widerlegt werden. Pilze sind entweder in großen Mengen oder gar nicht vorhanden. In manchen Fällen zeigen sich auf allen Objektträgern vereinzelte Pilze (0–1/cm²). Eine so geringe Anzahl erschwert die Diagnose einer *Malassezia*-Dermatitis. Daher kann die Bedeutung dieser Pilze nur durch Hautbiopsien und / oder eine Reaktion auf die Behandlung nachgewiesen werden.

besonders stark betroffen. Die betroffenen Bereiche können unterschiedlich behaart, erythematös, schuppig, verkrustet, fettig und übelriechend sein. Je nach Ausmaß des Pruritus und Dauer der Erkrankung kann der gesamte Körper des Hundes haarlos, rötlich-hyperpigmentiert und fettig sein (Abb. 10.14) sowie stark ausgebildete Hautfalten aufweisen. Die Differenzialdiagnose hängt von den klinischen Merkmalen ab. Leidet das Tier unter einer generalisierten Erkrankung und reagiert es nicht auf Steroide, sollte die Liste der Differenzialdiagnosen Nahrungsmittelallergien, Räude, Staphylokokken-Infektion und *Malassezia*-Dermatitis umfassen.

Katzen leiden nur selten unter einer *Malassezia*-Dermatitis. Abgesehen von FIV-Infektionen (felines Immundefizienz Virus, Feline Immunodeficiency Virus) wurden keine Prädispositionsfaktoren festgestellt. Zu den klinischen Erkenntnissen zählen die zeruminöse Otitis externa, die einer Ohrmilbenerkrankung ähnelt, feline Akne und eine generalisierte seborrhoische Erkrankung.

Eine häufige Klage ist, dass Exfoliativzytologie keine Hefepilze nachweist. Eine offensichtliche Ursache hierfür ist, dass das Tier nicht unter *Malassezia*-Dermatitis, sondern einer seborrhoischen Erkrankung leidet. Hunde mit einer seborrhoischen Staphylokokken-Dermatitis können ggf. den gleichen Geruch und das gleiche Erscheinungsbild wie Hunde mit *Malassezia*-Dermatitis aufweisen, sprechen jedoch nicht auf antimykotische Behandlungen an. Wird die zytologische Probe nicht mit einem 40x-Objektiv untersucht, können die Staphylokokken leicht übersehen werden. Darüber hinaus können negative Ergebnisse der Zytologie bei Hunden mit *Malassezia*-Dermatitis auf eine schlechte Auswahl der untersuchten Stelle, eine schlechte Erstellung der Probe und die Art der Allergie zurückgeführt werden. Der Pilz vermehrt sich in der oberflächlichen Keratinschicht, wenn diese Schicht jedoch durch Baden, Kratzen oder Scheren entfernt wird, wird die Pilzpopulation drastisch reduziert. Bei einer Allergie können aber dennoch die wenigen verbleibenden Pilze im Haarfollikel-Infundibulum oder an anderen Körperstellen die Dermatitis aufrecht erhalten.

Wenn die klinische Präsentation eine *Malassezia*-Dermatitis nahelegt, die ersten Zytologieergebnisse jedoch negativ waren, sollten entweder weitere zytologische Proben entnommen oder Hautbiopsien durchgeführt werden.

Hautbiopsien können zur Diagnose von *Malassezia*-Dermatitis und zur Identifizierung der zugrunde liegenden Erkrankung beitragen, wenn die Entzündung durch die Pilzinfektion die histologischen Merkmale der zugrunde liegenden Erkrankung nicht überlagert. Liegt die Vermutung nahe, dass es sich um eine sekundäre Pilzallergie handelt, sollten Hautbiopsien zur Identifizierung der zugrunde liegenden Erkrankung erst dann durchgeführt werden, wenn die Pilzdermatitis zurückgegangen ist.

Da sich die Organismen in der oberflächlichen Keratinschicht ansiedeln, müssen die Biopsiestellen sorgfältig ausgewählt und gesammelt werden. Bereiche mit Hautexkoriationen sollten gemieden werden. Statt dessen sollten Läsionen mit sichtbaren Schuppen, Verkrustungen oder Fett genommen werden. Vor allem wenn die Zytologie keine oder nur wenige Pilze gezeigt hat, sollten mehrere Biopsien an unterschiedlichen Stellen entnommen werden. Die Haut sollte in der Nähe der ausgewählten Lokalisationen nicht geschoren oder mit Desinfektionsmitteln gesäubert werden. Das Entfernen der Haare durch Scheren oder Rasieren sowie die Oberflächenreinigung der Haut entfernen die Keratinschicht und somit den Pilz.

10.3.2.4 Therapie

Einige Hunde leiden unter einer idiopathischen, nicht-rezidivierenden *Malassezia*-Dermatitis, die meisten Tiere haben jedoch eine allergische oder seborrhoische Erkrankung, die ein überdurchschnittliches Pilzwachstum begünstigt. Um das Tier erfolgreich zu behandeln, muss sowohl die *Malassezia*-Dermatitis als auch die zugrunde liegende Erkrankung beseitigt werden. Wird die zugrunde liegende Erkrankung übersehen, kehrt die Pilzinfektion mit zunehmendem Schweregrad zurück.

Wenn die Keratinschicht der Hautoberfläche und die Follikel mit antiseborrhoischen Shampoos entfernt werden, wird so gleichzeitig der Pilz entfernt. Da es jedoch schwierig ist, das gesamte Oberflächen- und Follikelkeratin und somit auch den Pilz durch Baden zu beseitigen, reicht das Shampoonieren von Hunden mit *Malassezia*-Allergie nicht aus. Bewiesen wurde dies durch Nagata, der 67 % der Hunde mit einem positiven Hauttestergebnis mit oralen Antimykotika behandeln musste (Nagata und Ishida, 1995).

Da die beiden am weitesten verbreiteten antimykotischen Wirkstoffe, Ketoconazol (5–10 mg/kg alle 12 h) und Itraconazol (5 mg/kg alle 24 h) teuer sind und starke Nebenwirkungen hervorrufen können, werden im Allgemeinen zunächst topische Medikamente angewendet, bevor systemische Antimykotika zum Einsatz kommen (Scott et al., 1995). Hunde mit dichtem Fell sprechen wahrscheinlich nicht auf eine topische Behandlung an, es sei denn, die Felllänge wird durch Scheren gekürzt, so dass eine angemessene Behandlung der Haut möglich ist. Die Wahl des Shampoos sollte anhand des Fettgehalts der Haut getroffen werden. Ist die Haut relativ trocken, können Shampoos mit Ketoconazol, Miconazol, Chlorhexidin oder einer Kombination dieser Wirkstoffe verwendet werden. Schwefel- oder Selensulfid-haltige Präparate finden bei Hunden mit fettiger Haut die weiteste Verbreitung. Je nach Ausmaß der Erkrankung, wird der Hund ein- bis zweimal pro Tag gebadet. Lotionen

◂◂ Hautbiopsien

◂ topische Medikamente

Verschiedene allergische Erkrankungen

10.4.2.2 Diagnose

Abgesehen von den knotenförmigen Läsionen am Kopf und den Extremitäten ähneln alle klinischen Präsentationen den Reaktionsmustern bei Atopie, Futtermittelallergie, Räude und einer Reihe anderer Dermatosen. Werden keine Hautbiopsien durchgeführt und die Mikrofilarien im Gewebe nachgewiesen, ist der Verdachtsindex auf Filarien-Hypersensibilität gering. Daher sollten alle Hunde, die in einer Region mit Dirofilarien leben oder eine solche Region besucht haben, vor dem Allergietest auf Dirofilariose untersucht werden. Das Gleiche kann u. U. auch für Katzen zutreffen. Etwa 20 % der infizierten Hunde, weisen bei einem Test auf Mikrofilarien negative Ergebnisse auf, und weniger als 1 % der Hunde mit Mikrofilarien reagiert bei Tests negativ auf Dirofilarienantigene. Daher werden serologische Dirofilarientests, vor allem Antigentests bevorzugt (Knight, 1995). Wenn ein Hund oder eine Katze mit einem negativen Ergebnis im Knott-Test eine dauerhafte periphere Eosinophilie und / oder Basophilie zeigt, sollte das Tier mit dem entsprechenden serologischen Test auf Dirofilariose untersucht werden. Sollte der Test positiv ausfallen, muss das Tier entsprechend behandelt werden.

▶ Hautbiopsien

▶ serologische Dirofilarientests

▶▶ weibliche Tiere

10.4.2.3 Therapie

Hunde, die auf Dirofilarien allergisch reagieren, erfahren nach Verabreichung eines entsprechenden Adultizids oder Mikrofilarizids eine spontane Heilung des Juckreizes und der Läsionen (Scott, 1979; Scott und Vaughan, 1987; Mozos et al., 1992).

Der Pruritus geht innerhalb von ca. zwei Wochen und die Läsionen innerhalb von weiteren 3–6 Wochen zurück. Da Dirofilariose äußerst selten ist, leiden die meisten pruriginösen Hunden auch nach dem Ausheilen dieser Erkrankung weiterhin unter Juckreiz, was darauf hindeutet, dass es sich bei der Dirofilariose um eine Zufallsbefund handelte.

▶▶ männliche Tiere

10.5 Hormonelle Hypersensibilität

Hormonelle Hypersensibilitäten sind seltene Allergien, bei denen das Tier vermutlich auf eigene, endogene Sexualhormone allergisch reagiert (Chamberlain, 1974; Scott und Miller, 1992; Scott et al., 1995). Sie wurden sowohl bei Hündinnen als auch bei Rüden festgestellt, aufgrund der zyklischen Änderungen des Sexualhormonspiegels im Serum leiden jedoch zumeist weibliche Hunde unter dieser Erkrankung. Soweit es den Autoren bekannt ist, tritt diese Allergie jedoch nur bei paarungsfähigen Tieren auf. Wird ein betroffenes Tier nach langjähriger Erkrankung kastriert, kann jedoch durch die Sexualhormone der Nebenniere ein Restpruritus zurückbleiben.

10.5.1 Klinisches Erscheinungbild

Pruritus ist wie bei anderen Allergien das häufigste klinische Anzeichen dieser Erkrankung. Sie beginnt zunächst mit einem nicht-läsionalen Pruritus das unteren Rückens, Perineums und des medialen Teils der Hinterläufe (Abb. 10.16 und Abb. 10.17). Da der Juckreiz normalerweise ziemlich stark ist, sind häufig sekundäre Veränderungen festzustellen. Bei weiblichen Tieren treten die ersten Symptome im Allgemeinen während der Läufigkeit oder einer offensichtlichen Scheinschwangerschaft auf und klingen ab, sobald diese Phase des Sexualzyklus beendet ist. Wie bei vielen Allergien hat die nächste Exposition stärkere Auswirkungen zur Folge, die länger andauern. Einige Tiere werden so umfangreich sensibilisiert, dass die Symptome nicht mehr an den Sexualzyklus gebunden sind, obwohl auch in einem solchen Fall Verschlechterungen auftreten, die in einem direktem Sexualzyklus-bedingten Zusammenhang stehen. Männliche Tiere zeigen keine Schwankungen der Symptome, diese nehmen jedoch im Verlauf der Zeit zu (Scott und Miller, 1992). Chronisch erkrankte Tiere weisen Läsionen des Gesichts, der Pfoten und der Ach-

Hormonelle Hypersensibilität

selregion sowie der hinteren Körperhälfte auf. Selbst im Frühstadium der Krankheit zeigen Kortikosteroide eine schlechte Wirkung.

10.5.2 Diagnose

Im Frühstadium wird diese Erkrankung häufig mit Futtermittel- oder Flohallergien verwechselt. Im Verlauf der Krankheit müssen zudem Atopien in Betracht gezogen werden. Die Diagnose einer hormonellen Hypersensibilität wird beispielsweise gestützt, wenn die klinischen Symptome im Zusammenhang mit der Läufigkeit auftreten und das Tier nicht auf Glukokortikoide anspricht. Der mit Atopien, bestimmten Futtermittelallergien und Flohbissallergien einhergehende Pruritus kann im Allgemeinen mit einer angemessenen Glukokortikoiddosierung behandelt werden, es sei denn, das Tier leidet unter einer sekundären bakteriellen oder *Malassezia*-Infektion. Bei über 60 % der Futtermittelallergien und allen hormonellen Hypersensibilitäten zeigen Glukokortikoide hingegen eine schlechte Wirkung. Der Pruritus geht entweder gar nicht oder nicht in dem erwarteten Maße zurück. Da Futtermittelallergien nicht zyklisch auftreten, kann diese Differenzialdiagnose bei Hündinnen, die bereits eine oder mehrere Ausbrüche der Erkrankung durchgemacht haben, ausgeschlossen werden. Bei männlichen Tieren oder Hündinnen, die erst einmal von der Krankheit betroffen waren, kann eine Futtermittelallergie ohne Tests nicht sicher ausgeschlossen werden. Wenn bei Hündinnen mit starkem Pruritus während der Läufigkeit Eliminationstests durchgeführt werden, geht der Pruritus wahrscheinlich im Verlauf der 4- bis 10-wöchigen Testphase vollständig zurück. Dies kann zu einer falsch diagnostizierten Futtermittelallergie führen, wenn das Tier anschließend nicht mit dem ursprünglichen Futtermittel erneut provoziert wird.

Bisher ist es nicht möglich, hormonelle Hypersensibilität als definitive Diagnose zu stellen. Früher wurden Hauttests mit wässrigen Lösungen von Östrogen, Progesteron und Testosteron durchgeführt, um die Diagnose zu stützen. Diese Hormone sind jedoch teuer und schwer zu gewinnen, weshalb diese Tests nicht routinemäßig erfolgen. Die Diagnose wird daher durch die Elimination aller möglichen Differenzialdiagnosen und die Reaktion des Tieres auf eine Kastration gestellt. Nach der Operation erfahren die meisten Hündinnen innerhalb von zwei Wochen eine wesentliche Besserung. Wenn die Hündin zur Zucht eingesetzt wird oder sich der Halter ohne feste Diagnose weigert, dass Tier kastrie-

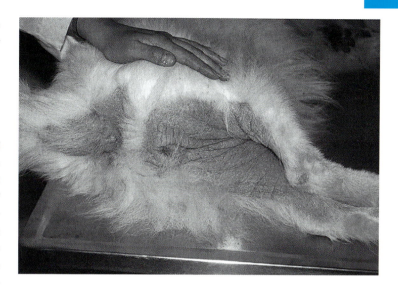

Abb. 10.16: Alopezie, Erythembildung und Lichenifikation der perinealen Hautpartie.

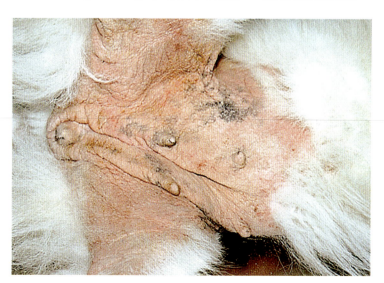

Abb. 10.17: Alopezie, Erythem und Lichenifikation im Bereich des ventralen Abdomens, der Schenkelinnenfläche und des Genitalbereiches.

Verschiedene allergische Erkrankungen

ren zu lassen, sollte Testosteron oral oder als Depot-Injektion in einer Dosierung von 0,5–1,0 mg/kg bis hin zur maximalen Dosis von 30 mg verabreicht werden (Scott et al., 1995). Bei einer Hündin mit einer hormonellen Hypersensibilität sollte der Juckreiz durch diese Behandlung aufhören und nach Absetzen des Medikaments wieder beginnen. Bei Rüden werden hormonelle Hypersensibilitäten mit Hilfe von Diäthylstilböstrol (in einer Gesamtdosierung von 0,1–0,5 mg) »nachgewiesen« (Scott und Miller, 1992). Progesteronhaltige Medikamente können ebenfalls verwendet werden. Da diese jedoch zusätzlich über antiphlogistische Eigenschaften verfügen, die den Pruritus bei einigen Tieren lindern, ist ein Ansprechen dieser Therapie nur schwer zu interpretieren. Die Verabreichung von Testosteron würde den Juckreiz höchstwahrscheinlich verschlimmern.

10.5.3 Therapie

Einige Halter würden die Behandlung mit Testosteron bzw. Östrogen zwar bevorzugen, diese Arzneimittel sollten jedoch nur zur präoperativen Diagnose eingesetzt werden. Die Behandlung besteht darin, das Tier zu kastrieren.

10.6 Literatur

AFFOLTER VK, VON TSCHARNER C. Cutaneous drug reactions: A retrospective study of histopathologic changes and their correlation with clinical disease. Vet. Dermatol. 4: 79, 1993.

BAKER E. Staphylococcal disease. Vet. Clin. N. Am. 4: 107, 1974.

BLACKER KI, STERN RS, WINTROUB BU. Cutaneous reactions to drugs. In Fitzpatrick TB, et al (eds). Dermatology in General Medicine, 4th edition. McGraw Hill, New York, p. 1783, 1993.

BECKER AM, JAMIK TA, SMITH EK, et al. *PROPIONIBACTERIUM ACNES* immunotherapy in chronic recurrent canine pyoderma. J. Vet. Intern. Med. 3: 26, 1989.

BOND R, DODD QM, LLOYD DH. Isolation of *MALASSEZIA SYMPODIALIS* from feline skin and mucosa. Proc. ESVD, 12: 220, 1995.

BREEN PT. Secondary bacterial hypersensitivity reactions in canine skin. Proc. Am. Anim. Hosp. Assoc. 43: 134, 1976.

BUTLER JM, PETERS JE, HIRSHMAN CA, et al. Pruritic dermatitis in asthmatic Basenji-Greyhound dogs: A model for human atopic dermatitis. J. Am. Acad. Dermatol. 8: 33, 1983.

CHAMBERLAIN KW. Hormonal hypersensitivity in canines. Canine Pact. 1: 18, 1974.

DEBOER DJ, MORIELLO KA, THOMAS CB, et al. Evaluation of commercial staphylococcal bacterin for management of idiopathic recurrent superficial pyoderma in dogs. Am. J. Vet. Res. 51: 636, 1990.

DUFAIT R. Pityrosporum canis as the cause of canine chronic dermatitis. Vet. Med. Sm. Anim. Clin. 78: 1055, 1983.

HALLIWELL REW. The site of production and localization of IgE in canine tissues. Ann. N. Y. Acad. Sci. 254: 476, 1975.

HIRSHMAN CA, DOWNES H, LEON DA, et al. Basenji-Greyhound dog model of asthma: Pulmonary responses after β-adrenergic blockage. J. Appl. Physiol. 51: 1423, 1981.

KIEFFER M, BERGBRANT IM, FAERGEMANN J. Immunologic reactions to Pityrosporum ovale in adult patients with atopic and seborrheic dermatitis. J. Am. Acad. Dermatol. 22: 739, 1990.

KNIGHT DH. Guidelines for diagnosis and management of heartworm (*DIROFILARIA IMMITIS*) infection. In Bonagura, JD (ed.) Kirk's Current Veterinary Therapy XII. W. B. Saunders, Philadelphia, p. 879, 1995.

LEHMANN PF. Immunology of fungal infections in animals. Vet. Immunol. Immunopathol. 10: 33, 1985.

MASON IS, LLOYD DH. The role of allergy in the development of canine pyoderma. J. Sm. Anim. Pract. 30: 216, 1989.

MASON IS, LLOYD DW. The macroscopic and microscopic effects of intradermal injection of crude and purified staphylococcal extracts on canine skin. Vet. Dermatol. 6: 197, 1995.

Literatur

MASON KV, EVANS AG. Dermatitis associated with *Malassezia pachydermatis* in 11 dogs. J. Am. Anim. Hosp. Assoc. 27: 13, 1991.

MILLER TA. Immunology in intestinal parasitism. Vet. Clin. N. Am. 8: 707, 1978.

MILLER WH Jr., Antibiotic-responsive generalized nonlesional prutitis in a dog. Cornell Vet. 81: 389, 1991.

MORALES CA, SCHULTZ KT, DEBOER DJ. Antistaphylococcal antibodies in dogs with recurrent staphylococcal pyoderma. Vet. Immunol. Immunopathol. 42: 137, 1994.

MORRIS DO, ROSSER EJ. Immunologic aspects of *Malassezia* dermatitis in patients with canine atopic dermatitis. Proc. Annu. Memb. Meet. Am. Acad. Vet. Dermatol. Am. Coll. Vet. Dermatol. 11: 16, 1995.

MOZOS E, GINEL JS, LOPEZ R, et al. Cutaneous lesions associated with canine heartworm infection. Vet. Dermatol. 3: 191. 1992.

NAGATA M, ISHIDA T. Cutaneous reactivity to *Malassezia pachydermatis* in dogs with seborrheic dermatitis. Proc. Annu. Memb. Meet. Am. Acad. Vet. Dermatol. Am. Coll. Vet. Dermatol. 11: 11, 1995.

NOLI C, KOEMAN JP, WILLEMSE T. A retrospective evaluation of adverse reactions to trimethoprim-sulphonamide combinations in dogs and cats. Vet. Quart. 17: 123, 1995.

PLANT JD, ROSENKRANTZ WS, GRIFFIN CE. Factors associated with and prevalence of high *Malassezia pachydermatis* numbers on dog skin. J. Am. Vet. Med. Assoc. 210: 879, 1992.

PUKAY BP. Treatment of canine bacterial hypersensitivity by hyposensitization with *Staphylococcus aureus* bacterin-toxoid. J. Am. Anim. Hosp. Assoc. 21: 479, 1985.

SCHUKTZ KT, HALLIWELL REW. The induction and kinetics of an anti-DNP IgE response in dogs. Vet. Immunol. Immunopathol. 10: 205, 1985.

SCOTT DW. Nodular skin disease associated with Dirofilaria immitis infection in the dog. Cornell Vet. 59: 233, 1979.

SCOTT DW, MACDONALD JM, SCHULTZ RD. Staphylococcal hypersensitivity in the dog. J. Am. Anim. Hosp. Assoc. 13: 766, 1978.

SCOTT DW, MILLER WH Jr, GRIFFIN CE. Muller and Kirk's Small Animal Dermatology, 5th edition. W. B. Saunders, Philadelphia, 1995.

SCOTT DW, MILLER WH Jr. Epidermal dysplasia and *Malassezia pachydermatis* infection in West Highland White terriers. Vet. Dermatol. 1: 25, 1989.

SCOTT DW, MILLER WH Jr. Probable hormonal hypersensitivity in two male dogs. Canine Pract. 17: 14, 1992.

SCOTT DW, VAUGHN TC. Papulonodular dermatitis in a dog with occult filariasis. Comp. Anim. Pract. 1: 31, 1987.

VAN ARSDEL PP Jr. Drug hypersensitivity. In Bierman CW, Pearlman DS (eds) Allergic Diseases from Infancy to Adulthood, 2nd edition. W. B. Saunders, Philadelphia, p. 684, 1988.

WALTON GS. Symposium on allergic and endocrine dermatoses in the dog and cat. I. Allergic dermatoses of the dog and cat. J. Sm. Anim. Pract. 7: 749, 1966.

12 Stichwortverzeichnis

Zahlen in kursiv beziehen sich auf Abbildungen und Tabellen.

A

Aceraceae-Familie 67, 82
Acetaminophen 172
Adhäsionsmoleküle 12, 30
Adjuvans 12, 142
Aeroallergene *siehe* Allergene
Aerobiologie 61f.
Aerosolprodukte zur Flohbekämpfung 225
akrale Leckgranulome *siehe* Leckgranulome
akute vesikuläre Reaktion bei
　　Arzneimittelallergie 246
Alaunextrakte 126f., 142
Alginate 127
Allergene 12, 55
–, Auswahl für
– –, Allergietests 94–97
– –, Immuntherapie 124–126
–, (von) Bäumen/Gehölzen 63, 66f., 78f., 82–84, 87–89
–, Bedeutung für die Veterinärmedizin 80
–, epidermale 72f.
–, Erwerb 93f.
–, Futtermittel- 179–181
–, Gräser- 63–65, 78, 80f., 88
–, Hunde- 73
–, Katzen- 72f.
–, Pilz- 61, 63, 67–70, 75f., 79, 89, 94f.
–, Pollen- 45, 61–64
– –, (in) Europa 87f., 98–100
– –, Extrakte 75
– –, (in den) USA 63
–, Umwelt- 70–75
–, (von) Wildpflanzen/-kräutern 63, 65f., 78f., 85–87, 89
Allergenextrakte
–, Applikationsart 130
– –, Injektion (Verabreichung) 133–135
–, Einzel- vs. Gruppen- 77–79
– –, Mischungen 77, 96, 125, 128f.
–, Haltbarkeit 76
–, Herstellung 75f.
–, (in der) Immuntherapie 126f.
–, Konzentration 94, 127–130
–, Standardisierung 77
–, Verabreichungshinweise 149f.
Allergenität 12
Allergie 11–32
–, Definitionen 12–14
–, Hautimmunsystem 14–30
–, Geschichte 11f.
Allergietests 53, 55, 93–118, 123–125, 128, 153
–, Hauttests 56
– –, beeinflussende Faktoren 103–106
– –, Interpretation der Ergebnisse 108–112
– –, Körperstellen und Vorbereitung 106
– –, Verfahren 106–109

–, Provokationstests 112f., 186f., 198
–, serologische Tests 113–117, 143f., 187, 232
–, Testantigene 93–95, 100f.
– –, Auswahl 94–97
– –, Haltbarkeit/Stabilität 102f.
– –, Konzentration 97, 102
allergische Kontaktdermatitis 191–203
–, ätiologische Wirkstoffe 194f.
–, Diagnose 196–200
–, klinisches Erscheinungsbild 195f.
–, Pathogenese 192f.
–, Prävalenz 193f.
–, Therapie 200f.
Allergoide 127
Alter
–, Auswahlkriterium für Immuntherapie 123
–, Hauttest-Reaktivität 104
Amaranthaceae-Familie 85
Ambrosien(-Pollen) 62–65, 79, 94
–, gemischtes Ambrosien-Antigen 79
Amitriptylin 160
anaphylaktoide Reaktionen 12, 35
Anaphylaxie *siehe auch* Angioödem *und* Urtikaria
　　12, 31f., 39–42, 120
–, experimentell erzeugte 11
–, nach der Immuntherapie 136f.
– –, Fortsetzen der Immuntherapie 138
– –, Ursachen 137f.
anemophile Bestäubung 62
Anergie 12, 105
Angioödem (angioneurotisches Ödem) 39–42
–, ätiologische Hauptkategorien 40
Angiospermae 66f.
Antibiotika-Langzeitbehandlung 242
Antidepressiva 157, 160f.
–, Fettsäurezusätze 171
Antigen E bei Ambrosien 65, 79
Antigene *siehe auch* Allergene 13, 15
–, Determinantengruppen 13
–, Erwerb 93f.
–, gemischte 78, 96, 125, 128f.
–, Hauttest 93–95, 100f., 116
– –, Auswahl 94–97
– –, Haltbarkeit/Stabilität 102f.
– –, Konzentration 97, 102
Antigen-Mineralöl-Emulsion 127
Antigen-präsentierende Zellen (APC) 13, 15–17, 35
Antihistaminika 42, 157, 158–160
–, Absetzen vor Hauttests 103f.
–, allergische Kontaktdermatitis 200
–, Fettsäurezusätze 171
–, Vorbehandlung bei Immuntherapie 136, 138
Antikörper *siehe auch* Immunglobuline 12f., 22–25
–, monoklonale 35
–, polyklonale 114
Antimykotika 253f.
Antioxidanzien 172
Antiphlogistika 155–170

Stichwortverzeichnis

Anwendung von Pestiziden entgegen der Gebrauchsanweisung 216
Arachidonsäurekaskade 25, 27–29
Arachnidenallergie 205, 233f.
Arzneimittelallergie 42, 242–248
–, Behandlung 247f.
–, Diagnose 245–247
–, klinische Merkmale 244
–, Pathogenese 243f.
Arzneimittelreaktion auf Oxacillin 245
Aspirin 172
Asthma
–, β-adrenerge Theorie 38
– –, (bei) kaniner Atopie 38
Atopie 42–56
–, Definition 13
–, diagnostische Kriterien 48–53
– –, Häufigkeit der Anzeichen und Symptome 51
–, feline 39, 55f.
–, kanine 35–38, 43–55, 71
–, Pathomechanismen 35–39
– –, menschliche 35f.
atopische Dermatitis siehe Atopie
Aufbauphase bei Immuntherapie 131
autogene Bakterine 241
Autoimmunität 13
Azathioprin 173

B

β-adrenerge Theorie
–, Asthma 38
Baden 154
–, allergische Kontaktdermatitis 200f.
–, mit kolloidal gelöstem Hafermehl 154
bakterielle Hypersensibilität 237–242
–, Behandlung 240–242
–, Diagnose 240
–, klinische Merkmale 238–240
–, Pathogenese 237f.
Bakterine siehe autogene Bakterine
Basophile(n) 15, 20, 122
–, -Degranulationstest 188
–, -Hypersensibilität
– –, kutane 210f.
Bäume/Gehölze 63, 66f.
–, botanische Klassifizierung 82–84
–, (in) Europa
– –, bedeutendste Pollen 87f.
–, Hauttest-Befunde auf Antigene 89
–, Kreuzreaktivität 79
Baumwollsamen 74
Behandlungssets zur Immuntherapie 128f.
Beleuchtung einer Hautteststelle 109
Bestäubung 62
Betamethasonvalerat 166
Betulaceae-Familie 82
bioäquivalente Antigeneinheiten (BAU) 127f.
biologische Flohbekämpfung 228
Birbeck-Granula 16
Borate 225f.
botanische Klassifizierung 63, 79
–, (von) Bäumen/Gehölzen 82–84
–, (von) Gräsern der Gramineae-Familie 80f.
–, (von) Wildpflanzen/-kräutern 85–87
botanische Zonen in Europa 87f.
–, bedeutende Pollen 98–100
Brassicaceae-Familie 86
Burowsche Lösung 167
B-Zellen 15, 17f.

C

Carbamate zur Flohbekämpfung 215
chemische Komponenten des Immunsystems 22–30
Chemokine 13, 25
Chenopodiaceae-Familie 85
Cheyletiella-Milbe 234
Chlorambucil 173
Chlorhexidin 198, 253
Chlorpheniramin 103, 159
Chrysotherapie 174
Cimetidin 160
Clemastin 159
Cluster Differentiation Marker (CD) 13, 15
Compositae-Familie siehe auch Ambrosien-Pollen 86, 94
Cremespülungen 154, 217f.
Cupressaceae-Pollen 66f.
Cushing-Syndrom 166
Cyromazin 221
Cythioat 221f.

D

Dampfreiniger zur Flohbekämpfung 223
Darmparasiten-Hypersensibilität 254f.
Delta-5-Desaturase-Mangel 163
Delta-6-Desaturase-Mangel 162
dendritische Zellen 16f.
Dermatophagoides
–, *farinae* 70f., 96
–, *pteronyssinus* 70f., 96
Dermatophytose 248f.
Desensibilisierung 119f.
Determinantengruppen 13
Dexamethason 167, 169
Diäthylstilböstrol 258
Diphenhydramin 103, 159
Dirofilariose 255f.
Doppelblind Plazebo-kontrollierte orale Nahrungsmittel-Provokationstests 187
Doxepin 160

E

Eichenprozessionsspinner-Raupen 40f.
Eier
–, Floh- 206f.
Eikosanoide 27, 28, 161f.
elektronische Flohfallen 225
Eliminationsdiät 184–187
ELISA (heterologer Enzym-Immunassay) 113–115
–, (bei) Futtermittelallergie 188
–, Immuntherapie basierend auf 143
entomophile Bestäubung 62
Entzündung 15
Eosinophile 19f., 38f.

Stichwortverzeichnis

eosinophile Gesichtsfurunkulose des Hundes 230–232
epidermale Allergene 72f.
epidermale Nekrose *siehe auch* Lyell-Syndrom 197
Epikutantests 198–200
Epinephrin 42
Epitop 13
Erhaltungsdosis bei Immuntherapie 131–133, 143
Erwerb von Allergenen 93f.
Erythema multiforme bei Arzneimittelallergie 246
erythematöse Pusteln 238–240
essentielle Fettsäuren 25, 27, 161
europäische Standardliste der Kontaktallergene 199, 201
Exfoliativzytologie bei *Malassezia*-Dermatitis 252
Extrakte
–, mit Phenol konservierte 76, 126

F
Fab-Bereich
–, Immunglobuline im 23
Fagaceae-Familie 67, 82f.
falsch-negative Reaktionen 97, 103, 105, 109, 111, 112
–, Lagerung von Testantigenen 103
falsch-positive Reaktionen 97, 103, 105, 109f., 111
Familiengeschichte bei Atopie 48
Fc-Bereich
–, Immunglobuline im 23
Federallergene 74
Fenoxycarb 219
Fenthion 220
Fettsäuren 157
–, Antihistaminikakombination 170
–, (zur) Steroideinsparung 171
–, therapeutischer Einsatz 28
–, -zusätze 161–164
fibrinolytisches System 30
Filarien-Allergie 255f.
–, klinische Merkmale 255
Fipronil 215
Fisch
–, -allergie 179f.
–, -öl 161
Flohbekämpfung 215
–, Behandlung von
– –, betroffenen Tieren 215–217
– –, Kontakttieren 222
–, Dips 216, 218
–, elektronische Fallen 225
–, Flohhalsbänder 217
–, Flohkämme 213, 217
–, Flohpuder 218
–, Fogger 224f.
–, im Haus 222–226
–, orale Produkte 221f.
–, Schaum 216, 219
–, Shampoos 217f.
–, Spot-On-Produkte 219–221
–, Sprays 216, 219, 225
–, Spülungen 217f.
–, Umgebung 222–228
– –, im Freien 227f.

– –, im Haus 222–226
– –, im Zwinger 226f.
Flohbiss/-speichel
–, -allergie 115, 126, 209–215
– –, Diagnose 212–214
– –, klinisches Erscheinungsbild 211f.
– –, Pathogenese 209–211
– –, Therapie *siehe auch* Flohbekämpfung 214–221
– – –, Immun- 228
–, -dermatitis 208f.
Flöhe
–, Anatomie und Lebenszyklus 205–208
–, Exkremente 213
–, Extrakte 126
–, klinische Erkrankungen 208f.
–, Speichel 208–215
–, Wirtsdistribution 208
Fluoxetin 161
Fogger zur Flohbekämpfung 224f.
Formaldehyd 198
Furunkulose
–, eosinophile Gesichtsfurunkulose des Hundes 230–232
Futtermittelallergie 53, 55, 177–190
–, Diagnose 184–188
–, Futtermittelallergene 179–181
–, klinisches Erscheinungsbild 181–184
–, Pathogenese 177f.
–, Prävalenz 178f.
–, Terminologie 177
–, Therapie 188f.

G
Gänsefuß-Familie 65
gastrointestinale Symptome bei Futtermittelallergie 182
gastroskopische Nahrungsmittelallergietests (GFST) 188
Gedächtniszellen 17
Geflügelfloh 208, 211
Gehölze *siehe* Bäume/Gehölze
gereinigte Extrakte 96, 128
Gerinnungssystem 29
geschlossene Epikutantests 199
Getreideallergie 180
Gewicht-Volumen-Konzentration 76
Giftefeu-/Gifteichendermatitis 191, 194
Glukokortikoide 42, 123, 165
–, Einfluss auf Allergietests 104
–, Indikationen
– –, eosinophile Gesichtsfurunkulose des Hundes 231
– –, Flohspeichelallergie 214
– –, Futtermittelallergie 183f.
– –, kanine Atopie 48
– –, lang anhaltende systemische Reaktionen 136
–, Nebenwirkungen 165
–, Verabreichung
– –, orale 167–169
– –, parenterale 169f.
– –, topische 166f.
– –, während der Immuntherapie 139

Stichwortverzeichnis

Glyzerin-konservierte Extrakte 102, 126
Goldsalztherapie 174
Gramineae-Familie 80f.
granuläre Lymphozyten (nicht-T-, nicht-B-) 15
Gräser 63–65
–, botanische Klassifizierung 80f.
–, (in) Europa
– –, bedeutendste Pollen 88
–, gemischte Grasantigene 78
–, Hauttest-Befunde 89
Gummiallergie 75
Gymnospermae 66f.

H

Hamamelidaceae-Familie 83
hämorrhagische Blase/Vesikel 238, 239
Hapten 13f., 192
Haupthistokompatibilitätskomplex (MHC) 14
–, MHC-Klasse II 15f.
Hausstaub 70–72
–, -extrakte 102, 125f.
–, -milben 71
– –, Allergene der Gruppe I und II 71, 96
– –, Extrakte (Konzentration) 102
Haut
–, -biopsien
– –, allergische Kontaktdermatitis 197
– –, Arzneimittelallergie 247
– –, Flohspeichelallergie 213
– –, Futtermittelallergie 188
– –, *Malassezia*-Dermatitis 253
–, -geschabsel 53
–, Immunsystem 14–30
Hauttest 96f.
–, Antigene 93–95, 116
– –, Auswahl 94–97
– –, Haltbarkeit/Stabilität 102f.
– –, Konzentration 97, 102
– –, Tabellen 100f.
–, beeinflussende Faktoren 103–106
–, beißende Insekten 232
–, Ergebnisse 108–112
– –, falsch-negative Reaktionen 97, 103, 105, 109, 111, 112
– –, falsch-positive Reaktionen 97, 103, 105, 109f., 111
– –, Immuntherapiereaktion 143f.
– –, Interpretation 108–110
– –, saisonal bedingte Unterschiede 105
–, hormonelle Lösungen 257
–, Kontrollen 96f.
–, Körperstellen und Vorbereitung 106
–, Methoden 106–109
Hauttest-Reaktivität/-Reaktionen 77f., 103–105
–, auf Baumallergene 89
–, auf Flohallergene 210, 213
–, auf Grasallergene 89
–, auf Pilzallergene 89
–, auf Umweltallergene 89
–, auf Wildkräuterallergene 89
–, Futtermittelantigene 187f.
–, *Malassezia*-Dermatitis 251
–, maximale 104
–, Staphylokokkenantigene 237–240
–, Verwendung von Mischungen 77f.
Hefe-Hypersensibilität *siehe Malassezia*-Dermatitis
Helfer-Zellen *siehe* T-Helferzellen (TH)
Helminthen-Hypersensibilität 254–256
Histamin 22, 38f.
–, -freisetzung nach Immuntherapie 122f.
–, -reaktion bei Hauttests 97, 112
Holzstaub 71
hormonelle Hypersensibilität 256f.
humorale Reaktion 15, 18
–, Verstärkersysteme 29f.
Hundeallergene 73
Hydrokortison 166f.
Hydroxyzin 103, 158f.
Hyperhidrose 50
Hyperkeratose 245
Hypersensibilität gegen Arthropoden 205–236
Hypersensibilitätsreaktionen *siehe auch* Anaphylaxie 30–32
–, Typ I *siehe* Anaphylaxie
–, Typ II *siehe* zellvermittelte Reaktionen (Typ IV)
hypoallergene Futtermittel
–, kommerzielle 186, 188
Hyposensibilisierung 119f.

I

Ibuprofen 172
IgA 24
–, -Anstieg im Nasensekret 121
–, -Mangel 24
IgD 22
IgE 24f., 105
–, Antistaphylokokken-Antikörpertiter 238
–, Bindung an Mastzellen 36f.
–, Brückenbildung 37
–, felines 39
–, Schwankungen der Produktion bei Immuntherapie 121
–, serologische Tests 114–116
–, Serumkonzentrationen 36
–, Struktur 23
IgG 24
–, als blockierende Antikörper bei Immuntherapie 120
–, Antistaphylokokken-Antikörpertiter 238
–, in Nasensekreten 121
–, serologische Tests 115
–, Struktur 23
–, Unterklassen 24, 37
– –, IgGd 37, 105
IgM 24
Imidacloprid 215, 220
Immunglobuline *siehe auch* IgA *und* IgE *und* IgG 22–25, 30, 36f., 105
–, B-Zellen-Produktion 17
–, Kettenstruktur 23f.
–, Produktionsänderung 24, 121f.
Immunogenität 14
Immunsystem 11, 14f.
–, chemische Komponenten 22–30
–, (des) Darms (GALT) 177
–, Funktion 11

Stichwortverzeichnis

–, Hypersensibilitätsreaktionen 30–32
–, zelluläre Komponenten 15–22
Immuntherapie 14, 93, 119–149
–, Auswahl der Allergene 124–126
–, bakterielle Hypersensibilität 240f.
–, Compliance 145
–, Definition 120
–, Fehlschlagen 146
–, Futtermittelallergie 189
–, Geschichte 119f.
–, Insektenallergie 232f.
– –, Flöhe 228
–, Kontraindikationen 124
–, Langzeit-Therapie 144f.
–, Misch- vs. Einzelallergene 78f.
–, praktische Aspekte 124–140
– –, Allergenauswahl 124–126
– –, begleitende Therapien 138f.
– –, Einsetzen der Besserung 138
– –, Reaktionen auf Injektionen 136–138
– –, Therapieplan
– – –, -änderung 139f.
– – –, für wässrige Extrakte 151
– –, Therapieprotokolle 131–133
– –, Verabreichung von Injektionen 134f., 150
– –, verwendete Extrakttypen 126
–, Wirksamkeit 106, 140–144
– –, Ergebnisvergleich: Hauttest vs. Serumtest 143f.
– –, Richtigkeit serologischer Testergebnisse 116
–, Wirkungsweise 120–123
Impfstoffe
–, Einzelallergene vs. Mischungen 79
–, kontaminierte Hypersensibilisierungslösungen 76
–, Kosten 94
–, Protokolle 131–133
–, Verabreichung 134f., 149f.
Infektionen 155, 166, 169
–, bakterielle Hypersensibilität 237–242
–, sekundäre
– –, *Malassezia* 48, 52f., 155, 166, 169
Initialdosis bei Immuntherapie 131
Insekten
–, -allergene 75
–, -extrakte 126
–, Wachstumsregulatoren 219, 223f., 227
Insektizide 215–221, 223f.
–, Anwendungssystem 224–226
–, im Freien 226–228
–, Pyrethrum-Allergie 74
Integrine 30
Interferon- 19, 24, 27
Interleukine 14
–, immunologische Eigenschaften 26f.
Intoleranz 14
intradermale Injektionen bei Immuntherapie 130
intradermale Nadeln 107f.
intradermale Tests *siehe auch* Hauttests 106f.
intraläsionale Glukokortikoide 170
intralymphatische Injektionen bei Immuntherapie 130
intranasale Immuntherapie 130
In-vitro-Tests *siehe* serologische Tests

In-vivo-Tests *siehe* Provokationstests *und* Hauttests
irritative Kontaktdermatitis 191, 193, 197
Isolationstechniken 197f.
Itraconazol 158
Iva-Spezies-Pollen 65

J
Juglandaceae-Familie 67, 83

K
kalte Extrakte 135
kanine Atopie 35–38, 43–55, 71
–, β-adrenerge Theorie 38
–, Diagnostik
– –, Kriterien 48–53
– –, Tests 53, 55
–, Differentialdiagnose 53
–, Hausstaubmilben 71
–, Krankengeschichte 44–48
–, saisonal bedingte Verschlimmerung 45, 48
–, Schwellenwert-Theorie 44
–, soziologische Informationen 43f.
Kapok 74
Kastration bei Hormonallergie 258
Katzen
–, -allergene 72f.
–, Atopie 39, 55f.
– –, Fettsäurezusätze 163
– –, Immuntherapie 143f.
–, Futtermittelallergie 182f.
–, Hauttests 108
–, Mückenstichallergie 205, 229f.
–, serologische Tests 115
Keratinozyten 16
Kerionreaktion 249
Ketoconazol 158, 253f.
Kieselgur 225
Kininsystem 29
Klebstoffallergie 75
Kombinationstherapie bei medikamentöser Behandlung 170–172
kommerzielle Lebensmittelextrakte 188
Komplementkaskade 29
Konjunktivitis 50
–, rezidivierende 51
Konservierungsmittel bei Allergenherstellung 75f.
Kontaktdermatitis
–, allergische 191–203
–, irritative 191, 193, 197
Kontaktsensibilität 113
Kontrollen
–, Hauttest 96f.
Konzentration
–, (von) Allergenextrakten bei Immuntherapie 127–130
–, (von) Testantigenen 97, 102
Kopfreiben 49
Kortikosteroide *siehe auch* Glukokortikoide 155, 164–170, 200, 230
–, Einfluss auf Allergietests 116
–, Nebenwirkungen 165
–, orale 157, 167–169
–, parenterale 169f.

Stichwortverzeichnis

–, topische 166f.
Kortisol im Plasma 164
Kreuzreaktivität/-reaktion 13, 125, 183
–, (von) Bäumen, Wildpflanzen/-kräutern und Schimmelpilzen 78f.
–, (von) Gräsern 64
–, Lebensmittelgruppen 181
Kuhmilchallergie 179f.
kutane Basophilen-Hypersensibilität 210f.

L
Lagerung von Hauttestantigenen 103, 107
Lamm-/Hammelallergie 180
Langerhans-Zellen 16f., 39, 192
Lanolinallergie 194f.
Larvenstadien der Flöhe 206f.
–, Insektenwachstumsregulatoren 223
Leckgranulome 52
Leguminosae-Familie 83
Leinsamen 74
Leukotriene (LT) 27f.
–, LTB4 27f.
Leukozyten-Histaminfreisetzungsassays 188
lichenifizierte Haut 49
Lichtempfindlichkeit
–, anhaltende 191
Licht-inaktivierte Allergene 127
lokale Reaktionen bei Immuntherapie 136
LT siehe Leukotriene
Lufenuron 221
Lyell-Syndrom 247, 248
Lymphozyten 15, 17–19

M
Makrophagen 15, 17
Malassezia
–, -Dermatitis 249–254
– –, Diagnose 252f.
– –, klinische Merkmale 251f.
– –, Pathogenese 250f.
– –, Therapie 253f.
–, (als) Sekundärinfektion 48, 52f., 155, 166, 169
Mastzellen 15, 20–22, 36–39
–, -Degranulation 21, 37
– –, nach der Immuntherapie 121f.
–, -Stabilisatoren 157, 173
Mediatoren
–, aus den Granula stammende 22
–, neu gebildete 22
Medikamente(n)
–, Einfluss auf Hauttest-Ergebnisse 103f., 111
–, -Hypersensibilität siehe Arzneimittelallergie
medikamentöse Behandlung 153–176
–, Kombinationstherapie 170–172
–, sonstige Wirkstoffe 173
Mehrfach-Sensibilität 55
menschliche Schuppen 73
Methopren 219
Methylprednisolon 168–170
Miconazol 253f.
–, Arzneimittelreaktion 246
Microsporum-canis-Infektion 248
Mikroverkapselungstechnologie 223
Milch siehe Kuhmilchallergie
Miliardermatitis 212
Mischung 48/80 97
Mischungen von Allergenen 77–79, 96, 125, 128f.
monoklonale Antikörper 35
Monozyten 15, 17
Moraceae-Familie 67, 83
Mückenstichallergie 205, 229f.
Myrtaceae 83

N
Nachtkerzenöl 161
Nadeln beim Hauttestverfahren
–, Platzierung 108
–, Wechsel 107
Nasereiben 49
Natriumpolyborat 225f.
Nematoden
–, Filarien-Hypersensibilität 255f.
–, (zur) Flohbekämpfung 228
Neomycin-Allergie 194
–, Epikutantests 198
Neutrophile 15, 17, 39
nichtsteroidale Wirkstoffe siehe auch Antidepressiva und Antihistaminika und Fettsäurenzusätze 155f.
–, Antioxidanzien 172
–, Mastzellenstabilisatoren 157, 173
–, NSAIDS 172
Nicotinamid 174
NK-Zellen 19
Noon-Einheiten (NE)/ml 77, 127f.
Notoedres-Milbe 234
Nullzellen 17f.

O
Omega-3-Fettsäure 161
offene Epikutantests 199
Ohrmilbenallergie 233f.
Oleaceae-Familie 67, 83
orale Immuntherapie 130
Organophosphate zur Flohbekämpfung 215f., 220f.
Östrogen 258
Otitis externa 52, 166f.

P
PAF siehe Plättchen-aktivierender Faktor
Papeln als Arzneimittelreaktion 245
Paratop 14
Parietaria 66
PCA-Test 37
Penicillin-Allergie 248
Permethrin 219–221
Pestizide
–, Anwendung entgegen der Gebrauchsanweisung 216
Pferdeschuppen 73
Pflanzenwachstum 63
pflanzliche Insektizide 215
–, (bei) Pyrethrum-Allergie 74
Pfotenbad 154

Stichwortverzeichnis

Pfotenlecken 49
Pfoten-Pruritus 52, 154
PG *siehe* Prostaglandine
Phenylbutazon 172
Photoallergene 191
physiologischer Pruritus 49
Pilzallergene
–, Hauttest-Befunde auf 89
Pilzallergie 67–70, 248–254
Pilzantigene 94
–, Herstellung 76
Pilzmischungen
–, Kreuzreaktivität 79
Pinaceae-Familie 83
Plättchen-aktivierender Faktor 27f.
Plantaginaceae-Familie 87
Plasmazellen 22, 24
Platanaceae-Familie 84
pluripotente Stammzellen (PPS) 15, 20
Pododermatitis 52, 195
Pollen 61–63
–, -Allergene
– –, (in) Europa 87f., 98–100
– –, (in den) USA 63, 94
–, -Extrakte 75f.
–, -Zählungen 61f.
Polygonaceae-Familie 87
polyklonale Antikörper 114
polymerisierte Allergene 127
polymorphkernige Leukozyten 19f.
Prausnitz-Küstner-Test (P-K) 12
Prednisolon 165, 167–169, 230, 232
Prednison 165, 167–169
–, allergische Kontaktdermatitis 200
–, Timeprazin-Kombination 171
Prick-Test 106f., 115
Produktbeschreibung von Insektiziden 215–217
Progesteron 257f.
Propionibacterium-acnes-Impfung 241
Prostaglandine (PG) 27f.
Protein-Stickstoff-Einheit (PNU) 127f.
–, Konzentration 76f.
proteolytische Enzyme in Allergenextrakten 76
Protokolle bei Immuntherapie 131–133
–, Aufbauphase 131
–, Erhaltungsdosis 131–133, 143
–, Hauttest-Antigene 100, 101
–, Therapie
– –, mit geringen Dosen 131
– –, mit verkürzter Einleitungsphase 132
–, Therapiepläne
– –, Änderung 139f.
– – –, Fortsetzen der Immuntherapie nach Anaphylaxie 138
– –, Animal Dermatology Clinic (Dallas, TX) 152
– –, Veterinärmedizinische Fakultät der Universität Utrecht 152
– –, Veterinärmedizinisches Institut der Cornell-Universität (Ithaca, NY) 151
Provokationstests 112f.
–, allergische Kontaktdermatitis 198
–, Futtermittelallergie 186f.
Pruritus 48f., 55f.
–, akrales Leckgranulom 52
–, bakterielle Hypersensibilität 239
–, Erkrankungen (Tabelle) 54
–, Flohspeichelallergie 214
–, Futtermittelallergie 181
–, häufig betroffene Stellen 50
–, hormonelle Hypersensibilität 256
–, *Malassezia*-Dermatitis 250–252
–, Otitis externa 52, 166f.
–, Pfoten- 52, 154
–, physiologischer 49
–, Schwellenwert 44
–, während der Immuntherapie 139f.
–, Wiederauftreten 106
psychischer Gesundheitszustand 154
Puppen
–, Floh- 207, 208
Pyodermie 48, 51, 53, 55, 196, 239–241
Pyrethrine 215–217
–, im Haushalt verwendete mikroverkapselte 223
Pyrethroide 215–217
Pyrethrum 74
Pyridin-Extrakte 142
Pyriproxifen 219

Q

Quaddeln 38, 41
–, Hauttests 97, 108f.

R

Ragweed *siehe* Ambrosien
Rainfarn 65
rassespezifisches Vorkommen
–, allergische Kontaktdermatitis 196
–, Futtermittelallergie 182f.
–, kanine Atopie 43
–, *Malassezia*-Dermatitis 250
RAST (Radio-Allergo-Sorbens-Test) 113–116, 143
–, (bei) Futtermittelallergie 188
Räudemilben(-allergie) 234
Raupen
–, Eichenprozessionsspinner- 40f.
Regenfälle
–, Auswirkungen auf
– –, Pilzsporen 68f.
– –, Pollen 61
regionale Allergenmischungen 128
Reinigung zur Flohbekämpfung 223
Rezeptoren 14, 18

S

Saliaceae-Familie 67, 84
Sandfloh 208, 211
Sarcoptes-Räude 234
Schabenantigen 75, 233
Schafwolle 73
schattige Bereiche im Freien und Flohbekämpfung 227
Scheunenstaub 71
Schimmelpilze *siehe* Pilze
Schuhe für Hunde 154

Stichwortverzeichnis

Schwefel-haltige Präparate 253
Schwellenwert
–, -Konzentration von Allergenen 93, 97, 102
–, -Theorie bei Pruritus 44
Schwitzen bei atopischen Hunden 50
Scratch-Test 107, 115
seborrhoische Dermatitis 238, 252
seborrhoische Flecken 238–240
Sedierung bei Hauttests 104, 107
selbstzubereitete Futtermittel 185f.
–, Eliminationsdiät 185, 186
Selektine 30
Selenprodukte 253
serologische Tests 113–117
–, (bei) Futtermittelallergie 187
–, Immuntherapiereaktion 143f.
–, (mit) Insekten- und Arachnidenallergenen 232
Shampoos 154
–, antiseborrhoische 253
–, (zur) Flohbekämpfung 217f.
Sojabohnenallergie 179f.
Spätphasen-Reaktionen (LPR) 31f., 122, 210
Splash-Reaktion 108
spontane Remission bei Futtermittelallergie 189
Spot-On-Produkte zur Flohbekämpfung 219–221
Sprays zur Flohbekämpfung 216, 219, 225
Staphylokokkeninfektion/-hypersensibilität
  siehe bakterielle Hypersensibilität
Staubmilben siehe Hausstaubmilben
Staubsaugen zur Flohbekämpfung 223
Sterblichkeitsrate bei Immuntherapie 136
Stress 50, 164
–, Hauttest-Reaktivität 104
subkutane Injektionen bei Immuntherapie 130
sublinguale Immuntherapie 130
Symptom-Bewertungssystem 140
systemische Reaktionen bei Immuntherapie 136–138

T
Tabakrauch 74
Taxodiaceae-Familie 84
Testosteron 258
Testset 94f., 214
Tetracyclin 174
T-Helferzellen (CD4$^+$) 18, 36, 39
Therapieplan mit geringen Dosen bei Immuntherapie 131
Tiliaceae-Familie 84
topische Behandlung 154f.
–, allergische Kontaktdermatitis 194, 201
–, Glukokortikoide 166f.
–, *Malassezia*-Dermatitis 253
Traubenkraut siehe Ambrosien
Triamcinolon 167, 169
Trichophyten-ssp.-Infektion 248f.
Trimeprazin-Prednison-Kombination 171
Trimethoprim-Sulfadiazin-Reaktion 245f.
trizyklische Antidepressiva 160
Ts-Zellen (CD8$^+$) (Suppressor-Zellen) 18, 36, 39
Tyrophagus putrescentiae 71f.
T-Zellen 15, 17f., 35f., 192
–, Modulation bei Immuntherapie 121

U
Ulmaceae-Familie 84
Ultraviolettes Licht (UVB) 201
Umhüllungstechnologie mit Insektiziden 221
Umweltallergene 70–75
–, Hauttest-Befunde in Europa 89
Urticaceae-Familie 87, 94
Urtikaria 39–42
–, ätiologische Hauptkategorien 40
–, Kontakt- 192
–, Quaddeln 38, 41, 97, 108f.

V
Vaseline 198
verborgene Allergene 181
verdünnte Allergene 94
Verdünnungsmittel 96, 130
verkürzte Immuntherapie 132f.
Vermeidung von Allergenen 93, 119, 153, 188, 200
–, Isolationstechniken 197f.
verzögerte Reaktionen siehe Spätphasen-Reaktionen (LPR)
Vitamin C 172
Vitamin E 172
Vorratsmilben 71f., 95, 233

W
wässrige Extrakte 126, 142, 213
–, Therapieplan 151
Wechsel bei der Immunglobulinproduktion 24, 121f.
Weizenallergie 180
Wildpflanzen/-kräuter 63, 65f.
–, botanische Klassifizierung 85–87
–, (in) Europa
– –, bedeutendste Pollen 88
–, Hauttest-Befunde auf Antigene 89
–, Kreuzreaktionen 78f.
Wirtschaftlichkeit beim Allergenerwerb 94

X
Xerose 50

Z
Zeckenbissallergie 210, 233
Zeitplan
–, Hauttests 105f.
–, Immuntherapie 131–133
–, serologische Tests 116
Zellmarker siehe Cluster Differentiation Marker (CD)
zelluläre Komponenten des Immunsystems 15–22
zellvermittelte Reaktionen (Typ IV) 14, 32
Zimmerpflanzen 75
Zwinger 153
–, Flohbekämpfung 226f.
zyklische Nukleotide 38
Zytokine 13, 25
–, immunologische Eigenschaften 26f.
–, Lymphozytenproduktion 18
–, Makrophagenproduktion 17
–, Mastzellenproduktion 22
zytotoxische Wirkstoffe 173
zytotrope Antikörper 13

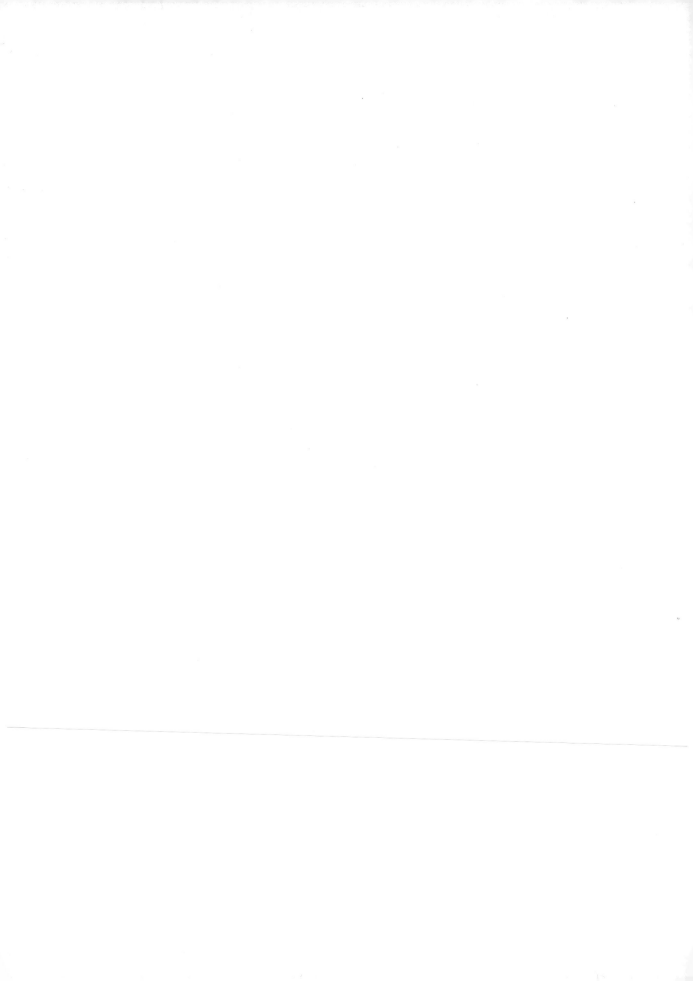